Fach-
buch
Klett-Cotta

Der Autor:

Otto F. Kernberg, geboren in Österreich, ist Professor für Psychiatrie an der Cornell University und Direktor des Personality Disorders Institute am New York Presbyterian Hospital und gilt als »kompetentester Spezialist für schwere Persönlichkeitsstörungen« (Eva Jaeggi in *Psychologie heute*).

Er war lange Vorsitzender der Internationalen Psychoanalytischen Vereinigung.

Otto F. Kernberg

Wut und Haß

Über die Bedeutung von Aggression bei Persönlichkeitsstörungen und sexuellen Perversionen

Aus dem Amerikanischen
von Christoph Trunk

Klett-Cotta

Klett-Cotta
www.klett-cotta.de
Die Originalausgabe erschien unter dem Titel
„Aggression in Personality Disorders and Perversions“
im Verlag Yale University Press, New Haven and London

Printed in Germany
Cover: Klett-Cotta Design
Gesetzt aus der 10 Punkt Garamond
Gedruckt und gebunden von Esser printSolutions GmbH, Bretten
ISBN 978-3-608-98193-3

Vierte Auflage, 2019

Bibliografische Information der Deutschen Nationalbibliothek
Die Deutsche Nationalbibliothek verzeichnet diese Publikation in der Deutschen Nationalbibliografie; detaillierte bibliografische Daten sind im Internet über http://dnb.d-nb.de abrufbar.

Inhalt

Teil V
Die Psychodynamik der Perversion

Vorwort

In diesem Buch stelle ich die jüngsten meiner fortlaufenden Untersuchungen zu Ätiologie, Natur und Behandlung von Persönlichkeitsstörungen vor. Grundlegende Voraussetzung für solche Erkundungen ist eine Einsicht in die Dynamik hochpathologischen menschlichen Verhaltens. Am Beginn meines Buches überprüfe ich daher die psychoanalytische Theorie der Motivation und befasse mich dabei insbesondere mit der Aggression.

Angesichts der neueren Entwicklungen in der wissenschaftlichen Untersuchung der Affekte schlage ich vor, Freuds Triebtheorie nicht aufzugeben, aber zu modifizieren. Die Modifikation, die ich anregen möchte, trägt der entscheidenden Rolle Rechnung, welche die Affekte bei der Organisation der Triebe spielen, und macht deutlich, wie sich die neuropsychologischen Determinanten der Affekte mit den frühesten zwischenmenschlichen Erfahrungen in Säuglingszeit und Kindheit als den Determinanten der Persönlichkeitsbildung verbinden.

Bei diesen allgemeinen Überlegungen zu Affekten richte ich mein Augenmerk besonders auf die Aggression und versuche, das Verhältnis zwischen Aggression und Wut und zwischen Wut und Haß zu klären.

Meine ganze Arbeit gründet in der Überzeugung, daß die Psychopathologie der Persönlichkeit von den psychischen Strukturen abhängt, die unter dem Einfluß affektiver Erfahrungen mit signifikanten frühen Objekten errichtet wurden. Aus dieser Überzeugung heraus trete ich dafür ein, daß wir ein diagnostisches System, das auf Verhaltensbeschreibungen basiert, mit einem psychodynamischen Ansatz verbinden müssen, der die Bildung psychischer Strukturen in den Mittelpunkt rückt. Dies ist der Blickwinkel, unter dem ich einige Haupttypen von Persönlichkeitsstörungen beschreibe.

In den zentralen Abschnitten dieses Buches aktualisiere ich, mit Blick auf die klinische Praxis, meine ichpsychologische Objektbeziehungstheorie. Dabei widme ich mich vor allem den spezifischen Verzerrungen, die strukturierte Aggression, wenn sie in Gestalt chronischen Hasses und sekundärer Abwehrmanöver gegen diesen Haß auftritt, in der Übertragung und Gegenübertragung hervorruft. Ich untersuche über das gesamte Spektrum von Persönlichkeitsstörungen hinweg, vom neurotischen über das Borderline- bis hin zum psychotischen Organisationsniveau, das Wechselspiel zwischen Identitätsdiffusion, Realitätsprüfung und therapeutischen Pattsituationen. Meine theoretischen Schlußfolgerungen zu Aggression und Haß mache ich für neue Verfahrensweisen im Umgang mit schweren Persönlichkeitsstörungen nutzbar, angefangen beim psychoanalytischen Standardverfahren über die psychoanalytische Psychotherapie bis hin zur stationären Milieutherapie.

Auch im Schlußabschnitt des Buches gehe ich dem bestimmenden Einfluß nach, den psychische Struktur und Aggression auf die Ausgestaltung psychopathologischer Erscheinungsformen ausüben, und befasse mich mit Perversionen. Ich skizziere die Psychodynamik von Perversionen und Persönlichkeitsstörungen und zeige ihre Gemeinsamkeiten und Unterschiede auf. Dabei gehe ich insbesondere auf die einzigartige Position ein, die die verschiedenen Formen der Homosexualität im derzeitigen psychoanalytischen Denken einnehmen.

Für ihre Beiträge zu meinen Gedanken über Objektbeziehungstheorie und Affekttheorie bin ich Selma Kramer, Rainer Krause, Joseph und Anna-Marie Sandler, Ernst und Gertrude Ticho und dem verstorbenen John Sutherland zu Dank verpflichtet. Was die psychoanalytischen Theorien der Perversion angeht, so habe ich Anregung und Hilfe durch Janine Chasseguet-Smirgel, André Green, Joyce McDougall und insbesondere den verstorbenen Robert Stoller erfahren. In meinem Denken zum Thema des Strukturwandels habe ich erheblich von meinen Diskussionen mit Mardi Horowitz, Lester Luborsky und Robert Wallerstein profititiert.

Bei meiner Arbeit mit Patienten wie auch bei meinen Bemühungen, zur Entwicklung psychoanalytischer und psychotherapeutischer Techniken beizutragen, ziehe ich Nutzen aus dem Privileg, mit einer Gruppe enger Freunde und Kollegen in New York im beständigen fachlichen Dialog zu stehen, unter anderem mit Martin und Maria Bergman, Harold Blum, Arnold Cooper, William Frosch, William Grossman, Donald Kaplan, Robert Michels und Ethel Person; sie alle haben viele der Kapitel in diesem Buch geduldig gelesen und Kritik geübt. Paulina Kernberg hat in ihrer vielfältigen Rolle als Psychoanalytikerin, Fachkollegin und Ehefrau nicht nur den Inhalt dessen beeinflußt, was ich geschrieben habe, sondern ihr kommt auch das Verdienst zu, den Raum geschaffen zu haben, in dem ich mich diesem Werk widmen konnte.

Die theoretischen Ausführungen in diesem Buch entstanden vor dem Hintergrund wissenschaftlicher Forschungsarbeiten zur intensiven Psychotherapie mit Borderline-Patienten. Den Mitarbeitern des Forschungsprojekts zur Psychotherapie bei Borderline-Patienten am Fachbereich Psychiatrie des Cornell University Medical College und an der Westchester-Abteilung des New York Hospital verdanke ich viel, weil sie die gesamte Arbeit, von der dieses Buch berichtet, mit Enthusiasmus, Hingabe und einem beharrlich kritischen

Blick begleiteten. Zu tiefem Dank verpflichtet bin ich John Clarkin und Harold Koenigsberg, den Kodirektoren des Projekts, und Ann Appelbaum, Steven Bauer, Arthur Carr, Lisa Gornick, Lawrence Rockland, Michael Selzer und Frank Yoemans, den Kolleginnen und Kollegen bei unserem Unterfangen; mit ihrer kritischen Einschätzung der klinischen Erfahrungen, die unsere Gruppe sammelte, haben sie die Art und Weise geprägt, wie ich an besonders anspruchsvolle technische Probleme herangehe. Ich danke ihnen für ihre Anregungen, Denkanstöße und kritischen Anmerkungen, doch wie ich die Forschungsergebnisse in diesem Buch jeweils in Worte gefaßt habe, habe in jedem Fall ich allein zu verantworten.

Miss Louise Taitt und Miss Becky Whipple bin ich tief dankbar für ihre unerschöpfliche Geduld beim Tippen, Überarbeiten, Korrekturlesen und Ordnen der scheinbar kein Ende nehmenden Versionen des Manuskripts. Miss Whipples unermüdliche Aufmerksamkeit auf jedes kleinste Detail des Manuskripts war bei vielen Gelegenheiten meine Rettung. Ms. Rosalind Kennedy, meine Organisationsassistentin, schuf die Rahmenbedingungen, die es mir erlaubten, das Buch inmitten meiner klinischen, akademischen und verwaltenden Aufgaben zuwege zu bringen; sie schützte den Freiraum zum Arbeiten, in dem dies alles möglich wurde.

Dies ist das zweite Buch, bei dem mich sowohl meine langjährige Lektorin, Mrs. Natalie Altman, als auch die Cheflektorin bei Yale University Press, Mrs. Gladys Topkis, unterstützt haben. Beide respektierten taktvoll, wieviel mir an dem lag, was ich sagen wollte, während sie mir halfen, es so klar wie möglich auszudrücken. Ich bin beiden unendlich dankbar.

Teil I

Die Rolle der Affekte in der psychoanalytischen Theorie

1 Neue Gesichtspunkte zur Triebtheorie

Marjorie Brierley (1936) hat als erste auf ein eigentümliches Paradox hingewiesen, das die Rolle der Affekte in der psychoanalytischen Theorie und Praxis kennzeichnet. In der klinischen Praxis, sagte sie, spielen die Affekte eine zentrale, in der psychoanalytischen Theorie dagegen eine periphere und unklare Rolle. Falls die Funktion der Affekte geklärt würde, so nahm Brierley an, könne dies helfen, bislang ungelöste Probleme der Triebtheorie zu erhellen. Das Paradox, das Brierley vor einem halben Jahrhundert beschrieben hat, hat offenbar bis in die jüngste Zeit weiterbestanden. Erst in den letzten zehn Jahren hat sich an dieser Situation etwas zu ändern begonnen. Ich werde zunächst auf das Verhältnis von Affekten und Trieben eingehen, wie es sich in der psychoanalytischen Theorie darstellt, unter anderem in Freuds sich verändernden Trieb- und Affekttheorien und in jüngeren Beiträgen – auch den meinen –, um dann anschließend eine revidierte psychoanalytische Theorie von Affekten und Trieben vorzustellen. Sodann untersuche ich das Wesen der Affekte, wie sie in der psychoanalytischen Situation zutage treten, und ihre Verzerrungen unter der Einwirkung von Abwehrprozessen. Schließlich stelle ich ein aus meinem begrifflichen Bezugssystem abgeleitetes Entwicklungsmodell vor.

Triebe und Instinkte

Obwohl Freud glaubte, daß die Triebe, die er als die grundlegenden psychischen Motivationssysteme ansah, biologische Quellen haben, hob er wiederholt hervor, daß man wenig über den Prozeß wisse, der diese biologischen Quellen in psychische Motivation umwandelt. Er stellte sich die Libido oder den Sexualtrieb als eine hierarchisch übergeordnete Organisation der aus einer früheren Entwicklungsphase stammenden sexuellen Partialtriebe vor. Dieser Gedanke steht im Einklang damit, daß er die Triebe als psychische Phänomene auffaßt. Laut Freud (1905) werden die Partialtriebe (orale, anale, voyeuristische, sadistische, und so weiter) im Laufe der Entwicklung psychisch miteinander verknüpft, während physiologisch gesehen keine Verbindung zwischen ihnen besteht. In seiner dualen Triebtheorie von Sexualität und Aggression (1920) erklärt er die Triebe endgültig zu der eigentlichen Quelle, aus der unbewußte psychische Konflikte entspringen und psychische Strukturen hervorgehen.

Freud beschrieb zwar für die Sexualtriebe biologische Quellen, wobei er sich an der Erregbarkeit der erogenen Zonen orientierte, doch für die Aggression nannte er keine derart spezifischen und konkreten biologischen Quellen. Er ging davon aus, daß sich die Ziele und Objekte der libidinösen wie der aggressiven Triebe, anders als die starr festgelegten Quellen der Libido, über die gesamte psychische Entwicklung hinweg verändern; er beschrieb die Kontinuität sexueller und aggressiver Motivationen für eine Vielzahl komplexer psychischer Entwicklungsphänomene.

Holder (1970) hat darauf hingewiesen, daß Freud klar zwischen Trieben und Instinkten unterschied. Die Triebe sah er als übergeordnet an; sie waren für ihn ständige und nicht nur zeitweilig aktive Motivationsquellen. Instinkte dagegen betrachtete er als biologische und ererbte Phänomene, die durch physiologische Reize und/oder Umweltreize in Gang gesetzt werden und nur zeitweilig aktiv sind. Die Libido ist ein Trieb; Hunger ist ein Instinkt. Freud sah die Triebe auf der Grenze zwischen dem Körperlichen und dem Geistigen, als psychische Prozesse mit biologischen Wurzeln; er vertrat die Auffassung (1915b, 1915c), daß die Triebe unserer Erkenntnis nur über ihre psychischen Vertreter, die Vorstellungen und Affekte, zugänglich sind.

Holder wie auch Laplanche und Pontalis (1967/1972, S. 526 und 232) betonen, daß Freuds duale Triebtheorie ausschließlich auf die psychische Sphäre zielt, und bemängeln, daß die Unterscheidung zwischen psychischen Trieben und biologischen Instinkten in der *Standard Edition* verlorengeht, wo sowohl „Instinkt" als auch „Trieb" mit „instinct" übersetzt sind. Ich möchte dem hinzufügen, daß Stracheys Übersetzung die bedauerliche Wirkung hatte, daß Freuds Triebkonzept zu eng mit biologischen Vorstellungen verknüpft wurde; dies hielt die psychoanalytische Forschung davon ab, sich eingehender mit dem Wesen der vermittelnden Prozesse zu befassen, die eine Brücke zwischen biologischen Instinkten und den als rein psychische Motivation definierten Trieben schlagen. Das Wort *instinct* betont nun einmal die biologische Seite des Begriffsfeldes und läßt die psychoanalytische Untersuchung des Phänomens Motivation wenig erfolgversprechend erscheinen. Ich halte das Konzept für einleuchtend, das von Trieben als hierarchisch übergeordneten psychischen Motivationssystemen ausgeht, und meiner Ansicht nach erklärt Freuds duale Triebtheorie solche Motivationsphänomene in ausreichender Weise.

Wie Laplanche und Pontalis (1967) treffend bemerken, verstand Freud Instinkte stets als nichtkontinuierliche, ererbte Verhaltensmuster, die unter den Mitgliedern einer Spezies kaum variieren. Es ist beeindruckend, wie nahe Freuds Instinktkonzept der modernen biologischen Instinkttheorie kommt, die zum Beispiel von Lorenz (1963), Tinbergen (1951) und Wilson (1975) vertreten wird. Diese Forscher betrachten Instinkte als hierarchische Organisationen von biologisch determinierten Wahrnehmungs-, Verhaltens- und Kommunikationsmustern, die durch Umweltfaktoren in Gang gesetzt werden, die angeborene Auslösemechanismen aktivieren. Sie betrachten dieses System aus biologischen und Umweltfaktoren als epigenetisch. Lorenz und Tinbergen zeigten in ihren Untersuchungen an Tieren, daß die Art der Umweltreize weitgehend bestimmt, wie im Verlauf der Reifung und Entwicklung eines Individuums umgrenzte, angeborene Verhaltensmuster miteinander verknüpft und in ein Gesamtsystem eingeordnet werden: Hierarchisch organisierte Instinkte gehen aus der Integration angeborener Dispositionen mit umweltabhängigem Lernen hervor. In dieser Sichtweise sind Instinkte hierarchisch organisierte biologische Motivationssysteme. Sie werden üblicherweise in Verhaltensweisen bei der Nahrungsaufnahme, bei Kampf und Flucht, bei der Paarung und in ähnliche Kategorien untergliedert.

Rapaport (1953) zeichnet nach, wie Freud sein Affektmodell im Laufe der Jahre änderte. Ursprünglich (1894) setzte er Affekte und Triebe praktisch gleich; 1915 (1915b, 1915c) sah er die Affekte (besonders in ihrer Lust- oder Schmerzdimension und in ihren psychomotorischen und neurovegetativen Aspekten) als Prozesse der Triebabfuhr an; schließlich (1926) betrachtete er sie als angeborene Dispositionen (Schwellen und Kanäle) des Ichs.

Meiner Ansicht nach sind Affekte Instinktstrukturen – das heißt, biologisch vorgegebene und im Verlauf der Entwicklung aktivierte psychophysiologische Muster. Der psychische Aspekt dieser Muster wird dann so organisiert, daß er die aggressiven und libidinösen Triebe bildet, die Freud beschrieben hat. Die sexuellen Partialtriebe sind in diesem Modell stärker eingegrenzte, umschriebene Zusammenschlüsse von korrespondierenden Affektzuständen, deren hierarchisch übergeordneter Zusammenschluß wiederum die Libido als Trieb ist – also die Integration aller erotisch zentrierten Affektzustände. Entgegen der in der Psychoanalyse immer noch weitverbreiteten Auffassung, Affekte seien bloße Abfuhrprozesse, halte ich sie für die Brückenstrukturen zwischen biologischen Instinkten und psychischen Trieben. Argumente, die diese Anschauung stützen, werde ich darlegen, nachdem ich zunächst Affekte und Emotionen genauer definiert habe.

Affekte und Emotionen

Ich orientiere mich an Brierley (1936) und Jacobson (1953), die sich aus Sicht der klinischen Psychoanalyse mit Affekten befaßt haben, sowie an Arnold (1970a, 1970b), Izard (1978), Knapp (1978) und Emde (1987; Emde et al. 1978), die affektives Verhalten unter neuropsychologischen Aspekten empirisch erforscht haben, und definiere demzufolge Affekte als psychophysiologische Verhaltensmuster, die gekennzeichnet sind durch eine spezifische kognitive Bewertung, durch ein spezifisches mimisches Muster, durch ein subjektives Erleben angenehmer und belohnender oder unangenehmer und aversiver Qualität sowie durch ein muskuläres und neurovegetatives Abfuhrmuster. Das mimische Ausdrucksmuster ist Teil des allgemeinen Kommunikationsmusters, durch das sich jeder einzelne Affekt von den anderen unterscheidet.

Es besteht heute weitgehend Einigkeit darüber, daß Affekte bereits in ihrem Ursprung einen kognitiven Aspekt haben, daß sie zumindest eine Bewertung darüber enthalten, ob die momentan wahrgenommene Konstellation „gut" oder „schlecht" ist, und daß durch diese Bewertung, wie Arnold (1970a, 1970b) es ausdrückt, im Erleben des Betreffenden eine Handlungsmotivation wirksam wird, die entweder auf einen bestimmten Reiz oder eine bestimmte Situation hinzielt oder davon wegstrebt. Entgegen der älteren James-Langeschen Theorie (James 1884; Lange 1885), nach der die subjektiven und kognitiven Aspekte von Affekten auf die Wahrnehmung der muskulären und neurovegetativen Abfuhrmuster folgen oder aus ihr entspringen, und entgegen der darauf aufbauenden Auffassung von Tomkins (1970), daß die kognitiven und die Empfindungsaspekte von Affekten auf die Wahrnehmung des jeweiligen mimischen Ausdrucks folgen oder aus ihr abgeleitet sind, meine ich, daß die subjektive Qualität eines bewertenden Empfindens das Kernmerkmal eines jeden Affekts ist.

Affekte sind meines Erachtens entweder primitiv oder abgeleitet. Primitive Affekte zeigen sich bereits in den ersten zwei oder drei Lebensjahren. Sie sind von intensiver, globaler Qualität und haben eine diffuse, wenig ausdifferenzierte kognitive Komponente. Abgeleitete Affekte sind komplexer, bestehen aus Kombinationen der primitiven Affekte und sind kognitiv ausgestaltet. Ihre ursprünglichen Komponenten kommen oft, anders als bei primitiven Affekten, nicht alle gleich stark zum Vorschein, und ihre psychischen Aspekte dominieren mit der Zeit immer mehr über die psychophysiologischen und mimisch-kommunikativen. Die Begriffe *Emotion* oder *Gefühl* möchte ich diesen komplexeren Phänomenen vorbehalten. Eine solche Unterscheidung steht im Einklang mit klinischen Beobachtungen, die wir in der psychoanalytischen Situation zu primitiven Affektzuständen und komplexen emotionalen Entwicklungen machen.

Affekte und Triebe

In Freuds erster Affekttheorie waren die Begriffe Affekt und Trieb praktisch austauschbar. In seiner zweiten Affekttheorie ging er davon aus, daß Triebe sich in psychischen Repräsentanzen oder Vorstellungen – das heißt, in kognitiven Äußerungen der Triebe – und in Affekten manifestieren. Affekte, so postulierte er, sind Abfuhrvorgänge, die ins Bewußtsein gelangen können, aber nicht der Verdrängung unterliegen; nur die Vorstellungsrepräsentanz des Triebes wird verdrängt, zusammen mit einer Erinnerung an den zugehörigen Affekt oder einer Disposition, ihn zu aktivieren (1915b, 1915c).

In der klinischen Psychoanalyse stellt uns der Gedanke, daß Affekte nicht dynamisch unbewußt sein können, vor ein begriffliches Problem. Daß Freud in seiner zweiten Theorie ausschließlich auf die Abfuhraspekte der Affekte abhob, ist möglicherweise zum Teil der damals vorherrschenden James-Langeschen Theorie zuzuschreiben. Jedenfalls liegen uns heute wichtige neuropsychologische Belege dafür vor, daß Affekte im limbischen System als einem affektiven Gedächtnis gespeichert werden können (Arnold 1984, Kap. 11 und 12).

Wenn Affekte und Emotionen unter anderem aus subjektiven Erfahrungen von Schmerz oder Lust, kognitiven und expressiv-kommunikativen Elementen sowie neurovegetativen Abfuhrmustern bestehen und wenn sie – wie die Forschung an Säuglingen gezeigt hat (Emde et al. 1978; Izard 1978; Stern 1985; Emde 1987) – von den ersten Lebenswochen und -monaten an vorhanden sind, müssen wir sie dann nicht als die wesentlichen Motivationskräfte der psychischen Entwicklung ansehen? Wenn sie sowohl kognitive als auch affektive Komponenten umfassen, was ist dann noch im übergeordneten Konzept des Triebes enthalten, das sich nicht schon im Konzept des Affekts fände? Freud ging davon aus, daß die Triebe von der Geburt an da sind, machte aber auch deutlich, daß sie reifen und sich entwickeln. Es lassen sich Argumente dafür anführen, daß in der Reifung und Entwicklung von Affekten die zugrundeliegenden Triebe zutage treten würden; wenn sich jedoch sämtliche Funktionen und Manifestationen der Triebe unter den Funktionen und Manifestationen der sich entwickelnden Affekte subsumieren lassen, wird es schwierig, die These aufrechtzuerhalten, daß die Organisation der Affekte auf eigenständigen Trieben gründet. Denn daß sich die Affekte während der gesamten Entwicklung fortwährend umgestalten, daß sie mit internalisierten Objektbeziehungen integriert werden und daß sich bei ihnen eine übergreifende Dichotomie ausbildet zwischen angenehmen Affekten auf der einen Seite, die in den libidinösen Entwicklungsstrang eingehen, und unangenehmen Affekten auf der anderen Seite, aus denen sich der aggressive Strang speist – all dies weist auf die ungeheure Reichhaltigkeit und Komplexität sowohl ihrer kognitiven als auch ihrer affektiven Elemente hin.

Nach meiner Auffassung haben die traditionelle psychoanalytische Vorstellung, Affekte seien ausschließlich Abfuhrprozesse, sowie die Annahme, Lust entstehe durch das Ansteigen und Unlust durch das Abfallen psychischer Spannung, das Verstehen von Affekten in der klinischen Praxis unnötig erschwert. Jacobson (1953) hat darauf aufmerksam gemacht, daß manche Spannungszustände (wie sexuelle Erregung) angenehm und manche Abfuhrzustände (wie Angst) unangenehm sind; wie Brierley (1936) kam sie zu dem Schluß, daß Affekte nicht ausschließlich Abfuhrprozesse, sondern auch komplexe und anhaltende intrapsychische Spannungsphänomene umfassen.

Jacobson legte auch dar, wie die kognitiven Aspekte von Affekten als Besetzungen von Selbst- und Objektrepräsentanzen im Ich wie auch im Über-Ich aufzufassen sind. Sie zog den Schluß, daß affektive Besetzungen dieser Repräsentanzen die klinischen Manifestationen von Trieben darstellen. Mit anderen Worten, jedesmal wenn wir in der klinischen Situation beim Patienten einen Triebabkömmling diagnostizieren – zum Beispiel einen sexuellen oder aggressiven Impuls –, erlebt er gerade, unter der Einwirkung des jeweiligen sexuellen oder aggressiven Affekts, ein Bild oder eine Repräsentanz seines Selbst, wie es zu einem Bild oder einer Repräsentanz eines anderen Menschen (eines „Objektes“) in einer bestimmten Beziehung steht. Und wann immer wir den Affektzustand des Patienten explorieren, stoßen wir auf einen kognitiven Aspekt, der gewöhnlich eine von dem Affektzustand geprägte Beziehung des Selbst zu einem Objekt darstellt. Die kognitiven Elemente von Trieben, sagt Jacobson, spiegeln sich in den kognitiven Beziehungen zwischen Selbst- und Objektrepräsentanzen und zwischen dem Selbst und konkreten Objekten wider. Sandler (Sandler und Rosenblatt 1962; Sandler und Sandler 1978) gelangte zu ähnlichen Schlußfolgerungen und stellte ebenfalls eine innige Verbindung zwischen Affekten und internalisierten Objektbeziehungen fest.

Jacobson (1957b) versuchte das Verhältnis zwischen Affekten und Stimmungen zu klären und definierte Stimmungen als eine zeitweilige Fixierung und Generalisierung von Affekten, die sich auf die gesamte Welt verinnerlichter Objektbeziehungen erstreckt – das heißt, ein bestimmter Affektzustand legt sich für eine begrenzte Zeit auf sämtliche Selbst- und Objektrepräsentanzen des Individuums. Stimmungen sind demnach ausgeweitete, aber relativ gedämpfte Affektzustände, die der gesamten Welt verinnerlichter Objektbeziehungen eine Zeitlang eine bestimmte Tönung verleihen.

Affekt und Objekt

Die frühe affektive Entwicklung basiert meiner Ansicht nach darauf, daß frühe, von Affekten durchdrungene Objektbeziehungen direkt im affektiven Gedächtnis fixiert werden. Die Arbeiten von Emde, Izard und Stern deuten in der Tat allesamt darauf hin, daß Objektbeziehungen bei der Aktivierung von Affekten eine zentrale Funktion erfüllen.

Demselben Objekt gegenüber können unterschiedliche Affektzustände zum Tragen kommen, je nachdem, welche Entwicklungsaufgaben im Vordergrund stehen und welche instinktiven Verhaltensmuster biologisch aktiviert werden. Die Tatsache, daß sich auf ein und dasselbe Objekt ein ganzes Spektrum von Affektzuständen richten kann, bietet uns vielleicht eine ökonomische Erklärung dafür, wie Affekte miteinander verknüpft und in einen übergeordneten motivationalen Strang transformiert werden, aus dem dann der Sexual- oder der Aggressionstrieb hervorgeht. Zum Beispiel kann aus der lustvollen oralen Reizung beim Stillen und der lustvollen analen Reizung bei der Sauberkeitserziehung eine verdichtete Erinnerung an lustvolle Interaktionen mit der Mutter hervorgehen, so daß sich orale und anale Entwicklung verschränken. Andererseits können sich gleichsinnige aggressive Affektzustände, die bei wütenden Reaktionen auf Versagungen in der oralen Phase und bei Machtkämpfen in der analen Phase auftreten, miteinander verbinden und sich auf diese Weise zum Aggressionstrieb zusammenfügen. Außerdem kann sich die intensive, positive affektive Besetzung der Mutter, die das Kind während der Übungsphase des Trennungs- und Individuationsstadiums ausbildet, später mit einem sexuell geprägten Verlangen nach ihr verbinden, das sich der Aktivierung genitaler Gefühle in der ödipalen Entwicklungsphase verdankt. Grundsätzlich lassen sich die Affekte der sexuellen Erregung und der Wut als die zentralen organisierenden Affekte der Libido auf der einen und der Aggression auf der anderen Seite auffassen.

Wenn wir davon ausgehen, daß Affekte die primären psychobiologischen Bausteine der Triebe und der frühesten Motivationssysteme sind, bleibt immer noch erklärungsbedürftig, wie sich aus Affekten hierarchisch übergeordnete Triebsysteme bilden. Könnten wir nicht einfach sagen, daß die Primäraffekte selbst die Motivationssysteme sind? Da es aber eine Vielzahl komplexer sekundärer Kombinationen und Umformungen von Affekten gibt, wäre meiner Ansicht nach eine Motivationstheorie, die von Affekten anstatt von zwei grundlegenden Trieben ausgeht, zu komplex und klinisch unbefriedigend. Außerdem glaube ich, daß die unbewußte Organisation und Integration affektiv bestimmter früher Erfahrungen ein höheres Niveau motivationaler Organisation voraussetzt als das Niveau, auf dem Affektzustände an sich angesiedelt sind. Wir müssen von einer Motivationsstruktur ausgehen, die der komplexen Integration sämtlicher affektiver Entwicklungslinien in der Objektbeziehung zu den Eltern gerecht wird.

Wenn wir versuchen, sowohl die Trieb- als auch die Affekttheorie durch eine Bindungs- oder Objektbeziehungstheorie zu ersetzen, die das Konzept der Triebe zurückweist, vereinfachen wir das intrapsychische Leben zu sehr, weil wir nur die positiven oder libidinösen Elemente der Bindung an andere Menschen hervorheben und die unbewußte Organisation der Aggression außer acht lassen. Jene Objektbeziehungstheoretiker, die die Triebtheorie ablehnen, haben meiner Ansicht nach, obwohl das der Theorie nach nicht unbedingt so sein müßte, in der Praxis die motivationalen Aspekte der Aggression in bedenklicher Weise vernachlässigt.

Affekte und intrapsychische Kräfte

Aus all diesen Gründen denke ich, daß wir die Triebtheorie nicht durch eine Affekttheorie oder eine Objektbeziehungstheorie der Motivation ersetzen sollten. Es erscheint mir ausgesprochen plausibel, daß Affekte das Bindeglied sind zwischen biologisch determinierten Instinktkomponenten auf der einen und der intrapsychischen Organisation übergreifender Triebe auf der anderen Seite. Daß die zwei Stränge von belohnenden und von aversiven Affektzuständen der dualen Entwicklungslinie von Libido und von Aggression entsprechen, erscheint unter klinischen wie theoretischen Gesichtspunkten schlüssig.

Mit der Annahme, daß Affekte die Bausteine der Triebe sind, lassen sich, wie ich glaube, einige hartnäckige Probleme in der psychoanalytischen Triebtheorie lösen. Ich greife damit den Gedanken auf, daß die erogenen Zonen die

Quelle der Libido sind, und erweitere ihn zu einer umfassenden Betrachtung sämtlicher physiologisch aktivierten Funktionen und Körperzonen, die bei affektiv besetzten Interaktionen des Säuglings und Kindes mit der Mutter beteiligt sind. Wesentlich ist dabei unter anderem, daß sich das Interesse von Körperfunktionen weg auf soziale Funktionen und das Ausüben von Rollen verlagert. Das Modell, das ich vorschlage, liefert auch die in der psychoanalytischen Theorie bisher fehlenden Bindeglieder zwischen den „Quellen" aggressiv besetzter Säugling-Mutter-Interaktionen, der „zonalen" Funktion einer aggressiven Verweigerung oraler Nahrungsaufnahme, analer Kontrolle, direkt körperlich ausgetragenen, mit Wutanfällen verbundenen Machtkämpfen und ähnlichen Phänomenen. Meine These ist, daß sich die Energetisierung physiologischer „Zonen" affektiv besetzten Objektbeziehungen verdankt.

Nach diesem Modell der Beziehung zwischen Trieben und Affekten besteht das Es aus verdrängten verinnerlichten Objektbeziehungen, die entweder hochaggressiv oder sexualisiert sind. Die Mechanismen der Verdichtung und Verschiebung, die für die Inhalte des Es typisch sind, beruhen darauf, daß zwischen denjenigen Selbst- und Objektrepräsentanzen, die von Affekten mit einer ähnlichen positiven oder negativen Wertigkeit durchzogen sind, jeweils eine Koppelung besteht; auf diese Weise entstehen der aggressive und der libidinöse Strang und später der aus beiden Anteilen kombinierte Strang.

Mein Modell erlaubt uns, dem biologisch determinierten Auftreten neuer affektiver Erfahrungen über die gesamte Lebensspanne hinweg Rechnung zu tragen. Eine dieser Erfahrungen ist die Aktivierung intensiver sexueller Erregung in der Adoleszenz, wenn erotisch getönte Affektzustände mit der genitalen Erregung und mit erotisch geladenen Emotionen und Phantasien, die sich aus der ödipalen Entwicklungsphase herleiten, integriert werden. Mit anderen Worten, die Intensität von (libidinösen wie aggressiven) Trieben steigert sich in verschiedenen Lebensphasen dadurch, daß neue, psychophysiologisch aktivierte Affektzustände bereits bestehenden, hierarchisch organisierten Affektsystemen eingegliedert werden.

Um es allgemeiner zu sagen: Wenn die Organisation der Triebe einmal konsolidiert ist und sie das hierarchisch übergeordnete Motivationssystem bildet, tritt, sobald bei einem bestimmten intrapsychischen Konflikt Triebe aktiviert werden, ein dementsprechender Affektzustand in Erscheinung. Dieser Affektzustand schließt eine verinnerlichte Objektbeziehung ein, in der im wesentlichen eine bestimmte Selbstrepräsentanz und eine bestimmte Objektrepräsentanz unter den Vorzeichen des jeweiligen Affekts aufeinander bezogen sind. Die wechselseitige Rollenbeziehung von Selbst und Objekt, die der Affekt vorgibt, äußert sich gewöhnlich als eine konkrete Phantasie oder als Wunsch. Kurz gesagt werden Affekte also nicht nur zu Bausteinen der Triebe, sondern auch zu ihren Signalen oder Repräsentanten.

Diese Sicht der Affekte widerspricht zwar Freuds zweiter Affekttheorie, steht aber im Einklang mit seiner ersten und dritten: Wie seine erste Affekttheorie stellt sie einen Zusammenhang zwischen Affekten und Trieben her, und wie seine dritte Affekttheorie betont sie die angeborene Disposition zum Erleben von Affekten, von der die ursprüngliche Ich-Es-Matrix geprägt ist.

Affekte in der psychoanalytischen Situation

Nachdem ich eine Theorie der Triebentwicklung umrissen habe, wende ich mich nun wieder den klinischen Manifestationen von Affekten zu, um Belege für Brierleys und Jacobsons Behauptungen anzuführen, daß wir es in der klinischen Arbeit ständig mit Affekten oder Emotionen zu tun haben und daß Affekte komplexe intrapsychische Strukturen und nicht einfach nur Abfuhrprozesse sind.

Die psychoanalytische Situation bietet eine einzigartige Gelegenheit, sämtliche Arten von Affekten zu erkunden – von den primitiven (wie Wut oder sexuelle Erregung) bis hin zu den kognitiv differenzierten, zusammengesetzten Affekten. Brierley (1936) und Jacobson (1953) haben darauf hingewiesen, daß zu einem Affekt ein grundlegendes subjektives Erleben gehört, das entweder angenehm oder unangenehm getönt ist. Lust wird subjektiv meistens – aber nicht immer – anders erlebt als Schmerz.

Affekte unterscheiden sich nicht nur in qualitativer, sondern auch in quantitativer Hinsicht: Die Intensität des subjektiven Erlebens variiert, was gewöhnlich an physiologischen Abfuhrmustern und/oder am psychomotorischen Verhalten abzulesen ist. In seinem Verhalten teilt der Patient dem Analytiker auch etwas von seinem subjektiven Erleben mit. Tatsächlich sind die Kommunikationsfunktionen von Affekten für die Übertragung von zentraler Bedeutung und ermöglichen es dem Analytiker, sich in das Erleben des Patienten hineinzuversetzen und (innerlich) emotional darauf zu reagieren. Wenn wir Affekte psychoanalytisch untersuchen, ist in jedem Fall ihr Vorstellungsgehalt wichtig, besonders bei primitiven Affekten, die anfangs den Anschein erwecken können, als hätten sie fast keinen kognitiven Gehalt. Die psychoanalytische Erkundung intensiver Affektstürme bei regredierten Patienten zeigt meiner Erfahrung nach durchweg, daß es so etwas wie einen „reinen“ Affekt ohne jeden kognitiven Gehalt nicht gibt.

Die Affekte, die wir in der psychoanalytischen Situation beobachten, haben stets nicht nur einen kognitiven Gehalt, sondern auch – und dies ist, wie ich denke, ein entscheidender Befund – einen Objektbeziehungs-Aspekt; das heißt, sie drücken aus, wie der Patient einen Aspekt seines Selbst zu einem Aspekt dieser oder jener Objektrepräsentanz in Beziehung setzt. Außerdem spiegelt ein Affekt in der psychoanalytischen Situation entweder eine reaktivierte innere Objektbeziehung wider oder vervollständigt sie. In der Übertragung läßt ein Affektzustand die Objektbeziehung wieder aufleben, die in der Vergangenheit für den Patienten bedeutsam war. Jedesmal wenn eine Objektbeziehung in der Übertragung wieder auflebt, kommt also auch ein bestimmter Affektzustand ins Spiel.

Verzerrungen durch Abwehrvorgänge

Das Auftreten von Impuls/Abwehr-Konfigurationen in der psychoanalytischen Situation können wir uns damit erklären, daß bestimmte, im Widerstreit miteinander liegende Objektbeziehungen aktiviert werden. Auf der einen Seite der Konfiguration sehen wir die Abwehr am Werk; ihr steht auf der anderen Seite ein Impuls oder Triebabkömmling gegenüber. Das masochistische Leiden eines hysterischen Patienten, der den Analytiker als versagend und strafend erlebt, kann eine Abwehr gegen sexuelle Erregung, Phantasien und positive ödipale Strebungen sein; die Mischung aus Kummer, Wut und Selbstmitleid wäre dann ein Affektzustand, der dazu dient, verdrängte sexuelle Erregung abzuwehren. Wann immer wir also im klinischen Sprachgebrauch feststellen, ein Trieb werde im Dienste der Abwehr gegen einen anderen eingesetzt, meinen wir damit eigentlich, daß ein Affekt eine Abwehrfunktion gegen einen anderen ausübt.

Oft aber wird der Affektzustand durch den Abwehrprozeß selbst gestört. So kann es beispielsweise sein, daß der Patient, wenn ein Affekt in ihm aufsteigt, seine kognitiven Aspekte, das ihn begleitende subjektive Erleben oder alles außer seinen psychomotorischen Aspekten verdrängt. Wird der Affektzustand auf diese Weise unterbunden, so beeinträchtigt das die in der Übertragung vorherrschende Objektbeziehung, und der Patient ist sich seines subjektiven Erlebens nicht mehr voll und ganz bewußt. Außerdem fällt es dann dem Analytiker schwerer, sich in den Patienten hineinzuversetzen. Stellen Sie sich zum Beispiel vor, wie Sie einem Zwangspatienten zuhören, der seine sexuellen Gedanken darlegt, ohne die zugehörigen affektiven Qualitäten sexueller Erregung zu zeigen, die verdrängt bleiben; oder wie bei einem hysterischen Patienten ein heftiger und dramatischer Affektsturm den kognitiven Gehalt seines Erlebens überdeckt; oder wie der Tonfall eines narzißtischen Patienten emotional sehr engagiert klingt, während sein Verhalten insgesamt ausdrückt, daß keinerlei emotionale Verständigung mit dem Gegenüber stattfindet oder möglich ist. Diese Dissoziation verschiedener Affektkomponenten im Dienste der Abwehr vermittelt besonders in den Anfangsstadien einer Behandlung oder bei starken Widerständen den Eindruck, daß das subjektive Erleben der Affekte von ihren kognitiven, verhaltensmäßigen und kommunikativen Aspekten abgetrennt ist.

Diese Dissoziation zum Zwecke der Abwehr scheint die traditionelle psychologische Sichtweise zu stützen, Affekt, Wahrnehmung, Kognition und Handeln seien voneinander gesonderte Ich-Funktionen. Doch wenn solche Abwehroperationen durchgearbeitet werden und nach und nach die tieferen Schichten der intrapsychischen Erfahrung des Patienten zutage treten, kann der Psychoanalytiker erkennen, wie die verschiedenen Komponenten der Affekte miteinander integriert sind. Wenn der unbewußte Konflikt, der sich in der Übertragung entwickelt, eher auf primitivem Niveau abläuft, treten die Affekte in voller Stärke auf, und ihren Mittelpunkt bildet ein subjektives Erleben; doch selbst dann wird das Bild durch kognitive, physiologische, verhaltensmäßige und kommunikative Aspekte vervollständigt, und der jeweilige Affekt bringt eine spezifische Beziehung zwischen dem Selbst des Patienten und der entsprechenden Objektrepräsentanz in der Übertragung zum Ausdruck.

Diese Beobachtungen bestätigen neuere Ergebnisse der neuropsychologischen Affektforschung, die der traditionellen Idee widersprechen, Kognition, kommunikatives Verhalten und Objektbeziehungen würden sich getrennt voneinander entwickeln (Emde et al. 1978; Hoffman 1978; Izard 1978; Plutchik 1980; Plutchik und Kellerman 1983; Stern 1985; Emde 1987). Affekte lassen sich daher als komplexe psychische Strukturen betrachten, die in unauflöslichem Zusammenhang damit stehen, wie das Individuum seine augenblickliche Situation bewertet, und die der Beziehung des Subjekts zu dem Objekt seiner jeweiligen Erfahrung eine positive oder negative Valenz verleihen. Aufgrund dieser kognitiven Bewertungskomponente haben Affekte einen motivationalen Aspekt.

In diesem Zusammenhang ist Arnolds (1970a, 1970b) Definition von Bedeutung, nach der Emotionen im Erleben verankerte Handlungstendenzen sind, die auf Bewertungen beruhen. Eine „Emotion" in diesem Sinne entspricht dem, was ich als „Affekt" bezeichne. (Wie ich weiter oben sagte, ziehe ich es vor, den Begriff *Emotion* Affekten mit hochdifferenziertem kognitivem Gehalt und schwachen oder gemäßigten psychomotorischen und/oder neurovegetativen Anteilen vorzubehalten.) Arnold beschrieb zwei Bestandteile einer Emotion: einen statischen, die Bewertung, und einen dynamischen, den Impuls hin zu dem, was als gut bewertet wird, oder weg von dem, was als schlecht bewertet wird. Falls Arnolds Arbeiten, wie ich annehme, einen allgemeinen Trend in der zeitgenössischen neuropsychologischen Affektforschung widerspiegeln, ist hier eine bemerkenswerte Übereinstimmung mit den klinischen Befunden festzustellen, die Brierley (1936) und Jacobson (1953) zur Rolle von Affekten in der psychoanalytischen Situation vorgelegt haben.

Die Ursprünge von Phantasie und von Affektzuständen hoher Intensität

Wenn in der Übertragung intensive Affektzustände aktiviert werden, ruft der Patient in sich eine entsprechende befriedigende oder frustrierende Objektbeziehung aus seiner Vergangenheit wach und mit ihr das Bestreben, die Objektbeziehung entweder zu reaktivieren, falls sie befriedigend war, oder ihr zu entkommen, falls sie unangenehm war. Dieses Nebeneinander ist in der Tat der Ursprung der Phantasie: Eine aktuelle Wahrnehmung, die das Begehren nach Veränderung weckt, löst einerseits die Erinnerung an einen vergangenen Zustand und andererseits das Begehren nach einem zukünftigen Zustand aus. Bei der Entstehung von Phantasien liegt also eine Simultaneität von Vergangenheit, Gegenwart und Zukunft vor, wie sie für das Es charakteristisch ist, das anders als später das differenziertere Ich die objektiven Zwänge von Raum und Zeit nicht kennt und akzeptiert (Jaques 1982).

Aus der ursprünglichen Integration von intensiven „nur-guten" oder „nur-schlechten" Affektzuständen im primitiven affektiven Gedächtnis gehen spezifische Wunschphantasien hervor, die Selbst und Objekt in Beziehung zueinander setzen und typisch für das unbewußte Phantasieleben sind. Affektzustände hoher Intensität [peak-affect states] treten auf, wenn das Individuum sehr erfreuliche (lustvolle) oder sehr unerfreuliche (qualvolle) Erfahrungen macht, die ein intensives Begehren auslösen, ähnliche affektive Erfahrungen entweder wiederkehren zu lassen oder zu vermeiden. Dieses Begehren, das sich in konkreten unbewußten Wünschen ausdrückt, bildet das motivationale Repertoire des Es. „Begehren" [desire] bezeichnet einen allgemeineren motivationalen Drang als das Wort „Wunsch" [wish]; wir können sagen, ein unbewußtes Begehren äußere sich in konkreten Wünschen. Im Zentrum einer unbewußten Phantasie stehen Wünsche, die dem Begehren und damit letztlich den Trieben konkreten Ausdruck verleihen.

Mit starken Affekten verbundene Erfahrungen erleichtern das Verinnerlichen primitiver Objektbeziehungen, die sich in befriedigende oder nur-gute auf der einen und aversive oder nur-schlechte auf der anderen Seite gruppieren. Mit anderen Worten, das Anlegen affektiver Erinnerungsstrukturen geht leichter vor sich, wenn das Kind Selbst und Objekt erlebt, während es sich in einem Affektzustand hoher Intensität befindet. Zu Anfang sind Selbst- und Objektrepräsentanzen bei diesen Internalisierungen noch nicht klar voneinander geschieden. Miteinander verschmolzene, undifferenzierte oder verdichtete nur-gute Selbst- und Objektrepräsentanzen werden gesondert von gleichermaßen miteinander verschmolzenen, undifferenzierten oder verdichteten nur-bösen Selbst- und Objektrepräsentanzen aufgebaut. Diese zwei frühesten intrapsychischen Strukturen der symbiotischen Entwicklungsphase (Mahler und Furer 1968) sind Teil der beginnenden Bildung verinnerlichter Objektbeziehungen sowie der beginnenden übergreifenden Strukturierung von libidinösen und aggressiven Trieben. Zugleich ist die Verinnerlichung von Objektbeziehungen auch der Ursprung der dreigeteilten Struktur der Psyche: Aus internalisierten Objektbeziehungen und ihrer jeweiligen affektiven Besetzung gehen die Substrukturen Ich, Es und Über-Ich hervor. Meiner Ansicht nach basieren die strukturellen Merkmale des Es auf mehreren Faktoren: darauf, daß frühe affektive Erinnerungen, die aus Affekten hoher Intensität und den zugehörigen verinnerlichten Objektbeziehungen hervorgehen, ihrem Wesen nach primitiv, diffus und überwältigend sind; darauf, daß frühe Subjektivität und frühes Bewußtsein noch undifferenziert sind; und darauf, daß die symbolischen Funktionen, die in der frühen Phantasiebildung Vergangenheit, Gegenwart und vorgestellte „Zukunft" ineinander verdichten, noch von rudimentärer Qualität sind.

Affektzustände wirken sich jeweils sehr unterschiedlich auf die Entwicklung aus. Gedämpfte Affektzustände können direkt zur Ich-Entwicklung beitragen. Aus parallelen Mutter-Kind-Interaktionen und dem Lernen in schwachen oder gedämpften Affektzuständen dürften Erinnerungsstrukturen hervorgehen, die in der Beziehung zur unmittelbaren psychosozialen Umwelt differenzierteres Wahrnehmen und wirkungsvolleres Handeln ermöglichen.

Affekte und frühes subjektives Erleben

Welche Belege haben wir dafür, daß Säuglingen, wenn sie Affekte erkennen lassen, Schmerz oder Freude auch subjektiv bewußt sind? Diese Frage unterstellt eigentlich, es gebe so früh noch gar keine Subjektivität, Säuglinge verfügten vor der Entwicklung sprachlicher Fähigkeiten noch nicht über ein intrapsychisches Erleben, und in der ersten Zeit seien noch keine intrapsychischen Motivationssysteme aktiv. Bei Untersuchungen an Säuglingen, denen affektaktivierende Reize dargeboten wurden, um daraufhin (zum Beispiel anhand der Herzfrequenz) die jeweiligen Spannungszustände zu ermitteln, war festzustellen, daß sich ihre Anspannung veränderte und je nach kognitiver Bedeutung der Reize zu- oder abnahm. Mit anderen Worten, wir haben erste Belege dafür, daß die intrapsychische Spannung bereits steigen und fallen kann, noch bevor die Ausdrucks- und Abfuhrmuster der Affekte zutage treten (Sroufe 1979; Sroufe et al. 1974).

Es liegen auch Hinweise darauf vor, daß die Zentren im Zwischenhirn, die das Erleben aversiver oder belohnender Wahrnehmungsqualitäten steuern, bei der Geburt schon voll ausgereift sind. Dies stützt die Annahme, daß das Kind von Anfang an fähig ist, Lust und Schmerz zu erleben. Hinzu kommt, daß es erstaunlich früh über die Fähigkeit zu kognitiven Differenzierungen verfügt; dies legt nahe, daß es auch zur affektiven Differenzierung schon imstande ist. Wir dürfen wohl davon ausgehen, daß ein drei Monate altes Kind Emotionen erleben und zudem in seinem Verhalten Freude, Wut oder Enttäuschung ausdrücken kann (Izard 1978); Plutchik und Kellerman (1983) gehen hierauf ausführlich ein.

Jüngste Fortschritte in der Beobachtung von Interaktionen zwischen Säugling und Mutter (Stern 1977, 1985) deuten darauf hin, daß sich schon in den ersten Lebenswochen die Fähigkeit regt, Merkmale der Mutter von denen anderer Personen zu unterscheiden. Dies legt nahe, daß das Gehirn des Kindes schon entsprechend „verdrahtet" ist, um klar unterschiedene Schemata von der eigenen Person und von anderen Menschen bilden zu können. Die kognitive Ausstattung von Säuglingen ist, mit anderen Worten, weit differenzierter als bislang angenommen wurde, und dasselbe gilt für ihr affektives Verhalten.

Affektives Verhalten übt von der Geburt an einen starken Einfluß auf die

Beziehung des Säuglings zur Mutter aus (Izard 1978; Izard und Buechler 1979). Eine biologische Hauptfunktion angeborener affektiver Muster – die in Verhalten, Kommunikation und Psychophysiologie zutage treten – besteht darin, daß der Säugling mit ihnen der Umwelt (der Mutter oder primären Bezugsperson) seine Bedürfnisse signalisiert und so die Kommunikation mit der Mutter in Gang setzt, die den Beginn des intrapsychischen Lebens anzeigt (Emde et al. 1978). Neuere Forschungen haben uns durch den Nachweis überrascht, daß die Verständigung zwischen Säugling und Mutter bereits sehr früh einen hohen Differenzierungsgrad erkennen läßt (Hoffman 1978). Neuropsychologische Theoretiker nehmen heute an, daß affektive Erinnerungen im limbischen Kortex gespeichert werden; Experimente mit direkter Stimulation des Gehirns zeigen, daß es uns durch diese Speicherung möglich wird, nicht nur die kognitiven, sondern auch die affektiven Aspekte zurückliegender Erfahrungen zu reaktivieren, insbesondere die subjektive, affektive Tönung dieser Erfahrungen (Arnold 1970a). Ich habe vor einigen Jahren die Annahme geäußert, daß Affekte als das früheste motivationale System fungieren und daß die Fixierung einer verinnerlichten Welt von Objektbeziehungen durch das Gedächtnis eng mit Affekten gekoppelt ist (Kernberg 1976).

Die derzeitige neuropsychologische Theorie zum Wesen der Affekte besagt, daß die subjektive Affektqualität – die sich grundsätzlich in Lust und Schmerz unterteilen läßt – ein zentrales Merkmal ist, das die affektiven Aspekte von Psychophysiologie, Verhalten und Kommunikation in sich vereinigt. Da von den ersten Lebenswochen an hochdifferenzierte Aspekte von Affekten in Verhalten, Kommunikation und Psychophysiologie des Säuglings zu beobachten sind, können wir wohl davon ausgehen, daß die Fähigkeit, Lust und Schmerz subjektiv zu erleben, schon sehr früh vorhanden ist. Falls es also zutrifft, daß Affekt- ebenso wie Wahrnehmungs- und motorische Schemata von Geburt an wirksam sind, so haben wir im subjektiven Erleben von Lust und Schmerz (Subjektivität) die erste Stufe des Bewußtseins und ebenso die erste Entwicklungsstufe des Selbst vor uns.

Piaget sagt, es gebe „*keine reinen Gefühlszustände* ohne kognitive Anteile" und es sei „unmöglich, Verhaltensweisen zu finden, die rein gefühlsbestimmt sind und jeden kognitiven Anteil entbehren"; er stellt fest, „daß die Affektivität die Rolle einer Energiequelle spielt, von der zwar das Funktionieren, nicht aber die Strukturen der Intelligenz abhängen" (1954/1995, S. 20, 19, 23). Diese Aussagen dürften wohl allgemein anerkannte psychische Funktionsprinzipien wiedergeben. Weiter oben in diesem Kapitel habe ich angedeutet, daß die affektive Subjektivität, die Ur-Erfahrung des Selbst, einen wesentlichen Anteil daran hat, daß über das affektive Gedächtnis Wahrnehmungs-, Verhaltens- und Interaktionserfahrungen sowie die affektiven Schemata selbst integriert werden, und zwar besonders dann, wenn der Säugling sich in einem extrem angenehmen oder unangenehmen affektiven Zustand (einem Affektzustand hoher Intensität) befindet und dadurch so wach und aufmerksam wie möglich ist.

Wir können wohl auch davon ausgehen, daß ein solches Niederlegen von Erinnerungsstrukturen in Affektzuständen hoher Intensität die frühesten symbolischen Aktivitäten auslöst, die darin bestehen, daß ein einzelnes Element einer stark affektgeladenen Konstellation die gesamte Konstellation vertritt. Wenn zum Beispiel ein Licht im Raum angeht, zeigt dies dem Kind an, noch bevor es die Mutter selbst wahrnimmt, daß sie da ist und es vielleicht füttern wird. Es ließe sich darüber streiten, an welchem Punkt einfache Assoziation und konditionierte Reflexe in symbolisches Denken umschlagen – symbolisches Denken in dem Sinne, daß jenseits der starren Kopplungen konditionierter Assoziationen eine gesamte Erfahrungskonstellation durch eines ihrer Elemente vertreten wird –, doch es scheint jedenfalls plausibel, daß die frühesten symbolischen Operationen, in denen ein einzelnes Element aktiv eine gesamte Sequenz repräsentiert und so die starre Kette von Assoziationen durchbricht, exakt unter solchen Bedingungen ablaufen dürften.

Affektzustände hoher Intensität stellen demnach die Voraussetzungen dar, unter denen rein affektive Subjektivität sich in mentale Aktivität mit symbolischen Funktionen verwandelt. Klinische Hinweise darauf finden sich in stark affektbesetzten Erinnerungsspuren der lustvollen Beziehung des Säuglings zur Mutter; in diesen Gedächtnisstrukturen sind Selbst- und Objektrepräsentanzen, obwohl die ihnen zugrundeliegenden, angeborenen kognitiven Schemata hochdifferenziert sind, noch nicht voneinander unterschieden. Getrennt davon werden affektive Gedächtnisstrukturen aufgebaut, die auf den unangenehmen oder qualvollen Affektzuständen mit hoher Intensität basieren und in denen Selbst- und Objektrepräsentanzen ebenfalls nicht voneinander geschieden sind.

Gedächtnisstrukturen, die sich in Affektzuständen hoher Intensität bilden, unterscheiden sich stark von solchen, die während ruhiger Zustände mit geringer Affektintensität [quiescent or low-level affect states] angelegt werden. Ist der Säugling in einem der letzteren Zustände, so richten sich die entstehenden Gedächtnisstrukturen großenteils auf kognitive und unterscheidende Merkmale und tragen direkt zur Ich-Entwicklung bei. Wenn das Kind also unter Normalbedingungen lernt, ist seine Aufmerksamkeit auf die unmittelbare Situation und die jeweiligen Aufgaben konzentriert, ohne daß der Lernprozeß nennenswert durch affektive Erregung verzerrt oder von Abwehrmechanismen gestört würde. Die dabei gebildeten Gedächtnisstrukturen sind sozusagen die frühen Vorläufer stärker spezialisierter und angepaßter Ich-Funktionen – Strukturen einer „primären Autonomie" des frühen Bewußtseins, die nach und nach in die affektiven Gedächtnisstrukturen integriert werden und auch in späteren Stadien, wenn das Bewußtsein insgesamt integriert wird, eine Rolle spielen.

Mit intensiven Affekten verbundene Erfahrungen dagegen begünstigen die Verinnerlichung primitiver Objektbeziehungen, die sich entlang der zwei Achsen von belohnenden oder nur-guten Objekten gegenüber aversiven oder nur-schlechten Objekten gruppieren. Werden extreme Affekte geweckt, so gewinnt das Erleben von Selbst und Objekt eine Intensität, die das Anlegen affektiv gesättigter Gedächtnisstrukturen fördert. Diese affektiven Gedächtnisstrukturen bestehen im wesentlichen aus Selbst- und Objektrepräsentanzen, die mit einem spezifischen Affektzustand hoher Intensität verknüpft sind; sie stellen die frühesten intrapsychischen Strukturen der symbiotischen Entwicklungsphase (Mahler und Furer 1968) dar. Mit ihnen setzt die Verinnerlichung von Objektbeziehungen sowie die Organisation der libidinösen und aggressiven Triebe ein.

Ich gehe also von einer ersten Stufe des Bewußtseins aus, die von Affektzuständen hoher Intensität und vom Beginn der Symbolisierung bestimmt ist. Diese frühe Phase zeichnet sich im wesentlichen durch subjektive Aspekte aus und ist nicht mit der frühen Fähigkeit zur transmodalen Differenzierung gleichzusetzen, die vermutlich auf biologisch „vorprogrammierten" Fähigkeitspotentialen beruht und sich am besten unter experimentellen Bedingungen beobachten läßt, die schwache oder gedämpfte Affekte auslösen. Subjektivität setzt ein Erleben voraus, und das Erleben dürfte logischerweise in Affektzuständen hoher Intensität seine maximale Ausprägung erreichen. Zur Subjektivität gehört auch Denken, weshalb sie zum mindesten voraussetzt, daß das Kind Symbole handhaben kann. Diese Minimalvoraussetzung bedeutet, so meine These, daß es die starre Kette rein konditionierter Assoziationen durchbrochen hat.

Von besonderer Wichtigkeit ist in diesem Zusammenhang wohl die allmähliche Entwicklung zweier paralleler Stränge von nur-guten und nur-schlechten Merkmalen, mit denen das Kind diese symbiotische Welt in seiner Phantasie ausstattet: Die Lust, die mit der Gegenwart der „guten" nährenden Mutter zusammenhängt, steht in scharfem Kontrast zu den Qualen, die der Säugling der

„schlechten" Mutter zuordnet und denen er ausgesetzt ist, wenn ihn Frustration, Unbehagen oder Wut erfüllen. Ferner kommt bei der Umwandlung qualvoller Erfahrungen in ein symbolisches Bild, das „schlechtes Selbst" und „schlechte Mutter" nicht voneinander unterscheidet, offenbar auch eine Phantasie-Komponente ins Spiel, die über den realitätsnahen Charakter der „guten" Selbst/Objekt-Repräsentanzen hinausführt. Es kann daher sein, daß das ursprüngliche Phantasiematerial dessen, was später zum verdrängten Unbewußten wird, von aggressiven Bildern und Affekten beherrscht ist.

Das subjektive Erleben in Affektzuständen hoher Intensität leitet den Aufbau einer inneren Welt ein, die sich nach und nach aufteilt in eine tiefe Schicht von Phantasiebildern, die an die während der intensiven Affektzustände verinnerlichten Objektbeziehungen gebunden sind, und eine oberflächlichere Bilderschicht. Letztere „durchsetzt" die kognitiv realitätsnäheren Wahrnehmungen der äußeren Realität, die das Kind in Zuständen normaler, niedriger Affektintensität ausbildet, wenn es aufmerksam seine Umgebung erforscht. Symbolbildung und affektive Strukturierung der Realität breiten sich schließlich auch in dieser Oberflächenschicht der Wahrnehmung aus und wandeln die biologisch vorgeprägte Wahrnehmungsorganisation in ein symbolisches Hantieren mit Informationen um. Das heißt, „bewußtes Denken", der Ursprung des Denkens im Sekundärvorgang, entwickelt sich auf der Oberfläche der darunterliegenden Tiefenschicht.

Das dynamische Unbewußte umfaßt zu Anfang unannehmbare Selbstwahrnehmungen, die bei aggressiv besetzten Beziehungen zu Objektrepräsentanzen auftreten. Mittels primitiver Abwehrvorgänge, insbesondere der projektiven Identifizierung, nimmt das Kind auch die Objektrepräsentanzen als aggressiv wahr. Frühe Affektzustände hoher Intensität, mit denen das Kind auf Versagungen reagiert, lösen primitive Phantasien aus, in denen sensorische Wahrnehmungserfahrungen zum einen frustrierende „Objekte" symbolisieren und zum anderen bald auch Versuche, die unerträglichen Objekte „auszustoßen", und wütende Wünsche, sie zu zerstören. Dabei formt sich die Frustrationserfahrung um in die Phantasie, angegriffen und bedroht zu werden. Die Verdrängung von angenehmen, mit intensiven Affekten verbundenen Erfahrungen – besonders von Zuständen sexueller Erregung, die mit unannehmbaren, auf Elternobjekte gerichteten Phantasien einhergehen – erfolgt also erst nach der Verdrängung aggressiver Wünsche und Phantasien, die bereits dem dynamischen Unbewußten angehören. Die mit primitiven Phantasien verbundenen unbewußten Abwehrvorgänge sowie die späteren Abwehrvorgänge, welche die Verdrängung sekundär verstärken, bewirken schließlich die „Verkapselung" der tiefsten, unbewußten Schicht aggressiv und libidinös besetzter Objektbeziehungen – des Es.

Die frühesten, mit intensiven angenehmen Affekten verbundenen Erfahrungen einer undifferenzierten Selbst-und-Objekt-Repräsentanz, die das Kind innerhalb einer nur-guten Objektbeziehung macht, sind als eine Kernerfahrung des Selbst anzusehen; entsprechend ist auch in dem Selbsterleben, das später in die Funktionen und in die Struktur des Ichs einfließt, das Bewußtsein von der eigenen Person eng mit dem Bewußtsein über andere Menschen verkoppelt. Obwohl affektiv gedämpfte Erfahrungen schon sehr früh das Abstecken von Bereichen begünstigen, in denen das Selbst und die Objekte voneinander abgegrenzt sind, ist im frühen Ich ebenso wie im Es ein Kern aus primitiven Erfahrungen verankert, in denen Selbst und Objekte verschmolzen und noch nicht voneinander differenziert sind.

Erfahrungen mit hoher Affektintensität lassen also eine Kernstruktur der Intersubjektivität entstehen, die sowohl in der frühesten Identifizierung mit einem Liebesobjekt (einer „introjektiven Identifizierung") als auch in der frühesten Identifizierung mit einem gehaßten Objekt an der „Peripherie" des Selbst-Erlebens (einer „projektiven Identifizierung") wirksam ist; dieses Erleben wird später dissoziiert, auf wirkungsvollere Weise projiziert und schließlich verdrängt.

Daher ist die Intersubjektivität, ob sie nun in das Selbst-Erleben eingebaut oder durch Projektionsmechanismen nach außen verwiesen wird, ein mit der normalen Identitätsentwicklung untrennbar verbundener Aspekt. Deshalb ist der Psychoanalytiker auch in der Lage, durch „konkordante Identifizierung" – das heißt, Einfühlung in das zentrale subjektive Erleben des Patienten – und „komplementäre Identifizierung" – das heißt, Einfühlung in das, was der Patient in sich selbst nicht ertragen kann und mittels projektiver Identifizierung mobilisiert – die Welt verinnerlichter Objektbeziehungen diagnostisch zu erfassen, die Teil der Ich-Identität des Patienten ist.

Die subjektive Erfahrung des Selbst, zu der die Selbstbewußtheit oder Selbstreflexion, das Empfinden der Kohärenz des Selbst und seiner Kontinuität über die Zeit hinweg sowie das Empfinden gehört, für die eigenen Handlungen verantwortlich zu sein, ist mehr als eine rein subjektive Phantasie. Sie ist eine intrapsychische Struktur, ein dynamisches, in sich konsistentes und stabiles Gefüge, das dem Zweck dient, das psychische Erleben und die Verhaltenssteuerung zu organisieren. Sie ist ein Kanal, über den verschiedene psychische Funktionen ablaufen, und realisiert sich in diesen Funktionen. Sie ist eine Substruktur des Ichs, die mit der Zeit übergeordnete Funktionen innerhalb des Ichs übernimmt. Sie ist eine intrapsychische Struktur höchster Ordnung. Dies bestätigen ihre Auswirkungen auf das Verhalten, ihr Einfluß auf Charakterbildungen, ihre menschliche Tiefe und die aus ihr entspringende moralische Verantwortungsbereitschaft für andere Menschen.

Abwehrvorgänge schieben das dynamische Unbewußte immer tiefer und tiefer in den psychischen Apparat. Diese Entwicklung gipfelt im Errichten von Verdrängungsbarrieren, die die gegenseitige Abstoßung des Es und des Ichs und zugleich deren Konsolidierung erkennen lassen. Das dynamische Unbewußte des Neurotikers und des Normalen ist das Endergebnis einer langen Entwicklung psychischer Funktionen, in der die Eigenschaften des Bewußtseins und des dynamischen Unbewußten enger ineinander verwoben sind, als die Beobachtung das zunächst vermuten ließe. Doch Durchbrüche des dynamischen Unbewußten ins Bewußtsein kommen nicht nur bei Patienten mit schwerer Charakterpathologie oder Psychosen vor. Interaktionen in *kleinen* unstrukturierten Gruppen und, in sogar noch stärkerem Maße, Interaktionen in großen unstrukturierten Gruppen, die die üblichen sozialen Rollenfunktionen zeitweise außer Kraft setzen oder verschwimmen lassen, aktivieren in manchmal erschreckender Weise primitive verdrängte Inhalte, die als Phantasien und Verhaltensweisen hervortreten und die dann die gesamte Gruppe miteinander teilt. Dies führt uns zu der Frage, worin das Wesen der motivationalen Kräfte des dynamischen Unbewußten letztlich besteht, und zur psychoanalytischen Triebtheorie.

Ursprung und Struktur von Trieben als motivationalen Kräften

Affekte sind meiner Ansicht nach das primäre Motivationssystem, da sie im Zentrum von jeder der unzähligen befriedigenden und frustrierenden Erfahrungen stehen, die der Säugling mit seiner konkreten Umwelt macht. Affekte stellen innerhalb der aufeinanderfolgenden undifferenzierten Selbst/Objekt-Repräsentanzen Verbindungen her, so daß nach und nach eine komplexe Welt von teils angenehm, teils unangenehm getönten verinnerlichten Objektbeziehungen entstehen kann. Wenn Affekte die verinnerlichten Objektbeziehungen entlang zweier paralleler Stränge aus befriedigenden oder aber frustrierenden Erfahrungen zusammenkoppeln, werden aber gleichzeitig die „guten“ und „schlechten“ verinnerlichten Objektbeziehungen selbst transformiert: Der in den zwei Strängen verinnerlichter Objektbeziehungen jeweils vorherrschende Affekt, also Liebe oder Haß, wird ausgestaltet und moduliert und gewinnt zunehmend an Komplexität.

Die innere Beziehung des Säuglings zur Mutter unter dem Zeichen der „Liebe" ist am Ende mehr als die Summe einer begrenzten Zahl konkreter, von liebevollen Affekten bestimmter Zustände. Dasselbe gilt für den Haß. Liebe und Haß werden so zu zwei stabilen intrapsychischen Strukturen, das heißt, zu dynamischen, in sich konsistenten, stabilen Bezugssystemen, die psychisches Erleben und Verhaltenssteuerung durch verschiedene Entwicklungsstadien hindurch in genetischer Kontinuität organisieren. Durch eben diese Kontinuität konsolidieren sie sich zu Libido und Aggression. Libido und Aggression wiederum werden zu hierarchisch übergeordneten Motivationssystemen, die sich unter verschiedenen Bedingungen in einer Vielzahl differenzierter Affektdispositionen äußern. Affekte sind die Bausteine oder Bestandteile der Triebe; sie übernehmen am Ende eine Signalfunktion und zeigen die Aktivierung von Trieben an.

Es muß noch einmal betont werden, daß sich Triebe nicht einfach nur in Affekten manifestieren, sondern daß sie eine spezifische Objektbeziehung mobilisieren, zu der ein Affekt gehört und in der der Trieb sich als ein spezifisches Begehren oder ein Wunsch äußert. Unbewußte Phantasien, deren wichtigste ödipaler Natur sind, schließen jeweils einen spezifischen, auf ein Objekt gerichteten Wunsch ein. Der Wunsch leitet sich aus dem Trieb ab und ist präziser als der Affektzustand – ein weiterer Grund, um theoretische Modelle zurückzuweisen, in denen an Stelle von Trieben Affekte als das hierarchisch übergeordnete Motivationssystem gelten.

2 Die Psychopathologie des Hasses

Nachdem ich eine allgemeine Theorie dargelegt habe, der zufolge Affekte die Substrukturen bilden, aus denen sich Triebe zusammensetzen, wende ich mich nun einem bestimmten Affekt zu, der im menschlichen Verhalten eine zentrale Stellung einnimmt. Ich meine den Haß, den Kern-Affekt von schweren psychopathologischen Störungen, insbesondere von schweren Persönlichkeitsstörungen, Perversionen und funktionellen Psychosen. Haß leitet sich aus Wut ab, dem Primäraffekt, der zum Kristallisationspunkt für den Aggressionstrieb wird; bei hochgradiger Psychopathologie kann sich der Haß zu einer alles beherrschenden Macht entwickeln, die sowohl gegen das Selbst wie auch gegen andere gerichtet ist. Er ist ein komplexer Affekt, der zum Hauptbestandteil des Aggressionstriebes werden kann, so daß andere universell vorhandene aggressive Affekte wie Neid oder Ekel in seinen Schatten treten.

Im folgenden konzentriere ich mich hauptsächlich auf die Entwicklungsschicksale der Wut, die bei bestimmten Patienten mit schwerer Charakterpathologie zum Vorherrschen von Haß führen. Bei diesen Patienten tritt der Haß als vorrangiger Affekt in der Übertragung in Erscheinung. Dies ermöglicht die psychoanalytische Untersuchung des Hasses, bedeutet aber auch eine ungeheure Herausforderung für die Bemühungen des Analytikers, die entsprechende Psychopathologie innerhalb der Übertragung aufzulösen. Die folgenden Ausführungen beruhen auf Untersuchungen, die sich zum einen auf den Zusammenhang zwischen der Pathologie von Mutter-Kind-Beziehungen bei besonders gefährdeten Kleinkindern und der Entwicklung schwerer Aggression bei solchen Kindern (Massie 1977; Gaensbauer und Sands 1979; Call 1980; Roiphe und Galenson 1981; Fraiberg 1983; Galenson 1986; Osofsky 1988), zum anderen auf die Psychopathologie schwerer Aggression in der Übertragung von Patienten mit Borderline-Persönlichkeitsorganisation, narzißtischen und antisozialen Persönlichkeitsstörungen beziehen (Winnicott 1947; Bion 1957a, 1959, 1970; Green 1977; Moser 1978; Ogden 1979; Krause 1988; Krause und Lutolf 1988; Grossman 1991). Die Beobachtungen von schwerer Regression bei Patienten, die in der Übertragung vorwiegend Haß zeigen, bilden die Hauptquelle der folgenden Ausführungen.

Wut

Praktisch-klinisch gesehen ist der grundlegende Affektzustand, der die Aktivierung von Aggression in der Übertragung kennzeichnet, der Zustand der Wut. Gereiztheit ist ein leichter aggressiver Affekt, der das Potential für Wutreaktionen anzeigt und als chronische Gestimmtheit in Form von Reizbarkeit auftritt. Ärger ist ein intensiverer Affekt als Gereiztheit und gewöhnlich differenzierter in seinem kognitiven Inhalt und in der Art der dabei aktivierten Objektbeziehung. Eine voll ausgeprägte Wutreaktion mit ihrem überwältigenden Charakter, ihrer diffusen Art und dem „Verschwimmen" spezifischer kognitiver Inhalte und entsprechender Objektbeziehungen kann irrtümlicherweise zu der Vorstellung verleiten, es handele sich dabei um einen „reinen" primitiven Affekt. In der Praxis zeigt die Analyse der Wutreaktion aber – genauso wie die anderer intensiver Affektzustände – eine dahinterstehende bewußte oder unbewußte Phantasie mit einer spezifischen Beziehung zwischen einem Aspekt des Selbst und einem Aspekt eines bedeutsamen Anderen.

Für die Kleinkindforschung ist das frühe Auftreten von Wut ein Affekt, und dessen ursprüngliche Funktion ist es, eine Quelle von Schmerz oder Irritation auszuschalten. Im weiteren Verlauf der Entwicklung dient die Wut auch dazu, eine Behinderung oder Begrenzung der Befriedigung aus dem Wege zu räumen. Aus der ursprünglich biologischen Funktion von Wut, nämlich der Pflegeperson einen Zustand von Schmerz zu signalisieren und damit zur Beseitigung des Störfaktors beizutragen, wird nun eine klarer gerichtete Aufforderung an die Pflegeperson, einen ersehnten Zustand von Befriedigung wiederherzustellen. In den unbewußten Phantasien, die im Zusammenhang mit Wutreaktionen entstehen, steht Wut gleichermaßen für die Aktivierung einer „nur schlechten" Objektbeziehung wie auch für den Wunsch, diese zu beseitigen und eine „nur gute" Objektbeziehung wiederherzustellen. In einem noch späteren Entwicklungsstadium können Wutreaktionen letzte verzweifelte Versuche darstellen, angesichts stark frustrierender Situationen, die unbewußt als drohende Aktivierung „nur schlechter", verfolgender Objektbeziehungen erlebt werden, ein Gefühl von Autonomie wiederherzustellen. Die heftige Behauptung des eigenen Willens, die eine unbewußte Identifizierung mit einem idealisierten, „nur guten" Objekt darstellt, kann in einer solchen Situation einen Zustand narzißtischen Gleichgewichts wiederherstellen.

Aus klinischer Sicht entspricht die Intensität der aggressiven Affekte – ob es sich nun um Gereiztheit, Ärger oder Wut handelt – in etwa ihrer jeweiligen psychologischen Funktion: nämlich die eigene Autonomie zu behaupten, ein

Hindernis oder eine Grenze, die einer ersehnten Befriedigung entgegenstehen, zu beseitigen beziehungsweise eine Quelle von tiefgreifendem Schmerz oder Frustration auszuschalten oder zu zerstören. Die Psychopathologie der Aggression beschränkt sich aber nicht auf die Intensität und Häufigkeit von Wutanfällen: Von den Affekten, die gemeinsam den Aggressionstrieb bilden, ist der Haß als komplexer und hochentwickelter Affekt der massivste und der beherrschendste. Betrachtet man die Entwicklung der Übertragung, so begegnet man um so mehr Wutanfällen und Haß, je mehr man von den Patienten mit neurotischer Persönlichkeitsorganisation zu denen mit Borderline-Persönlichkeitsorganisation, besonders solchen mit schwerer narzißtischer Pathologie und antisozialen Zügen, kommt. Der Haß tritt dann zusammen mit bestimmten typischen, sekundären Charakterzügen und Abwehrmechanismen gegen das Bewußtwerden dieses Affekts auf.

Haß

Haß ist ein komplexer aggressiver Affekt: Im Gegensatz zur Heftigkeit von Wutreaktionen und zur Wechselhaftigkeit der kognitiven Aspekte von Ärger und Wut ist der kognitive Aspekt von Haß dauerhaft und beständig. Haß zeigt sich auch so stark im Charakter verankert, daß es zu massiven Rationalisierungen und entsprechenden Verzerrungen der Ich- und Über-Ich-Funktion kommt. Das vorrangige Ziel eines haßerfüllten Menschen ist es, das Objekt seines Hasses, das aus einem spezifischen Objekt unbewußter Phantasie und dessen bewußten Abkömmlingen besteht, zu zerstören; das Objekt wird letztlich sowohl gebraucht wie ersehnt, ebenso wie seine Zerstörung gleichermaßen gebraucht wie ersehnt wird. Das Verstehen dieser Paradoxie steht im Mittelpunkt der psychoanalytischen Untersuchung von Haß. Haß ist nicht immer pathologisch: Als Reaktion auf eine objektive, reale Gefahr physischer oder psychischer Zerstörung und auf die Bedrohung des eigenen Überlebens oder des Überlebens derer, die man liebt, ist es durchaus normal, wenn sich Wut zum Haß steigert, um diese Gefahr auszuschalten. Jedoch wird der Haß gewöhnlich durch unbewußte Motivationen beeinflußt und gesteigert, wie etwa im Streben nach Rache. Wenn es sich um eine dauerhafte Charakteranlage handelt, spiegelt Haß immer die Psychopathologie von Aggression wider.

Eine Extremform von Haß fordert die physische Vernichtung des Objekts und kann sich in Mord oder in der radikalen Entwertung des Objekts ausdrücken. Diese kann sich ausweiten zu einer symbolischen Zerstörung *aller*

Objekte – also aller potentiellen Beziehungen zu bedeutsamen Anderen –, wie man es bei antisozialen Persönlichkeitsstrukturen beobachten kann. Diese extreme Form von Haß kann sich manchmal auch in Selbstmord ausdrücken, wenn das Selbst mit dem gehaßten Objekt identifiziert wird und Selbstvernichtung darum die einzige Möglichkeit ist, zugleich auch das Objekt zu zerstören.

In klinischer Hinsicht versuchen manche Patienten mit dem Syndrom des malignen Narzißmus (narzißtische Persönlichkeit, ich-syntone Aggression, paranoide und antisoziale Tendenzen) und mit „psychopathischer" Übertragung (betrügerisches Verhalten als Grundzug der Übertragung) ständig, bedeutsame Andere, einschließlich des Therapeuten, auszubeuten, zu zerstören, symbolisch zu kastrieren oder zu entmenschlichen. Dies kann in einem solchen Ausmaß geschehen, daß die Bemühungen des Therapeuten, eine „Insel" einer idealisierten primitiven, nur guten Objektbeziehung zu schützen oder wiederzuerobern, scheitern. Gleichzeitig kann die Übertragung auffällig frei von offener Aggression wirken; die Situation ist beherrscht von dauerndem betrügerischen Verhalten und von der Suche nach einem primitiven „nur guten" Selbstzustand, der alle Objekte ausschaltet – zum Beispiel mit Hilfe von Alkohol oder Drogen und durch unbewußte oder bewußte Versuche, den Therapeuten in die Ausbeutung und Zerstörung anderer mit hineinzuziehen. Das Bemühen des Therapeuten, sich gegen diese diffuse, allgemeine Zerstörung oder Korruption alles Wertvollen zu wehren, kann vom Patienten (über projektive Mechanismen) als brutaler Angriff erlebt werden. Dies führt dann dazu, daß Wut und Haß unmittelbar in der Ubertragung auftauchen: Damit erleben wir die Umwandlung einer „psychopathischen" in eine „paranoide" Übertragung (vgl. Kapitel 14). Paradoxerweise bedeutet gerade diese Veränderung einen Hoffnungsschimmer für diese Patienten.

Bei einem geringeren Schweregrad nimmt Haß die Form sadistischer Phantasien und Wünsche an. Hier liegt der unbewußte oder bewußte Wunsch des Patienten vor, dem Objekt Leiden zuzufügen, wobei dieses Leiden unbewußt oder bewußt zutiefst genossen wird. Dieser Sadismus kann sich in einer sexuellen Perversion äußern mit tatsächlicher körperlicher Schädigung des Objekts, oder Teil des Syndroms des malignen Narzißmus sein, in einer sadomasochistischen Persönlichkeitsstruktur, oder manchmal als eine rationalisierte, intellektualisierte Form von Grausamkeit mit massiven Wünschen, das Objekt zu demütigen. Im Gegensatz zu der besprochenen früheren, umfassenderen Form von Haß ist der Wunsch beim Sadismus nicht, das Objekt zu vernichten, sondern in der Inszenierung einer Beziehung zwischen einem sadistischen Täter und einem gelähmten Opfer eine Beziehung mit dem gehaßten Objekt aufrechtzuerhalten. Der Wunsch, Schmerz zuzufügen, und die Lust daran stehen hier im Mittelpunkt und stellen implizit eine Verdichtung von Aggression und libidinöser Erregung im Zufügen solchen Leidens dar.

Bei einer noch leichteren Form von Haß geht es vorwiegend um den Wunsch, das Objekt zu beherrschen, und um das Streben nach Macht über das Objekt, was durchaus sadistische Anteile enthalten kann; diese Form neigt aber dazu, die Angriffe auf das Objekt zu begrenzen, wenn sich das Objekt unterwirft und damit die Herrschaft, Freiheit und Autonomie des Subjekts bestätigt. Hier überwiegen anal-sadistische Anteile über die primitiveren oral-aggressiven, die man bei den schwereren Formen von Haß findet. Am häufigsten zeigt sich dieser leichtere Grad von Haß darin, daß Individuen in sozialen Interaktionen ihre hierarchische Überlegenheit behaupten und ihr „Territorium" verteidigen, und daß Individuen in Gruppen die aggressiven Seiten regressiver Klein- und Großgruppenprozesse zeigen.

Bei einer relativ normalen Über-Ich-Integration und in einer neurotischen Persönlichkeitsorganisation mit einer gut differenzierten dreiteiligen Struktur kann sich Haß schließlich in einer rationalisierten Identifizierung mit einem strengen und strafenden Über-Ich ausdrücken, im aggressiven Verteidigen eines vielleicht idiosynkratischen, aber gut rationalisierten Moralsystems, in berechtigter Entrüstung und in einer primitiven Art von Bindung an rachsüchtige Ideologien. Auf diesem Niveau leitet Haß freilich bereits über zur sublimierten Funktion mutiger, aggressiver Behauptung im Dienste der Bindung an Ideale und ethische Systeme.

Auf diesem Niveau der Integration von Haß besteht gewöhnlich auch eine Tendenz zu einem gegen das Selbst gerichteten Haß, als Grausamkeit des Über-Ichs. Klinisch sehen wir dann die Möglichkeit der Veränderung der Übertragung von der primitiven „paranoiden" in die reifere „depressive" Form. Bei masochistischen und sadomasochistischen Persönlichkeitsstrukturen sowie bei gemischtneurotischen Persönlichkeits-Konstellationen mit paranoiden, masochistischen und sadistischen Zügen können recht plötzliche Wechsel zwischen depressiver und paranoider Regression in der Übertragung auftreten. Im Gegensatz dazu ist die Übertragung bei höhergradiger Psychopathologie von Haß ganz überwiegend paranoid, außer wenn psychopathische Übertragung dem Patienten als Abwehr vor der paranoiden dient.

Das gesamte Spektrum der Affekt- und Charakteranteile des Hasses läßt sich bei den Patienten der zweiten Ebene von Pathologie beobachten, die zumindest den Wunsch haben, das gehaßte Objekt zu erhalten. Der Dauerhaftigkeit und Stabilität des Hasses und seiner Verankerung im Charakter entsprechen dabei der Wunsch, dem Objekt Schmerzen zuzufügen, der charakterliche – und manchmal auch sexuelle – Sadismus und die Grausamkeit.

Primitiver Haß drückt sich auch oft im Bemühen aus, die Möglichkeit zu einer befriedigenden menschlichen Beziehung und dazu, in einem solchen menschlichen Austausch etwas Wertvolles zu lernen, zu zerstören (siehe Kapitel 13). Hinter diesem Bedürfnis, die Realität und Kommunikation in intimen Beziehungen zu zerstören, steht meines Erachtens unbewußter und bewußter Neid auf das Objekt, insbesondere auf ein Objekt, das nicht von innen her von gleichartigem Haß beherrscht wird.

Es war Melanie Klein (1957), die erstmals auf den Neid auf das gute Objekt als eine dominierende Eigenschaft von Patienten mit schwerer narzißtischer Psychopathologie aufmerksam machte. Solcher Neid wird noch kompliziert durch das Bedürfnis des Patienten, seine eigene Wahrnehmung dieses Neides zu zerstören; diese würde nämlich die schreckliche Angst des Patienten aufdecken, die Angst vor der Grausamkeit seines eigenen Hasses auf das, was er im Grunde am Objekt schätzt. Hinter dem Neid auf das Objekt und dem Bedürfnis, alles Gute, was aus dem Kontakt mit ihm entstehen könnte, zu zerstören und zu verderben, steht auch eine unbewußte Identifizierung mit dem ursprünglich gehaßten – und benötigten – Objekt. Man kann Neid sowohl als Quelle einer primitiven Form von Haß, die eng mit oraler Aggression, Gier und Unersättlichkeit verbunden ist, ansehen als auch als eine Komplizierung des Hasses, der aus der Fixierung an ein Trauma entstanden ist.

An der Oberfläche wird der Haß auf das unbewußt – und bewußt – beneidete Objekt meist rationalisiert als die Furcht vor den destruktiven Fähigkeiten des Objekts. Dieses destruktive Potential des gehaßten Objekts stammt dabei sowohl aus der tatsächlichen Aggression durch unentbehrliche Objekte in der Vergangenheit des Patienten (wenn er schwer traumatisiert wurde) als auch aus der Projektion eigener Wut und eigenen Hasses auf dieses Objekt.

Die Neigung zu chronischer und möglicherweise ernsthafter Selbstverletzung und zu nichtdepressivem suizidalen Verhalten gehört häufig zum Syndrom des malignen Narzißmus. Selbstverletzung spiegelt gewöhnlich eine Identifizierung mit einem haßerfüllten und gehaßten Objekt wider. Der Haß und die Unfähigkeit, eine Kommunikation mit dem Objekt zu ertragen, können den Patienten schützen vor der sonst auftauchenden Mischung aus grausamen Angriffen auf das Objekt, paranoiden Ängsten vor ihm und gegen sich selbst gerichteter Aggression in Identifizierung mit dem gehaßten Objekt.

Ein klinisches Beispiel für das Ausagieren des Neides auf den Therapeuten, für die Zerstörung von Sinn und Bedeutung und den Sadismus ist eine von Bion (1957a) beschriebene Übertragungsform, die eine Mischung aus Arroganz, Neugier und Pseudodummheit (also der Unfähigkeit, über das, was der Therapeut sagt, nachzudenken) darstellt.

Zu den Merkmalen einer Übertragung, die vom Ausagieren massiven Hasses geprägt ist, gehört ganz regelmäßig die außergewöhnliche Abhängigkeit des Patienten vom Therapeuten, die einhergeht mit offenkundigen Aggressionen gegen ihn – ein eindrucksvoller Beweis für die „Fixierung an das Trauma". Gleichzeitig nimmt der Patient in seinen Phantasien und Ängsten an, er würde sich einem ebensolchen Angriff von Haß, sadistischer Ausbeutung und Verfolgung durch den Therapeuten aussetzen, wenn er nicht ständig gegen ihn ankämpfen würde. Offensichtlich schreibt der Patient mittels projektiver Identifizierung dem Therapeuten seinen eigenen Haß und Sadismus zu; die Situation zeigt die enge Verbundenheit zwischen Verfolger und Verfolgtem, Herrn und Sklaven, Sadisten und Masochisten. All das bezieht sich letztendlich auf die sadistische, frustrierende, quälende Mutter und das hilflose, gelähmte Kind.

Was der Patient inszeniert, ist im Grunde eine Objektbeziehung zwischen Verfolger und Opfer, bei der er sich in wechselnder Weise mit diesen Rollen identifiziert und die jeweils andere Rolle auf den Therapeuten projiziert. In den schwersten Fällen scheint es, als wäre die einzige Alternative zum Opfersein, zum Tyrannen zu werden, und als bestünde, neben Mord, Suizid oder Psychopathie, die einzige Form sinnvollen Weiterlebens darin, immer wieder seinen Haß und Sadismus zur Geltung zu bringen. In weniger schweren Fällen kommt ein zusätzlicher dynamischer Faktor zum Vorschein, der Neid: die Unfähigkeit, das gute Objekt zu ertragen, das sich solcher Grausamkeit entzieht und das gehaßt wird, weil es (in der Phantasie des Patienten) absichtlich das zurückhält, was aus dem verfolgenden ein ideales Objekt machen könnte. Hier steht die Suche nach einem idealen Objekt (einer idealen Mutter) hinter den endlosen, wiederholten Ausbrüchen von Haß in der Übertragung.

Bei noch weniger schweren Fällen überwiegen raffiniertere und entwickeltere Formen sadomasochistischen Verhaltens innerhalb einer neurotischen Persönlichkeitsorganisation. Hier entdecken wir die unbewußte Fähigkeit zur Lust am Schmerz und die Versuchung, bei Kastrationsängsten und unbewußten Schuldgefühlen wegen ödipaler Wünsche Schmerz als eine Vorbedingung für Lust zu erleben, und schließlich die Neigung, Schmerz als Umwandlung passiv erlebter Qual in eine aktive Kompromißlösung für die dazugehörigen unbewußten Konflikte zu erleben.

Alle diese dynamischen Formen können in vielen Fällen eng verdichtet und kombiniert, mit unterschiedlicher Ausprägung und Verteilung, auftreten. Gemeinsam haben sie den intensiven Drang danach, die Bindung an das gehaßte Objekt aufrechtzuerhalten, eine Bindung, die diese verschiedenen primitiven Übertragungsformen befriedigt und meiner Ansicht nach verantwortlich ist für die massive Fixierung an diese traumatische Beziehung.

Fixierung an das Trauma

Meines Erachtens organisieren hochgradige Affektzustände die internalisierten Objektbeziehungen nicht nur in Zuständen von Liebe – dem Hochgefühl, das einer primitiven idealisierten Verschmelzung eines nur guten Selbst mit einem nur guten Objekt entspricht – sondern auch in Zuständen von Wut. Im letzteren Falle kommt es zur Internalisierung zunächst undifferenzierter, nur schlechter Selbst- und Objektrepräsentanzen, die sich allmählich zu solchen typischen Objektbeziehungen ordnen, bei denen der Haß vorherrscht. Eine äußerst starke Bindung an das traumatisierende Objekt mit Haß als dem dominierenden Affekt hat man bei der Untersuchung von mißhandelten Kindern und von Säuglingen mit hohem Risiko beobachtet sowie in Studien über Menschen in extrem traumatisierenden Situationen, zum Beispiel über entführte Flugzeugpassagiere, die schließlich ihre Entführer verteidigen (das „Stockholm-Syndrom"). Die Untersuchungen von Fraiberg (1983) und Galenson (1986) zeigen besonders eindrücklich, wie Säuglinge das aggressive Verhalten ihrer Mütter ihnen gegenüber internalisieren und wie sie dieses Verhalten in ihren Beziehungen zu ihren Müttern und zu anderen Objekten wiederholen.

Die intensive Bindung an die frustrierende Mutter ist der ursprüngliche Grund für die Umwandlung von Wut in Haß. Die Ursache dieser Umwandlung ist die Fixierung an eine traumatische Beziehung zu einem Objekt, das zutiefst gebraucht und gleichzeitig so erlebt wird, als sei es nur schlecht und habe das ideale, nur gute Objekt zerstört oder verschlungen. Die Zerstörung dieses schlechten Objekts aus Rache soll auf magische Weise das nur gute wiederherstellen, führt dabei aber zur Zerstörung der Fähigkeit des Selbst, zu dem Objekt eine Beziehung herzustellen. Diese Umwandlung gestaltet sich nicht einfach in einer Identifizierung mit dem Objekt (der Mutter), sondern in der Identifizierung mit der *Beziehung* zu ihr. Der Haß auf die quälende Mutter mit allen daraus entstehenden Gefühlen von Schmerz, Unfähigkeit und Lähmung wird darum ebenfalls umgewandelt in die Identifizierung mit der Mutter als einem grausamen, omnipotenten und zerstörenden Objekt. Gleichzeitig setzt eine Suche nach anderen Objekten ein, auf die das angegriffene, entwertete und mißhandelte Selbst projiziert werden kann. Durch die Identifizierung sowohl mit dem leidenden Selbst wie mit dem sadistischen Objekt wird das Subjekt selbst von der alles umfassenden Aggression in der Beziehung verschlungen.

Haß als eine Umkehrung des Leidens stellt einen Grundtypus von Rache und Triumph über das Objekt dar, den Triumph auch über die massiv ängstigende, durch projektive Identifizierung entstandene Selbstrepräsentanz und die symbolische Rache für vergangenes Leiden, das in der Fixierung an sadistische Verhaltensweisen verdichtet ist. Als Folge davon mißhandeln diese Patienten andere in sadistischer Weise, weil sie sich selbst als erneut von sadistischen Objekten mißhandelt erleben; unbewußt werden sie zu ihren eigenen verfolgenden Objekten, während sie ihre Opfer sadistisch angreifen. Sie können es nicht vermeiden, Opfer und Täter zugleich zu sein. Als Täter können sie nicht leben ohne ihr Opfer – das projizierte, verleugnete verfolgte Selbst; als Opfer bleiben sie innerlich an ihre Verfolger gebunden, sowohl innerlich als auch, mit einem manchmal für Beobachter schockierenden Verhalten, nach außen hin.

Äußerst widersprüchliches, unzuverlässiges Verhalten der Mutter verstärkt wahrscheinlich den psychopathischen Pol des Spektrums von Haß: Der Säugling und das Kleinkind deuten das Verhalten der Mutter als Verrat eines potentiell guten Objekts, das auf diese Weise zu einem unberechenbar und überwältigend schlechten Objekt wird. Indem sich das Kind mit einem verräterischen Objekt identifiziert, beginnt es einen Weg, der zur rachsüchtigen Zerstörung aller Objektbeziehungen führt. Hier liegt wohl die letzte Ursache für den paranoiden Drang zu Verrat und Treubruch (Jacobson 1971a). Die schwerste Psychopathologie von Bindungsverhalten wurde bei Kindern beschrieben, deren Mütter im Verhalten eine Mischung aus Vernachlässigung, Gewalt, Chaos und quälender Überstimulierung zusammen mit ständiger Frustration zeigten (Fraiberg 1983; Galenson 1986).

An anderer Stelle (1991b) habe ich das Einbeziehen einer aggressiven Komponente – der aggressiven Bedeutung des Penetrierens und Penetriertwerdens – in die sexuelle Erregung als ein Mittel beschrieben, Aggression im Dienste der Liebe zu integrieren; das erogene Potential des Schmerzerlebens trägt dabei als entscheidender Faktor zur befriedigenden Verschmelzung mit dem anderen in sexueller Erregung und Orgasmus bei. Diese normale Fähigkeit, Schmerz in erotische Erregung zu verwandeln, schlägt fehl, wenn in der Mutter-Kind-Beziehung massive Aggression vorherrscht, und ist wahrscheinlich auch eine entscheidende Brücke zu der erotischen Erregung beim Zufügen von Leiden, die die lustvollen Eigenschaften sadistischen Hasses verstärkt. Braunschweig und Fain (1971, 1975) haben die These aufgestellt, daß eine Haltung der Mutter gegenüber ihrem Kind, die zwischen erotischer Stimulierung und Rückzug hin- und herwechselt, zu einer unbewußten Identifizierung des Kindes mit einer aufreizenden Mutter wie auch mit dem Gereiztwerden führt und dabei seine sexuelle Erregung als grundlegenden Affekt aktiviert; falls dies zutrifft, dann gibt eine Mutter, deren Verhalten das Kind unter anderem in übertriebener Weise aufreizt, seinem Haß unter Umständen eine Richtung, durch die es insbesondere auf die schwereren sadomasochistischen Perversionen hingelenkt wird.

Um es allgemeiner zu sagen: Wenn dem Säugling oder Kleinkind schwerer Schmerz zugefügt wird, führt dies zunächst zu Wut und dann, über die erwähnten Identifizierungsmechanismen und Umwandlungsprozesse, zur Entwicklung von Haß. So kann, wie Grossman (1991) vorgeschlagen hat, Schmerz über eine Folge von intrapsychischen Umwandlungen zu der Intensivierung und der Psychopathologie von Aggression führen.

Die übermäßige Aktivierung des Aggressionstriebs (die durch charakterlich fixierten Haß entscheidend gefördert wird) beeinträchtigt die Integration der voneinander abgespaltenen nur guten und nur schlechten internalisierten Objektbeziehungen, die normalerweise zum Schluß der Trennungs-Individuations-Phase erfolgt, und stört damit den Beginn von Objektkonstanz und die reifere ödipale Entwicklungsstufe. Indem sie diese Prozesse unterbricht, führt übermäßige Aggression zur Fixierung auf einer Stufe, wo nur gute und nur schlechte internalisierte Objektbeziehungen nicht integriert sind, während Selbst- und Objektrepräsentanzen innerhalb jeder dieser nur guten und nur schlechten Beziehungen aber voneinander differenziert sind. Diese bilden die psychostrukturellen Bedingungen der Borderline-Persönlichkeitsorganisation, die charakteristisch für schwere Persönlichkeitsstörungen ist, bei denen präödipale und ödipale Aggression vorherrschen.

Unter günstigeren Umständen jedoch kann es zur Integration nur guter und nur schlechter internalisierter Objektbeziehungen kommen und Objektkonstanz entstehen; dies führt zur Integration der Ich- und Über-Ich-Strukturen und zur Errichtung von Verdrängungsgrenzen, die das Ich vom Es trennen: Die dreigeteilte Struktur festigt sich. Unter diesen Voraussetzungen ist der pathologische Haß vom Über-Ich absorbiert. Dabei sind einerseits frühe sadistische Über-Ich-Vorläufer mit dem präödipalen Ichideal integriert und andererseits diese frühen Über-Ich-Strukturen mit ödipalen Verboten und Forderungen vereinigt. Dies führt zu sadistischen Über-Ich-Forderungen, zu einer depressiv-masochistischen Psychopathologie und zu sekundär rationalisiertem Charaktersadismus mit der Integration grausamer und sadistischer Wertsysteme. Darüber hinaus können vielleicht auch verschiedene sexuelle Pathologien, einschließlich der Perversionen auf einem neurotischen Niveau der Persönlichkeitsorganisation, Haß als relativ harmloses, erotisiertes Symptom enthalten.

Der Wunsch, andere zu erniedrigen, ist eine weitere Äußerungsform von Haß, die in Über-Ich-bestimmte Charaktermerkmale eingebunden sein kann. Zwanghafte Patienten müssen andere kontrollieren und beherrschen, um sich vor bedrohlichen Ausbrüchen aggressiver Auflehnung und Chaos in den anderen zu schützen; auf diese Weise inszenieren sie ihre Identifizierung mit einem gehaßten Objekt und ihre Projektion unannehmbarer, verdrängter und projizierter Selbstaspekte auf einem relativ hohen psychischen Funktionsniveau. Die Fixierung an ganz bestimmte gehaßte Objekte kommt also im gesamten Spektrum der Psychopathologie vor und veranschaulicht, manchmal fast zur Karikatur übersteigert, die Bindung an den Feind oder Verfolger. Der gemeinsame Ursprung der grundlegenden Affekte von Haß und sexueller Erregung in der symbiotischen Phase verrät sich darin, daß die stärkste Tendenz, sich über längere Zeit gegenseitig anzuschauen, unter den Bedingungen intensiven Hasses und intensiver Liebe besteht.

Einige Bemerkungen zur Behandlung

Im folgenden möchte ich einige allgemeine Überlegungen anstellen zur Behandlung von Patienten mit einer schweren Psychopathologie im Bereich von Aggression und insbesondere mit intensivem Haß in der Übertragung. Andernorts (siehe Kapitel 3) betone ich, wie wichtig es ist, konsequent und gründlich die unbewußten Phantasien zu deuten, die mit der Aktivierung von Wut in der Übertragung verbunden sind, und insbesondere die sekundären Abwehrmechanismen zu deuten, die sich gegen die Anerkennung der lustvollen Aspekte der Wut richten. Im Blick auf das gesamte Spektrum der Psychopathologie von Haß möchte ich zunächst die Auswirkungen dieses Affekts auf die Gegenübertragung betonen.

Wie ich in früheren Arbeiten (1975, 1984) betont habe, haßt der Patient, besonders der narzißtische Patient mit antisozialen Zügen, gerade das, was er am meisten vom Therapeuten braucht, nämlich daß dieser konsequent zu ihm steht. Der Patient empfindet auch deshalb Haß, weil er die Kreativität beneidet, mit der der Therapeut sich bemüht, Verständnis zu entwickeln und dieses Verständnis an den Patienten weiterzugeben. Das Gefühl des Analytikers, daß er ausgezehrt wird, daß seine Mühen vergeblich sind und der Patient jegliche Dankbarkeit vermissen läßt, kann zu einer Gegenübertragung führen, die das Ausagieren von Haß und Neid beim Patienten tendenziell in Gang hält oder sogar verschleiert.

Der Therapeut versucht seiner Entmutigung vielleicht zu entkommen, indem er sich gefühlsmäßig vom Patienten abkoppelt. Die innere Ruhe, die der Therapeut dann wiedererlangt, ist mit einem inneren Aufgeben erkauft, und es wird kaum erstaunen, daß der Patient dies oft wahrnimmt, jedoch leicht erträgt, da er es zu Recht als Niederlage des Therapeuten erlebt. Die Folge kann ein unbehagliches Gleichgewicht sein, in dem eine oberflächliche Freundlichkeit den „parasitären" (Bion 1970) Charakter der therapeutischen Beziehung verschleiert.

Manchmal geht der Therapeut auch eine Kollusion mit dem Spaltungsprozeß im Patienten ein, fördert so die Verschiebung der Aggression und begünstigt die Entstehung eines Pseudoarbeitsbündnisses, das eine freundlich-oberflächliche Beziehung in der Übertragung sicherstellt.

Eine weitere Lösung, auf die der Therapeut oft verfällt, besteht darin, die Aggression des Patienten in sich aufzunehmen und sich völlig darüber im klaren zu sein, was vor sich geht; der Therapeut findet dabei jedoch keinen Weg, wie er dieses Ausagieren in fruchtbare Deutungen verwandeln kann. Diese Entwicklung läuft auf eine masochistische Unterwerfung unter den „unmöglichen" Patienten hinaus, und manchmal läßt sich ein Therapeut sogar bewußt darauf ein, wenn er glaubt, mit genügend Liebe seien die meisten Leiden zu heilen. Das Gegenstück zu einer solchen masochistischen Unterwerfung unter den Patienten ist am Ende aber oft das Ausagieren der Aggression in der Gegenübertragung, indem der Therapeut die Behandlung abbricht und den Patienten fortschickt oder ihn unbewußt zum Abbruch der Behandlung provoziert.

Meistens jedoch wird beim Therapeuten, auch beim erfahrenen, die innere Haltung wohl von Tag zu Tag, von Sitzung zu Sitzung wechseln und schwanken zwischen dem Bemühen, die Aktivierung von Haß in der Übertragung analytisch zu lösen, und Zeiten, wo er aufgibt oder sich zurückzieht. Diese natürlichen Schwankungen können in der Tat eine vernünftige Kompromißbildung darstellen, die dem Therapeuten gestattet, einen Schritt zurückzutreten und die Wirkungen seiner unterschiedlichen Interventionen zu beurteilen, und die ihm eine gewisse Atempause verschafft, bevor er dann wieder zu einer aktiven, deutenden Haltung zurückkehrt.

In allen Fällen ist es meines Erachtens äußerst wichtig, daß sekundäre Abwehrmechanismen dort diagnostiziert werden, wo die Aggression innerhalb der Übertragung ihre pathologischste Form aufweist, nämlich bei der Entwicklung einer antisozialen oder psychopathischen Übertragung. Die bewußte oder unbewußte Korruption jeder – besonders aber der therapeutischen – Beziehung durch den Patienten muß konsequent durchleuchtet werden; dabei muß sich der Therapeut im klaren sein, daß ein solches Vorgehen die „ruhig" erscheinende psychopathische Übertragung in eine stark paranoide verwandeln und intensiven Haß in der Übertragung mobilisieren kann. Die normalen Über-Ich-Funktionen des Therapeuten, seine moralische, aber nicht moralistische Haltung (E. Ticho, persönliche Mitteilung) werden Patienten mit antisozialen Tendenzen als vernichtende Angriffe und Kritik erleben.

Es ist wichtig, die paranoide Reaktion des Patienten zusammen mit der antisozialen Übertragung zu deuten. Eine Deutung kann also etwa folgendermaßen lauten: „Wenn ich Ihnen sage, daß ich (dieses oder jenes Verhalten) als Ausdruck Ihres tiefen Bedürfnisses ansehe, (eine bestimmte Beziehung) zu zerstören, dann könnte ich mir vorstellen, daß Sie meine Bemerkung als einen Angriff auf sich deuten, als würde ich Sie angreifen statt zu versuchen, Ihnen beim Verständnis dessen zu helfen, was mir als ein sehr wichtiger Aspekt Ihrer derzeitigen Schwierigkeiten erscheint."

Wenn sich die Übertragung von einer vorwiegend antisozialen zu einer paranoiden Form verändert hat, ist das allgemeine technische Vorgehen angezeigt, das sich bei schwerer paranoider Regression empfiehlt und dessen Kennzeichen und Umsetzung ich andernorts darstelle (Kapitel 4). Ich möchte hier nur betonen, daß man dem Patienten, der von einer paranoiden Realitätsverzerrung überzeugt ist, deutlich machen muß, daß der Therapeut die Realität völlig anders sieht, es aber respektiert, daß die Realitätswahrnehmung des Patienten und die des Therapeuten derzeit miteinander unvereinbar sind. Mit anderen Worten, ein „psychotischer Kern" wird erkannt, definiert und in der Übertragung ausgehalten, bevor an seiner Auflösung durch Deutungen gearbeitet wird. Gewöhnlich kann erst in fortgeschrittenen Stadien der Behandlung von Patienten mit schwerer Psychopathologie eine Integration von idealisierten und verfolgenden internalisierten Objektbeziehungen stattfinden; gleichzeitig verändert sich dann die paranoide zu einer depressiven Übertragung, das heißt, im Patienten tauchen Schuldgefühle auf, Sorge über die gefährlichen Wirkungen seiner Aggression und Wünsche, die psychotherapeutische Beziehung wieder in Ordnung zu bringen.

Wenn die sadistischen Elemente besonders ausgeprägt sind, ist es wichtig, daß der Patient sich seiner Lust am Haß bewußt wird; mit diesem Thema befasse ich mich ausführlich in Kapitel 3. Damit dem Patient dieser Schritt gelingt, muß der Therapeut in der Lage sein, sich in die Lust einzufühlen, die mit der Aggression des Patienten verbunden ist. Wenn Machtbeziehungen in der Übertragung überwiegen und der Haß sich in einem ungewöhnlichen Drang nach Machtausübung und Autonomie ausdrückt, wird die Analyse dieses Übertragungsaspekts gewöhnlich dadurch erleichtert, daß normale anal-sadistische Komponenten beteiligt sind; der Therapeut hat es also mit dem „gesünderen" Ende des Spektrums der Psychopathologie von Aggression zu tun.

Die schwierigsten Fälle sind wiederum die, bei denen Aggression schwersten Ausmaßes einhergeht mit einer tiefgreifenden Psychopathologie der Über-Ich-Funktion, so daß innere Schranken gegen gefährliches Ausagieren von Aggression fehlen; der Therapeut fürchtet sich dann unter Umständen zu Recht davor, er könne zerstörerische Kräfte entfesseln, die die Grenzen der Haltefunktion der Behandlung überschreiten. Das trifft für manche Patienten zu, die das Syndrom des malignen Narzißmus zeigen, und ist wahrscheinlich ein Hauptgrund dafür, daß echte antisoziale Persönlichkeiten für psychoanalytische Therapieformen unzugänglich sind. Es ist wichtig, daß der Therapeut sich einigermaßen sicher ist, daß die Analyse massiver aggressiver Kräfte nicht neue Risiken für den Patienten oder für andere, einschließlich den Therapeuten, schafft. Eine realistische Einschätzung dieser Möglichkeit sowie eine angemessene Strukturierung der Behandlungssituation zum Schutz von Patient, Therapeut und anderen vor übermäßigen, gefährlichen, vielleicht nicht wiedergutzumachenden Folgen des Ausagierens der Aggression sind Voraussetzungen für eine erfolgreiche Arbeit in diesem Bereich.

Teil II

Entwicklungsaspekte verschiedenartigster Persönlichkeitsstörungen

3 Klinische Dimensionen des Masochismus

Der Masochismus ist nicht zu verstehen, ohne daß man die folgenden Faktoren in Betracht zieht: die Schicksale libidinöser wie aggressiver Strebungen, die Entwicklung und Pathologie des Über-Ichs, das jeweilige Niveau der Ich-Organisation, die Pathologie verinnerlichter Objektbeziehungen und das Übergewicht von normalen beziehungsweise pathologischen narzißtischen Funktionen. Aufgrund der Universalität masochistischer Verhaltensweisen und Konflikten ist oft nicht leicht zu entscheiden, ob der beobachtete Masochismus als psychopathologisch zu werten ist. In jüngster Zeit wird der Begriff des Masochismus oft zu weit gefaßt, so daß es notwendig ist, ihn genauer einzugrenzen (Grossman 1986).

Im folgenden schlage ich eine allgemeine Einteilung der masochistischen Psychopathologie vor, die vom Niveau der Persönlichkeitsorganisation ausgeht; ich befasse mich auch mit dem Verhältnis, in dem diese Störung zu anderen Formen von Psychopathologie steht, die mit ihr verwechselt werden könnten. Mein Ziel ist es, ein Bild der masochistischen Pathologie zu zeichnen, das als Grundlage für diagnostische, prognostische und behandlungstechnische Überlegungen dienen kann.

Laplanche und Pontalis (1967) geben die kürzeste und meiner Ansicht zufriedenstellendste Definition des Masochismus, die in der psychoanalytischen Literatur zu finden ist: „Sexuelle Perversion, bei der die Befriedigung an das Leiden oder an die Demütigung, die das Subjekt erduldet, geknüpft ist." Sie fügen hinzu:

> Freud dehnt den Masochismus-Begriff über die von den Sexualforschern beschriebene Perversion aus, indem er einerseits Elemente davon in zahlreichen Formen des Sexualverhaltens und Rudimente in der infantilen Sexualität wiederfindet, andererseits Formen beschreibt, die sich daraus ableiten, besonders den „moralischen Masochismus", in dem das Subjekt aufgrund eines unbewußten Schuldgefühls sich in die Position des Opfers begibt, ohne daß dies eine sexuelle Lust einschließt. (S. 304; im Original hervorgehoben)

Diese Definition zeichnet sich dadurch aus, daß sie die Grundelemente enthält, die einem breiten Spektrum masochistischer Verhaltensweisen gemeinsam sind.

„Normaler" Masochismus

Die Integration normaler Über-Ich-Funktionen hat ihren Preis, nämlich die Neigung, unbewußte Schuldgefühle zu entwickeln, sobald verdrängte infantile Triebabkömmlinge mobilisiert werden. Daher rührt die bei fast allen Menschen zu findende Tendenz zu Handlungen, mit denen sie sich selbst ein wenig schaden und zum Beispiel darauf reagieren, daß sie einen Erfolg errungen haben, den sie unbewußt als ödipalen Triumph wahrnehmen. Ebenso weit verbreitet sind zwanghafte Verhaltensweisen, die einem zur unbewußten magischen Vergewisserung gegen die Gefahr dienen, daß Verbote aus der Kindheit und ihre klinischen Korrelate mobilisiert werden könnten; Beispiele sind im Charakter verankerte Hemmungen oder selbstauferlegte Beschränkungen, mit denen man sich davon abhält, das Leben in vollen Zügen zu genießen. Eine weitere Erscheinungsform der selbstbehindernden Zwänge, die das Über-Ich ausüben kann, ist zu beobachten, wenn realitätsgerechte Selbstkritik sich zu einer allgemeinen depressiven Stimmung auswächst (Jacobson 1964). Kurzum, geringfügige Anzeichen von „moralischem Masochismus" sind der fast unvermeidliche Begleitumstand einer normalen Integration der Über-Ich-Funktionen. Auch die sublimatorische Fähigkeit, die Qualen harter Arbeit auf sich zu nehmen, die der Preis für zukünftigen Erfolg oder für das Gelingen eines Vorhabens sind, wurzelt in dieser im großen und ganzen normalen masochistischen Prädisposition.

Was die Sexualität angeht, so dürfte jemand, der das Weiterwirken der polymorph perversen kindlichen Sexualität bei sich zuzulassen vermag, auch fähig sein, sich von masochistischen und sadomasochistischen Phantasien und Erfahrungen sexuell erregen zu lassen. Wie ich in Kapitel 16 erläutere, ist der sadomasochistische Aspekt der kindlichen Sexualität von besonderer Bedeutung für das Gleichgewicht zwischen libidinösen und aggressiven Strebungen, denn er ist eine primitive Form der Synthese von Liebe und Haß. In der sadomasochistischen Lust werden sexuelle Erregung und Schmerz eins; für den Betreffenden kann daher Aggression, die im Zufügen oder Erleiden von Schmerzen besteht, die Bedeutung haben, daß er Liebe in Form erotischer Stimulation gibt oder empfängt. Aus dieser Verquickung von körperlicher Lust und Qual entsteht, mittels noch unerforschter Umwandlungsprozesse, eine Prädisposition, Lust und Qual auch auf der psychischen Ebene, wenn die eigene Person den Anklagen und Angriffen des Über-Ichs ausgesetzt ist, als ineinander verdichtet zu erleben.

Masochistische Charakterpathologie

Die depressiv-masochistische Persönlichkeitsstörung

Diese Konstellation pathologischer Charakterzüge ist eine der drei häufigsten Persönlichkeitsstörungen auf hohem oder neurotischem Niveau der Charakterpathologie („neurotische Persönlichkeitsorganisation"; Kernberg 1984). Die zwei anderen sind die zwangsneurotische und die hysterische Persönlichkeitsstörung. Bei allen diesen Persönlichkeitsstörungen finden wir eine gut integrierte Ich-Identität, unspezifische Zeichen der Ich-Stärke (gut entwickelte Angsttoleranz, Impulskontrolle und Sublimationsfähigkeit) und ein strenges, aber gut integriertes Über-Ich. Die Patienten sind außerdem in der Lage, differenzierte, tiefgehende Objektbeziehungen aufzubauen.

Die depressiv-masochistische Persönlichkeitsstörung zeichnet sich im einzelnen durch drei Gruppen von Charakterzügen aus: (1) Züge, die ein unnachgiebiges Über-Ich widerspiegeln, (2) Züge, die eine übergroße Abhängigkeit von der Unterstützung, Liebe und Wertschätzung anderer verraten, und (3) Züge, die auf Schwierigkeiten beim Äußern von Aggressionen hinweisen.

Die Über-Ich-Merkmale der depressiv-masochistischen Persönlichkeit lassen sich an der Tendenz ablesen, übermäßig ernsthaft und gewissenhaft zu sein und sich große Sorgen um die eigene Arbeitsleistung und die eigenen Pflichten zu machen. Diese Patienten sind höchst zuverlässig und pflichtgetreu, und oft gehen sie mit sich selbst hart ins Gericht und stellen extrem hohe Anforderungen an sich selbst. Sie wirken düster und lassen häufig einen Sinn für Humor vermissen. Während sie sich im allgemeinen rücksichtsvoll, taktvoll und aufmerksam verhalten, fallen ihre Urteile über andere gelegentlich recht schroff aus, und man merkt ihnen dabei eine „rechtschaffene Empörung" an. Gelingt es ihnen nicht, den eigenen hohen Maßstäben und Erwartungen zu genügen, so reagieren sie deprimiert. Wenn zu ihren übersteigerten Ansprüchen an sich selbst noch die unbewußte Tendenz hinzukommt, sich in Situationen zu manövrieren, in denen sie zu leiden haben oder ausgenutzt werden, dann werden sie unbewußt ihre äußeren Lebensumstände so gestalten oder erhalten, daß ihr Gefühl, immer wieder schlecht behandelt, erniedrigt und gedemütigt zu werden, gerechtfertigt erscheint.

Wenn man die übergroße Abhängigkeit dieser Patienten von der Unterstützung, Liebe und Wertschätzung anderer psychoanalytisch untersucht, stellt man eine Tendenz fest, infolge der unbewußten Ambivalenz gegenüber geliebten und gebrauchten Objekten übermäßig starke Schuldgefühle zu empfinden sowie übertrieben zu reagieren, wenn die eigenen Erwartungen frustriert werden. Bei Enttäuschungen durch andere legen sie eine abnorme Verletzlichkeit an den Tag, und sie unternehmen oft große Anstrengungen, um sich die Sympathie und Liebe anderer zu sichern. Während die narzißtische Persönlichkeit höchst abhängig von der Bewunderung anderer ist, ohne sie ihnen aber mit Liebe und Dankbarkeit zu vergelten, zeichnet sich die depressiv-masochistische Persönlichkeit durch die Fähigkeit aus, mit tiefer Liebe und Dankbarkeit zu reagieren. Ein depressiv-masochistischer Patient bekommt oft das Gefühl, daß andere ihn ablehnen oder schlecht behandeln, obwohl er ihnen doch eigentlich nur relativ unbedeutende Kränkungen zugefügt hat; dies führt dazu, daß er mittels unbewußter Verhaltensweisen darauf abzielt, bei seinen Liebesobjekten Schuldgefühle zu wecken. Es kommt zu einer Kettenreaktion: Übersteigerte Ansprüche an die anderen führen dazu, daß er sich abgewiesen fühlt, woraufhin er unbewußt versucht, Schuldgefühle in ihnen zu wecken; die Folge ist schließlich, daß die anderen ihn tatsächlich zurückweisen. Der ganze Prozeß kann sich so weit aufschaukeln, daß in engen Beziehungen schwerwiegende Probleme auftreten oder sich infolge von Liebesverlust eine Depression entwickelt.

Einem solchen Patienten fällt es schwer, Aggressionen zu äußern, und auf Situationen, die normalerweise Ärger oder Wut erzeugen, reagiert er mit Depressionen. Außerdem können sich seine zwischenmenschlichen Beziehungen durch unbewußte, mit dem Äußern von Ärger zusammenhängende Schuldgefühle zusätzlich komplizieren, so daß die beschriebene Kettenreaktion noch weiter angeheizt wird: Der Patient greift in „rechtschaffener Empörung" diejenigen Menschen an, auf die er angewiesen ist und von denen er sich zurückgewiesen fühlt, ist daraufhin niedergeschlagen und verhält sich demütig, unterwürfig und/oder willfährig, um schließlich von einer zweiten Welle der Verärgerung über die Art, wie man ihn behandelt, und über die eigene Unterwürfigkeit erfaßt zu werden.

Dies entspricht dem, was in der psychoanalytischen Literatur als „moralischer Masochismus" beschrieben wird (Freud 1916, 1919, 1924; Fenichel 1945, Band 3, S. 75 f.; Berliner 1958; Brenner 1959; Laughlin 1967; Gross 1981; Asch 1985). Im Mittelpunkt der entsprechenden unbewußten Dynamik stehen gewöhnlich überstarke Über-Ich-Zwänge, die auf infantilen, insbesondere ödipalen Konflikten beruhen; der Patient wehrt diese Zwänge unbewußt ab, indem er auf eine präödipale Dynamik und auf ein allgemein masochistisches Verhalten regrediert, das nur noch wenige Berührungspunkte mit infantilen Sexualkonflikten erkennen läßt. In manchen Fällen allerdings sind unbewußte

Sexualkonflikte so eng mit den masochistischen Verhaltensweisen verknüpft, daß die Patienten vor allem im sexuellen Bereich selbstbestrafendes Verhalten an den Tag legen, aus dem unbewußte, gegen ödipale Impulse gerichtete Verbote sprechen. Diese Patienten können sich sexuelle Befriedigung nur unter der Bedingung gestatten, daß sie dabei faktisch oder symbolisch zu leiden haben; die depressiv-masochistische Persönlichkeitsstruktur kann daher von einer konkreten masochistischen Perversion auf einem neurotischen Niveau begleitet sein. Depressiv-masochistische Patienten bilden indes auch die Gruppe, in der man am häufigsten auf masochistische Masturbationsphantasien und masochistisches Sexualverhalten trifft, ohne daß eine masochistische Perversion im eigentlichen Sinne vorläge. Die masochistischen Verhaltensweisen, in denen unbewußte Schuldgefühle aufgrund ödipaler Impulse direkt zum Ausdruck kommen, hat die depressiv-masochistische mit der hysterischen Persönlichkeitsstörung gemeinsam (siehe Kapitel 4).

Sadomasochistische Persönlichkeitsstörung

Diese Patienten wechseln in der Regel zwischen masochistischem und sadistischem Verhalten gegenüber demselben Objekt hin und her. Ich meine allerdings nicht den Typus, der nach oben buckelt und die unter ihm Stehenden tyrannisiert – ein Sozialverhalten, das mit einer ganzen Reihe pathologischer Charakterkonstellationen vereinbar ist. Die Patienten, um die es mir hier geht, legen gegenüber den Objekten, auf die sie sich angewiesen fühlen und zu denen sie in enger Beziehung stehen, zum einen selbst-entwertende, selbst-entwürdigende und selbst-erniedrigende Verhaltensweisen an den Tag, zum anderen richten sie sadistische Angriffe gegen dieselben Objekte.

Sadomasochistische Persönlichkeiten weisen gewöhnlich eine Borderline-Persönlichkeitsorganisation auf, die sich in Identitätsdiffusion, unspezifischen Zeichen von Ich-Schwäche (fehlende Angsttoleranz, mangelnde Impulskontrolle und unzureichende Verarbeitungsmöglichkeiten durch Sublimierung) und einem Überwiegen von Teilobjektbeziehungen und von primitiven Abwehrmechanismen (Spaltung, projektive Identifizierung, Verleugnung, primitive Idealisierung, omnipotente Kontrolle und Entwertung) bemerkbar macht. Ihre Objektbeziehungen wirken durchweg chaotisch, wobei die Intensivierung chaotischer Interaktionen mit den Menschen, die ihnen am nächsten stehen, besonders auffällig ist. Diese Patienten erleben sich gewöhnlich als Opfer der Aggression von anderen und führen bittere Klagen, man würde sie schlecht behandeln, während sie zugleich darauf beharren, daß ihre eigenen

Aggressionen gegen Menschen, von denen sie abhängig sind, legitim seien. Typisch ist der „klagende, Hilfsangebote aber zurückweisende Patient" (Frank et al. 1952); die Schwierigkeiten im Umgang mit anderen können zu chronischem Scheitern im Berufsleben und im gesellschaftlichen Leben sowie in intimen Beziehungen führen.

Verglichen mit den impulsiven, chaotischen, arroganten und entwertenden Verhaltensweisen der narzißtischen Persönlichkeit, deren Funktionen sich auf einem manifesten Borderline-Niveau bewegen, ist die sadomasochistische Persönlichkeit viel eher in der Lage, ihre Beziehungen zu anderen emotional zu besetzen; anders als die unnahbare narzißtische Persönlichkeit läßt sie eine klammernde Abhängigkeit erkennen.

Zu den psychodynamischen Merkmalen dieser Patienten gehören schwere, sowohl ödipal als auch präödipal geprägte Konflikte, insbesondere eine innere Abhängigkeit von primitiven Mutterbildern, die als sadistisch, unaufrichtig und bevormundend erlebt werden. Solche Bilder vertiefen die ödipalen Ängste der Patienten und treiben die Verdichtung ödipaler und präödipaler Themen in ihrem Verhalten viel weiter, als das bei präödipalen Regressionen von Patienten mit depressiv-masochistischer Persönlichkeit und vorwiegend ödipaler Psychodynamik zu beobachten ist.

Ein Patient zum Beispiel litt in der Beziehung zu seinem Analytiker, den er in einem fort beschimpfte, eigentlich unter starken Unsicherheits- und Unterlegenheitsgefühlen. Gegenüber Freundinnen hatte er zum einen große Angst, sie würden mit ihm Schluß machen, um sich attraktiveren Männern zuzuwenden, zum anderen nahm er ihre Zeit und Aufmerksamkeit äußerst stark in Anspruch; nach der Trennung von einer Freundin fiel er jeweils in pathologische Trauer, wobei heftige paranoide Reaktionen sich abwechselten mit einem depressiven Empfinden, verlassen worden zu sein.

Die ungenügende Integration von Über-Ich-Funktionen, die Projektion primitiver Über-Ich-Vorläufer in Gestalt paranoider Züge und das Hinweggehen über Widersprüche zwischen den eigenen Verhaltensweisen, das auf eine Rationalisierung aggressiver Handlungen hinausläuft: All dies macht die mangelnde Integration von Über-Ich-Funktionen bei diesen Patienten deutlich, die in deutlichem Gegensatz zur rigiden Über-Ich-Integration bei der depressiv-masochistischen Persönlichkeitsstörung steht.

Primitive Selbstdestruktivität und Selbstverletzung

In einer früheren Arbeit (1975) habe ich eine Gruppe von Patienten beschrieben, die dazu neigen, Aggressionen wahllos nach außen oder gegen den eigenen Körper zu entladen. Das Über-Ich dieser unverkennbar selbstzerstörerischen Patienten ist mangelhaft integriert, und sie lassen in bemerkenswertem Maße die Fähigkeit zum Erleben von Schuldgefühlen vermissen; sie weisen die allgemeinen Merkmale einer Borderline-Persönlichkeitsorganisation auf. Am typischsten für diese Gruppe sind Patienten, die eine unspezifische Entlastung von Angst erreichen, indem sie sich auf irgendeine Weise selbst verletzen oder in impulsive suizidale Gesten verfallen, die von großer Wut, aber so gut wie keinen Depressionen begleitet sind.

Diese selbstzerstörerischen Patienten sind in drei Gruppen zu unterteilen (Kernberg 1984). Bei Patienten mit vornehmlich histrionischer oder infantiler Persönlichkeitsstörung, deren Krankheitsbild sich weitgehend mit der im DSM-III-R (1987) beschriebenen Borderline-Persönlichkeitsstörung deckt, schlägt die Selbstdestruktivität dann durch, wenn sie in heftige Wut geraten oder Wut sich mit einem zeitweiligen Aufflackern von Depressionen mischt. Ihr selbstdestruktives Verhalten ist ein unbewußter Versuch, die Kontrolle über ihre Umgebung wiederzugewinnen, indem sie bei anderen Schuldgefühle wecken – zum Beispiel wenn eine sexuelle Beziehung in die Brüche zu gehen droht oder wenn man sich ihren Wünschen widersetzt.

Eine massivere Erscheinungsform von selbstverletzendem Verhalten und/oder Suizidtendenzen ist bei Patienten mit malignem Narzißmus anzutreffen (siehe Kapitel 5). Sie begeben sich, anders als die erstgenannte Gruppe, nicht in tiefe Abhängigkeit von anderen und zeigen kein anklammerndes Verhalten, sondern bleiben sehr unnahbar und lassen sich auf andere Menschen kaum ein. Selbstzerstörerisches Verhalten tritt bei einem solchen Patienten dann auf, wenn sein Grandiositätserleben ins Wanken gerät, so daß ein traumatisches Empfinden von Demütigung oder Niederlage ihn erfüllt. Oft geht die Selbstdestruktivität mit unverhohlen sadistischem Verhalten einher. Weil er das Gefühl hat, über die Angst vor Schmerz und Tod zu triumphieren und denjenigen, die er mit seinem Verhalten schockiert oder ärgert, überlegen zu sein, kann der Patient das Bild der eigenen Grandiosität wahren.

Einem dritten Typus chronischen selbstdestruktiven Verhaltens begegnet man bei bestimmten atypischen psychotischen Erkrankungen, die an der Oberfläche dem Bild einer Borderline-Pathologie entsprechen. Diese Patienten haben bizarre Suizidversuche hinter sich, die sich durch ein außergewöhnliches Maß von Grausamkeit oder durch andere, höchst idiosynkratische Züge auszeichnen; unter Umständen kommt der Kliniker überhaupt erst dadurch auf den Gedanken, daß ein psychotischer Prozeß dahinterstehen könnte.

Alle diese selbstzerstörerischen Patienten ziehen bewußte oder unbewußte Lust aus den Qualen, die sie sich zufügen, und aus der gegen sich selbst gerichteten Aggression, die aber weder in ihrer Über-Ich-Pathologie (also in einem unbewußten Schuldgefühl) gründet noch direkt oder hauptsächlich an erotische Strebungen geknüpft ist. Die Selbstdestruktivität dieser Patienten beruht klinisch gesehen auf massiver primitiver Aggression, Primitivierung der gesamten intrapsychischen Strukturen, mangelnder Über-Ich-Entwicklung und der Heranziehung libidinöser und erotischer Strebungen für die Zwecke der Aggression. Aus ihrer diffusen Destruktivität und ihrem triumphalen Empfinden, autonom zu sein und niemand anderen zu brauchen, ziehen sie ein Gefühl der Macht; klinisch äußert sich das in unverhohlenen Versuchen, Liebe und menschliches Miteinander, Dankbarkeit und Mitgefühl in sich selbst und in anderen zu vernichten. Es ist fraglich, ob diese Patientengruppe noch zur masochistischen Psychopathologie im engeren Sinne zu rechnen ist: Unbewußte Schuldgefühle fehlen gewöhnlich ebenso wie eine Erotisierung des Schmerzes.

Allgemeiner gesprochen machen wir, je näher wir im Spektrum masochistischer Charakterpathologie zum Kern der tiefgreifendsten Störungen kommen, die Feststellung, daß die Integration des Über-Ichs stufenweise zurückgeht, daß das Über-Ich zusehends weniger Anteil an der Verfestigung der masochistischen Pathologie hat und daß die primitive Aggression immer massiver wird, während Objektbeziehungen und Abwehroperationen zunehmend primitiver wirken. Außerdem wird die erotische Komponente zu diesem Pol des masochistischen Spektrums hin immer schwächer.

Die Merkmale pathologischer Verliebtheit

Freud behauptete, daß beim Sichverlieben libidinöse Besetzungen vom Ich abgezogen und auf das Liebesobjekt als Ersatz des Ichideals übertragen werden (1921, S. 122–128). Ich folge in diesem Punkt jedoch Chasseguet-Smirgel (1975), die anderer Meinung als Freud ist und davon ausgeht, daß sich die libidinöse Besetzung des Selbst bei Verliebten vielmehr verstärkt. Unter normalen Umständen gibt nämlich der Verliebte sein Liebesobjekt, das seine Liebe nicht erwidert, im Laufe eines Trauerprozesses auf. Stößt er aber auf Gegenliebe, so wird die Selbstwertschätzung der beiden Liebenden gesteigert. Der Unterschied zwischen normaler und masochistischer Verliebtheit liegt genau darin, daß unempfängliche Objekte oft eine unwiderstehliche Anziehung auf masochistische Persönlichkeiten ausüben. Eine masochistische Verliebtheit ist also daran zu erkennen, daß ein Objekt ausgewählt wird, das eindeutig nicht in der Lage oder nicht willens ist, die Liebe zu erwidern.

Es ist wichtig, eine solche Verliebtheit ohne jede Aussicht auf Erfüllung abzugrenzen von einer masochistischen sexuellen Perversion, bei der die sexuelle Befriedigung durch ein Liebesobjekt in Verbindung mit körperlichen Schmerzen, Entwürdigung und/oder Demütigung erfolgt. Zwar können die beiden pathologischen Muster auch gemeinsam auftreten, doch ist das nur selten der Fall. Die Beschreibung des sexuellen Masochismus, die Sacher-Masoch in *Venus in Pelz* gibt (hier hat der Begriff *Masochismus* seinen Ursprung; 1881), spiegelt die Beziehung des Autors zu seiner ersten Frau (wie auch die spätere zu seiner zweiten Frau) wider; er schildert typische perverse Praktiken, die in eine stabile Beziehung zu einem geliebten Objekt eingebettet sind.

Wenn jemand sich selbst und sämtliche eigenen Interessen für jemanden opfert, der seine Gefühle nicht erwidert (wie das in Heinrich Manns Roman *Professor Unrat* [1905] und im darauf basierenden Film *Der blaue Engel* [1930] höchst eindrücklich vorgeführt wird), könnte man das als Hinweis auf eine depressiv-masochistische Persönlichkeitsstörung auffassen. Der Kliniker aber entdeckt in der dramatischen Selbstaufopferung und in der Leichtigkeit, mit der der Betreffende sein ganzes bisheriges Leben einfach beiseite zu schieben scheint, um einem idealisierten, unerreichbaren Liebesobjekt nachzujagen, quasi-narzißtische Züge: Der Entflammte interessiert sich für keinen Menschen mehr außer für sein Liebesobjekt und ist mit seinem ganzen Selbst beteiligt und engagiert. Und in der Tat ist einem auf diese pathologische Weise verliebten Patienten anzumerken, daß er aus seiner sklavischen Abhängigkeit von einem unerreichbaren Objekt narzißtische Befriedigung und Erfüllung zieht. Er sieht sich als den größten Dulder auf Erden und ist darauf unverkennbar stolz; psychodynamisch gesehen hängt sein Stolz mit der narzißtischen Befriedigung zusammen, die es bedeuten kann, „der *größte* Sünder" oder „das *unglückseligste* Opfer" sein.

Bei dieser Form pathologischer Verliebtheit spricht aus der Liebe zum unerreichbaren Objekt eine Unterwerfung unter die Ichideal-Aspekte des Über-Ichs, die auf das Objekt projiziert wurden; die quälende und unbefriedigende Liebe erfüllt das Individuum mit Stolz und großen Emotionen. Die masochistische Verstrickung mit unerreichbaren Liebesobjekten ist auch bei manchen

Patienten mit hysterischer Persönlichkeitsstruktur zu finden, etwa bei der Frau, die sich nur in Männer verlieben kann, die sie schlecht behandeln. In anderen Fällen unterliegt der Patient dem Drang, nicht ein unerreichbares, sondern ein eindeutig sadistisches Liebesobjekt zu wählen.

Daß der Patient alle Menschen zurückweist, die ihn von seiner Selbstaufopferung aus Liebe abbringen möchten, hat für den Beobachter etwas Narzißtisches an sich, doch meiner Ansicht nach handelt es sich dabei um einen normalen infantilen und nicht um einen pathologischen Narzißmus. Denn das masochistische Überlegenheitsgefühl („Ich bin der größte Dulder auf dieser Welt") bleibt auf den spezifischen Bereich beschränkt, in dem der Patient leidet, und erstreckt sich nicht auf sämtliche übrigen Lebensbereiche.

Eine Frau zum Beispiel unterhielt eine unbefriedigende Beziehung zu einem sadistischen und für sie im wesentlichen unerreichbaren Mann, während sie zu anderen Freunden und Bekannten stabile Beziehungen pflegte, nach wie vor ihren kulturellen Interessen nachging und sich ihren beruflichen und familiären Pflichten widmete. In der Übertragung begegnete sie jedem Versuch des Analytikers, sie darauf hinzuweisen, daß sie sich in der Beziehung zu ihrem sadistischen Liebhaber selbst erniedrigte, mit Kritik und Geringschätzung; außerdem sorgte sie dafür, daß die psychoanalytische Beziehung für sie unbefriedigend blieb, weil ihr ödipales Verlangen nach dem Analytiker unbewußte Schuldgefühle in ihr auslöste.

Die zweite, noch problematischere Form pathologischer Verliebtheit beruht auf einer umgekehrten Entwicklung: Der Patient strebt in masochistischer Weise eine Liebesbeziehung an, zu der es nie kommen kann, während seine gesamten anderen Objektbeziehungen jedoch narzißtisch geprägt sind. Eine höchst reizvolle und hübsche junge Frau zum Beispiel zog im allgemeinen gnadenlos über Männer her und ließ kein gutes Haar an ihnen; sie interessierte sich nur für einen Mann, wenn er körperlich attraktiv war und über hohes Prestige, Vermögen oder Macht verfügte – Attribute, die sie sich durch die Verbindung mit ihm anzueignen hoffte. Wenn sie von einem solcher Mann eine Abfuhr bekam, fiel sie in tiefe Depressionen, unternahm Suizidversuche und/oder wollte nicht wahrhaben, daß er sie zurückgewiesen hatte. In der Verleugnung seines Desinteresses ging sie sogar so weit, daß sie über mehrere Monate hin jede Liebenswürdigkeit von seiner Seite, die nicht mehr als eine konventionelle Geste war, als Zeichen dafür nahm, daß Aussicht auf eine Beziehung zu ihm bestehe.

Es überrascht nicht, daß die Patientin, wenn irgendeiner dieser Männer ihre Liebe doch erwiderte, ihn nach ein paar Wochen genauso entwertete und schlechtmachte wie alle anderen Männer in ihrem Leben. Als ihr dieses Muster immer mehr bewußt wurde, ging sie sogar dazu über, sich noch schwerer erreichbare Männer auszusuchen und unbewußt auf eine Situation hinzuarbeiten, die ganz bestimmt mit einer Zurückweisung enden würde, so daß sie an ihrer psychischen Besetzung des „idealen Mannes" unangefochten festhalten konnte. Ihre übrigen Objektbeziehungen wiesen Züge auf, wie sie für eine narzißtische Persönlichkeitsstörung typisch sind.

Die Patientin projizierte nicht ein normales Ichideal, sondern ein pathologisches Größenselbst auf das unerreichbare Liebesobjekt und war auf eine Beziehung aus, die auf der unbewußten Ebene die Beständigkeit ihres eigenen Grandiositätsgefühls sichern sollte. Wenn man derartige masochistische Liebesaffären einer narzißtischen Persönlichkeit analysiert, stellt sich oft heraus, daß der Patient unbewußt auf einer symbolischen Ebene versucht, eine Integration der Merkmale beider Geschlechter innerhalb des Größenselbst abzusichern, indem er eine symbiotische Einheit mit dem idealisierten Objekt anstrebt.

In solchen Fällen ist in der Idealisierung des Liebesobjekts meistens eine Verdichtung von ödipalen und präödipalen Themen erkennbar: Das idealisierte positive ödipale Liebesobjekt überlagert sich mit dem sadistischen, aber benötigten präödipalen Liebesobjekt. Cooper (1985) hat uns darauf aufmerksam gemacht, daß narzißtische und masochistische Charakterzüge in der klinischen Praxis oft zusammen auftreten. Ich stimme zwar nicht mit seiner These überein, diese zwei Charakterkonstellationen würden einem einzigen charakterpathologischen Grundtypus entsprechen, und denke, er unterschätzt die Unterschiede zwischen dem normalen infantilen und dem pathologischen Narzißmus bei diesen Patienten. Ich glaube aber wie er, daß das Syndrom der pathologischen Verliebtheit jeweils eine sorgfältige Einschätzung der masochistischen wie der narzißtischen Anteile notwendig macht.

Masochistisches Sexualverhalten und Perversion

Masochismus als eine Perversion ist dadurch gekennzeichnet, daß sexuelle Erregung und Orgasmus nur durch die einengende, zwanghafte Form masochistischen Verhaltens erreicht werden (Freud 1905; Laplanche und Pontalis 1967). Masochistisches Verhalten kann das Bedürfnis einschließen, sich körperlichen Schmerzen, emotionalen Qualen, Selbsterniedrigung und/oder Demütigungen auszusetzen. Die Schweregrade masochistischer Perversion kann man in Analogie zu den bereits dargestellten Stufen masochistischer Charakterpathologie betrachten.

Masochistische Perversion auf dem neurotischen Niveau

Auf dieser Ebene nimmt der sexuelle Masochismus gewöhnlich die Form eines Szenarios an, das im Rahmen einer als verläßlich erlebten Objektbeziehung entfaltet wird. Die typische unbewußte Dynamik, in deren Mittelpunkt ödipale Konflikte stehen, ist geprägt vom Bedürfnis, die Kastrationsangst zu verleugnen und ein strenges Über-Ich zu beschwichtigen, um inzestuös konnotierte sexuelle Befriedigung erlangen zu können. In die unbewußten Szenarien fließen auch die Inszenierung konfliktbeladener Identifizierungen mit dem anderen Geschlecht und die Identifizierung mit einem strafenden und sadistischen inzestuösen Objekt ein. Der spielerische „Als ob"-Charakter des sexuellen Szenarios ist, wie ich in Kapitel 16 darlege, allen Perversionen auf diesem Niveau gemeinsam. Die Perversion kann auch die symbolische Umsetzung von Urszene-Erfahrungen umfassen, zum Beispiel wenn das ödipale Dreieck in einer Ménage à trois aufgegriffen wird und der Masochist sich, um zum Geschlechtsverkehr fähig zu sein und Befriedigung zu erlangen, zwingen läßt, eine sexuelle Begegnung zwischen seinem Liebesobjekt und einem Rivalen mitzuerleben.

In die masochistische Perversion ist in der Regel, aber nicht notwendigerweise ein Partner einbezogen. Es gibt masochistische Formen der Masturbation, bei denen der Betreffende, um zum Orgasmus zu kommen, sich selbst fesselt und sich beim Erleiden von Schmerzen in einem Spiegel betrachtet; auch können Masturbationsphantasien einen obligat masochistischen Charakter haben. Ob ein Objekt anwesend ist oder nicht, ist aber in meinen Augen weniger wichtig als die Tatsache, daß jedem Sexualverhalten eine Objektbeziehung zugrunde liegt; wichtiger als die manifesten Merkmale sind die bewußten und unbewußten Phantasien, in denen die Zwangsstruktur der Perversion hervortritt. Gewöhnlich gestaltet der Perverse sein Szenario bis in kleinste Einzelheiten hinein aus und wiederholt es immer wieder peinlich genau, um sich gegen unbewußte Ängste abzusichern und die Voraussetzungen zu schaffen, unter denen er sexuelle Lust erleben und zum Orgasmus gelangen kann.

Sexueller Masochismus mit selbstzerstörerischen oder anderen regressiven Zügen

Von der soeben geschilderten Ebene des Masochismus kommen wir nun zu Patienten, deren Verhalten sich nicht mehr innerhalb eines abgesicherten Rahmens zu bewegen scheint und eine Gefährlichkeit aufweist, durch die es zu Verletzungen, Selbstverletzungen und sogar versehentlichen Todesfällen kommen kann. Man findet solche Verhaltensweisen bei Patienten mit Borderline-Persönlichkeitsorganisation.

Ein Patient, eine narzißtische Persönlichkeit mit manifesten Borderline-Zügen, gabelte Männer in von Sadomasochisten frequentierten Bars auf und verlangte von ihnen, daß sie ihn fesselten. Er provozierte sie zu heftigen Kämpfen und trug manchmal auch körperliche Verletzungen davon. Bei solchen sexuellen Abenteuern war er schon mehrmals mit vorgehaltener Schußwaffe bedroht und ausgeraubt worden.

Eine weiße Frau, die aus der Mittelschicht stammte und Anfang Zwanzig war, konnte nur sexuelle Erregung empfinden, wenn sie sich in gefährlichen Stadtvierteln als Prostituierte an wesentlich ältere oder an schwarze Männer verkaufte. Ihr war bewußt, daß ihre Erregung bei solchen Begegnungen zum Teil von der Lebensgefahr herrührte, der sie sich aussetzte. Alles in allem litt sie an einer narzißtischen Persönlichkeitsstörung mit infantilen und masochistischen Zügen.

Die Perversion sprengt in diesen Fällen den Rahmen des „Als ob" und des Gespielten und bringt eine schwere Pathologie der Objektbeziehungen zum Vorschein. Manchmal finden sich keine konkreten selbstverletzenden Verhaltensweisen, dafür aber sexuelle Aktivitäten, bei denen unverhüllt anale, urethrale oder orale Elemente in das masochistische Verhaltensmuster eingehen, so daß es eine primitive, prägenitale Prägung gewinnt. Ein Patient bevorzugte in der sexuellen Beziehung zu seiner Frau den folgenden Ablauf: Damit er durch Masturbation zum Orgasmus gelangen konnte, ließ er sie auf einer eigens zu diesem Zweck konstruierten Toilette sitzen und den Darm auf sein Gesicht entleeren, während er ihr dabei zuschaute. Dieser Patient wies neben einer sadomasochistischen Persönlichkeitsstruktur auch schwer paranoide Persönlichkeitsmerkmale auf.

Die bevorzugte Masturbationsart eines anderen Patienten bestand darin, daß er in einem nahegelegenen Bach watete, der so schlammig war, daß er bis zu den Knien im Morast versank, während er im Wasser masturbierte; um von den Nachbarn nicht gesehen zu werden, tat er dies bei Nacht. Im übrigen lag bei diesem Patienten eine Borderline-Persönlichkeitsorganisation mit paranoiden, schizoiden und hypochondrischen Persönlichkeitszügen und sozialer Isolation vor.

Diese Fälle haben folgende Merkmale gemeinsam: (1) starke, primitive aggressive Impulse, (2) eine schwere Pathologie der Objektbeziehungen, (3) ein Übergewicht präödipaler Konflikte und Ziele innerhalb des masochistischen sexuellen Szenarios und (4) eine mangelnde Integration der Über-Ich-Funktionen. Darüber hinaus ließen diese Patienten Unklarheit über ihre sexuelle Identität erkennen: Ihr Sexualleben umfaßte homosexuelle und heterosexuelle Interaktionen, wobei das masochistische Szenario das strukturierende Grundmerkmal bildete.

Extreme Formen von Selbstschädigung und Selbstaufopferung

Die schwerste Form masochistischer Perversion finden wir bei Patienten, die im Zuge eines religiösen Rituals oder der Unterwerfung unter ein idealisiertes, extrem sadistisches primitives Objekt auf Selbstkastration aus sind. Ich hatte mit solchen Fällen nie persönlich zu tun, dafür aber mit Patienten, bei denen Selbstverletzungswünsche und ein entsprechendes Verhalten Bestandteile einer eindeutig psychotischen Pathologie bildeten. Auf derselben Stufe würde ich auch einige Borderline-Patienten einordnen, deren selbstschädigendes Verhalten eine erotische Qualität hat – zum Beispiel Patienten, die ihre Wangenschleimhaut oder ihre Fingernägel zerbeißen und schlucken, die sich an Fingern und Zehen verstümmeln oder sich beim Masturbieren Verletzungen an den Genitalien beibringen. Die Patienten, an denen ich diese Merkmale feststellen konnte, ließen das Syndrom des malignen Narzißmus erkennen; zwischen dieser Patientengruppe und der weiter oben beschriebenen Gruppe von selbstzerstörerischen, impulsiv suizidalen und/oder sich selbst verletzenden Patienten gibt es weitreichende Überschneidungen. Der Hauptunterschied liegt im repetitiven Charakter des selbstverletzenden Verhaltens, das heimtückischer und bizarrer wirkt als die explosiven selbstzerstörerischen Krisen der zuerst beschriebenen Gruppe. Durch Erotisierung scheinen Schmerz und Selbstverletzung die Bedeutung eines Triumphes über Leben und Tod, über Qual und Angst und, auf einer unbewußten Ebene, über die gesamte Welt der Objektbeziehungen gewonnen zu haben. Die psychotherapeutische Behandlung dieser Patienten hat in der Regel eine schlechte Prognose.

Zusammenfassend schlage ich vor, masochistische Syndrome in die folgenden Gruppen zu untergliedern:

A. Auf einem neurotischen Niveau der Persönlichkeitsorganisation
   1. Depressiv-masochistische Persönlichkeitsstörung
   2. Masochistische Verliebtheit
   3. Masochistische Perversion

B. Auf einem Borderline-Niveau der Persönlichkeitsorganisation
   1. Sadomasochistische Persönlichkeitsstörung
   2. Sexueller Masochismus mit selbstzerstörerischen und/oder anderen regressiven Zügen
   3. Extreme Formen von Selbstverletzung und Selbstaufopferung

Einige Konsequenzen der vorgeschlagenen Untergliederung

Diese nosologische Einteilung macht deutlich, wie breit das pathologische Spektrum masochistischer Phänomene ist, und verweist auf die verschiedenen strukturellen und psychodynamischen Voraussetzungen, von denen die klinischen Merkmale und der Schweregrad des jeweiligen Syndroms abhängen.

Ein bedeutsames und offensichtliches Faktum ist, daß masochistische Merkmale universell vorkommen und auf allen Ebenen von Normalität und Pathologie einen Bestandteil des Sexuallebens bilden (siehe Kapitel 15, 16, 17). Der enge Zusammenhang zwischen erotischem Masochismus und Aggression bei sadomasochistischen Phantasien und Verhaltensweisen sowie der entscheidende Einfluß der Aggression auf den Schweregrad des Masochismus verweisen auf eine Dynamik, die Triebkonflikten auf sämtlichen Ebenen der Psychopathologie zugrunde liegt: das Wechselspiel von libidinösen und aggressiven Impulsen, die den Zwecken der jeweils anderen Triebseite untergeordnet werden können.

Auf neurotischen Stufen des Masochismus tritt die Aggression in den Dienst der Erotik; auf Borderline-Stufen des Masochismus dagegen wird die Erotik für die Zwecke der Aggression nutzbar gemacht; auf der extremsten Stufe des Masochismus verschwindet die Erotik völlig, und das Bild ist fast nur noch von Aggression bestimmt.

In Art und Grad der Über-Ich-Integration ist ein weiterer entscheidender Strukturierungsaspekt des Masochismus zu sehen, der nicht nur Einfluß auf die allmähliche Umwandlung des erotischen in einen moralischen Masochismus hat, sondern auch einen Bezugspunkt bietet, von dem ausgehend man bei der Betrachtung sowohl des erotischen als auch des moralischen Masochismus klar unterscheiden kann, ob man es mit masochistischer Pathologie auf höherem Niveau und mit guter Über-Ich-Integration zu tun hat oder mit Syndromen auf niedrigeren Stufen und mit schwerer Über-Ich-Pathologie. Das allgemeine Niveau der Ich-Organisation – ob nun vom Borderline- oder vom neurotischen Typ – prägt die Objektbeziehungen, auf deren Boden sich masochistische Phantasien und Verhaltensweisen entwickeln, und gibt vor, inwieweit der sexuelle Masochismus innerhalb einer integrierten Liebesbeziehung aufgefangen werden kann. Falls sich jedoch als Bestandteil einer narzißtischen Persönlichkeitsstruktur ein pathologisches Größenselbst verfestigt, so setzt es Idealisierungsprozesse in Gang, die völlig verschieden sind von normalen narzißtischen Funktionsabläufen innerhalb einer integrierten dreigeteilten intrapsychischen Struktur. Eine erotische Idealisierung, in der sich eine Projektion des Ichideals zu erkennen gibt, ruft ganz andere Wirkungen hervor als eine erotische Idealisierung, die sich der Projektion eines pathologischen Größenselbst verdankt.

Kurz gesagt hängen Organisationsniveau und klinisches Erscheinungsbild des pathologischen Masochismus von der Ich-Organisation, den Objektbeziehungen, der Über-Ich-Entwicklung, der narzißtischen Organisation und dem Ausmaß ab, in dem die polymorph perverse infantile Sexualität integriert ist. Auf der Stufe der neurotischen Persönlichkeitsorganisation sind moralischer Masochismus und masochistische Perversion von einer ödipalen Psychodynamik mit Kastrationsangst und Inzestkonflikten bestimmt; verbinden sich diese Konflikte mit präödipalen Konflikten, die das pathologische Erscheinungsbild beherrschen und von präödipaler Aggression bestimmt sind, so entstehen daraus die regressiven Zustände, die für masochistische Syndrome auf dem Niveau der Borderline-Persönlichkeitsorganisation charakteristisch sind.

An den klinischen Syndromen, die ich beschrieben habe, wird deutlich, wie an den Extrempolen des Spektrums der Masochismusbegriff in den Hintergrund tritt und andere diagnostische Kategorien und psychodynamische Überlegungen wesentlich werden. Zum Beispiel kann man das normale Ertragen psychischen Schmerzes (bei harter Arbeit, bei Befriedigungsaufschub oder beim Sichabfinden mit den eigenen Aggressionen) im Rahmen von Sublimierungsanstrengungen nicht mehr als Masochismus im engeren Sinne betrachten; die erotische Erregung, die bei normalen sexuellen Interaktionen aus leichteren Formen von Schmerz, spielerischer Erniedrigung und Demütigung hervorgeht, dient derart vielen verschiedenen Funktionen und vereinigt so viele Elemente der psychosexuellen Entwicklung in sich, daß der Begriff *Masochismus* eigentlich nicht mehr geeignet ist, über solches Verhalten eine präzise Aussage zu treffen. Ebenso will der Begriff *Masochismus* am anderen Extrempol des Spektrums nicht mehr recht auf die selbstzerstörerischen und selbstschädigenden Auswirkungen von Borderline- und psychotischer Psychopathologie passen: Zwar sind in solchen Fällen selbstzerstörerische Aspekte auszumachen, aber von einer Erotisierung von Schmerzen kann kaum und von moralischem Masochismus sogar noch weniger die Rede sein. Es stimmt, daß Freud (1920, 1924, 1937) den Masochismus mit dem Todestrieb in Verbindung brachte und daß nach seiner Auffassung der primäre Masochismus die Triebquelle der Selbstdestruktivität darstellt; wenn man aber Masochismus mit der Selbstdestruktivität auf dem Niveau schwerster Psychopathologie gleichsetzt, verwässert man den Begriff des Masochismus als einer psychopathologischen Entität.

Ein weiterer Gesichtspunkt, den wir bei der Betrachtung des Masochismus-Begriffs beachten müssen, ist der des normalen und pathologischen Narzißmus. Die masochistische Selbstaufgabe verschafft narzißtische Befriedigung; die depressiv-masochistische Persönlichkeit zieht narzißtische Befriedigung aus dem Gefühl, ungerecht behandelt zu werden und demnach dem Objekt moralisch überlegen zu sein. Daß der Betreffende für normale sexuelle Befriedigung oder für Erfolg oder Kreativität den Preis der Selbstbestrafung zahlt, findet auch die Billigung des Über-Ichs und hebt somit die Selbstwertschätzung. Da das normale wie das neurotische Über-Ich die Selbstwertschätzung mittels Zustimmung oder Kritik regelt, erfüllen masochistische Verhaltensmuster eine wichtige Funktion, denn sie erhalten auf neurotischem Wege die Selbstachtung aufrecht und sichern, metapsychologisch gesprochen, dem Ich seine narzißtische Zufuhr. Allerdings kommt allen neurotischen Charakterbildungen eine solche narzißtische Funktion zu; der Zusammenhang zwischen Masochismus und Narzißmus, auf den wir hier gestoßen sind, ist also keine Besonderheit. Die mit masochistischer Verliebtheit verbundene Selbst-Idealisierung in der Phantasie kann man als ein Beispiel für die narzißtischen Auswirkungen einer zugrundeliegenden masochistischen Struktur ansehen.

Bei einer Verliebtheit von höherem pathologischem Schweregrad bildet sich dagegen durch die Projektion des pathologischen Größenselbst ein narzißtisches Sehnen, das etwas Selbstschädigendes hat und auf den Beobachter ausgesprochen masochistisch wirkt. Doch dieser Masochismus, der auf eine einzige

Objektbeziehung beschränkt ist, gründet im wesentlichen in einer narzißtischen Psychopathologie, die auch die anderen Objektbeziehungen des Patienten kennzeichnet und der keine Straffunktion zukommt, wie das für den moralischen Masochismus und die Lust am Schmerz gilt.

In einer früheren Arbeit habe ich die negative therapeutische Reaktion als eine Verschlechterung des Zustandes des Patienten definiert, insbesondere wenn er „den Therapeuten bewußt oder unbewußt als gutes Objekt wahrnimmt, als jemanden, der versucht, ihm sinnvolle Hilfe zu bieten" (1984/1988, S. 349). Ich sprach von drei Stufen der negativen therapeutischen Reaktion, die entstehen aus (1) „unbewußtem Schuldgefühl", wie es für depressiv-masochistische Persönlichkeiten typisch ist, (2) „dem Bedürfnis, vom Therapeuten Empfangenes aus unbewußtem Neid auf ihn zu zerstören", wie es für narzißtische Persönlichkeiten kennzeichnend ist, und (3) „dem Bedürfnis, den Therapeuten als gutes Objekt zu zerstören, weil der Patient sich unbewußt mit einem primitiven, sadistischen Objekt identifiziert, das Unterwerfung und Leiden als minimale Voraussetzung für die Aufrechterhaltung einer auch nur irgendwie bedeutungsvollen Objektbeziehung verlangt" (S. 349).

Im Lichte dieser Befunde möchte ich noch einmal bekräftigen, daß die erste und schwächste Stufe der negativen therapeutischen Reaktion – die auf ein unbewußtes Schuldgefühl zurückgeht – in der Tat typisch für die depressiv-masochistische Persönlichkeitsstruktur ist und auch bei der Psychoanalyse einer masochistischen Perversion auf neurotischem Niveau auftreten kann. Dagegen sind die zweite und die dritte Stufe der negativen therapeutischen Reaktion an andere Formen masochistischer Pathologie gebunden.

Die negative therapeutische Reaktion, die in unbewußtem Neid auf den Therapeuten wurzelt, ist vor allem bei Patienten mit narzißtischer Persönlichkeitsstruktur zu finden; sie kann sich aber auch bei Patienten mit sadomasochistischer Persönlichkeit entwickeln, deren unbewußtes Schuldgefühl angesichts dessen, daß man ihnen hilft, sich noch verstärkt durch ihren Neid auf den Therapeuten, dem sie übelnehmen, daß er das zerstörerische und selbstzerstörerische Potential vermissen läßt, dem sie selbst nicht entrinnen können. Ich meine daher, daß eine auf unbewußtem Neid beruhende negative therapeutische Reaktion nicht so ausschließlich an eine narzißtische Pathologie gekoppelt sein muß, wie ich seinerzeit angenommen habe.

Die massivste Form der negativen therapeutischen Reaktion – die damit zusammenhängt, daß ein primäres Liebesobjekt als zerstörerisch erlebt wurde und Liebe daher nur als Destruktion geäußert werden kann – ist meiner Ansicht nach ein wesentliches psychodynamisches Element der schwersten Fälle von masochistischer Pathologie, also sowohl von diffusen selbstzerstörerischen Verhaltensweisen, die mit Charakterstörungen zusammenhängen, als auch von primitiven masochistischen Perversionen mit gefährlicher – und möglicherweise lebensbedrohender – Primitivierung der Aggression. In einer früheren Arbeit, die von Jacobsons (1964) Beschreibung der Über-Ich-Entwicklung ausging, vermutete ich, daß bei diesen Patienten folgende Gründe für die Pathologie der Objektbeziehungen und der Über-Ich-Entwicklung verantwortlich sind:

> 1. die Erfahrung, daß äußere Objekte allmächtig und grausam sind; 2. das Gefühl, daß jede gute, liebende, wechselseitig befriedigende Beziehung zu einem Objekt schwach und leicht zerstörbar ist und, noch schlimmer, die Keime für Angriffe von seiten des überwältigenden und grausamen Objekts enthält; 3. das Gefühl, daß vollständige Unterwerfung unter dieses Objekt die einzige Überlebenschance bietet, daß darum alle Bindungen an ein gutes und schwaches Objekt durchtrennt werden müssen; 4. ein erhebendes Gefühl von Macht und Beglückung, von Freiheit und Angst, Schmerz und Furcht, wenn erst einmal die Identifizierung mit dem grausamen und allmächtigen Objekt vollzogen ist, und das Gefühl, daß Aggressionsbefriedigung die einzige sinnvolle Form der Beziehung zu anderen ist; 5. als Alternative die Entdeckung eines Fluchtweges durch das Annehmen eines ganz unaufrichtigen, zynischen oder heuchlerischen Kommunikationsmodus, das Auslöschen jeglichen Urteils, das einen Vergleich zwischen guten und bösen Menschen impliziert, und die Negation der Bedeutung jeglicher Objektbeziehung oder jeglicher Form erfolgreichen Manövrierens im allgemeinen Chaos menschlicher Beziehungen. (1984/1988, S. 429f.)

Hilfreich fand ich auch Fairbairns (1952) Idee, daß Patienten mittels einer intrapsychischen Umformung verinnerlichter Beziehungen zu bösen primären Objekten eine „moralische Abwehr gegen schlechte Objekte“ errichten. Wenn man einmal die semantischen Trennlinien zwischen Jacobson und Fairbairn überwunden hat und sich von ihren grundlegenden metapsychologischen Unvereinbarkeiten nicht irritieren läßt, erkennt man bemerkenswerte Entsprechungen zwischen Jacobsons (1964) Beschreibung von frühen Stufen der Über-Ich-Entwicklung und Fairbairns Beschreibung der Schicksale der Verinnerlichung von bösen Objekten. Ich möchte daher Fairbairn ausführlicher zitieren:

Indem das Kind böse wird, nimmt es im Grunde das Schlechte, das seinen Objekten innezuwohnen scheint, als Last auf sich. Auf diese Weise versucht es sie von ihrer Schlechtigkeit zu reinigen; und je besser ihm das gelingt, desto mehr wird es durch das charakteristische Gefühl der Sicherheit belohnt, das einem daraus erwächst, von guten Objekten umgeben zu sein. Wenn man sagt, daß das Kind das Schlechte, das seinen Objekten innezuwohnen scheint, als Last auf sich nimmt, ist das natürlich dasselbe, wie wenn man sagt, daß es böse Objekte internalisiert. Dieser Prozeß der Verinnerlichung gibt ihm ein Gefühl der Sicherheit nach außen hin, doch die Gefahr ist groß, daß dieses Gefühl durch die nun im Kind anwesenden internalisierten bösen Objekte ernstlich beeinträchtigt wird. Die Sicherheit nach außen hin wird also um den Preis einer inneren Unsicherheit erworben; das Ich sieht sich fortan einer inneren fünften Kolonne oder einer Horde innerer Verfolger ausgeliefert, gegen die Verteidigungsanlagen zunächst in aller Eile errichtet und später mit großem Aufwand abgesichert werden müssen. [...]

In dem Maße, wie das Kind seinen internalisierten bösen Objekten zuneigt, ist es gemäß den Maßstäben (das heißt moralischen Ansprüchen) der verinnerlichten guten Objekte (also seines Über-Ichs) böse; und in dem Maße, wie es der Anziehungskraft der internalisierten bösen Objekte widersteht, wird es nach den (moralischen) Maßstäben seines Über-Ichs gut. Es liegt auf der Hand, daß es vorzuziehen ist, den Maßstäben des Gutseins anstatt denen des Schlechtseins zu genügen; wenn man aber die Bedingungen des Gutseins nicht zu erfüllen vermag, ist es immer noch besser, nach bestimmten Maßstäben böse zu sein als ohne alle Maßstäbe böse zu sein. [...]

Es ist besser, in einer Welt zu leben, die von Gott regiert wird, als in einer Welt, die vom Teufel regiert wird. [...] In einer vom Teufel beherrschten Welt mag der einzelne wohl der Schlechtigkeit entgehen, die darin liegt, ein Sünder zu sein; doch trotzdem ist er böse, weil die Welt um ihn herum böse ist. Zudem kann er kein Gefühl von Geborgenheit erlangen und nicht auf Erlösung hoffen. Das einzige, was ihn erwartet, sind Tod und Zerstörung. (1952/1954, S. 65 f.)

Unabhängig davon, welches der vorgestellten Denkmodelle einen nun anspricht, kann man festhalten, daß sich der fortdauernde Einfluß früher sadistischer Über-Ich-Vorläufer, der ein Grundzug der schwersten Fälle masochistischer Pathologie ist, auf die gesamte anschließende Internalisierung von

Objektbeziehungen verheerend auswirkt. In der inneren Welt dieser Patienten, und daher auch in ihren Wahrnehmungen der zwischenmenschlichen Realität, kann ein Mensch nur entweder ungemein mächtig und rücksichtslos oder aber von Vernichtung und Ausbeutung bedroht sein. Wenn gute Objektbeziehungen ständig in Gefahr schweben, von bösartigen Kräften zerstört zu werden, erscheinen sie als schwach und werden daher entwertet. Auf diese Weise verstärken sich primitive Über-Ich-Pathologie und die Pathologie aller anderen internalisierten Objektbeziehungen gegenseitig. Patienten mit schwereren Formen von Masochismus mobilisieren in ihrer Übertragung sadistische Über-Ich-Vorläufer, was sich in einer sadomasochistischen Beziehung zum Analytiker bemerkbar macht, die den Boden für die massivsten Formen der negativen therapeutischen Reaktion bereitet. In einem primitiven Abwehrmanöver gegen die eigenen Aggressionen, die ansonsten diffus und gefährlich bleiben würden, drängt der Patient den Therapeuten dazu, böse zu sein; doch genau durch dieses Bild vom bösen Therapeuten beschwört der Patient die Gefahr herauf, daß er nicht mehr in der Lage ist, irgend etwas Gutes vom Therapeuten zu empfangen. Es ist von entscheidender Bedeutung, daß der Analytiker diese regressive Übertragungsebene beharrlich deutet, denn nur so wird er dem Patienten helfen können, seine tief regressive masochistische Psychopathologie zu überwinden.

4 Hysterische und histrionische Persönlichkeitsstörungen

In diesem Kapitel werden zwei miteinander verwandte Persönlichkeitsstörungen beschrieben. Die erste ist die hysterische Persönlichkeitsstörung. Sie ist gekennzeichnet durch ein im wesentlichen intaktes Identitätsempfinden, durch die Fähigkeit zu stabilen, differenzierten, von tiefgehenden Gefühlen und Einfühlungsvermögen geprägten Beziehungen zu anderen Menschen, durch die Fähigkeit, Ambivalenz und Komplexität auszuhalten, und durch ein Überwiegen von Abwehrmechanismen, in deren Mittelpunkt die Verdrängung steht. Das DSM-III-R enthält keine Kategorie, die sich mit einer so definierten hysterischen Persönlichkeitsstörung decken würde.

Das zweite Störungsbild, das hier betrachtet werden soll, ist die Histrionische Persönlichkeitsstörung, wie sie im DSM-III-R definiert ist. Die betreffenden Patienten sind von anderen Autoren mit den Begriffen „infantil", „hysteroid", „hysteroid dysphorisch" und „emotional instabil" beschrieben oder als Hysteriker der „Zetzel-Kategorien 3 und 4" (s. Zetzel 1968) klassifiziert worden; es handelt sich also um Patienten, unter deren manifesten hysterischen Symptomen sich eine tieferliegende Pathologie verbirgt. Die Histrionische Persönlichkeitsstörung ist der Persönlichkeitsorganisation vom Borderline-Typ zuzurechnen; das heißt, sie ist gekennzeichnet durch das Syndrom der Identitätsdiffusion, durch eine schwere Pathologie der Objektbeziehungen und durch ein Überwiegen von primitiven Abwehroperationen, in deren Mittelpunkt die Spaltung steht.

Kontrovers diskutierte Fragen

Dieses Teilgebiet von Persönlichkeitsstörungen, die früher unter der Überschrift „Hysterie" zusammengefaßt waren, ist sehr unübersichtlich, weil die Terminologie verwirrend und ohne klare begriffliche Trennlinien ist und weil die klinischen und theoretischen Bezugssysteme sich ständig wieder verschieben. Einige empirische Studien, die in den USA und in anderen Ländern durchgeführt wurden (zusammengefaßt von Mersky [1979], von den Autoren des von Roy [1982] herausgegebenen Bandes über Hysterie sowie von Cavenar und Walker [1983]), haben zur Klärung dieser Schwierigkeiten beigetragen und zugleich auf Punkte hingewiesen, in denen es noch immer an Übereinstimmung mangelt und unser Wissen weiterhin gering ist.

Zum einen scheint allmählich Einigkeit darüber zu bestehen, daß das Auftreten „konversionshysterischer“ somatischer Symptome um so wahrscheinlicher ist, je schwerer die dem hysterischen Spektrum zuzurechnende Persönlichkeitsstörung eines Patienten ist. Aus ebendiesem Grund weisen Patienten mit schwerwiegenden „dissoziativen Reaktionen“ oder sogar psychotischen Reaktionen, die vormals vielleicht als „hysterische Psychosen“ klassifiziert worden wären, schwere Persönlichkeitsstörungen auf, die dem breiten, ehedem „hysterisch“ genannten Spektrum angehören. Allerdings scheinen sich diese Störungen mit den Persönlichkeitsstörungen zu überschneiden, die heute dem „Borderline“-Spektrum zugerechnet werden.

Zum anderen fallen die Zusammenhänge zwischen Konversionssymptomen, dissoziativen Reaktionen und der hysterischen Persönlichkeitsstörung im engeren Sinne um so schwächer aus, je mehr die betreffende Persönlichkeitsstörung der in der psychoanalytischen Literatur geschilderten „hysterischen Persönlichkeit“ entspricht (je näher also die Persönlichkeitsstörung am funktionsfähigeren oder „neurotischen“ Ende des „hysterischen“ Spektrums liegt). Kurz gesagt vermittelte die frühere Literatur zur Hysterie den paradoxen Eindruck, daß die Verbindungen zwischen Persönlichkeitsstörung, Konversionsreaktion und dissoziativen Symptomen am stärksten ausgeprägt sind, wenn die Persönlichkeitsstörung am schwerwiegendsten ist und sich mit anderen schweren Persönlichkeitsstörungen vermischt, und dann am schwächsten sind, wenn die charakteristischsten Merkmale der hysterischen Persönlichkeit zutage treten.

Um dieses Gebiet der Psychopathologie durchschaubarer zu machen, scheint es ein sinnvoller erster Schritt zu sein, zunächst einmal schärfere Trennlinien zwischen dem Konversionssyndrom, dem dissoziativen Syndrom und der Persönlichkeitsstörung zu ziehen.

Das Hauptproblem, das in der Fachliteratur seit geraumer Zeit diskutiert wird (Marmor 1953; Chodoff und Lyons 1958; Easser und Lesser 1965, 1966; Lazare et al. 1966, 1970; Lazare 1971; Luisada et al. 1974; Chodoff 1974; Blakker und Tupin 1977; Krohn 1978; Millon 1981; Tupin 1981), läßt sich folgendermaßen formulieren: Ist die hysterische Persönlichkeit nach dem Schweregrad der pathologischen Charakterzüge zu beurteilen, oder sollten wir die „hysterische Persönlichkeitsstörung“, wie sie in den klassischen Darstellungen von Reich (1933), Abraham (1920), Wittels (1931) und Fenichel (1945) beschrieben wird, völlig getrennt sehen von der Persönlichkeitsstörung, die auf dem regressiveren „Borderline"-Niveau der Persönlichkeitsorganisation angesiedelt ist und die als „hysteroid" (Easser und Lesser 1965), als „Zetzels Hysterietyp 3 und 4" (s. Zetzel 1968) oder als „infantile" Persönlichkeit (Kernberg 1975) bezeichnet worden ist?

Im DSM-III-R wird die Histrionische Persönlichkeitsstörung eindeutig diesem zweiten, stärker gestörten Typus zugeordnet. Auf den ersten Blick könnte man zwar meinen, das DSM-III-R würde unter der Überschrift „Histrionische Persönlichkeitsstörung" das gesamte Spektrum der hysterischen Persönlichkeitsstörung subsumieren, anstatt die restriktive Lösung mit zwei Grundtypen zu wählen, die das klinische Datenmaterial nahezulegen scheint. Die klinische Beschreibung der Störung im DSM-III-R aber ergibt ein anderes Bild: Die Beschreibung bezieht sich nur auf das regressivere Ende des Spektrums, und der Typus, den wir die „hysterische Persönlichkeit" nennen könnten, ist in ihr ausgespart.

Ich denke, ganz unabhängig davon, welchen Standpunkt man zu den begrifflichen, klinischen und forschungsmethodischen Fragen einnimmt, die für dieses Gebiet der Psychopathologie von Bedeutung sind, ist es sinnvoll, von den folgenden zwei Annahmen auszugehen, um zumindest die semantischen Fragen zu klären: (1) Die klassische hysterische Persönlichkeit umfaßt ein breites Spektrum miteinander zusammenhängender Charaktertypen; es reicht von der Hysterischen Persönlichkeitsstörung im engeren Sinne, die ein „höheres" Organisationsniveau aufweist, bis zu der „histrionischen" (im Sinne des DSM-III-R), hysteroiden oder infantilen Persönlichkeitsstörung auf einem niedrigeren Organisationsniveau, die auch Zetzels Hysterietypen 3 und 4 entspricht. (2) Diese Persönlichkeitsstörung der „niedrigeren" Stufe entspricht auch dem, was im DSM-III-R und von den empirischen Forschern, die in diesem Gebiet tätig sind, als „Borderline-Persönlichkeitsstörung" bezeichnet wird. Im psychostrukturellen Modell von Stone (1980; siehe auch Kernberg 1984) ist die infantile Persönlichkeit (die Borderline-Persönlichkeitsstörung im Sinne des DSM-III-R) eine Spielart innerhalb des breiteren Spektrums der „Borderline-Persönlichkeitsorganisation".

Zu heuristischen Zwecken werde ich den Ausdruck *hysterische Persönlichkeitsstörung* verwenden, um ein höheres Organisationsniveau innerhalb des Kontinuums zu kennzeichnen, und ihn von dem Begriff „histrionische Persönlichkeitsstörung" abheben, mit dem ich das untere Ende des Spektrum beschreibe. In der Realität freilich hat der Kliniker auch mit Patienten zu tun, die sich auf psychopathologischen Zwischenstufen bewegen; die „reinen" Störungstypen können wir daher entweder als die Extreme eines Kontinuums oder als grundverschiedene Persönlichkeitstypen mit Mischformen betrachten.

Klinische Beschreibungen

Sowohl die hysterische als auch die histrionische Persönlichkeitsstörung treten bei Frauen und Männern in unterschiedlicher Ausprägung auf. Welche Störungsmerkmale beiden Geschlechtern gemeinsam sind, ist den folgenden Beschreibungen zu entnehmen.

Die hysterische Persönlichkeit bei Frauen

Ein hervorstechendes Merkmal bei diesen Frauen ist ihre emotionale Labilität. Es fällt ihnen leicht, in Kontakt zu anderen zu treten, und sie sind in der Lage, innige und dauerhafte emotionale Beziehungen zu unterhalten – mit der wichtigen Ausnahme, daß sie in ihrer sexuellen Ansprechbarkeit gehemmt sind. Im Verhalten wirken sie meist theatralisch und sogar histrionisch, doch sie haben ihren Affektausdruck gut unter Kontrolle und wissen ihn in sozialen Situationen weitgehend angemessen einzusetzen. Die Art, wie sie ihre emotionalen Erfahrungen dramatisieren, kann den Eindruck vermitteln, ihre Emotionen seien oberflächlich, doch die Exploration ergibt, daß dem nicht so ist: Ihre emotionalen Erfahrungen sind authentisch; diese Frauen mögen zwar emotional labil sein, doch ihre emotionalen Reaktionen sind nicht unzusammenhängend oder unberechenbar. Die Kontrolle über ihre Gefühle verlieren sie nur gegenüber Menschen, mit denen sie in intensive Konflikte verwickelt sind, besonders wenn es dabei um Sexualität oder um Konkurrenz geht.

In der Interaktion mit diesen Menschen neigen hysterische Frauen dazu, in emotionale Krisen zu verfallen, doch sie sind stets in der Lage, sich davon zu erholen und die Krise im nachhinein realistisch zu beurteilen. Manche brechen leicht in Tränen aus und haben eine Tendenz, die Dinge sentimental und romantisierend zu sehen, aber ihre kognitiven Fähigkeiten sind intakt, und ihre Einsicht in komplexe menschliche Reaktionen steht in scharfem Gegensatz zu der offensichtlichen Unreife ihres Gefühlsausdrucks. Der Kontrast zwischen ihrem im allgemeinen angemessenen Sozialverhalten und ihren Objektbeziehungen mit sexuellen Implikationen läßt eine Tendenz erkennen, nur dann in ihr infantiles, regressives Verhalten zu verfallen, wenn die Situation direkt oder symbolisch mit Sexualität zu tun hat oder wenn sie eine Person als Elternfigur erleben. Ihre Impulsivität beschränkt sich auf solche spezifischen Interaktionen oder auf gelegentliche Wutanfälle.

Die meisten hysterischen Patientinnen sind ihrem Wesen nach kontaktfreudig und gesellig. Ihre Extraversion zeigt sich darin, daß es ihnen leichtfällt, Kontakte zu knüpfen, und sie vermischt sich mit einer Tendenz zum Exhibitionismus und zu einem übermäßigen Angewiesensein auf andere. Sie wollen geliebt werden, im Mittelpunkt der Aufmerksamkeit stehen und anziehend auf andere wirken, besonders in Situationen mit sexuellen Implikationen. Während sie einerseits davon abhängig sind, wie andere sie beurteilen, haben sie andererseits ein feines Gespür dafür, welchen Erfordernissen sie in der sozialen Realität entsprechen müssen, um Liebe und Anerkennung zu bekommen; ihre kindliche, klammernde Abhängigkeit beschränkt sich auf sexuelle Kontexte. Es ist in der Tat ein Schlüsselmerkmal der hysterischen Persönlichkeit, daß sie in intimen Beziehungen eine kindliche Haltung an den Tag legt, während sie sich bei gewöhnlichen sozialen Interaktionen im allgemeinen reif verhält. Manche hysterischen Frauen machen einen schüchternen oder ängstlichen Eindruck, wirken aber zugleich in subtiler und provozierender Weise verführerisch, was sich durch ihre Zaghaftigkeit sogar noch verstärken kann.

Bei einer Frau mit hysterischer Persönlichkeit ist typischerweise Pseudo-Hypersexualität mit sexueller Gehemmtheit gekoppelt; sie gibt sich sexuell provozierend und ist zugleich frigide. Ihre sexuellen Sehnsüchte und Beziehungen weisen oft trianguläre Elemente auf: Häufig sind die Männer, die sie sich aussucht, für sie gar nicht erreichbar oder an eine andere Frau gebunden. Wenn ein Mann auf das provozierende Verhalten einer solchen Patientin sexuell reagiert, empfindet sie sein Verhalten meist als zudringlich oder schockierend und reagiert mit Angst, Entrüstung und Abweisung.

Die hysterische Frau neigt sowohl dazu, mit Männern in Konkurrenz zu treten, als auch dazu, mit anderen Frauen um Männer zu rivalisieren. In der Konkurrenz mit Männern kommen unausgesprochene Ängste und Konflikte zum Tragen, die von der bewußten oder unbewußten Annahme herrühren, sie sei den Männern unterlegen. Die Untertypen der unterwürfigen und der konkurrierenden hysterischen Persönlichkeit spiegeln charakterliche Fixierungen dieser Verhaltensmuster von – oft masochistisch getönter – Unterordnung oder von Konkurrenz wider. Die psychoanalytische Exploration ergibt in der Regel, daß diese Frauen regressives infantiles Verhalten dazu einsetzen, Schuldgefühle abzuwehren, die von den erwachsenen Aspekten der Sexualität geweckt werden. Manche Frauen neigen dazu, sich als sadistisch erlebten Männern unterzuordnen, ganz als hätten sie eine Schuld zu sühnen und einen

Preis für sexuelle Befriedigung zu zahlen. Von großem Interesse für uns ist, daß diese Patientinnen mit Männern auf ganz andere Weise in Konkurrenz treten als mit Frauen, während wir bei Patientinnen mit histrionischer Persönlichkeit regressivere und weniger ausdifferenzierte Muster von pathologischen Reaktionen gegenüber Männern und Frauen finden.

In der frühen Literatur sind einige weitere Aspekte der hysterischen Persönlichkeit beschrieben, die in letzter Zeit in Frage gestellt wurden. Zum Beispiel wurde damals angenommen, hysterische Patientinnen seien äußerst leicht beeinflußbar. Klinische Beobachtungen lassen aber vermuten, daß diese Suggestibilität nur im Kontext idealisierter, romantisierender und klammernd abhängiger Beziehungen auftritt, wohingegen sie bei intensivem Rivalisieren mit Männern oder Frauen leicht in Argwohn, Mißtrauen, Schmollen oder Widerspenstigkeit umschlägt. Ein weiteres klassisches Merkmal, das der hysterischen Persönlichkeit oft zugeschrieben wurde, ist eine exzessive Abhängigkeit von anderen. Doch wie schon erwähnt erstreckt sich diese Abhängigkeit nur auf wenige, sehr intensive Beziehungen. Ein drittes angebliches Merkmal hysterischer Patientinnen ist der Egozentrismus – eine selbstbezogene, unbeherrschte, eitle Art, die in ihrem exhibitionistischen, Aufmerksamkeit heischenden Verhalten und in ihrer übermäßigen Empfindlichkeit gegenüber den Reaktionen anderer hervortritt. Wenn man sie aber so beschreibt, gerät aus dem Blick, daß sie durchaus imstande sind, sich auf tiefe Beziehungen zu anderen einzulassen, und daß sie, wenn sie sich auf andere eingelassen oder zu etwas verpflichtet haben, verläßlich, loyal und engagiert sind. Auch andere in der frühen Literatur behauptete Eigenschaften, die auf eine geringe Fähigkeit zu emotionaler Besetzung zusammen mit einer Schwäche der moralischen Funktionen hinauslaufen, sind für diese Persönlichkeitsstörung untypisch – zum Beispiel emotionale Oberflächlichkeit, Arglist, Verlogenheit und Pseudologia phantastica.

Shapiro (1965) und Horowitz (1977) haben einen kognitiven Stil hysterischer Patientinnen beschrieben, der sich durch eine Tendenz zu globaler (im Gegensatz zu detailreicher) Wahrnehmung, durch Phasen selektiver Unaufmerksamkeit und durch impressionistische anstelle genauer Vorstellungen und Begriffe auszeichnet. Diese Merkmale scheinen auf eine Organisation der Abwehr hinzuweisen, die im großen und ganzen auf Verdrängung basiert; falls eine Hemmung des Konkurrenzstrebens hinzutritt (ausgelöst von einer unbewußten Vorstellung, als Frau minderwertig zu sein), kann sich hieraus eine Hemmung der intellektuellen Kräfte entwickeln.

Die hysterische Persönlichkeit bei Männern

Blacker und Tupin (1977) haben die Merkmale von Männern mit hysterischer oder histrionischer Persönlichkeitsstörung zusammengefaßt. Bei ihren Beschreibungen stützen sie sich auf das Modell eines mit „hysterische Strukturen" überschriebenen Kontinuums, das die verschiedenen Schweregrade der Charakterpathologie umfaßt. Männer mit hysterischer Persönlichkeit weisen dieselbe Tendenz zur emotionalen Dramatisierung und affektiven Labilität wie hysterische Frauen auf. Ebenso treten in intimen, emotionsbetonten Beziehungen Gefühlsausbrüche oder Wutanfälle sowie impulsive und infantile Verhaltensweisen auf, während unter gewöhnlichen Umständen die Fähigkeit zu differenziertem Sozialverhalten gewahrt bleibt.

Im sexuellen Bereich sind bei Männern mit hysterischer Persönlichkeit verschiedene typische Störungen zu beobachten. Eines dieser Störungsmuster ist gekennzeichnet durch ein pseudo-hypermaskulines Auftreten, eine histrionische Akzentuierung kulturell akzeptierten maskulinen Verhaltens – meist ein Betonen der eigenen Unabhängigkeit – und eine Pose der Dominanz und Überlegenheit über Frauen, die in ein kindliches Beleidigtsein umschlägt, wenn die entsprechenden Bestrebungen des Mannes durchkreuzt werden.

Ein verwandtes, auf den ersten Blick aber entgegengesetztes Störungsmuster im sexuellen Bereich ist ein verführerisches, auf subtile Weise feminines, infantiles Verhalten, in dem sich Koketterie und heterosexuelle Promiskuität mit einer abhängigen, kindlichen Haltung gegenüber Frauen verbinden. Eine andere Variante ist eine Art kindlicher Don Juan, der sich zwar betont maskulin kleidet und prononciert maskulin auftritt, aber unter der Oberfläche zu abhängigen und kindlichen Verhaltensweisen und zu abhängigen, wenn auch kurzlebigen Beziehungen mit dominanten Frauen neigt.

In der Therapie kommen sowohl bei dem femininen wie auch bei dem hypermaskulinen Typus tiefsitzende Schuldgefühle ans Licht, die bewußt oder unbewußt sein können und den Patienten daran hindern, sich auf sexuelle Beziehungen zu Frauen wirklich ganz einzulassen, sowie ein überraschendes Unvermögen, sich beim Zugehen auf Frauen mit der sexuellen Rolle eines erwachsenen Mannes zu identifizieren, ein Unvermögen, das in scharfem Kontrast dazu steht, wie er sich nach außen hin gibt. Die beschriebenen Merkmale, besonders die des pseudo-hypermaskulinen Typus, entsprechen dem, was Reich (1933) den „phallisch-narzißtischen Charakter" nannte. Dieses Krankheitsbild ist abzugrenzen gegen die schwerergradige histrionische Persönlichkeitsstörung bei Männern und gegen eine sexuelle Promiskuität als Symptom der narzißtischen Persönlichkeitsstörung bei Männern, die mit einer entsprechend hochgradigen Pathologie der Objektbeziehungen einhergeht.

Die histrionische Persönlichkeit bei Frauen

Diese Patientinnen legen ein selbstbezogenes, unbeherrschtes Verhalten an den Tag, das wie bei der hysterischen Persönlichkeit mit einer intensiven, klammernden Abhängigkeit von anderen einhergehen kann; ihre Beziehungen sind aber nicht mehr von der gleichen Wechselseitigkeit gekennzeichnet. Allerdings ist die Fähigkeit, sich emotional auf andere einzulassen, bei histrionischen Patientinnen immer noch stärker ausgeprägt als bei der emotional unnahbaren und distanzierten narzißtischen Persönlichkeitsstörung. Histrionische Patientinnen klammern sich an andere und sind zu zwar höchst unreifen, aber stabilen Beziehungen in der Lage, wohingegen der narzißtischen Persönlichkeit diese Eigenschaft abgeht.

Im Unterschied zur hysterischen Persönlichkeit sind bei der histrionischen Persönlichkeit eine diffuse emotionale Labilität, undifferenzierte Beziehungen zu bedeutsamen Anderen und unreife, selbstbezogene emotionale Besetzungen festzustellen. Während die Extraversion der hysterischen Persönlichkeit sozial angemessen ist, kommt es bei der histrionischen Persönlichkeit zu Überidentifizierungen mit anderen, und sie projiziert unrealistische, phantasierte Intentionen in sie hinein. In ihrem theatralischen Affektausdruck, ihrem emotional sprunghaften und unbeständigen Verhalten, ihrer allgemeinen Reizbarkeit und in der Widersprüchlichkeit ihrer Reaktionen tritt eine grundlegende emotionale Oberflächlichkeit und eine Unfähigkeit zu differenzierten Objektbeziehungen zutage. Histrionischen Persönlichkeiten fällt es schwer, ein tiefergehendes Verständnis für andere und auch für sich selbst zu entwikkeln; in diesem Punkt unterscheiden sich ihre durchweg kindlichen, klammernden Objektbeziehungen von denen der hysterischen Persönlichkeit. Sie wählen sich oft Ehepartner oder sexuelle Partner, die überhaupt nicht zu ihnen passen.

Bei der histrionischen Persönlichkeitsstörung sind die abhängigen und exhibitionistischen Züge weniger sexualisiert als bei der hysterischen Persönlichkeitsstörung. Die histrionische Persönlichkeit setzt manchmal sexualisierte Verhaltensweisen in plumper und unangebrachter Weise ein, um ihre exhibitionistischen Bedürfnisse und ihre Abhängigkeitswünsche zu äußern; sie hat meist geringere sexuelle Hemmungen und ist häufiger promiskuitiv als die hysterische Persönlichkeit. Im Sexualleben der histrionischen Persönlichkeit finden sich weniger Anzeichen von Verdrängung und stärker generalisierte dissoziative Züge wie zum Beispiel das Hin- und Herwechseln zwischen sich widersprechenden sexuellen Phantasien und Beziehungen (das sich in polymorph-infantilem sexuellem Verhalten äußert). Die Pathologie, die in ihren zwischenmenschlichen Beziehungen jeweils zutage tritt, reicht um so tiefer, je intensiver oder intimer das Verhältnis zu der anderen Person ist.

Bei einer histrionischen Persönlichkeitsstörung können masochistische Tendenzen vorhanden sein, die dann aber keine enge Verbindung zum sexuellen Verhalten erkennen lassen. Die Patientin ist diffus impulsiv und daher unberechenbar, so daß die Instabilität und Intensität ihrer Beziehungen zu anderen Menschen sich noch verstärkt, und sie äußert unangemessene, heftige Wut oder auch hemmungslose Wut und unterliegt abrupten Stimmungsumschwüngen. Sie neigt zu suizidalen Gesten und zu Suizidversuchen und benutzt Suizidphantasien und -wünsche, um sich die Aufmerksamkeit und den Beistand anderer zu sichern. Manipulative Suiziddrohungen sind bei ihr nur ein Einzelaspekt einer durchgängigen manipulativen Haltung gegenüber anderen. Diese Patientinnen lügen oft und neigen zu antisozialen Verhaltensweisen und Pseudologia phantastica. Solche Fälle sind jedoch nicht nur von der narzißtischen, sondern auch von der antisozialen Persönlichkeitsstörung abzugrenzen: Die antisoziale Persönlichkeit hat, ob sie behandelt wird oder nicht, eine viel schlechtere Prognose.

Histrionische Patientinnen neigen zu Depersonalisationsgefühlen und, unter extremer Belastung, zu kurzlebigen psychotischen Symptomen, deren Schweregrad oder Dauer aber nicht ausreicht, um eine Zusatzdiagnose zu rechtfertigen. Diese Kennzeichen der histrionischen Persönlichkeit entsprechen, ebenso wie ihre Identitätsstörungen und die bereits beschriebenen allgemeinen Merkmale, einigen Kriterien, die im DSM-III-R für die Borderline-Persönlichkeitsstörung aufgeführt sind. Abgesehen davon erfassen die diagnostischen Kriterien, die das DSM-III-R für die histrionische Persönlichkeitsstörung anführt, alles in allem die wesentlichen Merkmale der Patientinnen mit dieser Persönlichkeitsstörung.

Die histrionische Persönlichkeit bei Männern

Männer mit histrionischer Persönlichkeitsstörung weisen in der Regel Identitätsdiffusion, schwere Störungen in Objektbeziehungen und eine schwache Impulskontrolle auf. Sie legen auch ein promiskuitives, oft bisexuelles und polymorph perverses Sexualverhalten an den Tag und lassen antisoziale Tendenzen und, überraschend häufig, ein bewußtes oder unbewußtes Ausnutzen von organisch oder psychogen bedingten Körpersymptomen erkennen. Bei männlichen Patienten mit einer „Entschädigungsneurose" und/oder Hypochondrie ist oft die allgemeine emotionale Unreife, die Theatralik, die affektive Flachheit und die Impulsivität zu erkennen, die für die histrionische Persönlichkeitsstörung typisch sind; hinzu kommen antisoziale Züge und Ausnutzungstendenzen im Umgang mit professionellen Helfern. Die früheren Kategorien der sogenannten chaotischen und der impulsiven Persönlichkeitsstörung, die sich nicht mit der antisozialen Persönlichkeitsstörung im engeren Sinne dekken, zielten auf Krankheitsbilder, die wir heute als – nach außen hin auf Borderline-Niveau funktionierende – histrionische und narzißtische Persönlichkeitsstörungen diagnostizieren würden. Wegen der prognostischen und therapeutischen Konsequenzen ist wichtig, bei allen männlichen Patienten mit histrionischen Zügen die Differentialdiagnose gegenüber der narzißtischen und der antisozialen Persönlichkeitsstörung zu stellen.

Klinischer Verlauf und Prognose

Zwar liegen noch keine empirischen Studien vor, die solide Daten zur Prognose bei der hysterischen und der histrionischen Persönlichkeitsstörung bieten, doch man hat beobachtet, daß sich bei Frauen mit hysterischer Persönlichkeitsstörung im späteren Erwachsenenalter und im höheren Alter eine Besserung einstellt. Dies wirft die Frage auf, inwieweit ihre hohe Ich-Stärke, ihre Fähigkeit, sich bei der Arbeit und im Beruf auf andere Menschen einzulassen, und die allmähliche Kompensierung sexueller Hemmungen und Konflikte im Laufe des Lebens dazu beitragen, daß sie sich in späteren Jahren sozial und intrapsychisch besser anpassen können. Im Gegensatz dazu scheint die histrionische Persönlichkeitsstörung im späteren Erwachsenenalter und im höheren Alter zu dekompensieren. Die kumulative Wirkung der Unfähigkeit, an persönlichen, beruflichen, kulturellen und sozialen Wertvorstellungen festzuhalten, die häufigen Abbrüche und Fehlschläge in intimen Beziehungen sowie die für diese Persönlichkeitsstörung typische Identitätsdiffusion hindern die Patienten möglicherweise daran, in sozialen Situationen normale Lernprozesse zu durchlaufen, und setzen einen Teufelskreis in Gang, so daß sie mit den Jahren immer schlechter zurechtkommen.

Die Prognose der hysterischen Persönlichkeitsstörung ist bei psychoanalytischer Behandlung ausgezeichnet. Die Prognose der histrionischen Persönlichkeitsstörung ist bei einer modifizierten psychoanalytischen Behandlung nur mäßig günstig; aussichtsreicher ist in diesen Fällen eine psychoanalytische oder exploratorische Psychotherapie. Die Prognose für histrionische Patienten hat sich dadurch verbessert, daß in den letzten Jahren eine psychoanalytische Psychotherapie für die Borderline-Persönlichkeitsstörungen entwickelt wurde.

Ätiologie

Freud betonte die Bedeutung der genitalen Entwicklungsstufe und des Ödipuskomplexes für die Hysterie. Abraham ergänzte diesen Gedanken mit seiner Studie über den weiblichen Kastrationskomplex und insbesondere mit seiner Beschreibung eines „Wunscherfüllungstypus" und eines „Rache-Typus" der hysterischen Persönlichkeit bei Frauen (1920/1971, S. 78). Er legte dar, wie sich bestimmte Aspekte des Penisneids als eines unbewußten Konflikts in deskriptiven Aspekten der hysterischen Persönlichkeit widerspiegeln. Wittels (1931), Reich (1933) und Fenichel (1945) trieben die Erforschung der Beziehung zwischen unbewußten intrapsychischen Konflikten und phänomenologischen Merkmalen der hysterischen Persönlichkeit weiter voran. Alle diese Autoren betonten, daß die Dynamik der Störung von Ödipuskomplex, Kastrationsangst und Penisneid bestimmt ist, und sie vertraten die Ansicht, daß prägenitale Konfliktmuster der hysterischen Persönlichkeit, insbesondere orale Phantasien und Charakterzüge, eine Regression darstellen, die ödipale Aspekte abwehren soll. Sie alle betonten auch das Vorherrschen von Verdrängung und verwandten Abwehrmechanismen – wie Verschiebung, Affektstürmen, Affektverkehrung und hysterischen Formen der Identifizierung – und wiesen auf die Triebkonflikte und Abwehrmanöver hin, die in der Übertragungsneurose hysterischer Patienten offenbar werden.

In scharfem Gegensatz hierzu vertrat Marmor (1953) die Ansicht, daß beim hysterischen Charakter orale Fixierungen von ausschlaggebender Bedeutung sind, welche dem sich später entwickelnden Ödipuskomplex eine stark prägenitale Tönung verleihen, und daß die Hysterie unter anderem wohl deshalb häufiger bei Frauen vorkommt, weil aufgrund kultureller Faktoren die als feminin betrachteten Züge „oraler Aggressivität, Abhängigkeit und Passivität" eher bei Frauen als bei Männern gefördert und akzeptiert werden. Spätere, von Marmors Aufsatz angeregte Diskussionen in der psychoanalytischen Literatur führten nach und nach zu der Erkenntnis, daß es zwar Patienten gibt, deren vorwiegend orale Konflikte von pathologischer Abhängigkeit und Passivität bestimmt sind und bei denen, was besonders bedeutsam ist, Hinweise auf tiefreichende Störungen der präödipalen Mutter-Kind-Beziehung vorliegen, daß aber diese Fälle dem entsprechen, was wir mittlerweile die histrionische, infantile oder hysteroide Persönlichkeitsstörung nennen; dagegen ist die hysterische Persönlichkeit im engeren Sinne, wie wir sie heute definieren, von der Psychodynamik der Kastrationsangst und des Ödipuskomplexes geprägt.

Easser und Lesser (1965, 1966) und Zetzel (1968; siehe auch Kernberg 1975) sind der Beziehung zwischen dem Schweregrad einer Störung innerhalb des hysterischen Spektrums und dem Vorherrschen jeweils verschiedener unbewußter Konflikte, Abwehroperationen, Ich-Strukturen und Übertragungsmerkmale nachgegangen. Laut diesen Autoren sind die Konflikte, von denen die hysterische Persönlichkeit im engeren Sinne beherrscht wird, ödipaler Natur und hängen mit der genitalen Stufe der psychosexuellen Entwicklung zusammen. Die Ich-Struktur dieser Patienten ist um die Verdrängung herum organisiert und von einer stabilen Ich-Identität gekennzeichnet, die sich in den typischen Anzeichen neurotischer Übertragungsentwicklungen äußert. Orale Regressionen sind bei diesen Patienten von kurzer Dauer, dienen der Abwehr und lassen sich durch Deutung so auflösen, daß die zentralen ödipalen Konflikte zutage treten. Demgegenüber stoßen wir bei der histrionischen, infantilen oder hysteroiden Persönlichkeitsstörung beziehungsweise bei den Zetzelschen Hysterietypen 3 und 4 typischerweise auf eine Verdichtung präödipaler und ödipaler Züge, wobei die präödipale (insbesondere die orale) Aggression vorherrschend ist und im Mittelpunkt der Ich-Organisation primitive Dissoziation oder Spaltung und verwandte Abwehrmechanismen stehen; diese äußern sich im Verlauf der Behandlung in den primitiven „Teilobjekt"-Übertragungen, die typisch für Borderline-Patienten sind.

Familiendynamik und kulturelle Faktoren

Unser Wissen über diese Aspekte stammt größtenteils aus der Auswertung von Patientenakten und aus der psychoanalytischen Exploration der Lebensgeschichte von Patienten. In der betreffenden Literatur scheint mehr und mehr Einigkeit darüber zu bestehen, daß Frauen mit hysterischer Persönlichkeitsstörung aus recht stabilen Familien stammen, die bestimmte Merkmale gemeinsam haben. Der Vater wird als verführerisch beschrieben; oft geht ein sexuell verführerisches und überstimulierendes Verhalten gegenüber der Tochter in eine schroffe, autoritäre und manchmal auch puritanische Haltung über: Die verführerische Art, mit der er dem Kind begegnet ist, schlägt typischerweise in eine verbietende Haltung um, wenn die Tochter das Jugendalter erreicht und er sie daran zu hindern versucht, sich auf sexuelle und romantische Beziehungen einzulassen. Die Mütter werden als tyrannisch beschrieben; sie bestimmen über das Leben der Tochter, und man hat oft den Eindruck, daß sie versuchen, die eigenen unerfüllten Hoffnungen in der Tochter zu verwirklichen. Zugleich sind diese Mütter tüchtig und verantwortungsbewußt, sowohl zu Hause als auch in ihrem übrigen sozialen Umfeld.

Über die Herkunftsfamilien der Patienten mit einer histrionischen Persönlichkeitsstörung liegen uns weniger Informationen vor. Es scheint, daß diese Patienten meist aus stärker gestörten Familien stammen, daß die Beziehungen zwischen Mutter und Kind von tiefen und chronischen Konflikten bestimmt waren und daß die Mütter unter schweren Persönlichkeitsstörungen litten.

Es scheint mehr und mehr Einigkeit darüber zu bestehen, daß kulturelle Faktoren ganz wesentlich an der Entstehung und Organisation von pathologischen Charakterzügen beteiligt sind, die das Bindeglied zwischen den unbewußten intrapsychischen Konflikten und der Anpassung an die soziale Umwelt bilden. Man geht davon aus, daß kulturell-vermittelte Normvorstellungen von Geschlechterrollen, von der Machtverteilung zwischen den Geschlechtern und von den Grenzen des erwünschten und erlaubten Sexualverhaltens eine äußerst wichtige Rolle bei der dynamischen Organisation pathologischer Charakterzüge spielen. Die Literatur zu diesem Thema ist noch immer weitgehend spekulativ, aber vielleicht werden empirische Studien zu einer Klärung beitragen und so der Versuchung entgegenwirken, die betreffenden Fragen allein aufgrund einer eigenen theoretischen Vorliebe oder aus einer ideologischen Voreingenommenheit heraus zu beantworten.

Diagnose und Differentialdiagnose

Der wichtigste differentialdiagnostische Schritt bei der hysterischen und der histrionischen Persönlichkeitsstörung besteht zunächst darin, sie jeweils voneinander zu unterscheiden. Erst im zweiten Schritt müssen sie gegen andere Persönlichkeitsstörungen abgegrenzt werden. Der erste Schritt ist von großer Bedeutung, weil sich daraus sehr unterschiedliche Konsequenzen für die Prognose und Behandlung ableiten; ausgehend von den oben vorgestellten klinischen Beschreibungen müßte es möglich sein, diese Differentialdiagnose zu stellen.

Was die diagnostische Abgrenzung von anderen Persönlichkeitsstörungen angeht, so ist die hysterische Persönlichkeit zunächst von der narzißtischen Persönlichkeit zu trennen, mit der sie oft verwechselt wird. Bei beiden Störungen treffen wir auf ein starkes Beachtungsbedürfnis und auf exhibitionistisches Verhalten; der Hauptunterschied liegt darin, wie weit die Patienten zu Objektbeziehungen fähig sind. Bei narzißtischen Persönlichkeiten ist diese Fähigkeit in der Regel kaum entwickelt; ihre sexuellen Beziehungen sind instabil, und sie legen eine Kälte an den Tag, die sich deutlich von der Wärme und Bindungsfähigkeit der hysterischen Persönlichkeit abhebt.

Bei Frauen von hoher Intelligenz und hohem Bildungsniveau wird oft anstatt der eigentlich vorliegenden hysterischen Persönlichkeitsstörung eine zwanghafte Persönlichkeitsstörung diagnostiziert (die der Zwanghaften Persönlichkeitsstörung im DSM-III-R entspricht). Die Rivalität dieser Frauen mit Männern und mit anderen Frauen spielt sich manchmal vorwiegend auf intellektuellem Gebiet ab, und ihre Rationalisierungen und Intellektualisierungen weisen eine pseudo-zwanghafte Qualität auf.

Bei hysterischen Frauen mit stark masochistischen Zügen, die sich sexuelle Freiheit und sexuelles Vergnügen unbewußt verbieten, ist die Differentialdiagnose gegenüber der depressiv-masochistischen Persönlichkeitsstörung (siehe Kapitel 3) von Interesse. Im DSM-III-R gibt es diese Kategorie nicht. Sie überschneidet sich allerdings weitgehend mit der dort versuchsweise skizzierten Selbstschädigenden Persönlichkeitsstörung. Laughlin (1967) teilt die Charakterzüge der depressiv-masochistischen Persönlichkeitsstörung danach ein, welcher der folgenden Aspekte bei ihnen im Vordergrund steht: (1) ein äußerst strenges Über-Ich, (2) eine übermäßige Abhängigkeit von der Unterstützung, Liebe und Anerkennung anderer und (3) Schwierigkeiten beim Äußern von Aggressionen. In vieler Hinsicht ist das zentrale Problem bei allen diesen drei Kategorien der fehlerhafte „Metabolismus“ von Abhängigkeitsbedürfnissen. Ein solcher Patient fühlt sich aufgrund einer starken Ambivalenz gegenüber Objekten, die er liebt und braucht, schuldig und ist rasch frustriert, wenn seine Abhängigkeitswünsche nicht erfüllt werden. Anders als Patienten mit hysterischer Persönlichkeitsstörung liegen bei ihm jedoch keine ausgeprägten sexuellen Konflikte und insbesondere keine starken sexuellen Hemmungen vor.

Eine differentialdiagnostische Abklärung, ob eine hysterische, eine histrionische oder eine narzißtische Persönlichkeitsstörung vorliegt, wird oft durch die Promiskuität angeregt, die bei allen drei Krankheitsbildern zu finden ist. Promiskuität bei der depressiv-masochistischen und bei der hysterischen Persönlichkeitsstörung beruht auf unbewußten Schuldgefühlen. Die sexuellen

Beziehungen dieser Patienten sind meist nur dann stabil, wenn sie einen masochistischen Einschlag haben. Vor allem die hysterische Persönlichkeit kann sich eine befriedigende sexuelle Erfahrung nur dann gestatten, wenn sie mit tatsächlichem oder symbolischem Leiden verbunden ist. Die Fähigkeit dieser Patienten, ihre Liebesobjekte zu verstehen, sie differenziert wahrzunehmen und sich in sie einzufühlen, ist bemerkenswert hoch entwickelt. Der narzißtischen Persönlichkeit dagegen fehlt diese Fähigkeit. Bei der narzißtischen Persönlichkeitsstörung geht die Promiskuität Hand in Hand mit einer schweren Pathologie der Objektbeziehungen. Außerdem überwiegen bei dieser Störung die Abwehrmechanismen von Grandiositäts- und Omnipotenzerleben, von projektiver Identifizierung, Idealisierung und Entwertung, wohingegen sich die Abwehrmechanismen der hysterischen Persönlichkeit auf höherem Niveau bewegen. Die Promiskuität der histrionischen Persönlichkeit ist ein Einzelaspekt ihres im Ganzen polymorph pervers gearteten Sexuallebens; sexuelle Phantasien werden kaum verdrängt, und das Sexualverhalten ist ungehemmt und oft chaotisch.

Bei allen Persönlichkeitsstörungen kann Depression ein vorherrschendes Symptom sein. Bei der depressiv-masochistischen, hysterischen, histrionischen und narzißtischen Persönlichkeitsstörung kommen oft akute oder chronische depressive Reaktionen vor, die insgesamt als Charakterdepression bezeichnet werden. Der Begriff *hysteroide Dysphorie* (Liebowitz und Klein 1981) bezieht sich auf histrionische Patienten mit genau dieser chronischen Neigung zur Depression. Es wird diskutiert, bis zu welchem Grad die Charakterpathologie von manchen dieser Patienten durch eine genetische Prädisposition zu einer hochgradigen affektiven Störung beeinflußt und mitbedingt ist. In allen genannten Fällen können ganz unterschiedliche Mechanismen die Depression auslösen.

Das DSM-III-R betont zwar die exhibitionistischen und histrionischen Merkmale der histrionischen Persönlichkeitsstörung, aber die sorgfältige Analyse zeigt, daß das DSM-III-R bei der Borderline-Persönlichkeitsstörung ganz ähnliche Züge nennt. Es schreibt Patienten beider Störungsgruppen folgende Merkmale zu: Impulsivität oder Unberechenbarkeit, typische Muster von unbeständigen und intensiven zwischenmenschlichen Beziehungen, unangemessene, heftige Wut oder mangelnde Beherrschung der Wut, affektive Unbeständigkeit, Neigung zu Suizidgesten und -versuchen sowie ein unablässiges Bemühen, Aufmerksamkeit zu erregen und Bestätigung zu bekommen. Das Manual stellt explizit fest, daß zur Borderline-Persönlichkeitsstörung eine Identitätsstörung gehört, doch auch die typische histrionische Persönlichkeit weist eine Identitätsstörung auf. Außerdem wird sowohl bei der histrionischen als auch bei der Borderline-Persönlichkeitsstörung eine Neigung beschrieben, in kurze psychotische Episoden zu verfallen. In der Praxis überschneiden sich demnach die histrionische und die Borderline-Persönlichkeitsstörung nach DSM-III-R zu großen Teilen oder decken sich weitgehend; dieser Teil des Manuals scheint der Revision zu bedürfen.

Behandlung

Die hysterische Persönlichkeitsstörung ist im wesentlichen psychotherapeutisch zu behandeln, wobei Psychoanalyse die Methode der Wahl ist. Es muß jedoch betont werden, daß die hysterische Persönlichkeitsstörung, ebenso wie die zwanghafte und die depressiv-masochistische Persönlichkeitsstörung, im gesamten Spektrum psychoanalytisch orientierter Psychotherapien eine ausgezeichnete Prognose hat; allerdings scheint die Psychoanalyse die Behandlungsmethode mit den umfassendsten Erfolgen zu sein (Kernberg et al. 1972). Falls Patienten wegen relativ leichter oder geringfügiger neurotischer Symptome, die als Komplikationen ihrer hysterischen Persönlichkeitsstörung auftreten, einen Therapeuten aufsuchen, ist unter Umständen nur die Behandlung der Symptome notwendig. Manche leichteren Formen psychosexueller Dysfunktionen (wie etwa Hemmungen des Orgasmus bei Frauen) sprechen hinreichend auf eine Sexualtherapie an. Es ist noch ungeklärt, inwieweit angesichts des relativ geringen psychopathologischen Schweregrades der hysterischen Persönlichkeitsstörung überhaupt eine Behandlung über die Auflösung der körperlichen Symptome hinaus gerechtfertigt ist. Viele Patienten, die einen Psychiater aufsuchen, weil sie unter zeitlich relativ begrenzten zwischenmenschlichen Konflikten leiden, die sich in Konversionssymptomen, phobischen Reaktionen oder Dissoziationserlebnissen niederschlagen, profitieren von expressiver oder exploratorischer Psychotherapie. Allerdings kann eine größere psychotherapeutische Intervention wie zum Beispiel eine Psychoanalyse gerechtfertigt sein, wenn der Patient zwar nur über geringfügige Symptome klagt, der Diagnostiker aber den Eindruck hat, daß die hysterische Persönlichkeitsstörung bedenkliche Auswirkungen auf Ehe, Arbeit oder Berufsleben des Patienten haben könnte.

Zu den besonderen technischen Schwierigkeiten bei der psychoanalytischen Behandlung der hysterischen Persönlichkeitsstörung zählen: früh einsetzende, intensive Übertragungen mit pseudo-erotischen Abwehrmanövern gegen aggressive Impulse; regressive Übertragungen als Abwehr gegen die Aktivierung ödipaler Konflikte, die ansonsten direkter zum Ausdruck kämen; Affektstürme als eine Form des Acting out; das Abtrennen bestimmter Affekte von ihren unbewußten Bedeutungen. Durch ihre erotisierte Übertragung machen es diese Patienten dem Therapeuten manchmal schwer, negative Übertragungselemente aufzudecken.

Bei der histrionischen Persönlichkeitsstörung ist eine Psychoanalyse nicht angezeigt; die Behandlung ist im wesentlichen psychotherapeutischer Natur, und in der Regel ist expressive oder exploratorische psychoanalytische Psychotherapie die Methode der Wahl. Stützende Psychotherapie ist angezeigt, wenn bei einem Patienten Kontraindikationen gegen exploratorische Psychotherapie vorliegen wie zum Beispiel deutlich antisoziale Charakterzüge, eine außerordentlich schwere Pathologie der Objektbeziehungen und ein Acting out, aus dem der Patient sekundären Gewinn zieht. Manche histrionischen Persönlichkeitsstörungen mit sekundären depressiven Symptomen oder charakterlich bedingter Depression sprechen auf MAO-Hemmer oder auf trizyklische oder tetrazyklische Antidepressiva an. Nach meiner Ansicht sollten diese Medikamente allerdings nur bei Patienten mit schwerer Depression angewandt werden und sind wieder abzusetzen, wenn nach einigen Monaten noch keine eindeutige Besserung eingetreten ist.

Jeder Fall von histrionischer Persönlichkeitsstörung sollte psychotherapeutisch behandelt werden, und zwar so bald wie möglich nach der Diagnosestellung. Während bei der hysterischen Persönlichkeitsstörung mit den Jahren oft von allein eine allmähliche Verbesserung der psychischen und zwischenmenschlichen Anpassung eintritt, nimmt eine unbehandelte histrionische Persönlichkeitsstörung in der Regel einen bestenfalls prekären Verlauf, und es besteht die Gefahr einer allmählichen Verschlechterung, wenn der Patient immer wieder Chancen in seinem Leben ungenutzt läßt oder sie zunichte macht.

Patienten im Übergangsbereich zwischen der hysterischen und der histrionischen Persönlichkeitsstörung stellen uns vor ein schwieriges therapeutisches Problem. Ich denke, daß solche Fälle versuchsweise mit Psychoanalyse behandelt werden sollten; man sollte nur dann zu einer psychoanalytischen Psychotherapie übergehen, wenn sich erweist, daß eine Psychoanalyse bei dem Patienten aus bestimmten Gründen kontraindiziert ist, zum Beispiel weil ein beträchtlicher sekundärer Krankheitsgewinn vorliegt, weil seine Motivation zu gering ist und/oder weil er eine auffallende Unfähigkeit zu emotionaler Introspektion erkennen läßt. Die Tendenz geht derzeit jedoch immer mehr dahin, mit exploratorischer oder psychoanalytischer Psychotherapie zu beginnen, falls die Indikation zur Psychoanalyse zweifelhaft ist, um dann später gegebenenfalls zur Psychoanalyse überzugehen.

Die Hauptschwierigkeiten bei der psychotherapeutischen Behandlung der histrionischen Persönlichkeitsstörung bestehen darin, daß der Patient oft zu einem massiven Acting out neigt, daß er aus der Behandlungssituation sekundären Gewinn zieht, weil sie ihm als Zuflucht vor dem Leben dient, daß sich während der Behandlung scheinbar „chaotische" Situationen entwickeln, in denen primitive Übertragungen zutage treten, und daß der Patient im kommunikativen Prozeß der Behandlung tief regrediert, so daß nonverbale Verhaltensweisen die verbale Kommunikation in den Hintergrund drängen. Diese Schwierigkeiten decken sich in jeder Hinsicht mit den allgemeinen technischen Problemen, die bei der Psychotherapie mit Patienten aus dem Borderline-Spektrum der Persönlichkeitsstörungen zu bewältigen sind.

5 Antisoziale und narzißtische Persönlichkeitsstörungen

Im Mittelpunkt dieses Kapitels steht der enge Zusammenhang zwischen der narzißtischen und der antisozialen Persönlichkeitsstörung. Ich vertrete kurz gesagt die Auffassung, daß alle Patienten mit einer antisozialen Persönlichkeitsstörung Merkmale aufweisen, die für die narzißtische Persönlichkeitsstörung typisch sind, sowie eine spezifische Pathologie ihrer verinnerlichten Moralsysteme (ihrer Über-Ich-Funktionen) und einen charakteristischen Verfall der Welt ihrer verinnerlichten Objektbeziehungen zeigen. Die einzige bedeutsame Ausnahme von dieser Regel bildet das relativ seltene und prognostisch sehr ungünstige klinische Syndrom der „pseudopsychopathischen Schizophrenie". Es wird typischerweise bei chronisch schizophrenen Patienten beobachtet, denen es phasenweise „besser geht" (unabhängig davon, ob sie behandelt werden oder nicht) und die in solchen Phasen der „Besserung" antisoziale Verhaltensweisen an den Tag legen. Diese verschwinden erst dann, wenn der Patient wieder psychotisch wird. Es gibt auch eine Gruppe von Patienten, die irgendwo zwischen der narzißtischen und der antisozialen Persönlichkeitsstörung einzuordnen sind und bei denen sich das findet, was ich das Syndrom des malignen Narzißmus genannt habe (1984). Dieses Syndrom ist definiert als eine Kombination aus (1) einer narzißtischen Persönlichkeitsstörung, (2) antisozialem Verhalten, (3) ich-syntoner Aggression oder ich-syntonem Sadismus, die entweder gegen andere gerichtet sind oder sich in einer bestimmten Art von triumphierenden Selbstverletzungen oder Suizidversuchen äußern, und (4) einer stark paranoiden Einstellung.

Ich beschreibe damit eine Dimension antisozialen Verhaltens, die die narzißtische Persönlichkeitsstörung, die antisoziale Persönlichkeitsstörung und den malignen Narzißmus miteinander verbindet. Diese den drei Störungen gemeinsame Dimension erinnert an ähnliche Zusammenhänge zwischen anderen Persönlichkeitsstörungen, etwa an die Verbindung der schizoiden Persönlichkeitsstörungen zur schizotypischen Persönlichkeitsstörung und an die Verbindung der hysterischen Persönlichkeitsstörung zur histrionischen (bzw. hysteroiden oder infantilen) und zur Borderline-Persönlichkeitsstörung (Kernberg 1984; siehe auch oben, Kapitel 4).

Mein Interesse am Thema der antisozialen Persönlichkeitsstörung rührt daher, daß meiner Ansicht nach die Beschreibung dieser Störung im DSM-III-R

(American Psychiatric Association 1987) Mängel aufweist. Zweifellos sind die Kriterien des Manuals weit genug gefaßt, um praktisch alle antisozialen Persönlichkeitsstörungen einzuschließen, bei denen aggressive Interaktionsmuster und kriminelles Verhalten vorherrschen. Da das DSM-III-R die Entstehungsbedingungen von Störungen in der Kindheit betont, erhält der Kliniker durchaus treffende Hinweise auf die frühen Ursprünge der antisozialen Charakterpathologie. Leider aber faßt das DSM-III-R, indem es den Kriminalitätsaspekt hervorhebt, Delinquenten mit sehr unterschiedlichem Persönlichkeitsaufbau in derselben Kategorie zusammen und verwischt die Trennlinie zwischen soziokulturellen und ökonomischen Determinanten der Delinquenz auf der einen Seite und der Psychopathologie der jeweiligen Persönlichkeit auf der anderen Seite. Die DSM-Kriterien tragen auf diese Weise dazu bei, daß, wie Rutter und Giller (1983) das beschrieben haben, ganz verschiedenartige delinquente Verhaltensweisen über einen Kamm geschoren werden; die beiden Autoren sind der Ansicht, daß ein solch unkritisches Vorgehen hinderlich ist, bei Delinquenten mit einer bestimmten Persönlichkeitsstörung prädisponierende Faktoren ausfindig zu machen. In den Diagnosekriterien des DSM-III-R bleibt außerdem der nicht-aggressive, passive Typus der antisozialen Persönlichkeitsstörung außer acht, bei dem nicht aggressive, sondern chronisch parasitäre und/oder ausnutzende Verhaltensweisen im Vordergrund stehen. Am meisten jedoch beunruhigt mich an der Beschreibung der antisozialen Persönlichkeitsstörung im DSM-III-R, daß der Schwerpunkt auf antisozialen Verhaltensweisen und nicht auf Persönlichkeitsmerkmalen liegt. Diese Tendenz hat Millon (1981) schon vor einem Jahrzehnt mit stichhaltigen Argumenten kritisiert.

Noch komplizierter wird die Diagnose der antisozialen Persönlichkeitsstörung durch den Wandel der Terminologie. 1952 ging man im DSM-I (American Psychiatric Association 1952) von dem traditionellen Begriff *soziopathische Persönlichkeit*, der den Aspekt der sozialen Fehlanpassung dieser Patienten und das Zusammenspiel von Persönlichkeits- und sozialen Determinanten hervorhob, zu dem Begriff *soziopathische Persönlichkeitsstörung* über. Man traf außerdem eine Unterscheidung zwischen der *antisozialen Reaktion* des – im Sinne der klassischen Definition der englischsprachigen Literatur (Henderson 1939) aufgefaßten – Psychopathen und der *dissozialen Reaktion* von Patienten, die soziale Regeln mißachten und in einem anormalen sozialen Umfeld aufgewachsen sind, gegenüber bestimmten Personen aber trotzdem große Loyalität an den Tag zu legen vermögen.

Cleckleys Buch *The Mask of Sanity* („Die Maske der Normalität“, Erstveröffentlichung 1941, vierte US-Ausgabe 1964) ist nach meiner Ansicht noch immer der grundlegende Text über das, was wir heute die antisoziale Persönlichkeitsstörung nennen. In einem Versuch, die Diagnose der Psychopathie enger zu fassen, ging man im DSM-II (American Psychiatric Association 1968, S. 43) zu der Bezeichnung *antisoziale Persönlichkeit* über und schlug eine Kurzdefinition vor, die im wesentlichen aus Hendersons (1939) und Cleckleys (1941) Werken abgeleitet war:

> Dieser Begriff ist nur auf Individuen anzuwenden, die im wesentlichen unsozialisiert sind und deren Verhaltensmuster sie wiederholt in Konflikt mit der Gesellschaft bringt. Sie sind unfähig zu richtiggehender Loyalität gegenüber einzelnen, Gruppen oder Wertvorstellungen. Sie sind ungeheuer selbstsüchtig, gefühllos, verantwortungslos, impulsiv und unfähig, Schuld zu empfinden oder aus Erfahrung und Strafe zu lernen. Die Frustrationstoleranz ist gering. Sie neigen dazu, anderen die Schuld zu geben oder mit geschickten Rationalisierungen für das eigene Verhalten aufzuwarten. Wiederholte strafbare Handlungen oder Verstöße gegen gesellschaftliche Normen in der Vorgeschichte des Betreffenden reichen für sich genommen nicht aus, die Diagnose einer antisozialen Persönlichkeit zu rechtfertigen.

Aus klinischer Sicht ist dies eine bemerkenswert aussagekräftige Definition; trotz ihrer Kürze enthält sie Hinweise auf die narzißtischen Persönlichkeitsmerkmale dieser Patienten. Das DSM-III (American Psychiatric Association 1980) behielt dann den Ausdruck *antisoziale Persönlichkeit* bei und ergänzte ihn durch das Wort *Störung*, ging aber zu einer umfassenderen Betrachtungsweise über, die sich auf das kriminelle Verhalten konzentrierte. Maßgebend für dieses Vorgehen waren die epidemiologischen Forschungsarbeiten von O'Neal und Mitarbeitern (1962), Guze (1964a, 1964b) und insbesondere Robins (1966).

Nach meinem Eindruck war die Psychoanalyse sowohl daran beteiligt, die betreffenden diagnostischen Probleme noch verworrener zu machen, als auch daran, die strukturellen Merkmale der antisozialen Persönlichkeit zu erhellen. Alexander (1928; Alexander und Healy 1935) entwickelte das Konzept des „neurotischen Charakters", das eine ausgeprägte Charakterpathologie meinte und sich auch auf eine Charakterpathologie mit antisozialen Zügen beziehen konnte; auf diese Weise verwischte er indirekt die Unterschiede zwischen der eigentlichen antisozialen Persönlichkeitsstörung und den anderen Persönlichkeitsstörungen. Auch Eissler (1950) leistete dadurch, daß er die Begriffe *alloplastische Abwehrmanöver* und *autoplastische Abwehrmanöver* einander ge-

genüberstellte, einer nivellierenden Betrachtung von Charakterpathologien Vorschub, die einer differenzierteren diagnostischen Sicht auf die antisoziale Persönlichkeit im Wege stand. In der psychoanalytischen Literatur der vierziger und fünfziger Jahre, die sich an Freuds Beschreibung der „Verbrecher aus [unbewußtem] Schuldgefühl" (Freud 1916, S. 389–391; siehe auch Freud 1933, S. 117f.) orientierte, wurde (naiverweise, wie ich heute glaube) antisoziales Verhalten als Reaktionsbildung gegen unbewußte Schuldgefühle und nicht als die Folge von Defiziten in der Über-Ich-Entwicklung gedeutet.

Erst mit Johnsons und Szureks Beschreibung von Über-Ich-Lücken (Johnson 1949; Johnson und Szurek 1952) begannen Psychoanalytiker das Augenmerk mehr auf die strukturellen als auf die dynamischen Aspekte von antisozialen Persönlichkeiten zu richten. Das relativ einfache Modell von Johnson und Szurek wurde rasch abgelöst von einer vielschichtigeren Beschreibung der mit der narzißtischen Persönlichkeit verknüpften Über-Ich-Pathologie durch Rosenfeld (1964) und Jacobson (1964, 1971b), auf die ich mich in vielen Punkten beziehe.

In *Juvenile Delinquency: Trends and Perspectives* geben Rutter und Giller (1983) einen umfassenden Überblick über die epidemiologischen Studien, in denen man den Zusammenhang zwischen kriminellem Verhalten und abnormen Persönlichkeitsmerkmalen bei Jugendlichen untersucht hat; sie unterziehen dabei unser derzeitiges Wissen über die Ätiologie dieser Störungen einer Neubewertung. Sie gehen von der anhaltenden Debatte über biologische, psychische und soziale Einflußfaktoren auf die Entwicklung antisozialen Verhaltens aus und zeigen auf, daß bestimmte Familienkonstellationen in der frühen Kindheit einen deutlichen Zusammenhang damit erkennen lassen, wie weit sich das Individuum später an soziale Regeln und Normen hält. Allerdings stellen sie fest, daß die Mechanismen der Verknüpfung von familiären Faktoren mit der Delinquenz weiterhin ungeklärt sind. Sie weisen auch auf einen Zusammenhang zwischen sozialem Wandel und einem Ansteigen der Delinquenz hin, betonen aber wiederum, daß noch nicht genügend Erkenntnisse zu den betreffenden Mechanismen zur Verfügung stehen. Sie kommen zu dem Schluß, daß bei der jugendlichen Delinquenz offenbar mehrere Ursachen ineinandergreifen, unter anderem der Einfluß von Peer-groups, soziale Kontrolle und soziales Lernen, biologische Faktoren, die an Extremformen antisozialen Verhaltens beteiligt sind, und situative Faktoren. Nach ihrer Auffassung wäre es widersinnig, eine einzige Ursache für die Delinquenz von Jugendlichen finden zu wollen; sie betonen, daß derzeit noch unklar ist, wie eine wirkungsvoll Präventionsstrategie auszusehen hätte.

Die prospektive Studie von Lewis und ihren Mitarbeitern (1985) über die Kindheit von Menschen, die später einen Mord begehen, weist auf folgende Einflußfaktoren hin: psychotische Symptome, starke neurologische Behinderungen, psychotische Verwandte ersten Grades, das Miterleben gewaltsamer Handlungen in der Kindheit und schwere körperliche Mißhandlung. Die Studie unterstreicht also die große Bedeutung biologischer und psychosozialer Faktoren.

Dicks (1972) erforschte den biographischen Hintergrund einer Reihe von deutschen SS-Massenmördern und ihre Persönlichkeitsentwicklung vor und nach ihrem Dienst in Konzentrationslagern. Er führt eindrucksvolle Belege dafür an, daß diese Kriminellen zwar von früher Kindheit an unter schweren Persönlichkeitsstörungen mit überwiegend narzißtischen, paranoiden und antisozialen Zügen litten, aber erst dann widerwärtige kriminelle Handlungen begingen, als die SS-Ausbildung und die SS-Todeslager entsprechende soziale Rahmenbedingungen [social facilitation] dafür boten; während und nach ihren Gefängnisstrafen kehrten sie wieder zur vorherigen nicht-delinquenten Funktionsweise ihrer Persönlichkeit zurück. Man könnte hier beinahe von einer empirischen Untersuchung sozialer Faktoren sprechen, die kriminelles Verhalten begünstigen. (Zweifellos sind dabei auch die Burnout-Tendenzen von Delinquenten mittleren Alters zu berücksichtigen.)

Antisoziales Verhalten sollte idealerweise nicht anhand des Verhaltens oder mit juristischen Begriffen, sondern anhand seiner psychischen Bedeutung definiert werden. Zum Beispiel ist die Aussage „lief mindestens zweimal über Nacht von zu Hause fort, während er noch bei den Eltern oder Pflegeeltern wohnte (oder nur einmal ohne Rückkehr)" – eines der Kriterien für die antisoziale Persönlichkeitsstörung im DSM-III-R (1987/1989, S. 148) – ein rein deskriptiver Satz, bei dem außer acht bleibt, ob das Kind aus einem unerträglichen Zuhause ausriß, wo es von den Eltern körperlich mißhandelt wurde, oder aus einem Zuhause mit geordneten Verhältnissen. Ein anderes Kriterium des DSM-III-R, „hatte nie länger als ein Jahr eine monogame Beziehung" (1987/1989, S. 418), trifft auf sehr viele ältere Jugendliche und junge Erwachsene zu, deren Verhalten in geschlechtlichen Beziehungen von den verschiedensten Faktoren wie neurotischen Hemmungen und gesellschaftlich geprägten Verhaltensmustern und von fast jeder Form von Persönlichkeitsstörung bedingt sein kann. Die Bedeutung der Promiskuität hängt stets von dem sozialen Umfeld und der jeweiligen Persönlichkeitsstruktur ab. Benutzt man Promiskuität als Kriterium, so richtet sich das diagnostische Augenmerk erneut auf das Verhalten anstatt auf das, was dem Verhalten zugrunde liegt.

Ein Vorschlag für ein diagnostisches Entscheidungsmodell

Ich habe festgestellt, daß klinisch gesehen das erste Anzeichen für das mögliche Vorhandensein einer antisozialen Persönlichkeitsstörung – unabhängig davon, wie stark das delinquente Verhalten ausgeprägt ist oder ob es sogar ganz fehlt – darin besteht, daß eine narzißtische Persönlichkeitsstörung vorliegt. Und tatsächlich lassen sich die Merkmale, die Cleckley in seinem klinischen Profil der antisozialen Persönlichkeit beschreibt (1941/1964, S. 15f.), ohne weiteres in drei Kategorien unterteilen: (1) bestimmte Grundmerkmale, durch die sich die antisoziale Persönlichkeit von Psychosen und hirnorganischen Syndromen unterscheidet: „Fehlen von Wahnvorstellungen und anderen Zeichen irrationalen Denkens“ und „inadäquat motiviertes antisoziales Verhalten“ (das vorherrschende unter den unmittelbar ersichtlichen Symptomen); (2) eine Reihe von Merkmalen, die bei schwerer narzißtischer Charakterpathologie zu beobachten sind: „Sexualleben unpersönlich, oberflächlich und schlecht integriert“, „zeigt in zwischenmenschlichen Beziehungen nicht die allgemein erwartbaren Reaktionen“, „ist insgesamt kaum zu stärkeren affektiven Reaktionen imstande“, „pathologisch egozentrisch und unfähig zu lieben“; (3) Merkmale, in denen sich eine tiefgreifende Über-Ich-Pathologie äußert: „Unzuverlässigkeit“, „Unredlichkeit und Unaufrichtigkeit“, „Fehlen von Reue und Scham“, „schwaches Urteilsvermögen und Unfähigkeit, aus Erfahrungen zu lernen“ und „Unvermögen, irgendeinen Lebensplan zu verfolgen“.

Von den Elementen, die Cleckley in seinem klinischen Profil auflistet, finde ich nur vier zweifelhaft: „Fehlen von ‚Nervosität‘ und psychoneurotischen Manifestationen“, „überspanntes und wenig anziehendes Verhalten unter Alkoholeinfluß und manchmal auch ohne diesen“, „Suizidpläne selten umgesetzt“ und „vordergründig charmant und ‚intelligent‘“. Psychoneurotische Symptome sind bei vielen antisozialen Persönlichkeiten durchaus vorhanden; impulsive Suizidhandlungen kommen bei diesen Patienten ebenso vor wie bei Patienten, die unter dem Syndrom des malignen Narzißmus leiden; die Formulierung „überspanntes und auf andere wenig anziehend wirkendes Verhalten unter Alkoholeinfluß und manchmal auch ohne diesen“ erscheint mir zu unspezifisch; und schließlich legen viele Patienten mit antisozialer Persönlichkeitsstörung, insbesondere die zur Gruppe der Kriminellen zählenden, nicht einmal vordergründigen Charme an den Tag, und die Störung kann überdies mit jedem beliebigen Intelligenzniveau gekoppelt sein.

Wenn antisoziales Verhalten mit einer narzißtischen Persönlichkeitsstörung einhergeht, reicht das allerdings noch nicht aus, um eine antisoziale Persönlichkeitsstörung zu diagnostizieren. Wie ich bereits erwähnt habe, gibt es eine Gruppe, die zwischen der narzißtischen und der antisozialen Persönlichkeitsstörung steht: der maligne Narzißmus. Antisoziales Verhalten kann auch bei anderen Persönlichkeitsstörungen auftreten; bei der Bewertung dieses Symptoms ist die Differentialdiagnose von größter Bedeutung, weil sie prognostisch und therapeutisch wichtige Konsequenzen hat. Antisoziales Verhalten bei einer nicht-narzißtischen Persönlichkeit hat eine günstige Prognose, während antisoziales Verhalten bei der eigentlichen antisozialen Persönlichkeit mit einer extrem schlechten Prognose einhergeht.

Antisoziales Verhalten kann auch die Folge einer normalen oder pathologischen Anpassung an ein hochpathologisches soziales Umfeld wie zum Beispiel die „Gang-Subkultur“ sein; obwohl man einer solchen Störung in der klinischen Praxis selten begegnet, ist es hilfreich, daß uns der Begriff der „dissozialen Reaktion“ im DSM-I die Existenz dieser Patientengruppe in Erinnerung ruft. Manchmal ist antisoziales Verhalten einem neurotischen Symptom gleichzusetzen: Zum Beispiel nimmt eine neurotische Widerspenstigkeit in der Adoleszenz gelegentlich die Form antisozialen Verhaltens an.

Das antisoziale Verhalten eines Patienten sollte mit Blick auf das allgemeine Organisationsniveau seiner Über-Ich-Funktionen untersucht werden. Dies führt uns erneut zu der Frage des „Verbrechers aus [unbewußtem] Schuldgefühl“. Antisoziales Verhalten, das einem unbewußten Schuldgefühl und dem darauf beruhenden unbewußten Streben nach Bestrafung entspringt, ist von der überwältigenden Mehrzahl der Fälle zu trennen, in denen Selbstschädigung und eine vom eigenen Handeln provozierte Strafe nicht auf eine derartige unbewußte Motivation zurückgehen, auch wenn sie durchaus eine Folge des antisozialen Verhaltens sind. Eigentlich kann die psychoanalytische Hypothese eines unbewußten Schuldgefühls nur dann bestätigt werden, wenn dieses dem Patienten im Laufe der psychoanalytischen Exploration bewußt wird. Genau dazu aber kommt es meistens nicht, wenn sich Patienten, die hochgradig antisoziales Verhalten zeigen, einer intensiven psychoanalytischen Langzeit-Psychotherapie unterziehen. Außerdem ist allein schon aus rein theoretischen Gründen, angesichts der zahlreichen Belege dafür, daß bei den meisten Patienten mit antisozialem Verhalten grundlegende Über-Ich-Funktionen beeinträchtigt oder nicht verfügbar sind, die Annahme höchst zweifelhaft, sie würden aus einem unbewußten Schuldempfinden heraus handeln.

In der klinischen Praxis trifft man zuweilen auf Patienten mit einer neurotischen Persönlichkeitsorganisation, deren antisoziales Verhalten (anders als das bei einer Borderline-Persönlichkeitsorganisation der Fall wäre) unbewußt auf Selbstbestrafung oder Bestrafung durch eine externe Instanz zielt. Wenn eine bestimmte Persönlichkeitsstörung (vom hysterischen, zwangsneurotischen oder depressiv-masochistischen Typ) vorherrscht, ist das ein Hinweis darauf, daß diese recht untypische Ätiologie antisozialen Verhaltens vorliegen könnte.

Auch das relativ seltene Symptom der Pseudologia phantastica sollte mit Blick auf die Persönlichkeitsstörung untersucht werden, bei der es auftritt. Pseudologia phantastica kommt bei der hysteroiden, histrionischen oder infantilen Persönlichkeit vor und ist in diesem Fall ein prognostisch weniger düsteres Zeichen als chronisches Lügen oder als die Pseudologia phantastica bei der narzißtischen und der antisozialen Persönlichkeitsstörung. Dies zeigt erneut, daß es für die Differentialdiagnose antisozialen Verhaltens entscheidend ist, die vorherrschende Charakterpathologie genau zu bestimmen.

Oft wird die Differentialdiagnose antisozialen Verhaltens erschwert, weil beim Patienten auch Alkoholismus und/oder Drogenmißbrauch und die entsprechenden sekundären Symptome vorliegen. Bei einem damit verwandten und oft sehr komplexen und verwickelten psychopathologischen Erscheinungsbild geht antisoziales Verhalten mit einer gut strukturierten Perversion oder sexuellen Abnormität einher. Im DSM-III und im DSM-III-R heißt eine solche Störung „Paraphilie". In der Praxis ist die Hauptfrage in diesem Fall, inwieweit ich-syntone Aggression in das Muster abnormer Sexualität eingegliedert ist: Je mehr sich die Persönlichkeitsstruktur vom narzißtischen hin zum antisozialen Typus verschiebt, um so lebensbedrohender können solche aggressiven Verhaltensweisen werden, und bei einer Untergruppe aggressiver antisozialer Persönlichkeiten konzentriert sich das kriminelle Verhalten auf Notzucht und Mord (siehe Kapitel 15 und 17).

Klassifikation und Differentialdiagnose

Im folgenden stelle ich eine nach Schweregrad gestaffelte Klassifikation von Persönlichkeitsstörungen mit hervorstechenden antisozialen Zügen vor. Wenn bei Patienten antisoziales Verhalten festgestellt wird, ist es stets von Nutzen, zunächst eine antisoziale Persönlichkeitsstörung im engeren Sinne auszuschließen. Aus diesem Grund überprüfe ich bei allen Patienten mit narzißtischer Persönlichkeitsstörung systematisch, ob bei ihnen antisoziales Verhalten zu finden ist.

Diese Patienten weisen üblicherweise auch eine narzißtische Persönlichkeitsstörung auf. Die typischen Symptome der narzißtischen Persönlichkeitsstörung im Bereich der *pathologischen Selbstliebe* sind: eine exzessive Selbstbezogenheit und Egozentrik; Grandiositätserleben und die sich daraus ableitenden exhibitionistischen Merkmale; eine überhebliche, rücksichtslose und übertrieben ehrgeizige Haltung; ein übermäßiges Angewiesensein auf die Bewunderung durch andere; emotionale Flachheit; Anfälle extremer Unsicherheit im Wechsel mit Grandiositätserleben. Im Bereich *pathologischer Objektbeziehungen* sind die dominanten Symptome dieser Patienten: unbeherrschter Neid (sowohl bewußt als auch unbewußt); Entwertung anderer in Abwehr gegen diesen Neid; eine ausnutzende Art, die sich in Habgier, im Aneignen fremder Ideen oder fremden Eigentums und in einer Anspruchshaltung äußert; eine Unfähigkeit, sich in einer auf Gegenseitigkeit aufbauenden Beziehung auf den anderen zu verlassen; eine bemerkenswerte Unfähigkeit, sich in andere einzufühlen und sich auf sie einzulassen. Der *grundlegende Ich-Zustand* dieser Patienten weist folgende Merkmale auf: ein chronisches Gefühl der Leere; eine Unfähigkeit zu lernen; ein Gefühl der Isolation; Reizhunger; ein diffuses Empfinden, daß das Leben sinnlos ist.

Darüber hinaus zeigen diese narzißtischen Patienten ein gewisses Maß an *Über-Ich-Pathologie*. Dazu zählen die Unfähigkeit, eine nach innen gewandte Traurigkeit zu erleben, starke Stimmungsschwankungen und das Überwiegen von Scham gegenüber Schuldgefühlen bei der intrapsychischen Regulierung des Sozialverhaltens. Außerdem ist ihr Wertesystem eher von kindlicher als erwachsener Art; das heißt, körperliche Schönheit, Macht, Reichtum und Bewundertwerden haben für sie einen höheren Wert als Fähigkeiten, Leistungen, Verantwortungsbewußtsein und der Bezug auf Ideale.

Die eigentliche antisoziale Persönlichkeitsstörung weist eine noch schwerere Über-Ich-Pathologie auf. Bei manchen Patienten sind die antisozialen Verhaltensweisen, wie zum Beispiel Lügen, Stehlen, Fälschen, Betrügen und Prostitution, überwiegend „passiv-parasitärer“ Art; Körperverletzung, Mord und bewaffneter Raubüberfall sind dagegen charakteristisch für den „aggressiven“ Typus (Henderson 1939; Henderson und Gillespie 1969). Man kann, mit anderen Worten, bei Patienten mit antisozialer Persönlichkeitsstörung eine klinische Unterscheidung treffen zwischen aggressiv handelnden, sadistischen und in der Regel auch paranoid eingestellten Patienten auf der einen und passiven, ausnutzenden, parasitären Patienten auf der anderen Seite.

Es ist zu betonen, daß bei intelligenten Patienten aus sozioökonomisch günstigen Verhältnissen, deren antisoziales Verhalten überwiegend passiv-parasitärer Natur ist, die Kindheitsgeschichte oft recht unauffällig wirkt, ja unter Umständen keinerlei Entstehungsbedingungen erkennen läßt, besonders wenn die Patienten aus bestimmten hochpathologischen, aber sozial angepaßten Familien stammen. Zum Beispiel war ein Patient in der Grundschule, in der Highschool und auf dem College ein hervorragender Schüler, kam als junger Mann bei anderen gut an und war allgemein beliebt. Die Eltern verziehen ihm großzügig sein gelegentliches Stehlen, und sein Mangel an Verantwortungsgefühl wurde darauf zurückgeführt, daß die bewundernde Mutter und die Großeltern ihn verwöhnt und zu sehr behütet hatten. Er schloß ein weiterführendes Studium ab, heiratete eine Frau, mit der er fünfzehn Jahre lang eine offenbar normale Ehe führte, und war gut zu seinen Kindern. Zur selben Zeit veruntreute er Gelder von Geschäftspartnern und aus dem Familienunternehmen. Während seine Schulden bedrohlich wuchsen, machte er Freunden und Geschäftspartnern teure Geschenke und gab sich als eine Art Ganzjahres-Weihnachtsmann. Erst als ihm wegen Steuerhinterziehung eine Gefängnisstrafe drohte, wurde er von seiner Familie zum Arzt gebracht.

Die grundlegende Entscheidung, ob passives beziehungsweise aggressives antisoziales Verhalten als Bestandteil einer narzißtischen Persönlichkeitsstörung oder einer antisozialen Persönlichkeitsstörung im eigentlichen Sinne aufzufassen ist, läßt sich daran festmachen, daß bei der antisozialen Persönlichkeitsstörung die Fähigkeit zu Schuldgefühl und Reue fehlt. Selbst wenn man einem Patienten mit antisozialer Persönlichkeit die Konsequenzen seines Tuns vorhält und er wortreich beteuert, wie leid ihm alles tut, ändert er sein Verhalten gegenüber denen, die er angegriffen oder ausgenutzt hat, keineswegs und macht sich auch von sich aus keine Sorgen darum, daß es ihm nicht gelingt, sein Verhalten zu ändern.

Bei der Differentialdiagnose der Fähigkeit, Schuld und Mitgefühl zu empfinden, muß man sich zwar in erster Linie auf Indizien stützen, die sich ergeben, wenn man den Patienten mit für ihn unangenehmen Feststellungen konfrontiert und sein Omnipotenzerleben dabei möglicherweise in sich zusammenbricht. Doch in den Vorgesprächen ergeben sich unter Umständen auch andere, direkte Hinweise auf seine Unfähigkeit, Schuld und Anteilnahme zu empfinden. Zum Beispiel ist ein solcher Patient nicht imstande, sich vorzustellen, daß andere aus ethischen Erwägungen heraus handeln: Wenn er darauf beharrt, daß er die Wahrheit sagt, und der Diagnostiker ihn im folgenden bei einer faustdicken Lüge ertappt, reagiert der Patient zwar betreten, doch wenn er dann aufgefordert wird, die emotionale Reaktion des Therapeuten nachzuvollziehen, ist er dazu nicht in der Lage; er kann lediglich spüren, daß der Therapeut wohl wütend auf ihn ist, weil er ihn zum Narren gehalten hat. Es kann auch sein, daß der antisoziale Patient seine Schuld „bekennt", wobei er sich aber auf diejenigen Handlungen beschränkt, bei denen er ertappt worden ist. Während er also erklärt, sein vergangenes Verhalten tue ihm leid, handelt er gleichzeitig in krassem Widerspruch zu dem, was er sagt.

Die Unfähigkeit, nicht ausnutzende Beziehungen zu anderen psychisch zu besetzen, spiegelt sich darin wider, daß die Beziehungen des Patienten kurzlebig, oberflächlich und und von Gleichgültigkeit geprägt sind, daß er sogar unfähig ist, Haustiere emotional zu besetzen, und daß er internalisierte moralische Grundsätze völlig vermissen läßt, geschweige denn fähig wäre, das von derartigen Wertvorstellungen motivierte Handeln anderer nachzuvollziehen. Die Einengung des affektiven Erlebens bei diesen Patienten äußert sich in folgenden Merkmalen: Sie können ein Ansteigen ihres Angstpegels nicht aushalten, ohne daß zusätzliche Symptome oder weitere pathologische Verhaltensweisen auftreten; sie sind unfähig, eine mit nachdenklicher Trauer verknüpfte Niedergeschlagenheit zu erleben; sie können sich weder verlieben noch bei ihren sexuellen Beziehungen irgendwelche zärtlichen Gefühle entwickeln.

Diese Patienten haben kein Gefühl für das Verstreichen der Zeit. Sie können nicht für die Zukunft planen und sind außerstande, ihrem Erleben und Verhalten in der Gegenwart ein angestrebtes Idealziel gegenüberzustellen; ihr Planen beschränkt sich darauf, daß sie ein momentanes Unbehagen zu beheben und innere Anspannung abzubauen versuchen, indem sie unverzüglich erreichbare Ziele ansteuern. Dieselbe Unfähigkeit, sich ihr Leben über die unmittelbare Gegenwart hinaus vorzustellen, äußert sich auch darin, daß sie aus ihren Erfahrungen nicht zu lernen vermögen. Sie sind bekannt dafür, daß sie andere zu manipulieren versuchen, in pathologischer Weise lügen und mit fadenscheinigen Rationalisierungen aufwarten. Paulina Kernberg (persönliche Mitteilung) hat den Begriff des *Hologramm-Menschen* [hologram man] geprägt, mit dem sie Patienten bezeichnet, die während der diagnostischen Sitzungen ein nebelhaftes, entrücktes Bild von sich entwerfen. Dieses Bild wirkt wie abgetrennt von der Realität ihrer Gegenwart oder ihrer Vergangenheit. Es kann sich, je nach Zielrichtung der Fragen, die der Diagnostiker stellt, von einem Augenblick auf den anderen ändern und löst in ihm ein beunruhigendes Gefühl von Unwirklichkeit aus.

Ich möchte noch einmal darauf hinweisen, daß die entscheidende diagnostische Aufgabe, sobald die Diagnose einer narzißtischen Persönlichkeitsstruktur gesichert erscheint, darin besteht, den Schweregrad sämtlicher eventuell vorhandenen antisozialen Merkmale, deren Vorgeschichte und Ursprünge in der Kindheit sowie die dem Patienten verbleibende Fähigkeit zu Objektbeziehungen und zu angemessenem Funktionieren des Über-Ichs zu ermitteln. Die praktisch völlige Unfähigkeit zu nicht-ausnutzenden Objektbeziehungen und das Fehlen jeglicher moralischer Dimension im Funktionsablauf der Persönlichkeit ist das Schlüsselelement, anhand dessen sich die antisoziale Persönlichkeit im eigentlichen Sinne von den weniger schweren Syndromen des malignen Narzißmus und der narzißtischen Persönlichkeitsstörung abgrenzen läßt. Die Diagnose einer antisozialen Persönlichkeitsstörung sichert man ab, indem man eine vollständige Krankengeschichte erhebt, die Schilderungen des Patienten sorgsam auslotet, ihn auf taktvolle Weise mit Widersprüchen und undurchsichtigen Stellen in seinen Schilderungen konfrontiert, seine Interaktion mit dem Diagnostiker beurteilt und prüft, wie er reagiert, wenn man ihn mit Widersprüchen konfrontiert, die zwischen den objektiven Daten über seine Vergangenheit, seinen jetzigen Schilderungen und seinem Verhalten zu erkennen sind.

Es kann von großem Nutzen sein, zu sondieren, wie der Patient reagiert, wenn man ihn zu antisozialen Verhaltensweisen befragt, die – nach dem zu urteilen, was er gesagt hat – bei ihm durchaus gegeben sein könnten, ohne daß er dies aber zugegeben hätte. Wenn man zum Beispiel einen Patienten fragt, dessen Vorgeschichte einem den Schluß aufdrängt, daß er zur Prostitution neigen könnte: „Was hat Sie davon abgehalten, auf den Strich zu gehen?", oder wenn man einen Drogenabhängigen fragt: „Wie kommt es, daß Sie nicht dealen?", überprüft man damit die Über-Ich-Funktionen des Patienten sowie seine Ehrlichkeit dem Therapeuten gegenüber. Um Patienten auf die Schliche zu kommen, die den Therapeuten anlügen, ohne zuzugeben, daß sie lügen (viele antisoziale Persönlichkeiten gestehen wohl ein, daß sie lügen, ohne aber deswegen damit aufzuhören), muß man Erkundigungen bei ihren Verwandten einziehen, gut durchdachte sozialarbeiterische Interventionen in die Wege leiten und Berichte von Institutionen anfordern, mit denen die Patienten zu tun hatten.

Es ist sowohl für diagnostische als auch für prognostische Zwecke oft von großem Nutzen, sich über die Gründe Gedanken zu machen, aus denen ein Patient wohl den Psychiater aufsucht – es könnte zum Beispiel sein, daß er sich ein Gesundheitszeugnis für die Wiedereinstellung an einer Schule erschleichen will, oder daß er versucht, einem Gerichtsverfahren zu entrinnen. Um allen diesen Faktoren auf den Grund gehen zu können, sind oft mehrere Gesprächstermine erforderlich; unter Umständen muß man immer wieder auf unklare und verwirrende Punkte zu sprechen kommen und wiederholt prüfen, wie der Patient reagiert, wenn man ihm seine Täuschungsmanöver oder widersprüchlichen Aussagen vorhält.

Eine zweite Informationsquelle bei Patienten mit ausgeprägt antisozialem Verhalten bietet oft die Gegenübertragung: Beim Therapeuten stellt sich ein Gefühl der Verwirrung ein, und er ist entweder versucht, die Aussagen des Patienten kritiklos hinzunehmen, oder er weist sie aus einer paranoiden Gegenübertragung heraus zurück und versucht sich dabei mit einer „Pseudoneutralität“ zu schützen, hinter der sich ein Entwerten des Patienten oder der Wunsch verbirgt, der unerträglichen Beziehung mit einem Patienten zu entkommen, der im Grunde die elementarsten Wertvorstellungen über menschliche Beziehungen in Zweifel zieht. Nach meiner Ansicht ist das Schwanken eines Therapeuten zwischen einer paranoiden Haltung und Momenten des Anteilnehmens – mit anderen Worten, eine echte Ambivalenz gegenüber dem Patienten – eine gesunde Reaktion. Es ist viel gewonnen, wenn dem Therapeuten eine Haltung gelingt, die moralisch, aber nicht moralisierend, fair, aber nicht naiv, konfrontierend, aber nicht aggressiv ist. Die Technik der Konfrontation besteht darin, daß man auf taktvolle Weise widersprüchliche oder verwirrende Aspekte in den Schilderungen, dem Verhalten und/oder der Vergangenheit des Patienten nebeneinanderstellt; Konfrontieren bedeutet nicht, daß man in aggressiver Weise seine Kritik oder Gegenmeinung kundtut.

In der Regel läßt sich durch sorgfältiges Erheben der Vorgeschichte und durch Überprüfung des Geisteszustands mit genügender Sicherheit ausschließen, daß eine schwere affektive Störung vorliegt. Psychologische Tests liefern darüber hinaus Anhaltspunkte dafür, ob Patienten unter organisch bedingten psychischen Störungen wie einer Schläfenlappen-Epilepsie oder einem limbischen Syndrom leiden, unter Störungen also, die mit explosivem aggressivem Verhalten einhergehen können. Mit den Tests ist oft auch eine atypische schizophrene Störung wie etwa die „pseudopsychopathische Schizophrenie“ auszuschließen. Wenn das antisoziale Verhalten erst im mittleren oder späten Erwachsenenalter und zusammen mit einer Beeinträchtigung des Gedächtnisses und der höheren Funktionen des abstrakten Denkens auftritt, müssen als mögliche Ursachen viele organisch bedingte, chronisch verlaufende psychische Störungsbilder überprüft werden; hierzu sind neben psychologischen Tests auch neurologische, EEG- und radiologische Untersuchungen erforderlich.

Falls eine antisoziale Persönlichkeitsstörung im engeren Sinn ausgeschlossen werden kann, kommen als nächste diagnostische Kategorien eine narzißtische Persönlichkeitsstörung mit dem Syndrom des malignen Narzißmus oder eine narzißtische Persönlichkeitsstörung mit überwiegend passiv-parasitären antisozialen Tendenzen in Frage.

Maligner Narzißmus

Diese Patienten sind durch eine typische narzißtische Persönlichkeitsstörung, durch antisoziales Verhalten, durch ich-syntonen Sadismus oder im Charakter verankerte Aggression und durch eine paranoide Einstellung gekennzeichnet. Trotz allem verfügen sie, im Gegensatz zu antisozialen Persönlichkeiten im engeren Sinne, über die Fähigkeit, anderen gegenüber loyal zu sein und Anteil an ihnen zu nehmen, und sind zu Schuldgefühlen in der Lage; sie können nachvollziehen, daß andere Menschen aus moralischen Erwägungen und Überzeugungen heraus handeln, und lassen oft eine realistische Einstellung zu ihrer eigenen Vergangenheit und bei ihrer Zukunftsplanung erkennen.

Ihr ich-syntoner Sadismus kann sich in einer bewußten „Ideologie" aggressiver Selbstbehauptung äußern oder aber, was recht häufig vorkommt, in chronischen, ich-syntonen Suizidtendenzen. Diese treten nicht als Teil eines depressiven Syndroms, sondern in emotionalen Krisen oder sogar aus heiterem Himmel auf. Dahinter steht die (bewußte oder unbewußte) Phantasie, daß einer, der imstande ist, sich das Leben zu nehmen, anderen überlegen ist und im Gegensatz zu ihnen über die Angst vor Schmerzen und vor dem Tod triumphiert. Suizid zu begehen bedeutet in der Phantasie eines solchen Patienten, sadistische Macht über andere auszuüben oder einer Welt „den Rücken zu kehren", die sich seiner Macht zu entziehen scheint.

Die paranoide Einstellung eines solchen Patienten (die, psychodynamisch gesehen, die Projektion nicht integrierter sadistischer Über-Ich-Vorläufer auf andere Menschen widerspiegelt) äußert sich darin, daß er andere in übertriebener Weise als Idole, Feinde und Dummköpfe wahrnimmt. Er neigt dazu, im Verlauf einer intensiven Psychotherapie in paranoide mikropsychotische Episoden zu regredieren. Bei diesen Patienten treten also die komplementären Funktionen paranoider und antisozialer Interaktionen in der zwischenmenschlichen Sphäre auf höchst dramatische Weise zutage (Jacobson 1971b; Kernberg 1984). Manche von ihnen haben, zum Beispiel als Anführer sadistischer Gangs oder terroristischer Gruppen, ihr antisoziales Verhalten rationalisiert. Die Rationalisierung des antisozialen Verhaltens geschieht durch ein idealisiertes Selbstbild und eine ich-syntone, sadistische und auf die eigenen Wünsche zugeschnittene Ideologie und kann durchaus mit der Fähigkeit zur Loyalität gegenüber den eigenen Kameraden verbunden sein.

Narzißtische Persönlichkeitsstörungen mit antisozialem Verhalten

Bei diesen Patienten findet sich ein breites Spektrum antisozialer Verhaltensweisen, die meist passiv-parasitärer Art sind; in manchen Bereichen lassen sie Reste autonomen moralischen Verhaltens erkennen, während sie ansonsten andere Menschen rücksichtslos ausnutzen. Sie weisen weder den ich-syntonen Sadismus, die gegen sich selbst gerichtete Aggression noch die paranoide Einstellung auf, die für den malignen Narzißmus charakteristisch sind. Sie sind fähig, Schuldgefühle zu erleben, Interesse an anderen Menschen zu zeigen und sich ihnen gegenüber loyal zu verhalten; sie haben ein adäquates Bild von ihrer Vergangenheit und sind in der Lage, realistische Zukunftsvorstellungen und -pläne zu entwickeln. In manchen Fällen ist das, was als antisoziales Verhalten in Erscheinung tritt, einfach ein Ausdruck des Unvermögens, sich auf langfristige Beziehungen ganz einzulassen. Bei diesen Patienten herrschen narzißtische Spielarten von Promiskuität, ein Mangel an Verantwortungsgefühl bei der Arbeit und das emotionale und finanzielle Ausnutzen anderer vor, obwohl ihnen andere Menschen nicht durchweg gleichgültig sind und sie in distanzierteren zwischenmenschlichen Beziehungen ein normal entwickeltes Verantwortungsgefühl zeigen.

Andere schwere Persönlichkeitsstörungen mit antisozialen Zügen

Auch auf dieser nächsten Ebene der Pathologie erscheinen Prognose und therapeutische Möglichkeiten in einem günstigeren Licht als auf der zuvor beschriebenen Stufe. Das antisoziale Verhalten ist hier nicht mit einer narzißtischen, sondern mit einer anderen Persönlichkeitsstörung gekoppelt. Es handelt sich um Patienten mit einer Borderline-Persönlichkeitsorganisation und nicht-pathologischem Narzißmus. Typische Beispiele sind zum einen die infantile, histrionische oder hysteroide Persönlichkeitsstörung beziehungsweise Zetzels Hysterietypen 3 und 4 (dieses Störungsbild darf nicht mit der eigentlichen hysterischen Persönlichkeit verwechselt werden; siehe Kapitel 4), zum anderen die paranoide Persönlichkeitsstörung; sie sind die zwei Persönlichkeitsstörungen in dieser Kategorie, bei denen antisoziales Verhalten am häufigsten auftritt. Bei der infantilen Persönlichkeit ist Pseudologia phantastica nicht selten; der „paranoide Drang zu Verrat und Treuebruch", von dem Jacobson spricht (1971a), verweist auf die Treulosigkeit dieser Patienten in einem paranoiden Kontext. Nach meiner Erfahrung sind die meisten Patienten, bei denen eine vorgetäuschte Störung mit psychischen und/oder körperlichen

Symptomen vorliegt*, sowie Spielsüchtige, Kleptomanen, Pyromanen und Simulanten dieser Gruppe von Persönlichkeitsstörungen mit antisozialen Zügen zuzurechnen, falls sie keine typische narzißtische Persönlichkeitsstörung aufweisen.

Neurotische Persönlichkeitsstörungen mit antisozialen Zügen

In dieser Gruppe finden wir Freuds (1916) „Verbrecher aus [unbewußtem] Schuldgefühl". Diese Patienten sind von großem klinischem Interesse, weil ihr manchmal dramatisches antisoziales Verhalten im Kontext einer neurotischen Persönlichkeitsorganisation abläuft und die Prognose für eine psychotherapeutische und psychoanalytische Behandlung ausgezeichnet ist.

Ein Patient mit einer zwangsneurotischen Persönlichkeitsstörung stahl an öffentlichen Orten, an denen er arbeitete, unbedeutende Gegenstände und setzte sich der Gefahr aus, zu seiner Beschämung ertappt zu werden und seine Stelle zu verlieren. Glücklicherweise förderte ein Psychiater durch eine geschickte Untersuchung diese Informationen zutage, so daß der Patient davon abgehalten werden konnte, sich seine Zukunft zu verbauen; zugleich wurde eine Behandlung eingeleitet. Obwohl solche Fälle recht selten sind, lohnt es sich aufgrund des enormen Unterschieds zwischen den Prognosen für diese und für die zuvor erwähnten Gruppen, die Persönlichkeitsstruktur bei jedem Patienten mit antisozialem Verhalten einer sorgfältigen Beurteilung zu unterziehen.

Antisoziales Verhalten als Teil einer symptomatischen Neurose

Diese Kategorie umfaßt gelegentliches antisoziales Verhalten, das bei Widerspenstigkeit in der Adoleszenz, bei Anpassungsstörungen und häufig in einem sozialen Umfeld auftritt, das dem Umsetzen psychischer Konflikte in antisoziales Verhalten Vorschub leistet.

Dissoziale Reaktion

Dieses in der klinischen Praxis verhältnismäßig selten anzutreffende Syndrom tritt bei der normalen und/oder neurotischen Anpassung an ein anormales soziales Umfeld oder Gruppenmilieu auf. Klinisch gesehen ist bei den meisten

* „Vorgetäuschte Störungen" ist eine Kategorie im DSM-III-R. A. d. Ü.

dieser Patienten irgendeine Persönlichkeitsstörung festzustellen, die ihre unkritische Anpassung an eine subkulturelle Gruppe mit antisozialen Verhaltensweisen begünstigt.

Prognostische und therapeutische Überlegungen

Antisoziales Verhalten ist im wesentlichen mit Psychotherapie zu behandeln, außer natürlich, wenn es im Zusammenhang einer organisch bedingten psychischen Störung oder einer psychotischen Erkrankung auftritt. Die Prognose für eine psychotherapeutische Behandlung richtet sich danach, welcher der beschriebenen psychopathologischen Ebenen das antisoziale Verhalten jeweils zuzuordnen ist. Am ungünstigsten fällt die Prognose auf der ersten Ebene aus: Fast keiner der Patienten mit einer antisozialen Persönlichkeitsstörung im engeren Sinne spricht auf übliche psychotherapeutische Methoden an. Günstiger sind die Aussichten allerdings bei der Behandlung der antisozialen Persönlichkeitsstörung im Kindesalter – die im DSM-III-R „Störung des Sozialverhaltens" heißt –, und es liegen ermutigende Befunde zur Behandlung solcher Kinder in speziellen Wohnformen vor (Diatkine 1983). Eine „aggressive Verhaltensstörung mit Sozialisierungsmängeln"* scheint prognostisch am ungünstigsten zu sein. Diese Diagnose entspricht der Kategorie „aggressiver Einzeltyp" im DSM-III-R.

Die ambulante Psychotherapie bei erwachsenen Patienten mit antisozialen Persönlichkeitsstörungen hat sehr entmutigende Resultate erbracht. Ich glaube, es läßt sich bisher noch nicht mit Sicherheit sagen, ob spezielle Formen von therapeutischen Gemeinschaften bei solchen Patienten dauerhafte Wirkungen erzielen können. Eine längere stationäre Behandlung in speziellen geschlossenen Kliniken oder Haftanstalten scheint in manchen Fällen Erfolg zu haben, besonders wenn eine konsequente und unbestechliche Kontrolle durch die soziale Umwelt gekoppelt ist mit der Gelegenheit zur Therapie in Gruppen mit delinquenten Patienten-Häftlingen (Reid 1981).

Bei der Beurteilung von Patienten mit antisozialem Verhalten in einer normalen Ambulanzpraxis besteht die erste Aufgabe darin, nach den oben angeführten Regeln eine sorgfältige Differentialdiagnose zu stellen und damit die prognostisch günstigeren Persönlichkeitsstörungen von der eigentlichen anti-

* Kernberg scheint sich hier auf die DSM-*III*-Kategorie 312.00, „Verhaltensstörung mit Sozialisierungsmängeln, aggressiv" zu beziehen. A. d. Ü.

sozialen Persönlichkeitsstörung zu unterscheiden. Die zweite Aufgabe ist, die unmittelbare soziale Umgebung des Patienten gegen die Folgen seines Verhaltens abzuschirmen, den Mitgliedern seiner Familie zu helfen, sich zu schützen, und die Familie mit Fingerspitzengefühl, aber ungeschminkt und umfassend über die Art der psychopathologischen Störung und die Prognose zu informieren und ihr entsprechende Ratschläge anzubieten. Die Tatsache, auf die viele Forscher und Kliniker hingewiesen haben, daß bei der antisozialen Persönlichkeitsstörung in den mittleren und späteren Erwachsenenjahren oft ein Burnout eintritt, kann der Familie ein wenig Hoffnung auf die fernere Zukunft oder zumindest etwas Trost vermitteln (Glueck und Glueck 1943).

Die dritte Aufgabe besteht darin, für den Behandlungsversuch, wie immer er auch aussehen soll, realistische Bedingungen zu schaffen und sicherzustellen, daß der Patient keinerlei sekundären Gewinn aus der Behandlung ziehen kann – zum Beispiel, daß er der Strafverfolgung entgeht oder die parasitäre Abhängigkeit von den Eltern oder von anderen Systemen sozialer Unterstützung aufrechterhalten kann.

Die Prognose für die Behandlung des malignen Narzißmus fällt zwar zurückhaltend, aber entschieden besser aus als die für die eigentliche antisoziale Persönlichkeit; manche dieser Patienten kommen im Laufe einer intensiven, langfristig angelegten psychoanalytischen Psychotherapie so weit, daß Widerstände, die überwiegend paranoider Art sind, nach und nach an die Stelle des antisozialen Verhaltens und des entsprechend manipulativen, ausnutzenden Verhaltens in der Übertragung treten. Solche paranoiden Widerstände können im Extremfall in eine paranoide Übertragungspsychose münden; falls es aber gelingt, eine solche Regression in der Psychotherapie aufzufangen [contain] und im Rahmen zu halten, wandeln sich die Widerstände weiter um und gehen allmählich in gewöhnlichere Übertragungen über, wie sie für schwere narzißtische Persönlichkeitsstörungen charakteristisch sind. An eine Grenze stoßen solche Behandlungsbemühungen allerdings bei Patienten, deren aggressives Verhalten eine Bedrohung für andere darstellt, einschließlich des Psychotherapeuten; ehe man eine intensive Psychotherapie beginnt, sollte man einschätzen, ob es im Zusammenhang starker paranoider Übertragungsreaktionen zu gefährlichen Gewaltausbrüchen kommen könnte.

Die Behandlung von Patienten mit einer narzißtischen Persönlichkeitsstörung und antisozialen Merkmalen weist oft dieselben Phasen auf, die in der intensiven Psychotherapie der reinen Persönlichkeitsstörung üblicherweise zu beobachten sind. Bei solchen Patienten ist in der Regel eher eine psychoanalytische Psychotherapie als eine Psychoanalyse im strengen Sinn angezeigt; dasselbe gilt für andere schwere Persönlichkeitsstörungen mit antisozialen Merkmalen. Dagegen empfiehlt sich bei Patienten, deren antisoziales Verhalten unbewußte Schuldgefühle zum Ausdruck bringt – deren Persönlichkeitsorganisation also neurotisch ist –, als Behandlung eine Psychoanalyse.

Die Psychodynamik des malignen Narzißmus und der antisozialen Persönlichkeit

Nach meiner Ansicht eröffnen uns die Befunde zur Psychodynamik von Patienten mit malignem Narzißmus die Möglichkeit, die intrapsychische Struktur der antisozialen Persönlichkeitsstörung im engeren Sinne und ihre innere Welt von Objektbeziehungen psychoanalytisch zu erschließen.

An den Übertragungen von Patienten mit malignem Narzißmus ist abzulesen, daß die frühe Über-Ich-Bildung bei ihnen mangelhaft verlaufen ist und daß außerdem im Verlauf der Integration der Ich-Identität die Konsolidierung der Ganzobjektbeziehungen nicht gelungen ist. Alles in allem sind diese Patienten so sehr von den frühesten sadistischen Über-Ich-Vorläufern bestimmt, daß diese von den später gebildeten, idealisierten Über-Ich-Vorläufern nicht neutralisiert werden können; die Integration des Über-Ich ist daher blockiert, und die realitätsnäheren Über-Ich-Introjekte der ödipalen Phase sind großenteils nicht verfügbar. Die realen Erwartungshaltungen oder Verbote der Elternobjekte sind entweder entwertet oder in Verfolgungsdrohungen verwandelt worden. Diese Patienten vermitteln den Eindruck, daß ihre Welt von Objektbeziehungen eine maligne Umformung erfahren hat, die in die Entwertung und sadistische Versklavung potentiell „guter" verinnerlichter Objektbeziehungen durch ein integriertes, aber grausames, omnipotentes und „verrücktes" Selbst mündete (Rosenfeld 1971). Dieses pathologische und sadistische Größenselbst drängt die sadistischen Vorläufer des Über-Ichs beiseite, saugt sämtliche Aggression in sich auf und wandelt die Elemente, die andernfalls zu sadistischen Über-Ich-Komponenten würden, in eine abnorme Selbst-Struktur um, die sodann der Verinnerlichung späterer, realitätsnäherer Über-Ich-Komponenten entgegenwirkt.

Diese Patienten erleben äußere Objekte als omnipotent und grausam. Ihrem Empfinden nach können liebevolle, beiderseitig befriedigende Objektbeziehungen nicht nur leicht zunichte gemacht werden, sondern bereiten auch den Boden für potentielle Angriffe des omnipotenten, grausamen Objekts. Eine mögliche Überlebensmethode ist die völlige Unterwerfung. Eine daran anknüpfende Taktik, die Identifizierung mit dem Objekt, gibt dem Subjekt ein Gefühl der Macht, befreit es von Angst und läßt bei ihm den Eindruck entstehen, daß die einzige Art, wie es zu anderen in Beziehung treten kann, im Befriedigen der eigenen Aggression besteht. Eine andere Taktik besteht darin, sich auf eine unechte, zynische Art der Kommunikation zu verlegen, indem man die Wichtigkeit von Objektbeziehungen völlig verleugnet und in die Rolle eines arglosen Zuschauers schlüpft, anstatt sich mit dem grausamen Tyrannen zu identifizieren oder sich ihm masochistisch zu unterwerfen.

Ausgehend von meinen begrenzten Erfahrungen bei der Erforschung der Psychodynamik von Patienten mit antisozialer Persönlichkeit im engeren Sinne und auf der Grundlage der Erkenntnisse, die in der intensiven Psychotherapie und Psychoanalyse bei Patienten mit malignem Narzißmus gewonnen wurden, möchte ich die folgenden versuchsweisen Überlegungen zur Diskussion stellen.

Bei diesen Patienten ergeben sich Hinweise darauf, daß sie als Kinder brutaler Aggression von seiten der Elternobjekte ausgesetzt waren, und oft berichten sie, daß sie in der frühen Kindheit sowohl Zeuge als auch Opfer von Gewalt waren. Man hat den Eindruck, daß sie von der Impotenz einer jeden Beziehung zu guten Objekten vollkommen überzeugt sind: Denn die Guten sind für sie per definitionem schwach und unzuverlässig. Ein solcher Patient verachtet diejenigen Menschen, die er diffus als potentiell gute Objekte wahrnimmt. Dagegen braucht er die Mächtigen, um zu überleben; aber auch sie sind unzuverlässig und zudem durchweg sadistisch. Die Qual, auf mächtige, aber sadistische Elternobjekte angewiesen zu sein, ohne die das Kind nicht leben kann, verwandelt sich in Wut, die größtenteils projiziert wird und auf diese Weise das sadistische Bild mächtiger böser Objekte weiter überhöht und sie zu alles überragenden sadistischen Tyrannen werden läßt. In dieser Welt, die an George Orwells *1984* (1949) erinnert, herrscht unberechenbare Aggression; die Unberechenbarkeit läßt eine Unterwerfung unter den sadistischen Tyrannen nicht zu und hindert den Patienten daran, das sadistische Wertesystem des Aggressors zu idealisieren.

Dadurch, daß sie keinerlei Idealisierung von Objekten zuwege bringt, unterscheidet sich die antisoziale Persönlichkeit im engeren Sinne von einem Patienten mit malignem Narzißmus, an dessen „selbstgerechter" Aggression deutlich wird, daß es ihm zumindest geglückt ist, Sadismus und Idealisierung miteinander zu verbinden, indem er sich mit einem idealisierten, grausamen Tyrannen identifiziert. Das Scheitern der Idealisierung ist auch der Grund, warum der antisoziale Patient nicht den Weg wählt, sich einer zwar sadistischen, aber berechenbaren Autorität zu unterwerfen. Er ist zutiefst und restlos davon überzeugt, daß er sich nur auf seine eigene Kraft verlassen kann und daß die Lust sadistischer Kontrolle die einzige Alternative dazu ist, als der Schwächere zu leiden und vernichtet zu werden. In einer solchen Welt gilt (um Paul Parin [1971] zu zitieren) das Gebot „Fürchte deinen Nächsten wie dich selbst“, und sämtliche schwächenden Verbindungen zu anderen sind unbedingt zu entwerten.

Bislang habe ich das Augenmerk auf die antisoziale Persönlichkeit vom überwiegend aggressiven Typus gerichtet. Im Gegensatz zu ihr hat die passiv-parasitäre antisoziale Persönlichkeit einen Weg gefunden, wie sie ohne sadistische Machtausübung Befriedigung erlangen kann; sie leugnet, daß Objektbeziehungen überhaupt für sie wichtig sein könnten, und idealisiert in regressiver Weise die Befriedigung rezeptiv-abhängiger Bedürfnisse – nach Nahrung, Objekten, Geld, Sexualität, Privilegien – und die symbolische Macht, die sie über andere ausübt, indem sie sich von ihnen die entsprechenden Befriedigungen verschafft. Der Sinn des Lebens besteht für den passiv-parasitären antisozialen Typus darin, an den benötigten Nachschub heranzukommen, dabei die menschliche Individualität der anderen zu ignorieren und sich gegen ihre Rache abzusichern. Essen, defäkieren, schlafen, Geschlechtsverkehr haben, sich sicher fühlen, Rache nehmen, Macht und Erregung verspüren, ohne daß die gefährliche, aber anonyme Welt um ihn herum ihm je auf die Spur kommt: Auch so kann man sich dem Leben anpassen, selbst wenn es die Anpassung eines Wolfs ist, der verkleidet unter den Schafen lebt und für den die wirkliche Gefahr von anderen, genauso getarnten Wölfen ausgeht; um sich gegen sie zu schützen, hat er seinen Schafspelz übergezogen. Diese psychologische Struktur ermöglicht das Verleugnen von Aggression und ihre Umwandlung in ein rücksichtsloses Ausnutzen anderer Menschen.

Bei Patienten mit malignem Narzißmus haben einige idealisierte Über-Ich-Vorläufer Eingang in das von Aggressionen durchdrungene, pathologische Größenselbst gefunden und ermöglichen zumindest ein gefestigtes Selbstbild, das Empfinden der Kontinuität des Selbst über die Zeit hinweg und, mittels Projektion, das Gefühl, daß die Welt der mächtigen und gefährlichen anderen ebenfalls beständig und berechenbar ist. Durch ihren pathologischen Narzißmus, ihr ich-syntones Grandiositätserleben, ihr antisoziales Verhalten und ihre paranoide Wachsamkeit gelingt es diesen Patienten, ihre innere Welt von Objektbeziehungen unter Kontrolle zu halten. Das pathologische Größenselbst schützt sie zugleich gegen die unerträglichen Konflikte, die aus primitivem Neid entspringen und die weniger gut dagegen abgeschirmte narzißtische Persönlichkeit quälen. Die eigentliche antisoziale Persönlichkeit dagegen wird vor rasendem Neid nur dadurch bewahrt, daß sie sich entweder aggressiv und gewaltsam Dinge aneignet oder andere Menschen in passiv-parasitärer Weise ausbeutet.

Sinowjew (1981) hat in einer Studie über soziale Gruppen und Institutionen in totalitären Regimen untersucht, wie Bilder moralischer Autorität auf die höchste Hierarchie-Ebene des Systems projiziert werden und dabei die Gestalt äußerer „Verfolger" annehmen. Sinowjew hebt den allgemeinen sozialen Verfall hervor, der aus einer solchen gesellschaftlichen Struktur resultiert und das öffentliche Verhalten großer Teile der Bevölkerung in Mitleidenschaft ziehen kann. Seine dramatische Schilderung des allgemeinen Niedergangs, dem das öffentliche Leben unter solchen Bedingungen anheimfällt, macht deutlich, wie sehr das Moralverhalten von Individuen von der umgebenden Gesellschaftsstruktur abhängt. Milgrams (1963) berühmte Experimente zeigen, wie kritikloser Gehorsam gegenüber Autoritäten leicht dazu führen kann, daß jemand sich, ohne Schuld zu empfinden, an sadistischen Handlungen beteiligt, selbst wenn sein psychisches Organisationsniveau hoch ist und er sich in einer Atmosphäre sozialer Freiheit bewegt. Die Realität der antisozialen Persönlichkeit ist der Alptraum des normalen Menschen; die Realität des normalen Menschen aber ist der Alptraum des Psychopathen.

Teil III

Klinische Anwendungen der Objektbeziehungstheorie

6 Die Objektbeziehungstheorie in der klinischen Praxis

Zu Beginn möchte ich darlegen, daß eine ichpsychologisch und objektbeziehungstheoretisch begründete psychoanalytische Technik von der Annahme ausgeht, daß Affekte für die psychoanalytische Situation von zentraler Bedeutung sind.

In Anlehnung an Fenichel (1941) glaube ich, daß ökonomische, dynamische und strukturelle Faktoren die optimalen Kriterien dafür bieten, zu entscheiden, wann, unter welchem Gesichtspunkt und wie wir die unbewußten Konflikte eines Patienten, ihre Abwehr- und Impulsaspekte und, so möchte ich hinzufügen, die unbewußten verinnerlichten Objektbeziehungen, in die sie eingebettet sind, deuten sollen. Das ökonomische Kriterium für die Deutung des Materials, das wir in der jeweiligen psychoanalytischen Sitzung oder in einem Teil der Sitzung vor uns haben, besteht darin, inwieweit das Material mit der augenblicklich dominanten Affektdisposition verknüpft ist. Diese Disposition oder Affektlage ist dem Patienten nicht notwendigerweise bewußt und muß daher unter Umständen erschlossen werden aus seinen freien Assoziationen, seinem nonverbalen Verhalten und aus der allgemeinen Atmosphäre, die aus dem Ineinanderfließen seiner Übertragung und der Gegenübertragung des Analytikers hervorgeht.

Eine solche Affektlage signalisiert stets, daß der Patient in sich eine unbewußte Objektbeziehung zwischen einem Aspekt seiner Selbstrepräsentanz und einer zugeordneten Objektrepräsentanz aktiviert hat. Ebenso zeigt der Konflikt zwischen Impuls und Abwehr an, daß eine zu Abwehrzwecken mobilisierte Objektbeziehung und eine von Impulsen dominierte und abgelehnte verinnerlichte Objektbeziehung im Widerstreit miteinander liegen. Die unbewußten Phantasien, das heißt die in der Sitzung aktivierten unbewußten Wünsche und Ängste, verweisen auf diese verinnerlichten Objektbeziehungen.

Eine Selbstrepräsentanz, eine Objektrepräsentanz und ein Affektzustand, der die beiden zueinander in Beziehung setzt, sind nach meiner Ansicht die drei psychischen Strukturelemente, die für die psychoanalytische Exploration von ausschlaggebender Bedeutung sind. Sexuelle und aggressive Triebe treten stets im Kontext von verinnerlichten, durch Affektzustände strukturierten Objektbeziehungen auf; zugleich haben die Affektzustände die Funktion von Signalen, die das Auftreten der (hierarchisch übergeordneten) Triebe anzeigen.

Mit anderen Worten, wenn wir, wie Freud (1915a) sagte, Triebe nur anhand ihrer psychischen Repräsentanzen und anhand von Affekten erkennen können, dann haben wir uns diese Repräsentanzen so vorzustellen, daß sie zwischen dem Selbst und einem Objekt mittels einer dominierenden Affektlage eine Verbindung knüpfen.

In der Praxis erfordert meine Verfahrensweise, daß ich zu Beginn jeder Sitzung zunächst abwarte und erst dann interveniere, wenn das, was der Patient sagt, wie er sich verhält, die gesamte emotionale Atmosphäre und meine Gegenübertragung mich zu dem affektiv dominierenden Thema hingeleitet haben. Natürlich verspürt der Analytiker manchmal den starken inneren Drang, unmittelbar mit einer Deutung einzugreifen, die etwas, das in einer früheren Sitzung geschehen ist, ein Thema, das den Patienten momentan sehr stark zu beschäftigen scheint, oder Informationen aus externen Quellen aufgreift. Wenn der Analytiker aber bereit ist, sich mit diesem Drang sowie mit den neuen Informationen, die der Patient in der Sitzung anbietet, zunächst einmal nur innerlich auseinanderzusetzen, dürfte es ihm gelingen, dem augenblicklich dominanten Affektthema nach und nach auf die Spur zu kommen.

In diesem Zusammenhang ist Bions (1967) Empfehlung in Frage zu stellen, der Analytiker solle „ohne Erinnerung und Wunsch“ zu Werke gehen. Denn es kann durchaus sein, daß der Analytiker zu Beginn der Stunde seine „Erinnerung“ nicht aus seinem Bewußtsein ausschalten, sondern ihr vielmehr nachgehen muß; außerdem kann der Drang („Wunsch“), den Patienten in einer bestimmten Richtung zu beeinflussen, auf die Gegenübertragung des Analytikers verweisen. Alle diese Überlegungen helfen uns dabei, die in der Sitzung ökonomisch – das heißt affektiv – dominierende Tendenz zu erkennen.

Dominierende Objektbeziehung, affektiver Inhalt und Übertragungsanalyse

Durch das „Grundgerüst“ einer Psychoanalyse (die Regelmäßigkeit der Sitzungen, das zeitliche und räumliche Arrangement, die Regel der freien Assoziation für den Patienten und das Gebot der Abstinenz und technischen Neutralität für den Analytiker) ist grundsätzlich die Möglichkeit gegeben, daß sich eine „reale“, „objektiv stimmige“ oder „normale“ Objektbeziehung entfalten kann. In dieser Beziehung ist der Analytiker ein interessierter, zwar Objektivität wahrender, aber Anteil nehmender und mitfühlender Zuhörer, der die

Autonomie des Patienten respektiert, während der Patient erwartet, zu einem tieferen Verständnis seiner unbewußten Konflikte hingeführt zu werden. Diese realitätsorientierte Beziehung beruht darauf, daß der Patient den Analytiker als kenntnisreich, wohlwollend, mitfühlend und nicht wertend wahrnimmt, und sie ermöglicht die Entfaltung eines psychoanalytischen Prozesses. Zweifellos fließen in diese Beziehung auch realitätsgerechte Eindrücke ein, die der Patient im Verlauf der Interaktion mit dem Analytiker von dessen Persönlichkeitsmerkmalen gewinnt.

Der Patient ist im psychoanalytischen Prozeß imstande zu regredieren, weil seine Abwehr, die ihn normalerweise vor der Regression schützen würde, gedeutet wird. Der Regressionsprozeß verwandelt die Objektbeziehung aus einer „realitätsorientierten" in eine, die von der dominierenden Übertragungs-Gegenübertragungs-Konstellation bestimmt ist; in diese Konstellation sind die Abwehr- und Impulsaspekte der unbewußten Konflikte des Patienten eingebettet. Die unbewußte Objektbeziehung in der Übertragung wird von einer Affektdisposition bestimmt, die sich von dem anfänglichen „objektiv begründeten" Gefühl von Sicherheit und Geborgenheit unterscheidet, wie es aus der vom psychoanalytischen Grundgerüst definierten „realen" Objektbeziehung hervorging.

Jede psychoanalytische Situation kann also folgende drei Ebenen umfassen: (1) die Residuen der „objektiv gegebenen" Objektbeziehung, die durch das psychoanalytische Grundgerüst festgelegt ist; (2) eine Objektbeziehung, die der vorherrschenden Übertragung entspricht; und (3) eine Objektbeziehung, die dem in der Stunde dominierenden affektiven Thema entspricht. In der Praxis deckt sich die Objektbeziehung, die im dominierenden Affekt zum Ausdruck kommt, meistens mit der in der Übertragung dominierenden Objektbeziehung; dies erleichtert dem Analytiker die Entscheidung, das affektiv dominierende, in der Übertragung auftauchende Material zu deuten. Manchmal aber geht aus dem, was der Patient sagt oder tut, hervor, daß sich die affektiv dominierende Objektbeziehung auf eine Situation außerhalb der Übertragung bezieht. Aufgrund einer bestimmten habituellen Übertragungsdisposition des Patienten kann es auch geschehen, daß ein akuter Konflikt in seinem Leben eine andere affektiv geladene Objektbeziehung aktiviert, die dann in einer Sitzung zeitweise beherrschend wird. Für die Deutung, die der Analytiker in diesem Fall gibt, hat der dominierende Affekt Vorrang gegenüber der dominierenden Übertragung.

Wenn der Patient Material zu seiner Beziehung mit jemand anderem vorbringt und der Analytiker versucht, die Beziehung durchschaubarer zu machen, ist manchmal festzustellen, daß sich ein Aspekt der Übertragung in den Verständigungsprozeß hineindrängt und ihn erheblich stört. Der somit entstehende Übertragungswiderstand blockiert also die umfassende Untersuchung eines Themas, das mit der Übertragung zunächst überhaupt nichts zu tun haben schien. Die affektive Dominanz hat sich von dem Thema auf die Übertragung selbst verlagert. In dieser Situation muß der Analytiker seine Deutungen auf die Übertragung konzentrieren, ehe er auf jenes Thema zurückkommt. Bei einem Patienten mit schwerer Charakterpathologie und insbesondere mit starken narzißtischen, paranoiden oder schizoiden Persönlichkeitszügen können Übertragungswiderstände, aus denen die vorherrschende Charakterpathologie spricht, derart massiv um sich greifen, daß mit einemmal praktisch das gesamte Material, das er bietet, mit Aspekten der dominierenden Übertragung durchsetzt ist.

Bei anderen Patienten, insbesondere bei solchen mit narzißtischer Charakterpathologie, schwächen die alles durchdringenden Widerstände gegen ein dominierendes Übertragungsmuster auch die „objektiv gegebene" Ausgangsbeziehung zum Analytiker; es ist, als wären zwei Menschen im selben Raum, ohne daß ihr Verhältnis irgend etwas Persönliches hätte. Es gibt keinerlei Anzeichen für eine affektive Aufladung der Beziehung; die gesamte Kommunikation wirkt mechanisch, entseelt, ja entmenschlicht. Ich glaube, eine derartige Konstellation ist wohl gemeint, wenn Winnicott einen psychischen „Raum" zwischen Patient und Analytiker beschreibt (1971/[7]1993, S. 118), einen Raum, in dem affektgesättigte Phantasien zutage treten können, einen Raum von phantasierten emotionalen Beziehungen, dessen Eröffnung wir bei der Psychoanalyse eines neurotischen Patienten als selbstverständlich betrachten. (Dieses Thema erörtere ich ausführlicher in Kapitel 9.) Das intuitive Ausmessen dieses Raumes mittels der Gegenübertragung stellt einen „dritten Kanal" dar, auf dem der Analytiker Einblick in die Übertragung gewinnen kann. (Der „erste Kanal" sind die Mitteilungen des Patienten über sein subjektives Erleben, der „zweite Kanal" sind die Beobachtungen, die der Analytiker zum nonverbalen Verhalten des Patienten sammelt.) Falls die Auslöschung dieses psychischen Raumes anhält, ist unter Umständen eine systematische Analyse der Ursachen erforderlich. Verschwindet der analytische Raum, so glänzt das dominierende affektive Thema gewissermaßen durch Abwesenheit. Diese „Abwesenheit" aber ist in Wahrheit eine sehr konkrete Abwehr (in Form einer mitschwingenden, phantasierten Objektbeziehung) gegen einen Impuls, der auf den Analytiker zielt, und eben das muß gedeutet werden.

Bei der Behandlung von Patienten mit neurotischer Persönlichkeitsorganisation ist es normalerweise weit wichtiger, auf den verbalen und den nonverbalen Kommunikationskanal zu achten, als den analytischen Raum und die Gegenübertragung zu analysieren. Zwar kann jeder Patient durch zeitweise Regressionen beim Analytiker tiefreichende und starke Gegenübertragungsreaktionen auslösen. Aber nur bei Patienten mit schwerer Charakterpathologie und Borderline-Persönlichkeitsorganisation wird die Gegenübertragung zu einer wirklich unentbehrlichen Informationsquelle, ohne die wir die in der Übertragung ablaufenden Entwicklungen nicht verstehen könnten; die Gegenübertragung gewinnt in diesen Fällen zentrale Bedeutung, wenn wir versuchen zu bestimmen, welcher Affekt dominiert und wie die an diese Affektdisposition gebundene Objektbeziehung beschaffen ist.

Übertragung und Übertragungsdeutung

Der Beitrag der Objektbeziehungstheorie zur Analyse der Übertragung besteht in erster Linie darin, den Bezugsrahmen zu erweitern, innerhalb dessen wir die Äußerungsformen der Übertragung erkunden, so daß bestimmte, mit zunehmendem Schweregrad der Psychopathologie immer komplexer werdende Phänomene der Übertragungsregression besser zu verstehen und zu deuten sind. In der Praxis läßt sich die Übertragung von Patienten mit einer klassischen Psychoneurose oder mit einer innerhalb einer neurotischen Persönlichkeitsorganisation auftretenden Charakterpathologie nach wie vor als die unbewußte Wiederholung früherer pathogener Beziehungen im Hier und Jetzt auffassen – konkreter, als die Inszenierung einer Beziehung zwischen einem Aspekt des unbewußten kindlichen Selbst und (ebenfalls unbewußten) kindlichen Repräsentanzen der Elternobjekte.

Neurotische Patienten regredieren zu einem relativ integrierten, wenn auch verdrängten und unbewußten kindlichen Selbst, das in Beziehung zu relativ integrierten, wenn auch unbewußten Repräsentanzen der Elternobjekte steht; die betreffenden Übertragungen sind deshalb recht einfach zu erfassen und zu deuten: In ihnen wird die frühere Beziehung zu den Eltern unbewußt aktiviert, wobei sowohl realistische als auch phantasierte Beziehungsaspekte sowie die dagegen eingesetzten Abwehrmechanismen einfließen. Zum unbewußten Aspekt des kindlichen Selbst gehört ein konkreter Wunsch, der sich aus einem auf die Elternobjekte gerichteten Triebabkömmling speist, sowie eine Angst vor Gefahren, die der Patient in seiner Phantasie drohen sieht, falls er den Wunsch zu äußern wagt. Die ichpsychologische Objektbeziehungstheorie betont, daß selbst bei solchen vergleichsweise einfachen Übertragungs-Inszenierungen stets dyadische Grundeinheiten aktiviert werden; diese Einheiten bestehen aus einer Selbst- und einer Objektrepräsentanz, die durch einen bestimmten Affekt verknüpft sind, und verweisen entweder auf den Abwehr- oder auf den Impulsaspekt des Konflikts. Genauer gesagt tritt eine unbewußte Phantasie, die eine bestimmte Impuls-Abwehr-Organisation anzeigt, in der Regel zunächst in Form einer Objektbeziehung hervor, die den Abwehraspekt des Konflikts anzeigt, und erst später in Form einer Objektbeziehung, die den Impulsaspekt des Konflikts widerspiegelt.

Zum Beispiel mißdeutete eine neurotische Patientin mit masochistischer Persönlichkeitsstruktur meine Kommentare in genau den Momenten als vernichtende Kritik, wenn unsere Arbeitsbeziehung ihrem Empfinden nach gut funktionierte. Sie wurde dann wütend auf mich, war herausfordernd und trotzig und warf mir vor, ich wolle sie gängeln, wie ihre Mutter das früher getan hätte. Ich entnahm ihrem Verhalten, daß unsere Zusammenarbeit in ihr die unbewußte Phantasie ausgelöst hatte, ich als ihr Vater versuche sie sexuell zu verführen (eine Phantasie, die ihrerseits darauf zurückging, daß sie unterschwellige positive ödipale Wünsche auf mich projizierte). Ihre masochistische Abwehr bestand darin, daß sie mich als ihre nörgelnde Mutter und sich selbst als ein machtloses Kind erlebte.

Ich konzentrierte meine Deutung darauf, daß sie zunächst das Gefühl gehabt hatte, ich hätte ihr weitergeholfen, und ihre Dankbarkeit dafür geäußert hatte, um sodann ihre kritisierende Mutter in mir zu sehen. Daraufhin konnte sie nach und nach zulassen, daß direktere positive Gefühle in ihr aufstiegen, in denen sich erotische Spannung mit der Angst mischte, ich könnte zu einem verführerischen Vater werden. Diese Angst deutete ich nun als ein Zeichen dafür, daß sie sexuelle Impulse auf mich projizierte, die sie ohne solche Umwege nicht zu empfinden wagte. Hiernach kam es zur direkteren Äußerung von positiven ödipalen Phantasien über mich.

Welche neuen Aspekte treten hervor, wenn wir derartige Übertragungsphänomene unter einer objektbeziehungstheoretischen Perspektive betrachten? Erstens wird dabei deutlich, daß durchweg dyadische Einheiten (aus einer Selbstrepräsentanz und einer Objektrepräsentanz, die unter den Vorzeichen eines bestimmten Affekts interagieren) im Spiel sind, und eine grundlegende Struktur im Erleben konkreter unbewußter Phantasien, Wünsche und Ängste wird sichtbar. Zweitens zeigt ein solcher Ansatz auf, daß jede Abwehr-Impuls-Organisation sich in zwei einander entgegengesetzten Einheiten abbildet; das heißt, sowohl Abwehr wie auch Impuls werden in einer Phantasie-Beziehung zwischen Selbst und Objekt widergespiegelt. Drittens ist bereits auf einem neurotischen Pathologieniveau ein Prozeß zu beobachten, der dann mit zunehmenden Schweregrad der Psychopathologie immer beherrschender wird: das rasche Alternieren zwischen Momenten, in denen der Patient eine Selbstrepräsentanz aktiviert und die zugehörige Objektrepräsentanz auf den Analytiker projiziert, und Momenten, in denen der Patient sich mit derselben Objektrepräsentanz identifiziert, während er die Selbstrepräsentanz auf den Analytiker projiziert. Als es der masochistischen Patientin so vorkam, als würde ich sie ausschimpfen, und als sie deshalb verletzt war und sich schlecht behandelt fühlte, wurde sie gegen mich in einer Weise ausfallend, die sehr daran erinnerte, wie sie das Verhalten ihrer Mutter beschrieben hatte. Ich war durch ihre Attacke eine Weile wie gelähmt und fand es sehr schwierig, ihr die Situation zu deuten. Mit anderen Worten, wenn Patienten zeitweise regredieren, ist zum einen eine Intensivierung und Primitivierung des Affekts, der den jeweiligen Triebabkömmling widerspiegelt, und zum anderen eine Neigung zum raschen Umschlagen von Selbst- in Objekt-Identifizierungen zu beobachten; solche Vorgänge sind leichter zu verstehen und zu deuten, wenn man von einem Bezugssystem ausgeht, das an verinnerlichten Objektbeziehungen orientiert ist.

Ich betrachte also die Frage, was das Wesen der Identifizierungen in der Übertragung ist, unter einem neuen Blickwinkel und behaupte, daß sämtliche Identifizierungen auf die Beziehung zu einem Objekt und nicht auf ein Objekt gerichtet sind. Außerdem gehe ich davon aus, daß der Patient sich sowohl mit der Selbst- als auch mit der Objektseite dieser Beziehung identifizieren und in beide Rollen schlüpfen kann. Ich glaube, diese These wirft neues Licht auf Freuds (1915a, S. 219) Bemerkung, daß ein Trieb unter anderem das Schicksal erleiden kann, ins Gegenteil verkehrt zu werden und sein Objekt im Subjekt selbst zu finden. Freud betonte auch, daß das Seelenleben im allgemeinen von Dichotomien regiert wird – zwischen Subjekt (Ich) und Objekt (Außenwelt), zwischen Lust und Unlust, zwischen aktiv und passiv.* Im Lichte der Objektbeziehungstheorie läßt sich ein Impuls – zum Beispiel ein aggressiver –, der zunächst nur passiv erlebt und dann „aktiv" geäußert wird, entweder auf die Aktivierung einer Selbstrepräsentanz zurückführen, die dem subjektiven Erleben nach einer Attacke des Objekts ausgesetzt ist, oder auf die Aktivierung einer Identifizierung mit der angreifenden Objektrepräsentanz. Eine „Identifizierung mit dem Aggressor", wie sie mein Fallbeispiel veranschaulicht, ist

* Vergleiche *GW* Band XI, S. 145 f. – A. d. Ü.

von daher als Folge einer Identifizierung sowohl mit der Selbst- als auch mit der Objektseite zu begreifen und zeigt exemplarisch, wie sich ein passiver in einen aktiv ausgedrückten Impuls umwandeln kann.

Wenn sich das Äußern eines Impulses gegen das Selbst anstatt gegen ein Objekt richtet, läßt sich das auch als Identifizierung mit einem angreifenden Objekt auffassen. Als zum Beispiel die masochistische Patientin in der Übertragung erotisch erregt wurde und mich deshalb attackierte, reinszenierte sie damit (aus ihrer Über-Ich-Identifizierung mit der Mutter heraus) das strafende Verhalten der Mutter, während sie die Repräsentanz ihres sich der Mutter masochistisch unterwerfenden Selbst auf mich projizierte. Der strukturelle Konflikt zwischen Über-Ich und Ich stellte sich in der Übertragung als eine Objektbeziehung „mit vertauschten Funktionen" dar. Die Patientin inszenierte eine defensive masochistische Objektbeziehung, die darauf beruhte, daß sie die aggressiv-unterwürfige Interaktion mit der Mutter verinnerlicht hatte. Die angreifende Mutter war durch Verinnerlichung zu einem Teil des Über-Ichs geworden (was die Ursache für das masochistische Verhalten der Patientin war) und, in einer zweiten Charakterverzerrung, auch zu einem Teil des Ichs (was an der Charakter-Identifizierung mit dem feindseligen Verhalten der Mutter abzulesen war). Zu anderen Zeitpunkten und in anderen Ich-Identifizierungen handelte die Patientin aus der Identifizierung mit der Rolle der masochistisch unterwürfigen Tochter heraus.

In der Praxis deuten wir also nicht die Wechselfälle einer „reinen" Impuls-Abwehr-Konfiguration, sondern fassen die Übertragung als die Aktivierung einer verinnerlichten Objektbeziehung auf, aus der alternierende Aktualisierungen desselben Konflikts in Gestalt von oft widersprüchlich erscheinenden Erfahrungen und Verhaltensweisen hervorgehen. Durch ein solches Vorgehen wird die Deutung erhellender, nuancierter und genauer. Ich konnte auf diese Weise meiner masochistischen Patientin aufzeigen, daß sie sich mit ihrer Mutter identifizierte, wenn sie genauso aggressiv mit mir umging, wie sie sich von ihrer Mutter behandelt gefühlt hatte, und daß sie sich dabei zugleich dem verinnerlichten Bild der Mutter unterwarf und so wie sie wurde; ich machte ihr deutlich, daß sich darin unbewußte Schuldgefühle äußerten, die von ihrer Angst vor einer sexualisierten Beziehung zu mir als dem Vater herrührten. Nach meiner Meinung sollte die altehrwürdige klinische Sichtweise, daß ein Affekt eingesetzt werden kann, um einen anderen verdrängten oder dissoziierten Affekt abzuwehren, dahingehend modifiziert werden, daß jeweils eine verinnerlichte Objektbeziehung zusammen mit dem dazugehörigen Affekt benutzt wird, um eine andere verinnerlichte Objektbeziehung und deren Affekt abzuwehren.

Wenn wir bei Patienten mit schwerer Charakterpathologie auf eine primitive Abwehr in Form einer Dissoziation oder Spaltung verinnerlichter Objektbeziehungen stoßen, wird die Analyse verinnerlichter Objektbeziehungen in der Übertragung verwickelter (während sich zugleich die Möglichkeit eröffnet, derartige komplexe Phänomene besser zu verstehen). Diese Spaltung tritt bei Patienten auf, die sich auf Borderline-Niveau bewegen, bei narzißtischen Persönlichkeiten und sogar bei analytisch behandelbaren Psychosen. Die betreffenden Patienten können, anders als Neurotiker, deren Objektbeziehungen auf einem höheren Niveau angesiedelt sind, keine Ambivalenz aushalten; statt dessen kommt es bei ihnen im Zuge der Abwehr zu einem Auseinanderfallen der Selbst- und Objektrepräsentanzen in libidinös und aggressiv besetzte Teilobjektbeziehungen. An die Stelle der realitätsgerechteren oder leichter nachvollziehbaren vergangenen Objektbeziehungen, die bei neurotischen Persönlichkeiten zu finden sind, treten höchst realitätsfremde, zum einen stark idealisierte, zum anderen stark aggressivierte oder als verfolgend erlebte Selbst- und Objektrepräsentanzen, die nicht ohne weiteres auf konkrete oder phantasierte Beziehungen in der Vergangenheit zurückzuverfolgen sind.

Hierbei werden unter dem Einfluß intensiver, diffuser und übermächtiger Affektzustände ekstatischer Prägung extrem idealisierte Teilobjektbeziehungen aktiviert oder aber gleichermaßen intensive primitive Affektzustände, die qualvoll und beängstigend sind und die Aktivierung von Aggressions- oder Verfolgungsbeziehungen zwischen Selbst und Objekt signalisieren. Daß die verinnerlichten Objektbeziehungen des Patienten nicht integriert sind, können wir daran erkennen, daß er dazu neigt, zwischen den in den Selbst- und Objektrepräsentanzen angelegten Rollen rasch hin- und herzuwechseln. Oft projiziert er dabei zugleich eine komplementäre Selbst- oder Objektrepräsentanz auf den Analytiker; in Verbindung mit der Aktivierung intensiver Affekte führt dies zu scheinbar chaotischen Übertragungsentwicklungen. Das rasche Hin- und Herwechseln sowie die scharfe Trennung zwischen Liebes- und Haßaspekten der Beziehung zum selben Objekt können sich dadurch noch weiter komplizieren, daß im Zuge der Abwehr Verdichtungen auftreten und mehrere, unter dem Einfluß desselben primitiven Affekts stehende Objektbeziehungen ineinanderfließen; daraus entstehen kombinierte Vater-Mutter-Bilder, welche die als aggressiv wahrgenommenen Aspekte des Vaters und der Mutter auf verwirrende Weise in sich vereinen. Ebenso sind auch in idealisierten oder entwerteten Aspekten des Selbst verschiedene Schichten vergangener Erfahrungen ineinander verdichtet.

Ein objektbeziehungstheoretisches Bezugssystem gibt dem Analytiker die

Möglichkeit, zu verstehen und zu ordnen, was zunächst wie ein völliges Chaos wirkt, so daß er die verschiedenen verdichteten Teilobjektbeziehungen in der Übertragung entwirren und eine Integration von Selbst- und Objektrepräsentanzen einleiten kann, die zum fortgeschritteneren neurotischen Typus der Übertragung hinführt.

Die allgemeinen Prinzipien der Übertragungsdeutung bei der Behandlung der Borderline-Persönlichkeitsorganisation weisen dem Analytiker unter anderem die folgenden Aufgaben zu (siehe Kernberg 1984): (1) festzustellen, welche Objektbeziehung innerhalb der insgesamt chaotischen Übertragungssituation dominiert; (2) zu klären, welche Repräsentanz in dieser verinnerlichten Objektbeziehung dem Selbst und welche dem Objekt zugeordnet ist und welcher dominierende Affekt sie aneinanderkoppelt; (3) durch Deuten einen Zusammenhang zwischen dieser dominierenden primitiven Objektbeziehung und ihrem abgespaltenen Gegenstück herzustellen.

Klinische Beispiele

Bei Frau A., Mitte dreißig, stand im Vordergrund ein narzißtisches Funktionieren der Persönlichkeit auf einem manifesten Borderline-Niveau; am Ende jeder Sitzung wurde sie wütend, weil es eine narzißtische Kränkung für sie bedeutete, wenn ich sagte, daß wir nun Schluß machen mußten. Gerade am Ende der Stunde fielen ihr immer äußerst wichtige Dinge ein, die sie unbedingt auf der Stelle besprechen wollte. Während der Sitzungen selbst behandelte sie mich geringschätzig und entdeckte unzählige Punkte, die es an mir zu kritisieren gab. Sie hatte in jeder Sitzung etwas Neues an mir auszusetzen, das danach dann nie mehr zur Sprache kam. Es war offenkundig, daß ihre Wut und ihre Verachtung für mich sie davor bewahrten, über ihre eigentlichen Probleme sprechen zu müssen.

Sie verlangte von mir, präzise und umfassend auf alle ihre Fragen zu antworten, anstatt sie dazu aufzufordern, über das nachzudenken, was sie sagte; falls sie Behandlungstermine zu verschieben wünsche, so solle ich darauf eingehen, ohne daß sie mir sagen müsse, warum sie die Stunde verlegen wolle. Jedesmal aber, wenn sie wegging, gebärdete sie sich, als sei sie grausam behandelt worden und tief verletzt; einige Zeit später rief sie mich dann an, von Verzweiflung überwältigt, und bat mich inständig, mit ihr zu reden.

Mit der Zeit konnte ich Frau A. klarmachen, auf welche Weise sie sich während der Sitzungen mit einer beherrschenden und sadistischen Gestalt identifizierte, die beharrlich versuchte, mich zu totalem Gehorsam zu zwingen, wohingegen sie mich am Ende der Sitzungen als ein beherrschendes und sadistisches Objekt erlebte, das sie behandelte, als sei sie wertlos. Langsam ging ihr auf, daß diese Serie von Inszenierungen mit ihren Rollenvertauschungen einen Aspekt der Beziehung zu ihrer Mutter wiedergab. Sie gelangte schließlich zu der Einsicht, daß diese „wahnsinnige" Beziehung keine gegenwärtige oder vergangene Realität widerspiegelte, sondern daß sich darin, unter Einwirkung ihrer durch die Wut auf die Mutter ausgelösten Phantasien, sämtliche feindseligen Aspekte der Beziehung zur Mutter zugespitzt hatten. Als somit ihre primitive, von Verfolgungsvorstellungen geprägte Objektbeziehung durchschaubarer wurde, war Frau A. eher imstande, über diese Beziehung nachzudenken, und verspürte keinen so starken Drang mehr, sie zu reinszenieren.

Sie machte sogar so viele Fortschritte, daß ich mit ihr zusammen überlegen konnte, was es bedeutete, daß sie sich gegen das Ende ihrer Sitzungen sträubte *und mich* danach unbedingt anrufen mußte. Als ich sie fragte, wie es wohl für sie wäre, wenn ich tatsächlich in jeder Hinsicht für sie verfügbar wäre, erwiderte sie, nichts wäre ihr lieber als das; allerdings jagte diese Vorstellung ihr Angst ein, weil sie so unrealistisch war – eine derart gierige Ansprüchlichkeit mußte mich ja unweigerlich gegen sie aufbringen. Und doch war es genau das, was sie wollte.

Daraufhin sagte ich, es komme mir vor, als strebe sie eine Beziehung mit mir an, die wie die eines geliebten Säuglings und Einzelkinds zu einer ganz und gar hingebungsvollen Mutter sei. Frau A. unterbrach mich und sagte, bei jeder Mutter werde sich doch ein schrecklicher Groll anstauen, wenn das Baby solche Ansprüche an sie stelle. Ich sagte, genau das sei die Angst, die mit ihrer Wunschvorstellung verknüpft sei. Falls ich jedoch wie eine Mutter wäre, die sich ihrem kleinen Mädchen uneingeschränkt widmete, könnte Frau A. sich mit einem solchen Baby identifizieren und sich entspannen, gelassener werden und sich wohl fühlen. Frau A. stimmte dem mit einem Lächeln zu und sagte, dann wäre die Welt in Ordnung.

Meine Deutung hatte den abgespaltenen, idealisierten Aspekt der Beziehung der Patientin zu ihrer Mutter aufgedeckt, einen Aspekt, der für Frau A. voller Gefahren war, weil sie von gieriger Ansprüchlichkeit erfüllt war und weil sie die Wut nicht aushalten konnte, die in ihr aufsteigen würde, falls diese ideale Mutter sie in irgendeiner Weise frustrierte. Nachdem wir dieses Übertragungsparadigma mehrere Monate lang durchgearbeitet hatten, kam ein neuer Aspekt von Frau A.s Beziehung zu ihrer Mutter zum Vorschein: Weil die Patientin sich übermäßig abhängig von ihr fühlte, hegte sie einen intensiven Groll gegen sie. Groll und Neid brachten die Patientin dazu, das psychische Bild der Mutter, das sie in sich trug, unbewußt zu vergiften. Klinisch gesehen äußerte sich das in einer negativen therapeutischen Reaktion, die direkt auf die Aktivierung der abgespaltenen, idealisierten Übertragung folgte.

Frau B., eine schizophrene berufstätige Frau Anfang Zwanzig, befand sich in psychoanalytischer Psychotherapie und war auf eine niedrige Erhaltungsdosis eines Neuroleptikums eingestellt, die es ihr zwar ermöglichte, ihren Aufgaben weiterhin nachzukommen, das psychotische Denken aber nicht beseitigte. Ihre Wahnvorstellung war, daß andere Menschen, insbesondere dominante Frauen, ihr die Körperenergie stahlen und sie auslaugten, so daß sie erschöpft und geschwächt war und nicht klar denken konnte. Als ich in einer Sitzung Frau B.s Angst ansprach, mit ihrem Freund sexuell intim zu werden, schaute sie plötzlich ängstlich und mißtrauisch drein und wollte wissen, warum ich gerade mit der Hand eine Geste gemacht hätte. Ich sagte, mir sei nicht bewußt, daß ich irgendeine besondere Geste gemacht hätte, aber ich würde mich fragen, ob sie wohl das Gefühl habe, ich würde ihr, wie andere Menschen auch, Energie zu rauben versuchen.

In einem plötzlichen Wutausbruch warf Frau B. mir vor, ich wisse doch ganz genau, daß ich ihr gerade Energie gestohlen hätte. Warum müsse ich ein derart widerwärtiges Spiel mit ihr treiben und so tun, als sei nichts gewesen? Ich erwiderte, offenbar sei sie überzeugt davon, daß ich ihr Energie gestohlen hätte, doch ich sei ebenso überzeugt davon, daß ich das nicht getan hätte; ich sagte, ich sei voll und ganz auf das konzentriert gewesen, worüber wir gerade geredet hätten. Ich hatte meine Zweifel, ob sie den Wahrheitsgehalt meiner Feststellung wohl würde akzeptieren können. Indem ich die Unvereinbarkeit unserer Realitätswahrnehmungen und damit auch die Unterschiede betonte, die uns trennten, versuchte ich ihr zum einen zu signalisieren, daß ihr Erleben in meinen Augen möglicherweise psychotisch war, zum andern, daß ich die Diskrepanz zwischen unseren Wahrnehmungen tolerierte (im Zuge meiner „Behälter-Funktion“ also „auffing“ [„contain“]). Ich wollte auf diesem Wege auch die in ihrem Erleben offenbar vorherrschende Verwischung der Grenzen zwischen Selbst und Objekt verringern. Außerdem ließ ich damit durchblicken, daß sie meiner Ansicht nach imstande war, diese Abtrennung von mir auszuhalten.

Frau B. sagte, sie könne zwar hinnehmen, daß ich die Dinge so sehe, es bestürze sie aber, daß ich sie für verrückt halte. Ich erwiderte, ich würde keinerlei Urteil über sie fällen, aber zur Kenntnis nehmen, daß unsere Realitätswahrnehmungen im Augenblick nicht zu vereinbaren seien und daß es ihr so vorkomme, als hätte ich sie zu schwächen und ihr zu schaden versucht, was für sie sehr beängstigend und verstörend sein müsse. Sie bestätigte, das sei tatsächlich sehr verstörend, und kam gleich anschließend darauf zu sprechen, wie ihre Mutter ihr immer Energie gestohlen und das nie zugegeben hatte, während sie doch versuchte, ihre Tochter zu bevormunden und zu dominieren.

Ich sagte, mir werde nun klar, daß sie mich wahrnehme, als sei ich ein Abbild ihrer Mutter. Falls das zutreffe, fände ich es auffällig, daß ich genau in dem Moment wie ihre Mutter geworden sei, als ich ihr zu helfen versucht hatte, ihre Angst vor sexueller Intimität mit ihrem Freund abzubauen. Frau B. sagte, sie habe Angst, daß ich sie dazu drängen wolle, sich auf eine sexuelle Beziehung einzulassen; sie habe das Gefühl, ich würde versuchen, ihre Gedanken direkt zu beeinflussen, weil ich völlig überzeugt davon sei, daß sie mit einem Mann ins Bett gehen solle; das gehe so weit, daß sie nicht mehr länger sagen könne, ob dies nun meine oder ihre Gedanken seien. Sie fügte hinzu, ihr Vater habe sich ihr gegenüber manchmal ziemlich verführerisch verhalten, wobei sie sich nicht sicher sei, ob sie sich ihrerseits verführerisch verhalten habe. Jedenfalls habe es ihrer Mutter ganz und gar nicht gepaßt, daß die Beziehung der Tochter zum Vater so eng gewesen sei.

Ich äußerte meine Vermutung, daß sie aus meinen Fragen zu ihren Ängsten davor, mit dem Freund sexuell intim zu werden, vielleicht eine indirekte Aufforderung herausgehört hatte, mit ihm ins Bett zu gehen, und daß ich ihr dadurch als ein sexuell verführender Mann erschienen war, der ihrem Vater ähnelte. Falls das zutreffe, fuhr ich fort, sei es ja durchaus einleuchtend, daß in ihr das Bild von der Mutter als einer gefährlichen Feindin aufsteige, die eifersüchtig auf diese sexuelle Nähe zum Vater sei; wohl aus diesem Grund sehe sie mich jetzt in der Rolle ihrer Mutter, die der Tochter zur Strafe ihre Energie raube. Frau B. wirkte nun wesentlich gelassener und entgegnete, das sei wohl genau das, was sich zwischen uns abgespielt habe.

Daraufhin sagte ich, hinter ihrem Gefühl eines Energieverlusts, ihrer Angst, ich würde in ihre Gedanken eindringen, und ihrer Beschäftigung mit einem Energieaustausch auf der körperlichen Ebene verberge sich meinem Eindruck nach letztlich die Angst, sexuell verführt, penetriert und dafür dann bestraft zu werden; diese Ängste hingen so eng mit ihren Eltern zusammen, daß sie sie nicht ertragen könne. Vielleicht habe sie aus diesem Grund die Angst vor gefährlichen Beziehungen zu Vater und Mutter in die Angst vor dem Austausch körperlicher Energie umgewandelt; dieser Austausch sei für sie schmerzlicher und geheimnisvoller, aber weniger verstörend und bedrohlich als die phantasierten Interaktionen mit den Eltern.

Frau B. fragte mich, ob denn nicht an allen psychischen Funktionen auch körperliche Energien beteiligt seien. Ich erwiderte, die direkte Übersetzung einer psychischen Erfahrung in das Gefühl, körperliche Energie gewonnen oder eingebüßt zu haben, sei anscheinend ein Versuch, sich zu schützen; allerdings könne diese Strategie ihren ganz eigenen Schrecken entwickeln, weil dabei gewöhnliche zwischenmenschliche Beziehungen auf geheimnisvolle und magische Weise ihre Gestalt veränderten. Meine Bemerkungen schienen die Patientin zufriedenzustellen, und sie sagte, es gehe ihr jetzt besser. Es wies nichts darauf hin, daß ihre Ängste weiterhin anhielten oder daß sie sich nur aus Nachgiebigkeit zufrieden zeigte.

Die Situation ist hier wiederum eine andere als bei Borderline-Patienten. Bei Borderlinern besteht ein zentrales Problem darin, daß primitive, übermächtige Teilobjektbeziehungen aktiviert werden, deren Rollenverteilung in der Übertragung ständig alterniert und deren Herleitung aus realen Gegebenheiten in der Kindheit viel Zeit in Anspruch nimmt. Das Problem bei Psychosen dagegen ist, daß die Grenzen zwischen Selbst- und Objektrepräsentanzen verschwimmen. Unter diesen Umständen kann die Aktivierung einer bestimmten Objektbeziehung in der Übertragung unmittelbar dazu führen, daß Selbst und Objekt nicht mehr auseinanderzuhalten sind und infolgedessen unklar ist, wo der Ursprung eines unerträglichen Impulses liegt. In Abwehr dagegen wird eine Objektbeziehung aktiviert, in der die Konfusion zwischen Selbst und Objekt noch größer ist, so daß die Objektbeziehung ihrer Abwehrfunktion gar nicht gerecht werden kann.

Aus diesem Grund faßte Frau B. meine Bemerkung zu ihrer Angst, mit ihrem Freund intim zu werden, als sexuelle Aggression einer Vaterfigur auf; eigentlich drückte sich in dieser Aggression ihr eigenes sexuelles Begehren nach dem Vater aus. Sie war aber nicht in der Lage wahrzunehmen, von wem das sexuelle Begehren ausging. Sofort danach fühlte sie sich einem strafenden Angriff der Mutter ausgesetzt. Erneut war es ihr unmöglich, Angreiferin und Angegriffene auseinanderzuhalten; überdies war sie unfähig, sexuelle von aggressiven Affekten zu unterscheiden. Ihre Angst vor einer Grenzauflösung des Selbst wurde daher, mittels einer primitiven Umwandlung, zu dem Gefühl, ihr werde körperliche Energie abgezogen (das heißt, es kam zu einer regressiven Verwischung der Grenzen zwischen Körper und Psyche); damit hatte sie einen wahnhaften Fluchtweg aus dem Konflikt gefunden. Auch in diesem Fall konnte ich dadurch, daß ich meine Deutungen der Situation nicht ausschließlich auf Impulse (oder auf Impuls-Abwehr-Konfigurationen, die kein Gegenüber brauchen), sondern auch auf die aktivierten Objektbeziehungen richtete, die aktuelle Situation klären und die psychotische Regression der Patientin für eine gewisse Zeit eindämmen.

Die Objektbeziehungstheorie vertieft auch unsere Einsicht in die Übertragungswiderstände, auf die wir bei Patienten mit narzißtischer Persönlichkeitsstruktur stoßen. Dadurch, daß in der Übertragung verschiedene Merkmale des pathologischen Größen-Selbst und die dazugehörigen bewundernden, entwerteten oder argwöhnisch gefürchteten Objektrepräsentanzen zum Vorschein kommen, wird es oft möglich zu klären, welche verinnerlichten Objektbeziehungen in dem pathologischen Größen-Selbst zusammengeführt und verdichtet wurden.

Ein Mathematiker Anfang Dreißig mit einer narzißtischen Persönlichkeitsstruktur war unfähig, ein sexuelles Interesse an Frauen wachzuhalten, zu denen sich eine emotionale Beziehung entwickelte. Er war ungeduldig, weil es in der psychoanalytischen Behandlung nur langsam voranging, und argwöhnte, mein Interesse an ihm sei finanzieller Natur, ganz wie er auch den Frauen in seinem Leben rein eigennützige Motive unterstellte. Er wollte mir eine große Summe zahlen, falls ich seine Behandlung erheblich abkürzte, indem ich mich „wirklich anstrengte". Alles in allem hegte er einen Groll gegen mich, weil er dachte, ich würde ihn ausnehmen.

Ich brauchte einige Zeit, bis ich über die verschiedenen Komponenten dieser Übertragung Klarheit gewonnen hatte: Der Patient projizierte seine eigene Habgier auf mich (und auf Frauen), setzte verschiedene Aspekte seiner Mutter in Szene – insbesondere ihre beständigen Warnungen, Frauen würden stets nur versuchen, ihn auszunutzen – und identifizierte sich mit der Anspruchshaltung seines Vaters, die dieser in derb-aggressiven Handlungen an den Tag gelegt hatte. Kurz gesagt stellte sich heraus, daß das dominierende Selbstkonzept des Patienten aus selektiven Identifizierungen mit Aspekten beider Elternteile zusammengesetzt war und daß sich hieraus sein Grandiositätserleben, seine Anspruchshaltung, sein Mißtrauen und seine Angst vor Abhängigkeitsbeziehungen speisten.

Im allgemeinen kommen bei einer stufenweisen Analyse der Komponenten des pathologischen Größen-Selbst die zugrundeliegenden, für die Borderline-Persönlichkeitsorganisation typischen primitiven Objektbeziehungen zum Vorschein, so daß sich im weiteren Verlauf das normale kindliche Selbst des Patienten entfalten kann und er in Beziehungen fähig wird, sich in eine vertrauensvolle Abhängigkeit von anderen zu begeben.

Was ich bislang zur Struktur verinnerlichter Objektbeziehungen bei unterschiedlichen Schweregraden der Psychopathologie gesagt habe, stellt im

Grunde eine Modifikation von Fenichels (1941) strukturellen Deutungskriterien dar, die ich am Anfang dieses Kapitels erwähnt habe. Bei Patienten mit neurotischer Persönlichkeitsorganisation stoßen wir auf unbewußte Konflikte, die vorwiegend *inter*systemisch sind; in solchen Fällen gilt das klassische Diktum, daß man immer vom Ich her deuten und auf diese Weise im Lauf der Zeit klären sollte, welche Instanzen in den Konflikt verwickelt sind und in welcher Form sie daran Anteil haben. Dagegen liegt bei Patienten mit hochgradiger Psychopathologie und vorwiegend *intra*systemischen Konflikten der Schwerpunkt auf der im Augenblick dominierenden verinnerlichten Objektbeziehung, die an der Abwehrfunktion der Übertragung beteiligt ist, und auf der verinnerlichten Objektbeziehung, die momentan die Funktion einer dissoziierten Impulsstruktur ausübt. Dieses Modell erleichtert es uns, bei der Deutungsarbeit neben ökonomischen und dynamischen auch strukturelle Kriterien anzuwenden.

Genetische Konstruktionen und Rekonstruktionen

Von anderen Objektbeziehungstheorien, wie sie etwa von Klein (1945, 1946, 1957), Segal (1967), Fairbairn (1952) und Mahler (Mahler, Pine und Bergman 1975) vertreten werden, unterscheidet sich meine Sichtweise insofern, als ich dem bestimmten Zeitabschnitt in der Vergangenheit des Patienten, zu dem die gegenwärtig dominierenden pathogenen Konflikte und strukturellen Merkmale der Persönlichkeit wohl entstanden sind, weniger Aufmerksamkeit widme. Ich halte es für ganz entscheidend, daß der Analytiker keine vorgefaßten Anschauungen zur Quelle des aktuellen unbewußten Konflikts hat und daß er sich von den freien Assoziationen des Patienten zum genetischen Ursprung des „Hier und Jetzt" im „Dort und Damals" hinführen läßt.

Ich stimme mit Jacobson (1964) und Mahler (Mahler und Furer 1968) darin überein, daß die vorherrschende (neurotische, Borderline-, narzißtische oder psychotische) Organisation psychischer Strukturen auf bestimmte Schlüsselphasen der Entwicklung hindeutet. Doch es ist riskant, eindeutige Zuordnungen zwischen Organisationsweisen und Schlüsselphasen vorzunehmen, weil auch Ereignisse in der weiteren Entwicklung zu berücksichtigen sind. Ebenso wird meiner Meinung nach die traditionelle kleinianische Tendenz, die Aufmerksamkeit auf das zu konzentrieren, was laut Kleins Theorie im ersten Lebensjahr geschieht, der Komplexität der psychosexuellen Entwicklung nicht gerecht.

Ich versuche deshalb, das dynamische Prinzip der Deutung so umzusetzen, daß ich von der Oberfläche in die Tiefe gehe und dem Patienten dabei zu helfen versuche, die im Hier und Jetzt aufscheinenden unbewußten Bedeutungen auf eine relativ ahistorische Weise und in Form eines „Als ob" zu begreifen: „Es ist, als ob wir hier die Beziehung zwischen einem Kind, das so und so ist, und einem Elternteil, der so und so ist, vor uns hätten." Die Assoziationen des Patienten dazu können dann zu einer konkreten Erinnerung oder einer Phantasie hinführen, die zwischen dem jetzigen Unbewußten und dem genetischen Ursprung in der Vergangenheit eine Verbindung knüpft (Sandler und Sandler 1987).

Nach meiner Ansicht erübrigt sich die Frage, ob die bei einer bestimmten Art von Psychopathologie auftretenden Konflikte typischerweise ödipaler oder präödipaler Natur sind. Ich habe noch keinen Patienten gesehen, dessen Probleme ausschließlich „eins von beiden" gewesen wären oder bei dem ödipale Probleme keine wesentliche Rolle gespielt hätten. Der Hauptunterschied zwischen neurotischen und höhergradigen psychopathologischen Störungen besteht darin, daß bei letzteren die Verdichtungen ödipaler und präödipaler Themen komplexer sind. Zum Beispiel sind anale und orale Konflikte über das gesamte psychopathologische Spektrum hinweg zu beobachten, doch sie treten nie isoliert von anderen Konflikten auf; dasselbe gilt für Konflikte, die auf den übrigen Stufen der psychosexuellen Entwicklung entstehen.

Zugleich müssen wir uns damit abfinden, daß einige sehr entscheidende frühe traumatische Erfahrungen durch Erinnerungsarbeit gar nicht zu rekonstruieren sind. In solchen Fällen müssen wir versuchen, die erste Zeit des Patienten, die er ja nicht mit voll entwickeltem Bewußtsein erlebt hat, mit Hilfe von Konstruktionen zu rekonstruieren, die wir aus den momentan dominierenden unbewußten Objektbeziehungen ableiten. Als ich der Patientin, der es am Ende der Sitzungen schwerfiel, meine Praxis zu verlassen, zu verstehen gab, daß sie anscheinend verzweifelt nach einer perfekten Mutter suchte, bot ich ihr damit zweifellos eine Konstruktion an. Wer im Sinne von Mahler, Winnicott, Klein oder Kohut vorgeht, wird vielleicht, wenn er mit einer Konstruktion eine vergangene (reale oder phantasierte) Erfahrung ansprechen will, zuvor festzustellen versuchen, in welchen Entwicklungsabschnitt die Erfahrung aller Wahrscheinlichkeit nach fiel. Ich fühle mich wohler damit, die Konstruktion zunächst auf den jeweiligen Kontext abzustimmen; ausgehend von dieser „zeitlosen Insel" gelingen dann günstigenfalls konkretere, auf bestimmte Zeitabschnitte zielende Rekonstruktionen vergangener Erfahrungen.

Konkrete Kenntnisse über die Vergangenheit des Patienten sind bei der systematischen Analyse der unbewußten Bedeutungen im Hier und Jetzt selbstverständlich äußerst hilfreich. Wenn eine Hypothese Aspekte, die aus der Lebensgeschichte des Patienten bekannt waren, aber bisher noch nicht in das Gefüge genetischer Rekonstruktionen einbezogen wurden, zum unbewußten Hier und Jetzt in Beziehung setzt, kann dies eine wertvolle Brücke in die Vergangenheit schlagen. Wenn wir „objektive Fakten" aus der Vergangenheit ins Spiel bringen, müssen wir allerdings sehr behutsam vorgehen, besonders bei Patienten mit schwerer Psychopathologie, bei denen die Kluft zwischen objektiven Fakten und subjektiven Erleben, zwischen Daten über ihre Entwicklung und dem tatsächlichen Entwicklungsverlauf ungeheuer groß ist.

Wir sehen uns also einer paradoxen Situation gegenüber: Bei weniger schwer gestörten Patienten gelingen uns Rekonstruktionen zwar leichter, aber sie sind nicht so notwendig, weil wir aus den Assoziationen der Patienten die Vergangenheit recht einfach erschließen können. Bei schweren psychopathologischen Störungen dagegen sind genetische Rekonstruktionen sehr schwierig, und was man an objektiven Details zur Lebensgeschichte herausbekommt, ist kaum von Nutzen, weil die Fähigkeit der Patienten begrenzt ist, die Vergangenheit auf bewußtem Wege zu durchdringen. Mir erscheint es deshalb problematisch, wenn zum Beispiel Rosenfeld (1987) dazu tendiert, direkte Zusammenhänge zwischen solchen objektiven Daten und den Befunden herzustellen, die aus Übertragungsphänomenen bei psychotischen und Borderline-Patienten abgeleitet sind.

Gegenübertragung

Ich habe aus Rackers (1957) Bemerkungen zu den Identifizierungen des Analytikers und zur Gegenübertragung großen Gewinn gezogen. Er unterscheidet zwei Arten solcher Identifizierungen: Bei der konkordanten Identifizierung identifiziert sich der Analytiker mit dem, was im Patienten aktiviert ist; bei der komplementären Identifizierung identifiziert sich der Analytiker mit der Instanz, die im Konflikt mit derjenigen Instanz steht, mit der sich der Patient identifiziert; hierbei entspricht die Rolle des Analytikers meist einer Identifizierung, die der Patient nicht ertragen kann und deshalb projiziert. In Objektbeziehungs-Begriffen könnten wir sagen, daß sich bei der konkordanten Identifizierung der Analytiker mit eben der Selbst- oder Objektrepräsentanz identifiziert, die im Patienten aktiv ist. Wenn der Patient in nachdenklicher Stimmung ist, spielt die konkordante Identifizierung in der Gegenübertragung eine entscheidende Rolle, denn diese Art der Identifizierung ist die Quelle der normalen Empathie; ihr Einfluß wird aber auch in Situationen deutlich, in denen der Analytiker aufgrund einer Überidentifizierung mit dem Patienten versucht ist, an dessen Stelle ins Agieren zu verfallen.

Bei der komplementären Identifizierung verkörpern Patient und Analytiker für eine gewisse Zeit die Selbst- und die Objektrepräsentanz einer bestimmten verinnerlichten Objektbeziehung. Falls die Übertragung zum Beispiel sexualisiert ist, reagiert der Analytiker möglicherweise mit einer verführerischen Haltung darauf, daß der Patient die Versuchung spürt, ödipal zu agieren, und zugleich Angst davor hat. Ein häufigerer Fall ist, daß eine besonders negative Übertragung vorherrscht, in der der Analytiker für den Patienten zum aggressiven und bedrohlichen Objekt wird, während der Patient in der Rolle des eigenen verängstigten Selbst verharrt. Oder es findet eine Umkehrung statt: Der Analytiker fühlt sich von der Aggression des Patienten wie gelähmt und reagiert, indem er sich mit der bedrängten Selbstrepräsentanz des Patienten identifiziert, ängstlich und mit ohnmächtigem Haß; gleichzeitig identifiziert sich der Patient mit dem bedrohenden Objekt.

In der komplementären Gegenübertragung ist der Analytiker im allgemeinen mit einer inneren Imago identifiziert, die der Patient derzeit nicht ertragen kann und deshalb abspalten und projizieren muß. Tatsächlich werden komplementäre Gegenübertragungsreaktionen meistens dadurch hervorgerufen, daß der Patient zur Abwehr eine projektive Identifizierung einsetzt: Der Analytiker vollzieht nun innerlich das nach, was der Patient bei sich selbst nicht ertragen kann. Aus diesem Vorgang kann der Analytiker auch wichtige Informationen über die Ganzobjektbeziehung ableiten, die in der Übertragung aktiviert worden ist. Die Gegenübertragung in dieser Weise zu nutzen, kann für den Psychoanalytiker höchst lohnend sein. Die Gefahr dabei ist natürlich, daß er sich dazu verleiten läßt, die komplementäre Identifizierung zu agieren anstatt sie als Material zu behandeln, das in den Deutungsprozeß einzubeziehen ist.

Wenn der Analytiker sich seiner Gegenübertragung stellt, kann er sie nutzen, um Klarheit über die in der Übertragung dominierende Objektbeziehung zu gewinnen, vorausgesetzt natürlich, daß er die Grenzen nicht überschreitet, die ihm die Regeln seines Berufes vorgeben. Sollte ihm dennoch ein Agieren der Gegenübertragung unterlaufen, muß er, wenn er dies im nachhinein eingesteht, darauf achten, daß seine Erläuterungen nicht über das hinausgehen, was der Patient auch tatsächlich wahrnehmen konnte.

Traumanalyse

Fairbairn (1952) hat den Weg zu einem neuen Bezugssystem für die Traumanalyse geebnet, indem er ein objektbeziehungstheoretisches Modell auf sie anwandte. Er ging davon aus, daß die verschiedenen Personen im Traum eines Patienten unterschiedliche Aspekte seiner Identifizierungen repräsentieren können und daß Objekte, die in seinem psychischen Leben bedeutsam sind, im Traum in mehreren Gestalten auftreten, die verschiedene Aspekte seiner inneren Beziehungen zu diesen Objekten und seiner Identifizierungen mit ihnen darstellen.

Meltzer (1984) und Rosenfeld (1987) haben einen kleinianischen objektbeziehungstheoretischen Ansatz auf die Traumanalyse angewandt, Meltzer auf systematische und Rosenberg auf indirekte Weise, indem sie anhand von klinischem Material veranschaulichten, daß in ihrem Vorgehen die Traumanalyse eine zentrale Stellung einnimmt. Obwohl ich mit der Tendenz beider Autoren nicht einverstanden bin, den manifesten Trauminhalt direkt so zu deuten, als würden sich darin Aspekte des ersten Lebensjahres symbolisch widerspiegeln, finde ich es aufschlußreich, wie sie Zusammenhänge zwischen den formalen Aspekten des Traums und dem in der Übertragung momentan dominierenden Thema aufzeigen. Mir scheint, daß es gewisse Parallelen zwischen diesem Ansatz und Eriksons (1954) Methode gibt; Erikson konzentriert sich auf die formalen Aspekte im Traumbericht eines Patienten und weist darauf hin, daß – gegenüber den direkt symbolischen – die expressiven und interaktionellen Aspekte der Traumanalyse zunehmend an Bedeutung gewinnen.

Wenn ich einen Patienten dazu anzuregen versuche, Assoziationen zum manifesten Trauminhalt zu äußern, enthalte ich mich direkter, auf den unbewußten symbolischen Sinn zielender Deutungen. Ich achte darauf, (1) welche emotionalen Qualitäten den Trauminhalt dominieren, (2) wie der Traum erzählt wird, (3) in welchem Zusammenhang die im Trauminhalt dominierenden Objektbeziehungen zu der Objektbeziehung stehen, die während der Mitteilung des Traums aktiviert ist, (4) vor welchem allgemeinen Übertragungs-Hintergrund sich das Erzählen des Traums abspielt und (5) welche Tagesreste auszumachen sind.

7 Ein ichpsychologisch-objektbeziehungstheoretisches Modell der Übertragung

Die Analyse der Übertragung ist ein zentrales Moment meines allgemeinen technischen Vorgehens. Die Übertragungsanalyse besteht in einer Analyse der Reaktivierungen verinnerlichter vergangener Objektbeziehungen im Hier und Jetzt. Diese Vorgehen bedeutet zugleich, daß man die Teilstrukturen von Ich, Über-Ich und Es und ihrer intra- und interstrukturellen Konflikte analysiert. Anders als die Theoretiker der zwischenmenschlichen Objektbeziehungen, wie etwa Sullivan (1953, 1962) und Guntrip (1961, 1968, 1971), und im Gegensatz zu Kohuts Selbst-Psychologie fasse ich verinnerlichte Objektbeziehungen nicht als Widerspiegelungen tatsächlicher ehemaliger Objektbeziehungen auf, sondern nehme an, daß sie sich aus realitätsgerechten und phantasierten – und oft stark verzerrten – Internalisierungen von solchen vergangenen Objektbeziehungen und aus Abwehrmaßnahmen gegen diese zusammensetzen, Abwehrmaßnahmen, die auf instinktbestimmte Triebabkömmlinge zurückgehen. Mit anderen Worten: Es besteht eine dynamische Spannung zwischen dem Hier und Jetzt, das die intrapsychische Struktur widerspiegelt, und den unbewußten genetischen Determinanten des Dort und Damals, die aus der vergangenen Entwicklungsgeschichte des Patienten herrühren.

Die Art der Übertragungsdeutung richtet sich nach der Psychopathologie des Patienten. Bei Patienten mit einer neurotischen Persönlichkeitsorganisation sind die Strukturen von Über-Ich, Ich und Es gut integriert. In der psychoanalytischen Situation aktiviert die Widerstandsanalyse in der Übertragung zunächst relativ globale Merkmale dieser Strukturen und später dann die verinnerlichten Objektbeziehungen, aus denen sich die Strukturen zusammensetzen. Die Analyse der Triebabkömmlinge erfolgt, indem man die Beziehung untersucht, die das kindliche Selbst des Patienten zu bedeutsamen, auf den Analytiker projizierten Elternobjekten eingeht.

Demgegenüber überwiegen beim Patienten mit einer Borderline-Persönlichkeitsorganisation präödipale Konflikte und psychische Repräsentanzen präödipaler Konflikte, die mit Repräsentanzen der ödipalen Phase vermengt sind. Konflikte werden nicht so sehr verdrängt als vielmehr in voneinander dissoziierten Ichzuständen ausgedrückt, an denen die primitive Abwehr der Spaltung deutlich wird. Die Aktivierung primitiver Objektbeziehungen, die bereits vor der Konsolidierung von Ich, Über-Ich und Es bestanden haben, manifestiert sich innerhalb der Übertragung in scheinbar chaotischen Affektzuständen; diese müssen in bestimmten aufeinanderfolgenden Schritten analysiert werden, die ich andernorts beschrieben habe (Kernberg 1984). Die Deutung der primitiven Übertragungen von Borderline-Patienten führt dazu, daß Teilobjektbeziehungen sich in Ganzobjektbeziehungen umwandeln und primitive Übertragungen (die großenteils Entwicklungsstadien vor Erreichen der Objektkonstanz widerspiegeln) in die reiferen Übertragungen der ödipalen Phase übergehen.

Bei massiv ausgeprägter Psychopathologie sorgen Spaltungsmechanismen dafür, daß die einander widersprechenden Aspekte intrapsychischer Konflikte zumindest teilweise, in Form primitiver Übertragungen, bewußt bleiben können. Dagegen liegen bei Patienten mit neurotischer Persönlichkeitsorganisation Impuls-Abwehr-Konfigurationen vor, die spezifische unbewußte Wünsche enthalten; in diesen Wünschen geben sich sexuelle und aggressive Triebabkömmlinge zu erkennen, die in unbewußte, auf die ödipalen Objekte gerichtete Phantasien eingebettet sind. Bei diesen Patienten unterliegen sowohl die auf die Objekte bezogenen Selbstrepräsentanzen als auch die Repräsentanzen der ödipalen Objekte selbst nur einer relativ geringen Verzerrung. Die Kluft zwischen vergangenen pathogenen Erfahrungen und deren Verarbeitungen in aktuellen unbewußten Dispositionen ist hier deshalb nicht so groß wie bei den primitiven Übertragungen, denen wir bei Patienten mit Borderline-Persönlichkeitsorganisation begegnen.

Ich lege den Akzent nicht auf die jeweilige Impuls-Abwehr-Konfiguration als solche, sondern auf die internalisierte Objektbeziehung, denn die unbewußte Wunschphantasie bringt eine solche Objektbeziehung zum Ausdruck. Die zwei Formen, in denen laut Freud (1915c) unbewußte Wünsche bewußt werden können (als Vorstellungsrepräsentanzen und als Affekte), sind nach meiner Ansicht deutlich zu erkennen, wenn eine Selbst- und eine Objektrepräsentanz unter den Vorzeichen eines bestimmten Affektes zueinander in Beziehung treten. Ich glaube, daß Glover (1955) in dieselbe Richtung wies, als er die Notwendigkeit hervorhob, in der Übertragung sowohl libidinöse Triebabkömmlinge als auch dem Ich und dem Über-Ich entstammende Identifizierungen aufzudecken. Wenn die Übertragungsneurose tatsächlich in der Weise manifest wird, daß sich Instinkt-Impulse als Affekte äußern und verinnerlichte Objektbeziehungen in Identifizierungen zum Vorschein kommen, dann läßt sich der objektbeziehungstheoretische Bezugsrahmen, den ich vorschlage, als eine direkte klinische Anwendung der metapsychologischen Vorstellungen verstehen, die wir uns vom dynamischen Unbewußten und von den Bedingungen machen, unter denen es ins Bewußtsein tritt.

Ich gehe davon aus, daß die Übertragung in jedem Fall dynamisch unbewußt in dem Sinne ist, daß der Patient mittels Verdrängung oder Spaltung sein gegenwärtiges Erleben unbewußt einer Verzerrung unterwirft, weil er auf pathogene Konflikte mit einem bedeutsamen, verinnerlichten Objekt seiner Vergangenheit fixiert ist. Die Hauptaufgabe besteht darin, die unbewußten Übertragungsbedeutungen im Hier und Jetzt zu deuten und auf diese Weise vollständig bewußt zu machen. Dies ist die erste Stufe, die beim Analysieren der Beziehung zwischen der unbewußten Gegenwart und der unbewußten Vergangenheit zu nehmen ist.

Ich vermeide es, bewußte oder unbewußte aktuelle Erfahrungen, die der Patient in der Beziehung zum Therapeuten macht, direkt mit der bewußten Vergangenheit oder mit einer vermuteten unbewußten Vergangenheit in Verbindung zu bringen; vielmehr setze ich darauf, daß die freien Assoziationen des Patienten, die sich aus den im Hier und Jetzt aufgedeckten unbewußten Übertragungsbedeutungen ergeben, uns in die unbewußte Vergangenheit führen. Ich verwende deshalb, wenn ich dem Patienten Rekonstruktionen anbiete, vorsichtige und offene Formulierungen, die ihm die Wahl lassen sollen, in einer von mehreren möglichen Richtungen weiterzugehen.

In der klinischen Praxis kommen meine theoretischen Grundvorstellungen in der Art und Weise zum Ausdruck, wie ich dem Patienten zuhöre. Meine einzige Erwartung ist, daß seine freien Assoziationen dazu führen werden, daß in der Übertragung verinnerlichte frühere Objektbeziehungen hervortreten, die die faktischen Interaktionen zwischen Patient und Analytiker überlagern.

Ich möchte noch einmal betonen, daß ich beim Aufdecken der bewußten Bedeutung im Hier und Jetzt die Frage der vermuteten genetischen Ursprünge soweit wie möglich offenlasse. Es ist zwar richtig, daß die Art der aktivierten Objektbeziehung selbst auf die Entwicklungsphase verweist, der sie wahrscheinlich entstammt, aber ich halte es für verfrüht, sich auf diesen hypothetischen Ursprung festzulegen, noch ehe sich aus den freien Assoziationen des Patienten und aus der Exploration der unbewußten Bedeutungen seines Verhaltens im Hier und Jetzt neue Hinweise ergeben haben. Ich bin mir der Gefahr immer sehr bewußt, daß sich der Analytiker durch vorgefaßte Meinungen schon sehr früh den Zugang zu diesem Erkundungsfeld verbauen kann. Ein theoretischer Bezugsrahmen, der schon im voraus festlegt, welchem Problemgebiet oder welcher Entstehungszeit die dominierenden Konflikte des Patienten zuzuordnen sind, schränkt die Bewegungsfreiheit von Analytiker wie Patient ein und erschwert es ihnen, den Ursprüngen der unbewußten Gegenwart in der unbewußten Vergangenheit auf die Spur zu kommen.

Die traditionelle kleinianische Tendenz, primitive Abwehroperationen und Objektbeziehungen mit dem ersten Lebensjahr in Zusammenhang zu bringen (Klein 1945, 1946, 1952b, 1957), Kohuts Annahme, daß die primäre Determinante in einer stets vorhandenen Zerbrechlichkeit des Selbst besteht (Reed 1987), und im Grunde auch die ständige Suche des Analytikers nach den ödipalen Determinanten oder nach Trennungs-Individuations-Pathologie: Festlegungen wie diese engen den Deutungsrahmen ein und schwächen die Fähigkeit des Analytikers, das Unbekannte zu entdecken und zu erforschen.

Kommunikationskanäle der Übertragung

Die unbewußten Objektbeziehungen, die die faktische Objektbeziehung überlagern – in ihr arbeiten Patient und Analytiker innerhalb der gemeinsam vereinbarten Grenzen der psychoanalytischen Situation zusammen –, können zum einen im Konflikt miteinander stehen; der andere Fall ist, daß eine Objektbeziehung aktiviert wurde, um eine andere, tieferliegende und entgegengesetzte Objektbeziehung abzuwehren, die Impulsfunktionen erfüllt. Diese unbewußten Objektbeziehungen machen sich über die im letzten Kapitel erwähnten Kanäle bemerkbar. Im Fall einer neurotischen Persönlichkeitsorganisation und in den fortgeschrittenen Phasen der Behandlung von schwerer Charakter- und Borderline-Pathologie treten sie meist in den freien Assoziationen des Patienten zutage.

Lassen Sie mich das anhand eines Fallbeispiels veranschaulichen. Frau C., eine Architektin Anfang Dreißig, suchte therapeutische Hilfe, weil sie bei der Arbeit chronische zwischenmenschliche Schwierigkeiten hatte und weil sie unter einer tiefen Depression litt, nachdem eine außereheliche Beziehung mit einem älteren Geschäftskollegen, den sie als sadistisch beschrieb, in die Brüche gegangen war. Die diagnostische Beurteilung ergab eine hysterische Persönlichkeit mit starken masochistischen Zügen. Einer glücklichen Kindheitsbeziehung zu ihrem Vater waren erbitterte Auseinandersetzungen mit ihm in ihrer Jugend gefolgt. Er hatte zu der Zeit schwere Eheprobleme, und Frau C. sah in ihrer Mutter ein unschuldiges Opfer. Frau C. verinnerlichte die sexuell intolerante, repressive Atmosphäre ihres Elternhauses, so daß sie bis wenige Jahre vor Beginn ihrer Analyse sämtliche sexuellen Regungen strikt verdrängte: Sie war bei ihrem Ehemann frigide und konnte nur in Affären zum Orgasmus gelangen.

Ein paar Wochen nach Analysebeginn besserte sich ihre Stimmung; sie schien nicht mehr länger deprimiert zu sein und wirkte wie ein nettes, unterwürfiges kleines Mädchen, das eifrig darauf bedacht war, den Analytiker zufriedenzustellen. Sie gab sich offensichtlich große Mühe, alles zu sagen, was ihr in den Sinn kam; anfangs bezogen sich ihre freien Assoziationen größtenteils auf ihre Arbeit, besonders auf ihre Vorgesetzten, die Frau C.s Beschreibung nach engstirnig und voreingenommen waren, wenig von ihrem Fach verstanden und bei denen sie originelle und kreative Gestaltungsideen vermißte. Sie brachte diesen Männern eine so offenkundige Geringschätzung entgegen, daß sie in einer Analysesitzung selbst die Frage aufwarf, ob sie wohl Gefahr laufe, ihre Stelle zu verlieren. Tatsächlich hatte sie vor gar nicht allzu langer Zeit wegen ihrer Schwierigkeiten im Umgang mit anderen eine Stelle bei einer anderen Firma verloren.

Als ich mich verblüfft darüber zeigte, wie vergnügt sie von ihrer Besorgnis sprach, sie könne hinausgeworfen werden, räumte Frau C. ein, daß ihre Einstellung waghalsig sei, und fügte hinzu, ihr Verhalten sei wohl riskant, aber auch auf eine befriedigende Weise aufregend. Weitere Assoziationen brachten Phantasien über eine Begegnung mit ihrem Chef ans Licht: Sie stellte sich vor, wie er ihr in strengem Ton mitteilte, daß sie gehen mußte, woraufhin sie ihm durch leise Anspielungen zu verstehen gab, daß sie ein sexuelles Interesse an ihm hatte. Sie phantasierte, daß sich möglicherweise genau zu dem Zeitpunkt, wenn er ihr kündigte, eine sexuelle Beziehung mit ihm ergeben würde. Sie fand die Idee aufregend, sich mit einem Mann sexuell einzulassen, der sie hinauswarf.

Dies zeigt, daß die Pose des „netten kleinen Mädchens“, die in der Übertragung zunächst hervortrat, die latente Versuchung abwehren sollte, gegenüber einer männlichen Autorität eine pseudorebellische, provokant aggressive Haltung einzunehmen, die darauf zielte, eine insgeheim ersehnte, der Selbstbestrafung dienende sexuelle Beziehung (vermutlich zu einem sadistischen Vaterbild) herbeizuführen. Aufgrund der augenscheinlich positiven anfänglichen Übertragungsbeziehung kamen die latenten negativen Übertragungsdispositionen nicht so sehr in der Übertragungsbeziehung selbst, sondern in den freien Assoziationen der Patientin zum Vorschein; dies gab uns einen Zeitvorsprung, so daß wir den unbewußten Konflikt ergründen konnten, noch ehe er sich in der Realität oder in der Übertragung voll ausbildete. Die Konzentration auf die Inhalte der freien Assoziationen und auf

Frau C.s subjektives Erleben war der Kommunikationskanal, über den sich in der Übertragung die unbewußte pathogene Objektbeziehung vorwiegend bemerkbar machte.

Bei Patienten mit schwerer Charakterpathologie und Borderline-Persönlichkeitsorganisation sind die in der Übertragung dominierenden unbewußten Objektbeziehungen normalerweise anhand der nonverbalen Kommunikation zu erkennen. Dies bedeutet nicht, daß das, was der Patient in seinen freien Assoziationen verbal mitteilt, irrelevant oder nebensächlich wäre, sondern daß die nonverbale Kommunikation für den Analytiker ökonomische (das heißt affektive) Priorität gewinnt und die wichtigsten Informationen für ihn enthält.

Herr D., Ende Zwanzig, der als Fachkraft im sozialpsychiatrischen Bereich tätig war, kam in Behandlung wegen Schwierigkeiten in Beziehungen zu Frauen, Unsicherheit hinsichtlich seiner beruflichen Interessen und Zukunftspläne sowie extremer Passivität in seinem Berufs- und Privatleben. In den ersten Sitzungen seiner Analyse verweilte Herr D. bei ausführlichen Schilderungen der momentanen Auseinandersetzungen mit seiner Freundin. Als ich mich bemühte zu klären, worum es in den nach meinem Eindruck verworrenen Beschreibungen dieser Auseinandersetzungen eigentlich ging, bemerkte er in ironischem Ton, ich sei schwer von Begriff und phantasielos, und mir entgingen die Feinheiten dessen, was er mir sage. Er erwartete auch von mir, daß ich das, was er über seine Freundin gesagt und wie er sich ihr gegenüber verhalten hatte, umstandslos billigen sollte. Ich fragte ihn, warum er das Bedürfnis habe, daß ich seine Handlungen guthieß oder in der Bewertung der Freundin mit ihm übereinstimmte. Daraufhin warf er mir wütend vor, ich würde ihm kein Verständnis entgegenbringen und sei ein traditionsbefangener Psychoanalytiker mit Pokergesicht.

Bald beklagte sich Herr D. auch, ich würde ihm keinerlei neuen Einsichten vermitteln, die ihm helfen könnten, mit seiner Freundin besser zurechtzukommen. Doch nachdem ich ein tieferes Gespür dafür entwickelt hatte, was in seinen Interaktionen mit ihr tatsächlich vor sich ging, stellte ich seine Deutungen ihres Verhaltens in Frage und ging den Beweggründen einiger seiner Handlungen nach. Er warf mir daraufhin vor, ich würde für die Freundin Partei ergreifen und sei ihm gegenüber ungerecht und voreingenommen; ich würde seine Beziehung zu ihr sogar verschlechtern, indem ich seine Selbstsicherheit untergrübe. Er führte auch verschiedene psychoanalytische Theorien an, die erklären sollten, warum seine Freundin sich ihm gegenüber sadistisch verhalte, wies mich darauf hin, daß er selbst ja offensichtlich von masochistischer Wesensart sei, und beschuldigte mich mit wachsender Wut, ich würde meine Arbeit nicht tun, da ich ja keinen Zusammenhang herstellte zwischen dem, was jetzt mit ihm geschehe, und seinen Kindheitserfahrungen.

Obwohl ich bei Herrn D. anfangs eine schwere Charakterpathologie mit paranoiden, narzißtischen und infantilen Zügen diagnostiziert hatte – und demnach auf stürmische Übertragungsentwicklungen gefaßt war –, erstaunte mich die Heftigkeit seiner Klagen und Beschuldigungen, und ich hielt mich in meinen Bemerkungen ihm gegenüber immer mehr zurück. Er bemerkte meine Vorsicht sogleich und warf mir wütend vor, ich behandelte ihn, als sei er ein „Invalider", anstatt offen mit ihm zu sein. Ich konzentrierte mich nun darauf, daß er es kaum hinnehmen konnte, wenn ich etwas sagte, das seinen eigenen Ansichten zuwiderlief, und zeigte ihm den inneren Konflikt auf, den er in der Beziehung zu mir erlebte: Er hatte den starken Wunsch, daß ich ihm helfen und auf seiner Seite stehen sollte, aber zugleich erschien ihm alles, was von mir kam, entweder als feindselig und abträglich oder als unsinnig und wertlos. Herr D. stimmte (zum ersten Mal) meiner Situationsbewertung zu. Er brauche dringend Hilfe, sehe sich aber einem inkompetenten und feindseligen Analytiker gegenüber. Ich fragte ihn, ob er überzeugt davon sei, daß diese Wahrnehmung der Wirklichkeit entspreche, denn in diesem Fall müsse er sich ja auch die Frage stellen, warum er mich als Therapeuten ausgesucht habe; diese Frage stelle er sich aber nicht. Er reagierte mit dem Vorwurf, ich würde versuchen, ihn hinauszuwerfen. Ich erwiderte, daß ich mich bemühte zu verstehen, was in ihm vorgehe, und daß mein Verhalten nicht notwendigerweise als eine Bestätigung des Bildes zu sehen sei, das er sich von mir gemacht habe.

Er wandte sich nun den Umständen zu, die ihn nach einigen unerfreulichen Erfahrungen mit anderen Therapeuten dazu bewegt hatten, mich aufzusuchen und zu seinem Analytiker zu wählen. Im Laufe dieser Rückschau stellte sich heraus, daß Herr D. sich über meine Zusage, ihn in Behandlung zu nehmen, sehr gefreut hatte, während ihm andererseits sehr zu schaffen gemacht hatte, daß er einen enormen Statusunterschied zwischen uns empfand. Er sprach davon, wie schmerzlich es für ihn war, Hilfe bei Fachleuten zu suchen, die er als Vertreter eines höchst konservativen psychiatrischen und psychoanalytischen Establishments ansah. Zu mir war er gekommen, weil ich ihm sehr empfohlen worden war; jetzt aber frage er sich, ob ihm nicht eine Kurzbehandlung bei einem Therapeuten aus einer der „antipsychiatrischen" Schulen viel besser helfen könne. Ich deutete an, daß es ihm vielleicht entgegenkomme, mich als unfähig und feindselig wahrzunehmen, weil er auf diese Weise seine Selbstachtung wahren könne; freilich stehe dieses Bild von mir seinem Wunsch im Wege, Hilfe zu bekommen. Anders ausgedrückt, ich begann zu deuten, wie er seine Bedürfnisse agierte, mich zu entwerten und herabzusetzen – Bedürfnisse, die abgespaltenen Neid auf mich widerspiegelten.

Von Beginn der Behandlung an war der Kommunikationskanal, über den sich die in der Übertragung aktivierten unbewußten Objektbeziehungen hauptsächlich bemerkbar machten, nicht der Inhalt der freien Assoziationen von Herrn D., sondern seine Haltung mir gegenüber. Seine verbalen Mitteilungen boten zweifellos wichtige Anhaltspunkte zur Klärung dessen, was in der Beziehung zu mir vor sich ging; der Brennpunkt der Kommunikation aber war die Art und Weise, wie er sich verhielt.

An der Oberfläche bewunderte er in der Rolle eines vom Gefühl der eigenen Grandiosität begeisterten und sadistischen Kindes die elterliche Autorität, die er in mir sah, und war zugleich von neidvollem Groll gegen sie erfüllt. Auf einer darunterliegenden Ebene aber reinszenierte er unbewußt die Beziehung eines frustrierten und aufgebrachten Kindes zu einer Elternfigur, auf die es dringend angewiesen ist und gegen die es zugleich einen tiefen Groll hegt, weil es sie als übermächtig und entwertend wahrnimmt. Diese Sicht des Elternobjekts löste heftige Wut aus, die sich im Wunsch äußerte, das Objekt zu entwerten und zu vernichten; zugleich hoffte der Patient in einer noch tieferen Schicht unbewußt darauf, das Objekt werde dennoch überleben. Diese unbewußten Bedeutungen im Hier und Jetzt zu entwirren nahm viele Wochen in Anspruch. Erst Monate später verstanden wir, daß diese Objektbeziehung die unbewußte Beziehung Herrn D.s zu seiner Mutter widerspiegelte und daß sein wiederholtes Scheitern in Beziehungen zu Frauen einem Muster folgte, das dem Muster seines Verhältnisses zu mir auffallend ähnlich war. Alle diese Frauen verkörperten, ebenso wie ich in der Übertragungs-Inszenierung, die Mutter.

Es gibt noch einen dritten Kommunikationskanal, der sich als Nebenzweig des zweiten auffassen läßt; allerdings läuft die nonverbale Kommunikation auf diesem dritten Kanal ab, ohne daß in der Übertragung irgendeine spezifische Objektbeziehung zutage tritt. Manchmal zeigt ein Patient über einen Zeitraum von vielen Monaten oder sogar Jahren nur minimale Anzeichen einer Übertragungsregression und läßt so gut wie keine Agggression oder libidinöse Besetzung der Übertragung erkennen. Ich habe andernorts (1984) betont, daß bei solchen Patienten subtile, alles durchdringende und höchst wirksame Übertragungswiderstände gegen ein Angewiesensein auf den Analytiker und gegen die damit verbundene Übertragungsregression am Werke sind; im letzten Kapitel habe ich dies als eine Auslöschung des analytischen Raumes beschrieben. Um es konkret zu sagen: Ein Fehlen von emotionaler Tiefe, von emotionaler Realität und von Phantasie in der analytischen Begegnung wird zum beherrschenden Widerstand gegen die Behandlung.

Herr E., Ende Zwanzig, kam in Behandlung, weil er mit seinem bisexuellen Lebensstil unzufrieden war und sexuell immer gehemmter wurde. Herr E.s Persönlichkeit wies stark narzißtische Züge und eine Qualität des „Als ob" auf. Seine Mutter war gestorben, als er neun Jahre alt war; eine ältere Schwester übernahm ihre Haushaltspflichten, während sein Vater viele der anderen Funktionen der Mutter übernahm. Die Beschreibung beider Eltern war verschwommen und widersprüchlich. Der gesamte Lebensbericht des Patienten vermittelte den Eindruck des Unwirklichen. An der Oberfläche war er sozial recht gut angepaßt, aber sein Auftreten hatte etwas Künstliches an sich. Er war einer jener Patienten, deren „perfektes freies Assoziieren" einen echten analytischen Prozeß eindrucksvoll nachahmt. Er hatte etwas Mechanisches an sich, aber ich fand es außerordentlich schwierig, diesen Eindruck an irgendwelchen konkreten, in der Übertragung auftretenden Phänomenen festzumachen. Gegenüber seiner Freundin ließ er einen ähnlichen Mangel an innerer Beteiligung erkennen; obwohl sie ihn auf vielfache Weise provozierte, zeigte er nicht die geringsten Anzeichen von Eifersucht.

Im dritten Jahr der Analyse vermochte ich zwar mein Interesse an ihm wachzuhalten, aber ich hatte das Gefühl, zu einer seltsamen Trägheit verlockt zu werden, als ob ich einer Theateraufführung beiwohnte, die wie ein Film ohne Tiefenwirkung vor mir ablief. Der Patient schien unfähig zu sein, mich als eine Person wahrzunehmen, die von ihm verschieden, aber für ihn da war, und war offenbar außerstande, sich als im Zimmer tatsächlich anwesend zu erleben, soweit das über die Rolle eines Registrators der äußeren Realität hinausging. Ich entschied mich schließlich dafür, meine Aufmerksamkeit auf die verschiedenen Anzeichen zu konzentrieren, an denen deutlich wurde, daß er sich mir ständig entzog und daß ich – was an seiner Haltung während der Sitzungen abzulesen war – meinerseits unzugänglich auf ihn wirkte. Ich setzte eine Technik ein, die ich andernorts (1984) beschrieben habe, und stellte mir vor, wie ein „normaler" Patient sich wohl in einer bestimmten Sitzung verhalten hätte, um auf diese Weise meinen Blick für die konkreten Manifestationen von Künstlichkeit in der Beziehung dieses Mannes zu mir zu schärfen.

Indem ich mich also auf das konzentrierte, was in der Übertragung „fehlte", erzielte ich eine verblüffende Wirkung: Herr E. fing an, in den Sitzungen Angst zu empfinden. Seine Angst nahm über mehrere Wochen hinweg immer mehr zu, und seine Assoziationen veränderten sich erheblich. Er entwickelte starke Angst vor mir und sah mich als eine völlig unwirkliche Person. Ihm war, als liege hinter meiner Fassade eines freundlichen Psychoanalytikers eine furchterregender leerer Raum verborgen. Er fühlte sich völlig allein, während er das niederschmetternde Empfinden hatte, daß er schwer beschädigt war und sich auflöste. Ihm war, als sei er nur von toten Gegenständen umgeben.

Im Laufe weniger Wochen verwandelte sich dieser Mann aus einem beinahe leblosen Roboter in ein verlassenes, verängstigtes Kind. In der Übertragung wurde eine starke primitive Objektbeziehung aktiviert, während sich bei mir als Teil meiner Gegenübertragungsreaktion eine konkordante Identifizierung (Racker 1957) mit der Selbstrepräsentanz des Patienten einstellte. Im Anschluß an diese Entwicklung bildete sich in der Übertragung eine hochambivalente Beziehung zu einem mächtigen Vater heraus; der Patient projizierte auf mich das Bild eines sadistischen, beherrschenden, grausamen Vaters, den die sexuellen Phantasien und Wünsche des Patienten anwiderten. Kurzum, Elemente, die sich bislang nur wie in einem flachen Mosaik gezeigt hatten, gewannen nun in der Übertragung an Tiefe. Herrn E.s Fall veranschaulicht in eindrucksvoller Weise, wie die Kommunikation in der Übertragung von dem dritten Kanal beherrscht sein kann, der aus dem stets vorhandenen, aber latenten Raum der analytischen Begegnung besteht.

Übertragung, unbewußte Gegenwart und unbewußte Vergangenheit

Ich habe betont, daß es äußerst wichtig ist, Rekonstruktionen der Vergangenheit erst dann in Angriff zu nehmen, wenn man zuvor die unbewußten Bedeutungen der Übertragung im Hier und Jetzt aufgedeckt und dem Patienten vollständig bewußt gemacht hat, wie sich die entsprechende Objektbeziehung in der Übertragung äußert. Im Laufe dieses Prozesses geschieht es oft, daß der Patient sich der bislang uneingestandenen, verleugneten, verdrängten, projizierten oder dissoziierten Objektbeziehung voll und ganz stellt und daß diese dabei ich-dyston wird. Erst dann wenden wir unsere Aufmerksamkeit den genetischen Determinanten des momentan aktivierten, unbewußten intrapsychischen Konflikts zu und überlegen, wie wir sie dem Patienten deuten können (Sandler und Sandler 1987).

In unserem ersten Fallbeispiel, dem Bericht über Frau C., wiesen die psychodynamischen Informationen recht direkt darauf hin, daß es sich um die masochistische Umformung einer positiven ödipalen Beziehung handelte. Wie das für neurotische Patienten typisch ist, bestand offenbar ein direkter Zusammenhang zwischen den Aspekten der Lebensgeschichte, die der Patientin bewußt waren, und der unbewußten Aktivierung verdrängter Objektbeziehungen im Hier und Jetzt. Ich vermied es dennoch konsequent, die Beziehung von Frau C. zu ihrem Vater anzusprechen, bis sie selbst sich fragte, wo ihr Bedürfnis herrührte, eine gute Beziehung zu einem Mann in eine schlechte zu verwandeln und sie erst dann zu sexualisieren, und sich in ihren Assoziationen den Interaktionen mit ihrem Vater während ihrer Jugend zuwandte.

Bei Herrn D., der sozialpsychiatrischen Fachkraft, konnte ich keinen direkten Zusammenhang zwischen seinem sehr chaotischen und komplexen Agieren in der Übertragung und dem erkennen, was ich über seine Lebensgeschichte wußte: Was er von seiner Vergangenheit berichtet hatte, war in sich so widersprüchlich und chaotisch, daß es mir schwergefallen wäre, irgend etwas davon für bare Münze zu nehmen. Viel Zeit verging, bis wir die unbewußten Bedeutungen im Hier und Jetzt geklärt hatten; erst als das bewältigt war, konnte ich anfangen zu überlegen, inwieweit es sinnvoll war, genetische und entwicklungsbezogene Auslösefaktoren zu erkunden.

Aus der Dynamik von Herrn D.s verzweifelter Suche nach einer Abhängigkeitsbeziehung, in der ein gefährliches und grausames Objekt über ihn herrschte, lassen sich ganz unterschiedliche Schlußfolgerungen ziehen, je nachdem, welcher theoretischen Richtung man anhängt. Ein Anhänger von Mahler dürfte zu dem Schluß gelangen, diese Dynamik sei der Wiederannäherungs-Subphase des Loslösungs- und Individuationsprozesses zuzurechnen; ein Kleinianer wird meinen, sie habe mit einer beneideten guten und/oder bösen Brust zu tun; ein traditioneller Ich-Psychologe denkt wohl eher an eine von Schuldgefühlen bestimmte anale Regression aus einem positiven ödipalen Konflikt. Da ich aber über keine Informationen verfügte, auf welche Entwicklungsstufe der aktivierte Konflikt zurückging oder regrediert war, vermied ich es, darüber zu spekulieren, bevor die unbewußten Entwicklungen im Hier und Jetzt vollständig bewußt und ich-dyston geworden waren.

Der Fall von Herrn E. unterstreicht, wie gefährlich es ist, verfrühte genetische Rekonstruktionen vorzunehmen. Selbst als in der Analyse nach einem langen Stillstand ein Durchbruch gelang, unterließ ich es, einen Zusammenhang zwischen der aktivierten primitiven Objektbeziehung und irgendeinem Aspekt der Vergangenheit herzustellen, und wartete ab, bis die Übertragung und die freien Assoziationen des Patienten weitere Hinweise ergeben hatten.

Ich versuche also, kurz gesagt, zunächst zu atemporalen Konstruktionen der unbewußten Bedeutungen im Hier und Jetzt zu gelangen; erst später, wenn die Bedingungen dafür gegeben sind, überführe ich diese Konstruktionen behutsam in Rekonstruktionen der unbewußten Vergangenheit. Ebenso versuche ich, den genetischen Trugschluß zu vermeiden, das primitivste Material sei zwangsläufig auch das früheste, und hüte mich davor, bestimmte Arten von Psychopathologie mechanisch einem Entwicklungsstadium zuzuordnen, das schon im voraus festliegt.

Die drei Fälle veranschaulichen auch einen weiteren Aspekt meiner Technik: Sie zeigen, wie wichtig es mir ist, genau zu sondieren, wie sich die Erfahrungen des Patienten sowohl außerhalb der Analysestunden als auch in der analytischen Beziehung selbst entwickeln. Ich verwandte zum Beispiel recht viel Zeit darauf, Frau C.s Beziehung zu Kollegen und Vorgesetzten an ihrem Arbeitsplatz auszuloten, ehe ich versuchte, Zusammenhänge zwischen diesem Material und der Beziehung zu mir aufzuzeigen; ich wartete also ab, obwohl mir schon sehr früh aufgefallen war, daß Frau C. in den Analysestunden in die Rolle des „netten kleinen Mädchens" schlüpfte.

Bei Herrn D. richteten sich meine ersten Anstrengungen darauf, die chaotische Beziehung zu seiner Freundin zu ergründen. Erst als alle meine Bemühungen fehlschlugen, ihm zu tieferer Einsicht zu verhelfen, und offenkundig wurde, daß das, was in der Übertragung vor sich ging, höchste Deutungspriorität erlangt hatte, konzentrierte ich mich konsequent auf seine Beziehung zu mir. Ich mußte mich lange gedulden, ehe ich die Zusammenhänge zwischen der Beziehung zu seiner Freundin und der Beziehung zu mir ansprechen konnte.

Im dritten Fall gelangte ich, wie berichtet, nach einer langen Reihe fehlgeschlagener Versuche, die Beziehungen des Patienten außerhalb und innerhalb der Analyse zu ergründen, zu der Diagnose, daß ich es mit einer Auslöschung des analytischen Raumes zu tun hatte. Metapsychologisch gesprochen sollten ökonomische Kriterien (das heißt, die Suche nach Bereichen affektiver Aktivierung, die das Geschehen dominieren, ob sie nun bewußt oder unbewußt sind) den Ausschlag dafür geben, ob wir den Schwerpunkt unserer Intervention auf eine Interaktion mit dem Patienten während der Stunde selbst oder auf seine Alltagsrealität außerhalb der Analyse legen (1984).

Mittlerweile dürfte deutlich geworden sein, daß ich großen Wert auf die Analyse der unbewußten Übertragungsbedeutungen im Hier und Jetzt lege, ohne deswegen aber die Analyse der genetischen Vorläufer, des Dort und Damals, für unwichtig zu erachten. Meine Betonung des Hier und Jetzt steht im Einklang mit den Auffassungen, die Gill vertritt. Wenn man allerdings die Vorstellung von der Übertragung als einem „Amalgam von Vergangenheit und

Gegenwart" (Gill 1982, S. 177) überstrapaziert, verschwimmen die Kriterien, anhand derer man entscheiden kann, was im Hier und Jetzt unangebracht ist und deshalb durch außerhalb der Situation liegende Gründe erklärt werden muß.

Nach meiner Ansicht sollte man darauf achten, daß man die faktisch gegebenen Aspekte im Verhalten des Analytikers, welche die Übertragung des Patienten auslösen und/oder zu deren Rationalisierung dienen, nicht als einen Teil der Übertragung selbst mißversteht. Wenn der Patient einen Aspekt im Verhalten des Analytikers bemerkt und in bestimmter Weise darauf reagiert, begeht der Analytiker einen technischen Fehler, falls er vor dem Eingeständnis zurückscheut, daß sein Verhalten diesen Aspekt tatsächlich enthält; ebenso ist es ein technischer Fehler, wenn dem Analytiker entgeht, welche Merkmale seines Verhaltens unbewußt bestimmte Aspekte in der Übertragung des Patienten ausgelöst haben könnten. Wer annimmt, man könne den faktischen Beitrag des Analytikers zur Interaktion mit dem Patienten ignorieren oder leugnen, hat sich meiner Ansicht nach zu weit vom klassischen Konzept der Übertragung entfernt; denn damit unterstellt er ja, der Analytiker sei perfekt an die Realität angepaßt und hundertprozentig normal. Ich zitiere aus einer meiner früheren Arbeiten:

> Patienten werden schnell zu Experten, wenn es darum geht, die Persönlichkeitsmerkmale des Analytikers zu entdecken, und Übertragungsreaktionen treten oft zuerst in diesem Kontext auf. Daraus jedoch zu schließen, daß alle Übertragungsreaktionen im Grunde, wenigstens teilweise, unbewußte oder bewußte Reaktionen auf die Realität des Analytikers seien, hieße die Natur der Übertragung mißverstehen. Die Übertragung ist der unangemessene Aspekt der Reaktion des Patienten auf den Analytiker. Die Analyse der Übertragung kann damit beginnen, daß der Analytiker die Realität der Beobachtungen des Patienten „offenläßt" und untersucht, warum bestimmte Beobachtungen zu einem bestimmten Zeitpunkt wichtig sind.
>
> Wenn sich der Analytiker der Realitätsmerkmale seiner Persönlichkeit bewußt ist und sie ohne narzißtische Abwehrhaltung oder Leugnung akzeptieren kann, dann wird ihm seine emotionale Einstellung gestatten, dem Patienten etwa folgendes zu vermitteln: „Wenn Sie also auf etwas in mir reagieren, wie erklären wir uns dann die Intensität Ihrer Reaktion?" Die Charakterpathologie des Analytikers kann jedoch von der Art sein, daß die Übertragungsreaktion des Patienten auf ihn zur Untergrabung seiner technischen Neutralität führt. Wenn der Analytiker nicht imstande ist, zwi-

schen realistischen und unrealistischen Wahrnehmungen des Patienten von ihm zu unterscheiden, dann ist die Gegenübertragung wirksam. (1984; dt. 1988, S. 383 f.)

Was in der Übertragung inszeniert wird, ist niemals nur eine einfache Wiederholung der tatsächlichen einstigen Erfahrungen des Patienten. Ich schließe mich Melanie Kleins (1952b) These an, daß die Übertragung auf einer Kombination aus realen und phantasierten Erfahrungen sowie Abwehroperationen gegen diese beiden Komponenten beruht. Damit ist auch ausgedrückt, daß das Verhältnis zwischen psychischer Realität und objektiver Realität stets mehrdeutig bleibt: Je tiefer die Psychopathologie des Patienten reicht und je verzerrter seine intrapsychische strukturelle Organisation ist, desto indirekter sind die Verbindungen zwischen gegenwärtiger Struktur, genetischer Rekonstruktion und den in der Entwicklung des Patienten liegenden Ursprüngen einer Störung. Es ist allerdings eine ungerechtfertigte Ausflucht, wenn einer die Rekonstruktion der Vergangenheit für unmöglich erklärt, nur weil sie schwierig ist, und wenn er aufgrund dessen, daß das Verknüpfen von Vergangenheit und Gegenwart derart diffizil ist, grundsätzlich in Zweifel zieht, daß wir die Vergangenheit überhaupt ergründen können.

Gegenübertragung, Empathie, Erinnerung und Wunsch

Meine Ansichten zur Gegenübertragung habe ich in früheren Arbeiten bereits dargelegt (1975, 1984). An dieser Stelle möchte ich die Vorteile eines globalen oder weitgefaßten Gegenübertragungs-Begriffs hervorheben, der nicht nur die unbewußten Reaktionen des Analytikers auf seine Patienten oder auf deren Übertragung umfaßt (mit anderen Worten, die Übertragung des Analytikers), sondern auch seine realitätsangemessenen Reaktionen auf die Lebenswirklichkeit der Patienten, auf den Einfluß, den die Begegnungen mit ihnen möglicherweise auf sein eigenes Leben ausüben, sowie auf die Übertragung. Bis auf die letztgenannte dürften diese Komponenten in der alltäglichen psychoanalytischen Praxis alles in allem kaum einmal an die Oberfläche kommen.

Es liegt auf der Hand, daß die Übertragungen des Analytikers auf den Patienten sehr markant ausfallen können, wenn beim Analytiker eine schwerwiegende Charakterpathologie unanalysiert geblieben ist oder wenn es zwischen der Charakterpathologie des Patienten und der des Analytikers unglücklicherweise zu „Resonanzschwingungen“ kommt. Je stärker die Psychopathologie des Patienten ausgeprägt ist und je tiefer die Übertragungsregression reicht, desto intensiver fallen die realitätsangemessenen emotionalen Reaktionen des Therapeuten auf den Patienten aus. Die realitätsangemessenen Reaktionen auf den Patienten und ihre Verbindung zu den tieferreichenden Übertragungsdispositionen des Analytikers bergen einerseits die Gefahr eines Agierens der Gegenübertragung in sich, stellen andererseits aber auch eine Chance dar, weil sie klinisches Material verfügbar machen, das der Analytiker ergründen und dazu nutzen kann, sein Verständnis der Übertragung zu erweitern.

In Kapitel 6 habe ich Rackers (1957) Begriffe der konkordanten und der komplementären Identifizierung in der Gegenübertragung vorgestellt. Nach meiner Ansicht kommt der komplementären Identifizierung in der Gegenübertragung bei der Analyse von Patienten mit schwerer Charakterpathologie und regressiven Übertragungsentwicklungen ein besonders hoher Stellenwert zu. Durch unbewußte Abwehroperationen, insbesondere durch projektive Identifizierungen, können Patienten, indem sie dem Analytiker subtile Botschaften auf der Verhaltensebene senden, emotionale Haltungen in ihm auslösen, in denen sich Aspekte ihrer eigenen Selbst- oder Objektrepräsentanzen widerspiegeln.

Indem er seine komplementäre Gegenübertragung introspektiv analysiert, kann der Psychoanalytiker die Aspekte von aktivierten verinnerlichten Objektbeziehungen erkennen, die der Patient auf ihn projiziert, insbesondere jene Aspekte, die sich nonverbal und durch Veränderungen der Merkmale des analytischen Raumes mitteilen – dieser ständig präsenten, stummen Beziehung zwischen Patient und Analytiker. Unter Optimalbedingungen entwikkelt der Analytiker, indem er dem Affektdruck, dem er unterliegt und der von den unbewußten Übertragungsbotschaften des Patienten herrührt, auf den Grund geht, ein tieferes Verständnis der in der Übertragung aktivierten Objektbeziehung.

Was die intensiven emotionalen Dispositionen gegenüber dem Patienten betrifft, die besonders in Phasen der Übertragungsregression beim Analytiker aktiviert werden, so geht mein Bemühen dahin, die auf den Patienten gerichteten Gefühle und Phantasien zuzulassen und sie zu nutzen, um das Geschehen in der Übertragung besser zu verstehen. Ich achte darauf, daß ich den Patienten schützen muß und auf keinen Fall irgendeiner Versuchung nachgeben darf, diese Gefühle in Handlungen umzusetzen oder sie ihm mitzuteilen. Indem der Analytiker seine Gegenübertragungsreaktionen für sich behält, schafft er sich einen Freiraum, in dem er mit ihnen arbeiten und sie für seine Deutungen nutzen kann.

Eine damit zusammenhängende Frage ist, wie der Analytiker feststellen kann, was auf ihn projiziert und in seiner Gegenübertragung aktiviert wird. Der Patient projiziert entweder eine Selbstrepräsentanz, während er selbst die Objektrepräsentanz der betreffenden Objektbeziehung verkörpert; oder er projiziert umgekehrt eine Objektrepräsentanz, während er die Stelle der dazugehörigen Selbstrepräsentanz einnimmt. Bei Patienten mit neurotischer Persönlichkeitsorganisation sind diese Projektionen meistens relativ stabil, wohingegen sie bei Patienten mit schwerer Charakterpathologie und Borderline-Persönlichkeitsorganisation instabil sind und in rascher Folge alternieren.

Frau C. zum Beispiel versuchte unbewußt, sich bei mir als einer Objektrepräsentanz ihres Vaters einzuschmeicheln, um sich gegen ihre Impulse abzuschirmen, mir (als dem Vater) zu trotzen und mich zu einem aggressiven – und sexualisierten – Gegenangriff zu verführen. Bei der Patientin wurden mehrere relativ stabile, von verschiedenen Affektzuständen bestimmte Selbstrepräsentanzen aktiviert, und es entwickelte sich eine relativ stabile Projektion von Objektrepräsentanzen, durch die sie mich, unter der Einwirkung verschiedener Affektzustände, in der Rolle ihres Vaters sah. Es kam, mit anderen Worten, nicht zu einem „Persönlichkeitstausch".

Dagegen unterlagen die Identifizierungen von Herrn D. und seine Projektionen auf mich einem raschen und fast chaotischen Hin- und Herwechseln zwischen Selbst- und Objektrepräsentanzen, wobei auch verschiedene Affektzustände zutage traten. Einmal projizierte er beispielsweise ein Elternbild auf mich, das ihm Zuwendung vorenthielt und gleichgültig und abweisend war, und sah mich als eine übermächtige und ichbezogene Figur, die unfähig war, irgendeine von ihrer eigenen Meinung abweichende Ansicht zu tolerieren, und ihn (ihr Kind) im Handumdrehen wütend abweisen würde, wenn er es wagte, anders als sie zu denken. Doch nur wenige Minuten vor oder nach einer solchen Konstellation identifizierte sich Herr D. jeweils selbst mit einer solchen Elternfigur und wies mich (sein Kind) ab, indem er erklärte, er habe gerade beschlossen, seine Analyse abzubrechen, weil er einen so vollkommen unverständigen und sturen Analytiker nicht ertragen könne. Mit seiner Haltung gab er zu verstehen, eine derart plötzliche Beendigung seiner Beziehung zu mir werde sich ganz selbstverständlich ergeben, und er sehe keinerlei Gefahr, daß ich ihm fehlen würde. Mit anderen Worten, in der Übertragung wurde ein rascher Tausch der Rollen von sadistischer, mißachtender Elternfigur und mißachtetem, schlecht behandeltem Kind aktiviert.

Ich denke, es ist von entscheidender Bedeutung, daß der Analytiker bei sich die rasch alternierenden, manchmal völlig widersprüchlichen emotionalen Erfahrungen zuläßt, die signalisieren, daß die komplementären Selbst- und Objektrepräsentanzen einer primitiven verinnerlichten Objektbeziehung aktiviert sind. Ob der Analytiker in der Lage ist, solche raschen Umschwünge in seinen emotionalen Reaktionen auf den Patienten auszuhalten, ohne in Verleugnung oder Agieren zu verfallen, hängt von mehreren Voraussetzungen ab.

Erstens muß der Analytiker die Grenzen von Raum und Zeit in der analytischen Situation strikt einhalten, seine Privatsphäre außerhalb der Behandlungsstunden schützen und sich das Gefühl der eigenen körperlichen Sicherheit während der Sitzungen bewahren.

Zweitens muß der Analytiker damit umgehen können, daß er, als Teil seiner Einfühlung in den Patienten, auch Affektzustände durchlebt, die von primitiver Aggression, sexuellen Regungen und Abhängigkeitsbedürfnissen bestimmt sind. So muß er es zum Beispiel akzeptieren, wenn in der Gegenübertragung Aggressionen in ihm aufsteigen (Winnicott 1949) und es ihm beispielsweise Befriedigung bereitet, sadistische Kontrolle über den Patienten auszuüben; dies fällt dem Analytiker möglicherweise viel schwerer als etwa das Tolerieren einer sexuellen Erregung, die er verspürt.

Drittens muß sich der Analytiker ein ausreichendes Zutrauen bewahren, daß er über kreative Fähigkeiten verfügt, die in seiner Arbeit zum Ausdruck kommen; nur dann kann er das Bedürfnis des Patienten akzeptieren, seine Bemühungen zunichte zu machen, und muß nicht mit einer Gegenoffensive antworten, den Patienten abwerten oder zu ihm auf Distanz gehen. Nur wenn dem Analytiker seine eigene Aggression kein Unbehagen bereitet, kann er Aggressionen des Patienten deuten, ohne fürchten zu müssen, daß er den Patienten damit nur attackieren will oder daß er dessen Vorwurf, der Analytiker schikaniere ihn nur, Wirklichkeit werden läßt. (Dieser Vorwurf macht im übrigen deutlich, daß der Patient die eigene Aggression nicht zu tolerieren vermag.)

Beim Studium des von Selbst-Psychologen vorgelegten klinischen Materials habe ich den Eindruck gewonnen, daß sie implizit oder explizit der Sichtweise zustimmen, das Deuten von Aggressionen des Patienten stelle einen Angriff auf ihn dar – so als sei alle Aggression „böse". Wenn man so über Aggressionen denkt, kann das selbstverständlich nur dazu führen, daß der Patient in seiner Überzeugung bestärkt wird, Aggression sei *tatsächlich* böse und er müsse sich gegen die „Anklagen" des Analytikers mit allen Mitteln zur Wehr setzen, die ihm zu Gebote stehen.

Deshalb muß unsere Empathie, wie ich in einer früheren Arbeit (1975) betont habe, über die konkordante Identifizierung mit dem ich-syntonen, zentralen subjektiven Erleben des Patienten hinaus auch die komplementäre Identifizierung mit den dissoziierten, verdrängten oder projizierten Aspekten seines Selbstkonzepts oder seiner Objektrepräsentanzen einschließen.

Bion hat in seinem Aufsatz „Anmerkungen zu Erinnerung und Wunsch" („Notes on memory and desire", 1967) hervorgehoben, daß der Analytiker das Material, das der Patient anbietet, in jeder Sitzung von neuem auf sich wirken lassen sollte, ohne auf irgendwelche vorgefaßten Ideen zur Dynamik des Patienten („Erinnerung") zurückzugreifen, ohne irgendwelche besonderen Erwartungen zu hegen, die dem vom Patienten dargebotenen Material, seinen psychischen Funktionen oder seinem Erleben gelten, und ohne irgendwelche eigenen Anliegen zu verfolgen, die nicht auf den Patienten bezogen sind („Wunsch"). Bions Argumentation ist einleuchtend, insofern er indirekte Kritik an den Maximen übt, die von der kleinianischen Schule traditionellerweise hochgehalten werden, und für Offenheit gegenüber neuem Material und für ein möglichst geringes Maß an vorgefaßten analytischen Meinungen plädiert. Allerdings läßt er, wie ich meine, außer acht, wie wichtig die langfristige Erfahrung des Analytikers mit dem Material des Patienten ist; denn die Einsicht in einen analytischen Prozeß, die sich im Laufe von Wochen und Monaten entwickelt, kann für den Analytiker zu einem Bezugsrahmen werden, auf den er sich stützt, ohne sich deswegen sklavisch an ihn halten zu müssen.

Ich will darauf hinaus, daß der Analytiker sich ein Gefühl für die Kontinuität des analytischen Prozesses bewahren muß; ich halte es außerdem für wesentlich, daß die Perspektive, die er auf den Patienten und auf dessen Verhalten und Realität einnimmt, in jedem Augenblick und in jeder Sitzung über die Perspektive des Patienten hinausgeht und daß sein Blick jederzeit weiter reicht als die „Mythen" und vorgefaßten Meinungen des Patienten zur eigenen Vergangenheit. Ein solcher Bezugsrahmen („Erinnerung") bildet das Gegengewicht dazu, daß der Analytiker Zeiten durchstehen muß, in denen er nichts begreift, aber die Erwartung hat, daß schließlich neue Erkenntnisse an den Tag kommen werden. Was den „Wunsch" des Analytiker angeht, so sollte er die auf den Patienten gerichteten Impulse, Wünsche und Ängste zulassen, die die ganze Zeit über in ihm aufsteigen. Auf diese Weise können sich ihm wichtige Informationen erschließen, die ihm während der Sitzung zu Bewußtsein kommen, ohne daß er ihnen, wie gesagt, unbedingt sklavisch verhaftet bleiben müßte.

Zwar trifft viel von dem, was ich gesagt habe, auch auf die psychoanalytische Psychotherapie mit nicht analysierbaren Borderline- und narzißtischen Patienten zu, aber mein Anliegen war hier, in den Grundzügen darzulegen, wie ich im Rahmen des psychoanalytischen Standardverfahrens bei einem breiten Spektrum von Patienten an die Übertragung herangehe. Meiner Erfahrung nach unterscheidet sich dieser Ansatz, soweit ich ihn auf Patienten mit neurotischer Persönlichkeitsorganisation anwende (siehe Kapitel 11), nur wenig vom Ansatz der traditionellen Ich-Psychologie oder von anderen objektbeziehungstheoretischen Ansätzen. Dagegen sind natürlich die Unterschiede zwischen meinem Ansatz und dem der Selbst-Psychologie grundsätzlich und weitreichend. Wenn mein Ansatz allerdings auf regredierte Patienten angewendet wird, scheint auch deutlich zu werden, daß er sich von den Ansätzen der traditionellen Ich-Psychologie und der britischen Objektbeziehungs-Schule sowie von den Objektbeziehungs-Techniken der US-amerikanischen Psychoanalytiker, die die zwischenmenschlichen Beziehungen in den Mittelpunkt ihres Denkens stellen, in wichtigen Punkten unterscheidet.

8 Strukturelle Veränderung aus der Sicht der Ich-Psychologie und Objektbeziehungstheorie

Eine unserer Annahmen ist, daß die psychoanalytische Behandlung sich in einem Strukturwandel niederschlägt. Obwohl man sich nicht auf eine genaue Definition des Strukturwandels hat einigen können, stimmt man im allgemeinen darin überein, daß die dabei erzielten Symptom- und Charakterveränderungen tiefreichend und stabil sind und auf einer wesentlichen Restrukturierung der Persönlichkeit des Patienten beruhen. Man geht davon aus, daß ein solcher Wandel über die Veränderungen hinausgeht, die sich aus Verhaltensmanipulation, „Übertragungsheilung", Suggestion, Placebo-Effekten und anderen psychotherapeutischen Techniken ergeben.

Strukturwandel wird üblicherweise definiert als eine substantielle Modifizierung der unbewußten intrapsychischen Konflikte, die der Symptombildung zugrunde liegen. Eine Veränderung in diesen tieferliegenden, unbewußten psychischen Strukturen tritt meistens in bedeutsamen Verschiebungen des Gleichgewichts zwischen Ich, Über-Ich und Es zutage: Das System Ich weitet sich beträchtlich aus, während der Druck, den das unbewußte Über-Ich und das Es ausüben, entsprechend abnimmt. Derselbe Sachverhalt läßt sich auch so beschreiben, daß sich in den Impuls-Abwehr-Konfigurationen eine wesentliche Verschiebung vollzieht: Die Abwehroperationen, die das Ich einengen, werden gedrosselt, es kommt zu einer Verlagerung von der Verdrängung hin zur Sublimierung, und bislang verdrängte Triebabkömmlinge werden in ichsyntones Verhalten einbezogen. Der Begriff des Strukturwandels zielt also nicht nur darauf, daß die betreffende Verhaltensänderung stabil oder dauerhaft ist, sondern auch darauf, daß ein solcher Wandel eine bedeutende Verschiebung der unbewußten Dynamik mit sich bringt. Der Begriff des Strukturwandels rührt nach meiner Ansicht an wichtige Probleme der Theorie, der klinischen Praxis und der Forschung.

Die soeben angeführte herkömmliche Definition des Strukturwandels geht davon aus, daß den beteiligten psychischen Funktionen eine gut ausdifferenzierte dreiteilige Struktur zugrunde liegt. Ich vertrete eine hiervon abweichende Auffassung, denn das, was ich zur Psychopathologie der Borderline-Störungen herausgefunden habe (Kernberg 1976, 1984), hat mich zu der Überzeugung gebracht, daß sich die Untersuchung von Impulsen und Abwehroperationen an den Mustern verinnerlichter Objektbeziehungen ausrichten muß

– den Bausteinen der dreiteiligen Struktur. Inwieweit diese Bausteine dissoziiert oder integriert sind, wird im Charakter des Patienten, in seinen zwischenmenschlichen Beziehungen und in Übertragungsentwicklungen offenbar.

Ausgehend von meinem Verständnis der Psychopathologie und Behandlung schwerer Charakterstörungen plädiere ich dafür, Veränderungen in der inneren Organisation von Selbstrepräsentanzen und Objektrepräsentanzen in das psychoanalytische Konzept des Strukturwandels einzubeziehen. Außerdem muß auf der Grundlage eines theoretischen Bezugssystems, das ein breites psychopathologisches Spektrum abdeckt, erforscht werden, ob auch eine psychoanalytische Psychotherapie – und nicht nur eine Psychoanalyse – einen Strukturwandel bei einer Borderline-Persönlichkeitsorganisation in Gang setzen kann. Da ein Merkmal schwerer Charakterpathologie im Äußern primitiver Impulse besteht, die eher abgespalten als verdrängt sind, kommt die Ausweitung des Ichs, wie sie während einer erfolgreich verlaufenden Therapie von Borderline-Patienten eintritt, eher durch ein Integrieren (und ein teilweises Unterdrücken) solcher Impulse als durch ein Aufheben von Verdrängungen zustande. Diese Veränderungen machen sich dann in engen Beziehungen des Patienten zu einigen für ihn bedeutsamen Personen [significant others] wie auch in seiner Übertragung bemerkbar. Was wir beobachten, ist eine Integration seines Selbstkonzepts und eine Zunahme seiner Fähigkeit, diese anderen Menschen sowohl realitätsgerecht wahrzunehmen als auch emotional zu besetzen.

Ein anderes Problem bei der psychoanalytischen Theorie des Strukturwandels besteht darin, daß oft nicht klar unterschieden wird zwischen Veränderungen, die eine Reorganisation intrapsychischer Strukturen widerspiegeln (gleichgültig, ob wir nun von Ich, Über-Ich und Es oder von verinnerlichten Objektbeziehungen sprechen), und Veränderungen, die sich lediglich in konkreten Verhaltensmustern äußern. Rapaports (1960) Definition von psychischen Strukturen als Prozessen mit einem langsamen Veränderungstempo scheint zu einer Vorstellung des Strukturwandels geführt zu haben, die auch Manifestationen einer Modifizierung von Verhaltensmustern einschließt. Wallerstein (1986) weist, ebenso wie Schwartz (1981), darauf hin, daß unklar ist, wie ein echter Strukturwandel von „bloßer" Anpassung oder Verhaltensänderung zu unterscheiden wäre.

Auf Grund empirischer, im Laufe vieler Jahre gesammelter Belege (Kernberg et al. 1972; Wallerstein 1986) glaube ich, daß durch psychoanalytische Psychotherapie und sogar durch Behandlungsverfahren, die traditionelle psychoanalytische Theoretiker als lediglich „stützend" oder „ichstärkend" ansehen würden, sowie durch Psychoanalyse dauerhafte Veränderungen in einem sehr weiten Bereich psychischer Funktionen zu erzielen sind. Dauerhafte Verhaltensänderungen können ihrerseits einen tiefgreifenden Einfluß auf das Konfliktgleichgewicht des Individuums und infolgedessen auf die Beziehungen innerhalb der dreiteiligen psychischen Struktur und auf die gesamte Welt verinnerlichter Objektbeziehungen ausüben. In früheren Veröffentlichungen (Kernberg 1975, 1984) habe ich die spezifischen Indikationen und technischen Merkmale einer bestimmten Form der psychoanalytischen Psychotherapie dargelegt, die auf die Behandlung einer Borderline-Persönlichkeitsorganisation zielt; die psychoanalytische Theorie wird dabei auf eine Patientengruppe angewandt, die auf das psychoanalytische Standardverfahren im allgemeinen nicht gut anspricht. Im übrigen habe ich den Eindruck, daß viele psychoanalytische Psychotherapeuten ohne rechten Grund die tiefgreifenden Veränderungen geringachten, die man erreichen kann, indem man für ein beständiges, klar definiertes therapeutisches Milieu sorgt – wie etwa bei der sachkundigen psychotherapeutischen Lenkung mancher chronisch schizophrenen Patienten.

Wenn ein dauerhafter Wandel, der das Verhältnis eines Individuums zu sich selbst, zu anderen, zu seiner Arbeit und zum Leben im allgemeinen derart tiefgreifend beeinflußt, auf so viele Arten zu erzielen ist, gibt es dann einen für die Psychoanalyse und die psychoanalytische Therapie *spezifischen* Mechanismus des nachhaltigen Wandels?

Manche vertreten den Standpunkt, die Resultate, auf die es für den Patienten ankomme, seien Symptomlinderung und Charakterveränderungen; wenn die Forschung nachweisen könne, daß die psychoanalytische Behandlung derartige Veränderungen bewirke, würden sich Überlegungen zum Konzept des Strukturwandels erübrigen; man könne die Wirksamkeit der psychoanalytischen Technik ja schließlich auch beurteilen, ohne psychoanalytische Annahmen dazu heranzuziehen, warum es einem Patienten besser gehe. Dem Problem auf diese Weise auszuweichen ist jedoch keine befriedigende Lösung.

Das Grundinstrument der psychoanalytischen Technik, die Deutung, zielt exakt auf das dynamische Verhältnis zwischen Impuls und Abwehr und, so möchte ich hinzufügen, auf die unbewußten, im Konflikt miteinander stehenden verinnerlichten Objektbeziehungen, die sich in solchen Impuls-Abwehr-Konstellationen abbilden; deshalb sind die Vorstellung, daß innerhalb eines Konflikt-Gleichgewichts Veränderungen eintreten, und das Prüfen solcher Veränderungen wesentlich für die Technik der Psychoanalyse sowie für die Theorie, die ihre Ergebnisse erklären soll. Wenn man also die Wirksamkeit von Deutungen prüft, gehört dazu auch, daß man einzuschätzen versucht, inwieweit die Einsicht des Patienten gewachsen ist – das heißt, ob er sich affektiv und kognitiv über seinen Konflikt bewußt ist, ob der Konflikt ihn innerlich beschäftigt und ob er diese Bewußtheit und diese Besorgnis für ein aktives Arbeiten an dem Konflikt nutzbar machen kann.

Für den Vergleich der psychoanalytischen Technik mit suggestiven und stützenden Methoden ist außerdem entscheidend, daß man untersucht, inwieweit es dem Patienten deshalb besser geht, weil der Therapeut ihn „indoktriniert" hat, und nicht etwa deshalb, weil der Patient durch Introspektion neues Wissen über sich gewonnen hat. Kurz gesagt wird die Wahl einer Behandlungsmodalität oder Technik davon bestimmt, welches Bild wir uns vom Strukturwandel machen. Unsere Auffassung des Strukturwandels wiederum hängt davon ab, welche Vorstellung wir von der Struktur der Psyche haben.

Bei einem Patienten mit Borderline-Persönlichkeitsorganisation besteht die Hauptaufgabe des Analytikers darin, durch integrierende Deutungen die voneinander dissoziierten oder abgespaltenen Teilobjektbeziehungen wieder zusammenzufügen, in denen sich die unbewußten, in der Übertragung aktivierten intrapsychischen Konflikte widerspiegeln, und dabei die betreffenden Selbst- und Objektrepräsentanzen und vorherrschenden Affekte durchschaubar zu machen.

Ich hoffe, die vorangegangenen Kapitel haben deutlich gemacht, daß ich die Hauptaufgabe der analytischen Behandlung von neurotischen Patienten darin sehe, verdrängte, unbewußte Übertragungsbedeutungen im Hier und Jetzt ins Bewußtsein zu heben, indem ich mir die freien Assoziationen des Patienten zunutze mache und die Deutung als das grundlegende therapeutische Werkzeug einsetze. Ich vertraue darauf, daß die freien Assoziationen des Patienten zu den aufgedeckten unbewußten Übertragungsbedeutungen im Hier und Jetzt uns in die unbewußte Vergangenheit führen.

Geht man von diesem theoretischen Bezugssystem aus, so stellt sich der aus einer psychoanalytischen Behandlung resultierende Strukturwandel folgendermaßen dar: Er schlägt sich darin nieder, daß bedeutsame Verschiebungen in den vorherrschenden Übertragungsmustern ablaufen und daß es, wenn diese im Wandel befindlichen Übertragungsmuster aufgelöst werden, zu deutlichen und nachhaltigen Veränderungen der therapeutischen Beziehung kommt. Wir stellen dann fest, daß der Patient sich klarer bewußt ist, worin das Wesen dieser Übertragungsentwicklungen besteht, wo ihre unbewußten Ursprünge in der Vergangenheit liegen und wie sie sich auf sein Erleben und Verhalten außerhalb der Sitzungen und auch in der Behandlungssituation selbst auswirken. Daher ist in der klinischen Praxis ein Strukturwandel im allgemeinen nicht an den Abwehroperationen des Patienten oder an der Adäquatheit oder Angemessenheit seiner Impulsäußerungen (also beispielsweise an dem Grad der Integration von aggressiven mit sexuellen Trieben) abzulesen, sondern in erster Linie daran, daß die in der Übertragung aktivierten Objektbeziehungen eine andere Qualität annehmen. Zwei Fallbeispiele sollen meine Überlegungen zum intrapsychischen Strukturwandel veranschaulichen.

Klinische Beispiele

Frau F., Mitte Zwanzig, begab sich in eine psychoanalytische Psychotherapie mit drei Sitzungen pro Woche, weil sie zu massiv selbstverletzendem Verhalten neigte, andere ständig zu manipulieren versuchte und in den vorangegangenen zwölf Jahren sporadisch verschiedene Drogen genommen hatte. Weil sie sich mit Zigaretten immer wieder erhebliche Brandwunden zufügte und Suizidversuche unternahm, sah man eine Klinikaufnahme als unbedingt erforderlich an. Die Behandlung gründete sich auf die Diagnose, daß bei Frau F. eine Borderline-Persönlichkeitsorganisation mit narzißtischen, infantilen und antisozialen Zügen vorlag.

Über einen Zeitraum von vier Jahren hin wiederholte Frau F. die folgenden Verhaltensmuster immer wieder. Sie verfiel jedesmal in selbstverletzendes Verhalten bis hin zu Suizidversuchen, wenn sie mit ihrem Lügen nicht ans Ziel kam oder wenn ihre Anstrengungen fehlschlugen, andere zu manipulieren und auf diese Weise Kontrolle über sie auszuüben. Das Lügen und Manipulieren trat in der Regel auf, wenn Frau F. bei Versuchen gescheitert war, Kontrolle über andere auszuüben, indem sie sie provozierte und Schuldgefühle bei ihnen hervorrief. In provozierendes Verhalten verfiel sie dann, wenn ihr Neid und ihr Groll gegen andere unerträglich wurden. Sie beneidete andere Menschen vor allem um die Fähigkeit, ihre Eigenständigkeit zu behaupten und tiefergehende, befriedigende Beziehungen zu haben, die ihr verwehrt schienen. In den Beziehungen der Patientin zu ihrer Familie, zu ihrem Freundeskreis sowie zum Therapeuten wurden Sequenzen dieser Art wiederholt durchgespielt.

Die Exploration von Frau F.s Konflikten zwischen heftiger Aggression und unerfüllter Sehnsucht nach vertrauensvoller Abhängigkeit führte nach und nach dazu, daß sich ihr Kommunikationsstil, der zunächst im direkten Umsetzen von Impulsen in Handlungen bestand, hin zum Verbalisieren der zugrundeliegenden Qual, Wut und Verzweiflung verschob. Nach einigen Monaten stationärer Behandlung war es möglich, zur ambulanten Therapie überzugehen. Doch obwohl ihre selbstzerstörerischen Impulse mit der Zeit weniger lebensbedrohend wurden (die Brandwunden, die sie sich mit Zigaretten zufügte, gingen nicht mehr so tief, und die Suizidversuche waren weniger häufig und drastisch), blieben das Lügen und der manipulative Umgang mit anderen unvermindert bestehen; die Impulse äußerten sich auch darin, daß sie alles Verständnis, das der Therapeut ihr entgegenbrachte, rachsüchtig und hämisch zurückwies. Als Frau F. später fähig wurde, den Wunsch zu verbalisieren, daß sie am liebsten alles verwerfen würde, was von seiten des Therapeuten kam, log sie in den Sitzungen weniger und zeichnete auch ansonsten ein weniger verzerrtes Bild von ihrem Leben. Gleichzeitig legte sie nun eine gewisse Fähigkeit an den Tag, sich dem Studieren und Arbeiten zu widmen, und war dabei unabhängiger von ihrer Familie.

Ihre Verhaltenszyklen, die anfangs mehrere Wochen oder Monate in Anspruch nahmen, beschleunigten sich allmählich, so daß sie in immer kürzerer Zeit, manchmal in nur vier oder fünf Sitzungen, erkannt und durchgesprochen werden konnten. Im dritten und vierten Behandlungsjahr verdichteten und beschleunigten sich die Zyklen noch weiter. Zugleich traten in den Sitzungen neue Inhalte zutage, blieben aber zunächst so unauffällig, daß der Therapeut ihr Auftauchen erst im nachhinein bemerkte, als er das Material von mehreren zurückliegenden Behandlungsmonaten analysierte. Frau F. fing an, primitiv aggressive und fast barbarische Wünsche zu äußern: Sie träumte zum Beispiel, daß sie ältere Patienten eines Pflegeheims vergaste und der Direktor des Heims ihr Komplize war; während die Patienten getötet wurden, unterhielt sie sich an einem anderen Ort freundlich und angeregt mit deren Verwandten und dachte dabei vergnügt an den gerade stattfindenden Massenmord.

Zugleich äußerte Frau F. ihre Sorge, ob der Therapeut sie angesichts dieser ungeheuerlichen Träume und Phantasien noch werde akzeptieren können. In ihr stiegen Erinnerungen an frühere Freunde auf, die sie im Lauf der Jahre verloren hatte und die ihr völlig gleichgültig geworden waren, und Frau F.s Gefühle für sie lebten wieder auf. Zum ersten Mal empfand sie Trauer darüber, daß Beziehungen in die Brüche gegangen waren, sehnte sich nach Nähe und erlebte Momente, in denen die eigene Feindseligkeit gegenüber anderen ihr tiefen Schrecken einflößte.

In einer Sitzung sprach Frau F. ausführlich über eine Freundin, von der sie ehedem sehr viel Verständnis und Ermutigung erfahren und um die sie sich überhaupt nicht mehr gekümmert hatte. Frau F. hatte beschlossen, der Freundin zu schreiben, zuzugeben, daß sie ihr die kalte Schulter gezeigt hatte, und sie um Verzeihung zu bitten. Der Psychotherapeut war verblüfft von dieser

Wendung. Weil er wußte, daß Frau F. andere Menschen schon seit langem vornehmlich ausnutzte und sich gefühllos gegen sie verhielt, war er zunächst mißtrauisch, und sein Argwohn ließ erst nach dem Ende der Sitzung etwas nach. Er beschloß, diesen Punkt bei der ersten Gelegenheit anzusprechen. In der folgenden Woche äußerte er, erst im Rückblick habe er erkannt, wie tiefgreifend Frau F.s Einstellung gegenüber der früheren Freundin sich gewandelt habe. Frau F. sagte nachdenklich, sie habe sich gefragt, ob er durch ihre gewohnheitsmäßige Art, auf andere zu reagieren, wohl so konditioniert sei, daß er keinerlei Hoffnung mehr habe, sie könne sich je ändern. Sie warnte den Therapeuten, daß ihre Veränderung vielleicht auch „nur für den Moment" gelte, und zeigte damit zum einen, daß sie sich der Veränderung, die in ihr vorging, bewußt war, und daß sie zum anderen fürchtete, diese Veränderung werde nur von kurzer Dauer sein.

Es war, als habe die Patientin in sich eine neue Spaltung entdeckt zwischen einer elementaren Menschlichkeit, die in ihr geschlummert hatte, und einem sadistischen, tyrannischen Aspekt ihrer Persönlichkeit, der die meiste Zeit ihres Lebens überwogen hatte. Jetzt, im sechsten Jahr der Behandlung, änderten sich ihre Beziehungen zu anderen Menschen, und parallel dazu regten sich in ihr Anteilnahme und zärtliche Gefühle für den Therapeuten. Ihre Unehrlichkeit in der Übertragung verschwand, und die selbstzerstörerischen Neigungen klangen ab, während ihr aufging, daß jener sadistische innere Feind sie gezwungen hatte, gute Beziehungen zu anderen schon im Ansatz zu zerstören, selbst wenn ihr Überleben daran hing.

Der zweite Fall ist Herr G., ein Geschäftsmann Anfang Dreißig, eine zwangsneurotische Persönlichkeit mit einer Mischneurose, die durch depressive Symptome, Angst und unterdrückte Homosexualität gekennzeichnet war. Herr G. begab sich in psychoanalytische Behandlung, weil er schon seit langem mit seinem Leben und seiner Arbeit unzufrieden war, mit der Ehefrau und den zwei kleinen Kindern nicht gut auskam und ständig unter Depressionen litt. Auf die Familie, auf Freunde und Kollegen wirkte er kühl und unnahbar, und er wußte, daß er trotz seines Bemühens, mehr aus sich herauszugehen, gehemmt, unbeholfen, rigide und perfektionistisch war. Herrn G.s Masturbieren war von homosexuellen Phantasien begleitet, und oft war auch der manifeste Inhalt seiner Träume homosexuell geprägt. Er hatte aber nie konkrete homosexuelle Erlebnisse gehabt, und der Gedanke, er könne homosexuell sein, machte ihm fürchterliche Angst. Mit der Zeit stellte sich heraus, daß sein eigentliches Motiv, sich in Behandlung zu begeben, der Wunsch war, mit therapeutischer Hilfe über seine homosexuellen Konflikte hinwegzukommen und zu einem besseren Sexualleben mit seiner Frau zu finden. Er arbeitete in der Verwaltung eines großen Betriebs, scheute davor zurück, sich gegenüber seinen Untergebenen durchzusetzen, und hatte große Angst vor der Kritik seiner Vorgesetzten.

Herr G. war das einzige Kind strenger, frommer und arbeitsamer Eltern; beide hatten ihn dazu angehalten, kleine Pflichten im Haushalt zu übernehmen und ebenso wie sie seine Dinge in einer Ordnung zu halten, in der es einen Platz für jedes Ding gab und jedes Ding an seinem Platz war. Die Mutter war eindeutig die dominierende Figur in der Familie. Weil sie darauf bestand, hatte er schon in sehr jungen Jahren angefangen, Geige zu lernen. Er hatte das Üben gehaßt, und seine Einstellung zu Musik war noch immer recht ambivalent. Aber er hatte Gefallen daran, daß er sich über die Musik ausdrücken konnte, und obwohl er immer weniger gespielt hatte, war er mittlerweile ein recht versierter Musiker. Mir fiel auf, daß er lebhafter wurde, wenn er von seiner Musik sprach.

Er war ein guter Schüler, hatte aber das Gefühl, daß seine Klassenkameraden ihn nicht mochten; er hatte nur ein paar wenige Freunde, bei denen er sich wohl fühlte. Während seiner Highschool-Zeit verabredete er sich anläßlich von Musikveranstaltungen ab und zu mit Frauen. Im letzten Collegejahr ging er mit seiner späteren Frau. Obwohl ihn von Beginn an beunruhigte, daß er sich über seine sexuelle Reaktion nicht im klaren war, überzeugte ihn schließlich ihre Bereitschaft, trotz seiner Unnahbarkeit zu ihm zu halten, und er heiratete sie. Die homosexuellen Masturbationsphantasien hatten in der frühen Adoleszenz eingesetzt, und er war sehr darum besorgt, sie unbedingt geheimzuhalten. Er hatte gehofft, die Ehe würde ihm helfen, sein sexuelles Interesse an Männern zu überwinden, was aber nicht eintrat.

Zu Beginn der Behandlung sprach aus Herrn G.s Verhalten in den Sitzungen eine oberflächliche Unterwerfung unter mächtige Autoritätsfiguren, die sich am Ende auf seinen Vater zurückführen ließen, und eine unterschwellige Rebellion gegen diese Figuren. Er fing fast jede Sitzung mit einer monotonen Beschreibung der verschiedenen Tätigkeiten an, die er in seiner Holzwerkstatt verrichtete; mit diesen Aufzählungen, so stellte sich nach und nach heraus, äffte er unbewußt das freie Assoziieren nach. Die Deutung der unbewußten Bedeutungen dieses Verhaltensmusters führte zu dessen allmählicher Auflösung und veränderte die Übertragung, so daß sich starke Abhängigkeitswünsche entwickelten, die auf mich als ein Abbild des Vaters gerichtet waren.

Auch die starken homosexuellen Wünsche, gegen die der Patient seit der Adoleszenz angekämpft hatte, machten sich in der Übertragung bemerkbar;

außerdem intensivierten sich seine Masturbationsphantasien über homosexuelle Beziehungen mit freundlichen, beschützenden Männern. Das Deuten seiner Angst vor homosexuellen, auf mich gerichteten Wünschen machte es ihm möglich, freimütiger über diese Themen zu sprechen, aber es löste auch starke Ängste vor mir aus, da er mir ein sadistisches Elternbild zuordnete, in dem die wütende, bedrängende Haltung des Vaters und der rigide, fordernde Perfektionismus der Mutter ineinander verdichtet waren.

In den sich wiederholenden Zyklen aus Sehnsucht nach Abhängigkeit von einem alles gewährenden und beschützenden mütterlichen Vater und der Angst vor diesem bedrohlichen Vater-Mutter-Bild trat eine neuerliche Veränderung ein, nachdem ich Herrn G.s Phantasien von sexueller Unterwerfung als Abwehr gegen eine latente Wut gedeutet hatte, die sich auf dieses sadistische Vater-Mutter-Bild richtete.

In der Übertragungsbeziehung begannen nun Aspekte seiner Mutter zu überwiegen: Er erlebte mich als kalt und fordernd und schrieb mir Merkmale zu, die damit zusammenhingen, wie seine Mutter von ihm Reinlichkeit und Arbeitsamkeit gefordert hatte und seinen sexuellen Impulsen mit Argwohn und Verboten begegnet war. Es wurde deutlich, daß eine Pattsituation, die sich während des zweiten Behandlungsjahres über mehrere Monate hin entwickelt hatte, auf masochistische Züge verwies, die auch in Herrn G.s Arbeits- und Privatleben zu erkennen waren. Diese masochistischen Tendenzen dienten der Abwehr von tiefsitzenden oralen Aggressionen gegen die Mutter, die, in einer noch tieferen Schicht, mit der ödipalen Rivalität mit dem Vater verquickt waren.

Ein neuer Zyklus von Angst vor seinen sexuellen Impulsen kam in Gang, und dabei stellte sich heraus, daß seine homosexuellen Gefühle sowohl heterosexuelle Impulse umfaßten, die für seine Mutter unannehmbar gewesen waren, als auch sexuelle Gefühle, die er von ihr auf seinen Vater verschoben hatte und die der Patient wiederum verwerfen mußte, weil er mit ihnen die Phantasie verband, daß ein Homosexueller zu werden bedeutete, kastriert zu werden. In seiner Beziehung zu mir ging er nun über von dem passiven Widerstand, der am Arbeitsplatz die ganzen Jahre seine übliche Waffe gegenüber den Vorgesetzten gewesen war, zu freimütiger Kritik und fast ungehemmten Wutausbrüchen.

Anhand von drei aufeinanderfolgenden Sitzungen in der Mitte des dritten Behandlungsjahres läßt sich zeigen, daß in diesem Abschnitt der Psychoanalyse ein entscheidender Umschwung erfolgte.

Als der Patient zur ersten dieser drei Sitzungen kam, wirkte er unnahbar und mit sich selbst beschäftigt. Nachdem er sich auf die Couch gelegt hatte, schwieg er für kurze Zeit und sagte dann: „Mir fällt nichts ein.“ Er sah sich selbst in seiner Werkstatt zu Hause, wie er die Trennwände eines Bücherregals befestigte, an dem er gerade arbeitete, und schilderte lustlos einige technische Einzelheiten dieses Vorhabens. Er wiederholte mehrmals, was er da sage, führe zu nichts und sei nur nutzloses Gerede; nach neuerlichem Schweigen sagte er, sicher hätte ich die Nase voll von ihm, und er könne mir keinen Vorwurf deswegen machen.

Bevor sich seine Frau mit den Kindern in ein Schnellrestaurant zum Abendessen aufmachte, war sie in den Keller heruntergekommen, um ihn zu fragen, ob er mitgehen wolle; er sagte, er wolle seine Arbeit zu Ende führen. Als sie mit den Kindern wegging, atmete er auf, weil er nun allein war, obwohl er sich schuldig fühlte, weil er nicht genügend Zeit mit ihnen verbrachte. Er war auch deshalb erleichtert, weil ihm nicht danach war, mit irgend jemandem über irgend etwas zu reden. Herr G. fing wieder an, über seine Werkstatt und sein Werkzeug zu sprechen, und wiederholte, daß ihn das alles nicht weiterbringe und daß seine Analyse ein nutzloses Unterfangen sei. Mit dieser Behandlung erreiche er überhaupt nichts.

Ich sagte, er habe Angst, ich könne seiner überdrüssig werden, weil er mir keinerlei brauchbares Material anbiete – genauso wie seine Frau und seine Kinder seiner womöglich überdrüssig werden könnten, weil er keinerlei Interesse an ihnen zeige. Ich fügte hinzu, daß sein Gefühl, er habe mir nicht das geringste zu bieten, schmerzlich für ihn sei und daß er die Behandlung für wertlos halte, weil das seine Schuldgefühle mir gegenüber mildere. Ebenso dämpfe er vielleicht, wenn er mit seinen Kindern und seiner Frau nicht ausgehe und dann erleichtert sei, durch diese Empfindung seine Schuldgefühle ihnen gegenüber.

Nach kurzem Schweigen sagte Herr G., das wisse er ja alles – und was weiter? Ein längeres Schweigen folgte. Dann sagte er: „Sie helfen mir überhaupt nicht.“ Wieder schwieg er. Nach zwei oder drei Minuten sagte er, ich würde ihn mit meinem Schweigen bestrafen.

Erneut schwieg er einige Minuten lang und sagte dann, er habe wieder vor dem Spiegel masturbiert. Er habe vorgehabt, sich zu fesseln, sich dann im Spiegel zu betrachten und dabei zu masturbieren, aber er habe das nicht als so befriedigend wie sonst empfunden. Zögernd fuhr er fort und erzählte mir, wie er beim Masturbieren phantasiert hatte, daß er der Anführer von Gangstern war, die in einen Nachtklub eindrangen und Lampen, Möbel, Gläser und Geschirr zerschlugen, bis die ganze Tanzfläche mit Glassplittern bedeckt war.

Seine Gang zwang dann mit vorgehaltener Pistole alle Paare auf der Tanzfläche, sich nackt auszuziehen und auf den Glasscherben zu tanzen; bei dieser Vorstellung hatte er sehr lustvoll ejakulieren können.

Herr G. versank erneut in Schweigen. Er wirkte sehr aufgewühlt, und ich fragte ihn, was ihm gerade durch den Kopf gehe. Er sagte, er schäme sich sehr für das, was er mir gerade erzählt habe. Er nahm an, mein Schweigen bedeute, daß ich angewidert sei; seine Phantasie ekle ihn selber an. Ich sagte, er schiebe mir die eigene Selbstkritik unter; nach meinem Empfinden komme in der Strenge seiner Selbstverurteilung die Haltung seiner Mutter zum Vorschein, die ihm nicht nur verboten hatte zu masturbieren, als er ein Kind war, sondern ihn ständig daran gemahnt hatte, daß ihr alles Sexuelle zuwider war. Herr G. wiederholte, es befriedige ihn nicht länger, sich zu fesseln und sich dann beim Masturbieren im Spiegel zu beobachten, und er habe bei seiner Macht-Phantasie, in der er all die nackten Paare auf der Tanzfläche des Nachtclubs in seiner Gewalt hatte, ein Gefühl von Freiheit und intensiver Erregung verspürt.

Ich sagte, diese Phantasie sei recht verschieden von seiner üblichen Masturbationsphantasie, in der ein starker, muskulöser Mann ihn in den Armen hielt, während Herr G. gleichzeitig den Penis des Mannes und seinen eigenen rieb. Dagegen beruhe seine Erregung jetzt, so fuhr ich fort, offenbar auf dem Gefühl, selber über Macht zu verfügen, und auf der Phantasie, sexuelle Kontakte zwischen Paaren von Männern und Frauen gewaltsam zu stören. Herr G. entgegnete sogleich, er habe auch phantasiert, daß alle die Paare, da sie ja barfuß auf einem mit Glassplittern bedeckten Boden tanzen müßten, durch die Schmerzen in ihrer sexuellen Erregung beeinträchtigt würden und daß keiner der Männer fähig wäre, eine Erektion zu halten; die Männer schämten sich, weil sie in dieser Weise versagten und gedemütigt würden, und den tanzenden Paaren wäre es peinlich, einander im Arm zu halten. Nach kurzem Schweigen fügte er hinzu, er habe nun keine Angst mehr, daß ich ihn verurteilen oder mich vor ihm ekeln würde. Er sagte, daß er angesichts der offenen Zurschaustellung sexueller Intimität zwischen einem Mann und einer Frau oft verunsichert und voller Groll gewesen sei. Dann erwähnte er ein Paar, mit dem er und seine Frau bekannt waren; in früheren Sitzungen hatte er davon gesprochen, wie sehr er den Mann bewunderte und daß er ihn sexuell sehr attraktiv fand. Nun fügte er hinzu, wenn er mitbekomme, wie natürlich und sicher dieser Freund mit seiner Frau umgehe, fühle er sich in der Beziehung zu seiner eigenen Frau oft verunsichert, angreifbar oder unzulänglich. Nach einem weiteren kurzen Schweigen war das Ende der Sitzung gekommen.

In der Sitzung am nächsten Tag schwieg Herr G. zunächst und erzählte dann wieder von den Aktivitäten an seiner Werkbank. Die Monotonie seiner Stimme bildete einen auffälligen Gegensatz zu der Intensität, mit der er am Ende der vorangegangenen Sitzung gesprochen hatte. Nach ein paar Minuten fragte ich ihn, ob er möglicherweise wieder Angst habe, ich könne ihn dafür kritisieren, daß er monoton das Standardthema wiederholte, das er als typisch für eine inhaltsleere oder vertane Sitzung ansah. Nach kurzem Schweigen sagte Herr G., er habe die übliche Phantasie, in den Armen eines starken, maskulinen Mannes zu sein. Er denke nun, daß ich sexuell unattraktiv sei: klein, kahl, vollkommen asexuell. Aber in gewisser Weise, fuhr er fort, sei auch er selbst asexuell. Er spüre aber, daß er auf einen mächtigen, muskulösen Mann sexuell ansprechen werde.

Er kam wieder auf seine Handwerksarbeiten zu sprechen und ging dann zu Problemen im Büro über. Er hatte das bestimmte Gefühl, daß aus der großen Freundlichkeit, die zwei seiner Untergebenen ihm gegenüber an den Tag legten, versteckter Spott spreche. Er glaube, daß er zu ihnen auf Distanz bleiben müsse, um sicherzustellen, daß sie Respekt vor ihm hätten. Am Ende werde er es ihnen heimzahlen und ihnen zeigen, wer das Sagen habe.

Ich sagte, die monotonen Schilderungen seiner Tischlerarbeiten seien Versuche, sich von mir fernzuhalten. Ich erinnerte ihn daran, daß er gegen Ende der letzten Sitzung erregt und erleichtert gewesen war, nachdem er mir seine sexuellen Phantasien mitgeteilt hatte. Ich deutete an, daß er vielleicht Angst habe, eine offene Beziehung mit mir könne auf eine sexuelle Unterwerfung unter mich hinauslaufen. Deshalb müsse er auf Distanz bleiben und sich damit beruhigen, daß er sich nur zu einem körperlich starken Mann hingezogen fühlen würde, der mir in keiner Weise ähnlich sehe. Indem er phantasiere, daß er bei einem warmherzigen und mächtigen Mann geborgen sei, schütze er sich dagegen, von mir sexuell verführt zu werden und mir als einer sadistischen Autorität unterworfen zu sein.

Herr G. schwieg, während seine Anspannung sichtlich wuchs. Nach einer Weile fügte ich hinzu, vielleicht habe er das Gefühl, daß ich auf Distanz zu ihm bliebe, weil ich ihn der Aufsässigkeit verdächtigte – genauso wie er auf Distanz zu seinen Untergebenen bleiben müsse. Vielleicht habe er auch wieder die Befürchtung, ich könne ihn verachten, wenn er über seine sexuellen Phantasien spreche.

Herr G. sagte, nach der letzten Sitzung habe er sich geschämt, wie ein kleiner Junge, der seine Phantasien ausgeplaudert habe, in denen er Superman oder der große Gangster sei. Das komme ihm lächerlich vor; die schmerzliche Wahrheit sei, daß er Paare beneide, die Freude am Sex hätten. Nach kurzem

Schweigen sagte er, er hasse seinen Chef, der ein aufgeblasener, sich selbst beweihräuchernder Dummkopf sei. Er beschrieb recht ausführlich eine Arbeitsbesprechung, bei der er seinem Chef ausnahmsweise einmal die Stirn geboten und ihm nachgewiesen hatte, daß er sich irrte.

Er schwieg wieder eine Weile und kam dann auf seine Werkbank und seine Werkzeuge und einen Mechanismus zurück, mit dem sich ein Geheimfach in das Bücherregal einbauen ließ. Er genieße es sehr, über seine kleine Welt im Keller bestimmen zu können. Selbst den Kindern sei mittlerweile klar, daß sie dort nicht hindürften. Er schwieg ein paar Minuten lang; dann sagte er, er habe mir einige Assoziationen vorenthalten, die ihm in den Sinn gekommen waren, nachdem er mir die Masturbationsphantasie mit dem Nachtklub erzählt hatte: Daß er die tanzenden Paare mit vorgehaltener Waffe bedrohte, hatte ihn an einen mehrere Wochen zurückliegenden Traum erinnert, in dem er Kommandant eines Nazi-Konzentrationslagers war; ich war einer der Gefangenen, die zu fliehen versuchten, und er war bereit, mich zu erschießen.

Außerdem hatte er in der Nacht zuvor geträumt, daß er mit einem großen Mann schlief und von ihm im Arm gehalten wurde, während er den großen Penis des Mannes rieb; als er zum Gesicht des Mannes hochschaute, verwandelte es sich in das Gesicht seines Chefs. Im Traum hatte er sehr große Angst, als Homosexueller ertappt zu werden und entweder seine Stelle zu verlieren oder seinem Chef auf immer ausgeliefert zu sein, da dieser nun das Geheimnis von Herrn G.s Homosexualität kannte.

Ich sagte, er sei vielleicht deswegen davor zurückgescheut, mir den ersten Traum zu erzählen, den er zu der Nachtklub-Phantasie assoziiert habe, weil sich darin sein Wunsch direkt äußere, mich mit vorgehaltener Waffe in Schach zu halten und mich in sadistischer Weise zur Unterwerfung zu zwingen. Die Phantasie war die Umkehrung des Traums, in dem ihn sein Chef erpreßte, weil er seine Homosexualität entdeckt hatte. Ich sagte, es sehe so aus, als müsse Herr G. mich mit vorgehaltener Waffe unter Kontrolle bekommen, da er andernfalls in derselben Weise von mir bedroht würde. Ich fügte hinzu, er sei möglicherweise sehr beunruhigt, weil nicht länger klar sei, ob eine homosexuelle Beziehung zu einem mächtigen Mann ihn vor solchen gewalttätigen Interaktionen mit einer männlichen Autoritätsfigur schützen könne; sexuell verführt zu werden heiße für ihn, einer mächtigen Autoritätsfigur in die Falle zu gehen.

Herrn G.s Antwort war, er habe plötzlich heftiges Kopfweh und Herzklopfen; er spüre ein Druckgefühl auf der Brust und bekomme schlecht Luft. Ich sagte, er solle weiterhin versuchen, mir zu sagen, was ihm durch den Kopf gehe. Ihm fiel ein Spielfilm ein, in dem ein sadistischer Killer einen Detektiv folterte, den er erwischt hatte, als dieser versuchte, eine Frau zu befreien, die der Killer gefangenhielt. Dann hatte der Patient die Phantasie, daß er einen schwachen, am Boden liegenden alten Mann mit Schlägen und Fußtritten traktierte. Daraufhin versank er in Schweigen und wirkte sehr angespannt.

Ich sagte, er habe Angst, vernichtet zu werden, falls er es wage, eine mächtige männliche Autoritätsfigur herauszufordern; er identifiziere sich mit dem Detektiv im Film, der eine Frau zu befreien versuchte und infolgedessen von einem sadistischen Killer gefoltert wurde. Sowohl in der Nachtklub-Phantasie als auch in seiner Erinnerung an den Film versuche er, die Verfügungsgewalt anderer Männer über Frauen zu durchbrechen, aber er wage es dabei nicht, eine Frau direkt zu begehren; das überlasse er Stellvertretern, nämlich den mit den Frauen tanzenden Männern und dem Detektiv, der versuche, das weibliche Opfer des Killers zu befreien. Seine eigene Phantasie, in der er einen alten Mann mit Schlägen und Fußtritten traktiere, jage ihm Angst ein, da sie die Zerstörung einer gefährlichen männlichen Autorität darstelle.

Herr G. fielen Ereignisse ein, an die er sich schon bei früheren Gelegenheiten erinnert hatte: Als der Patient noch keine fünf Jahre alt war, schloß ihn sein Vater einmal, aus Wut darüber, daß der Sohn ungezogen gewesen war, in ein Auto ein und ließ ihn dann allein; der Junge schlug die Scheibe mit seiner Spielzeugschaufel ein. Einmal klemmte er sich, als sein Vater die Autotür zuschlug, den Finger ein und hatte die Phantasie, der Vater habe das absichtlich getan und ihm die Finger abschneiden wollen. Herr G. erinnerte sich auch daran, daß er in der Schule Angst hatte, mit den anderen Jungen zu raufen, weil seine Mutter ihn gewarnt hatte, er werde keine Geige mehr spielen können, wenn er sich einen Finger breche.

Herr G. sagte, er wolle die Sitzung beenden, und fragte, ob er früher gehen könne. Er habe keine Zeit gehabt, so fügte er hinzu, mir zu berichten, daß er am Wochenende, auf seine Initiative hin, mit seiner Frau geschlafen und daß ihm das sehr gefallen habe; er hatte dabei sadistische Phantasien gehabt, in denen er andere Paare beim Sex störte. Er hatte es sehr genossen, mit seiner Frau zu schlafen, obwohl sie natürlich nicht wußte, was dabei für Phantasien in ihm abliefen. Er fügte hinzu, daß er große Angst verspüre, und damit endete die Sitzung.

Als Herr G. am folgenden Tag zu mir kam, wirkte er angestrengt. Er sagte, nach der letzten Sitzung sei er den ganzen Abend lang sehr beunruhigt gewesen, wisse aber nicht, wovor er Angst habe.

Er schwieg ein paar Minuten und wirkte sehr angespannt. Er sagte, er denke an seinen Chef, und schilderte eine Personalversammlung, die der Chef am vorangegangenen Nachmittag geleitet hatte. Herr G. war nervös, als er dort ankam, und ihm wurde im Verlauf der Versammlung noch wesentlich unwohler, als der Chef den Mitarbeitern „einhämmerte", wie er über die Firma dachte. In großer Ausführlichkeit ließ Herr G. sich über die diktatorische Art und Weise aus, in der der Chef anderen seine Ansichten aufzwinge, und kritisierte seine Herzlichkeit, die völlig künstlich sei und die ihm keiner abnehme. Es war klar, daß der Chef hinter dieser Fassade sadistischen Genuß daran hatte, seine Herrschaft über den versammelten Mitarbeiterstab geltend zu machen. Der Chef war, so fuhr Herr G. fort, wirklich ein äußerst unangenehmer Mensch, hinter dessen überheblichem und bevormundendem Auftreten bei der Versammlung sich, wie Herr G. zu spüren glaubte, Schwäche und Unsicherheit verbargen. Herr G. war sicher, daß der Chef im Privatleben schwach, unsicher, gemein und impulsiv war.

In einer früheren Analysestunde hatte Herr G. erwähnt, daß er die Frau seines Chefs nicht leiden konnte, aber neugierig war, wie sie wohl mit ihrem Mann auskomme. Er beschrieb sie noch einmal ausführlich als eine großmäulige, vulgäre, herrschsüchtige Frau, die die herausragende Stellung ihres Mannes nutzte, um sich wichtig zu machen. Es sei daher kein Wunder, daß sein Chef im Büro so herrschsüchtig und sadistisch auftrete: Zu Hause bei der Frau müsse er ja kuschen und parieren, obwohl er voller Groll auf sie sei. Während Herr G. sprach, schienen seine Wut und sein Abscheu immer mehr anzuwachsen. Schließlich rief er aus, er wisse nicht, ob er nun wütend auf die Frau sei oder einfach Angst vor ihr habe. Nachdenklich fügte er hinzu, seine eigene Frau sei doch viel netter. Andererseits aber würde er nie fähig sein, einer Frau wie der Gattin seines Chefs Paroli zu bieten. Vielleicht setze die Ehe mit einer so offensichtlich tyrannischen Frau große Festigkeit voraus. Vielleicht unterschätze er die Stärke seines Chefs.

Ich erinnerte ihn an den Traum, den er tags zuvor berichtet hatte und in dem er mit einem Mann mit großem Penis schlief, der sich als sein Chef entpuppte. Ich wies ihn darauf hin, daß seine Angst eingesetzt hatte, als er von der Befürchtung sprach, sein Chef, der ihn in flagranti ertappt hatte, werde dies ausnutzen, um über ihn zu verfügen und ihn durch Erpressung zum Gehorsam zu zwingen. Ich setzte hinzu, daß nach meinem Eindruck seine Angst noch zugenommen hatte, als ich seinen Traum kommentierte, und zwar besonders als ich andeutete, er habe vielleicht deshalb Angst, weil er nicht länger sicher sein könne, ob eine homosexuelle Beziehung zu einem mächtigen Mann ihn nun schützen würde oder ob er dadurch nicht vielmehr in eine äußerst gefährliche Situation geriete, in der er einer männlichen Autorität ausgeliefert sei.

Herr G. sagte, die Erinnerung an den Traum, an das Bild dieses riesigen Penis, der sich als der seines Chefs entpuppt hatte, widere ihn an. Er habe Angst, daß er seine Wut irgendwann nicht bezähmen könne und sich von seiner Entrüstung hinreißen lasse, den Chef öffentlich zu attackieren und so die eigene Zukunft bei der Firma aufs Spiel zu setzen. Er wisse aber nicht, ob in ihm nun die Wut auf den Chef überwiege oder der Ekel vor sich selbst, weil er, wenn auch nur im Traum, sexuelle Phantasien mit dem Chef verbinde. Er wiederholte, daß ihn das Bild des Penis, der im Traum sexuelle Anziehungskraft auf ihn ausgeübt habe, nun anwidere.

Herr G. wirkte mit einemmal mitgenommen und verstört. Seine Gestik wies darauf hin, daß er sich plötzlich an etwas erinnert hatte. Er sagte, ihm sei der Gedanke gekommen, daß ich mich in meiner Deutung des Traums auf eine Stufe mit seinem Chef gestellt hätte. Daß ich mich und einen Mann in einer Autoritätsposition in dieselbe Kategorie einordnete, jage ihm Angst ein. Noch nie habe er sich so vor mir gefürchtet. Er habe sogar den Eindruck, ich würde mit autoritärer Stimme sprechen, einer Stimme, die er mit der seines Chefs in Verbindung bringe; nach dem Ende der letzten Sitzung sei ihm durch den Kopf gegangen, ich würde womöglich mein Wissen um seine Homosexualität zu seinem Nachteil verwenden. Sofort habe er sich aber damit beruhigt, daß ich das nie tun würde und er sich völlig auf mich verlassen könne. Vielleicht sei ich ihm aber gar nicht so wohlgesinnt? Letzte Nacht sei ihm beim Zubettgehen sehr bange gewesen, und er habe nicht einschlafen können; ihm sei, als habe er die Kontrolle darüber verloren, was mit ihm geschehe, und er fühle sich wirklich abhängig von mir. Würde ich ihm helfen können, sich von dieser Angst zu lösen? Könne er mir wirklich vertrauen?

Das folgende lange Schweigen durchbrach ich schließlich, indem ich fragte, woran er gerade denke. Er sagte, er habe gedacht, daß ich als Mann nie attraktiv auf ihn gewirkt hätte. Jetzt aber komme es ihm vor, als sei ich ein merkwürdiges Bündnis mit seinem Chef eingegangen, und obwohl ihm klar sei, daß das keinen Sinn ergebe, fühle er sich nicht sicher. Er habe auch das Gefühl, daß das, was ich in der letzten Sitzung gesagt hätte, ihm seine Geborgenheit raube, seine Phantasie, in den Armen eines starken Mannes zu liegen, bei dem er Ruhe finden könne. Dies sei der Hauptbestandteil der sexuellen Erregung, mit der auf starke Männer anspreche; wenn er sich darauf nicht verlassen könne, sei er vollkommen schutzlos.

Herr G. äußerte noch einmal die Befürchtung, daß er seine Stelle verlieren und die Stadt verlassen müsse, wenn er seinen Chef, der ein zur Grausamkeit fähiger Mann sei, je herausfordern würde. Das würde das Ende der Analyse und eine Katastrophe für die Familie bedeuten. Ich wäre dann vollkommen machtlos; ich wäre nicht fähig, ihn zu schützen oder auch nur das Geringste für ihn zu tun. Seine Angst, die in den letzten Minuten offenbar etwas nachgelassen hatte, schien nun wieder zuzunehmen.

Ich sagte, daß er anscheinend zwischen zwei gleichermaßen beängstigenden Alternativen schwanke: Entweder stand ich mit seinem Chef im Bunde, war gefährlich und mächtig wie er und würde mein Wissen um die Homosexualität von Herrn G. in sadistischer Weise dazu benutzen, ihm irgendwie zu schaden, oder ich war so schwach und impotent, wie er sich im Augenblick selbst erlebe.

Herr G. erwiderte, letzte Nacht habe er gedacht, ich sei ein netter Mann, aber sehr schwach, und ich könne ihm bei seinem Problem, dem Konflikt mit seinem mächtigen Chef, nun einmal nicht weiterhelfen. Es stimme aber, daß er zuvor, als ich ihm wie ein Verbündeter seines Chefs erschienen sei, Angst bekommen habe. In einem bestimmten Moment habe er sogar fast mein Gehabe mit dem des Chefs verwechselt: Das sei wirklich beängstigend. Jetzt aber befürchte er, ich könne seine Worte, da er mich ja mit seinem Chef vergleiche, als einen Angriff mißverstehen, und er wolle mich wirklich ganz und gar nicht angreifen.

Nach kurzem Schweigen sagte er, seine Frau wisse nichts von alledem. Es wäre so schön, wenn er ihr vertrauen und ihr von seinen Problemen erzählen könne, aber er wage das nicht, weil es ihr einen schrecklichen Schock versetzen würde. Am furchterregendsten sei, nicht zu wissen, was in seinem Gegenüber vorgehe; er denke dabei an die Wutanfälle seines Vaters und die seines Chefs. Wenn man wisse, was auf einen zukomme, sei das weniger beängstigend. Er fügte hinzu, daß er das Gesicht seines Chefs oft mit einer Mischung aus Abscheu und Angst betrachte. Möglicherweise sei sein Chef in den Augenblicken, in denen er ihn derart eingehend beobachte, verunsichert. Damit endete die Sitzung.

Diese drei Sitzungen leiteten eine Serie von sadistischen Phantasien ein, in denen Herr G. über mich verfügte und mich quälte. Aus Phantasien, in denen er sich als Störenfried in die sexuelle Beziehung zu meiner Frau einmischte, entwickelten sich direktere Äußerungen von Urszene-Erlebnissen. Im vierten Jahr der Analyse wurde deutlich, daß seine Ängste davor, über Rivalen am Arbeitsplatz zu triumphieren, mit der Angst vor seinen eigenen sadistischen Impulsen zusammenhingen. Übertragungswiderstände, die in der zweiten Hälfte des dritten Analysejahres weitgehend verschwunden waren, kamen nun wieder zum Vorschein. Der Patient leistete erneut „passiven Widerstand“, indem er sich dagegen sperrte, frei zu assoziieren oder meinen Deutungen zuzuhören.

Das schrittweise Durcharbeiten dieser Widerstände führte dazu, daß zahlreiche Erinnerungen und Phantasien zutage traten, in denen sein Vater ihn dazu anhielt, Arbeiten auf sich zu nehmen, die er, der Sohn, haßte; es stieg aber auch heftige, bewußte Wut in ihm auf und, weil er der Gewalt seines Vaters entronnen war, offener Triumph. Seine homosexuellen Phantasien konzentrierten sich jetzt ausschließlich auf Versuche, über andere Männer zu bestimmen und sie sich zu unterwerfen. Zugleich wurde sein Sexualleben befriedigender für ihn, und er konnte dabei seiner Frau gegenüber erstmals aggressiver sein, ohne beim Geschlechtsverkehr sadistische Phantasien zu haben. Zum Hauptthema am Ende der Analyse wurde, daß er Frauen gegenüber unsicher war, weil sie für ihn die sexuell begehrte Mutter darstellten, und daß er befürchtete, der Vater werde ihn aus Rache vernichten, wenn er sich mit einer Frau einlasse. Der Patient gelangte zu einer bedeutsamen Korrektur seiner Einstellung nicht nur zu seinen sexuellen Erfahrungen mit seiner Ehefrau, sondern auch zu Frauen überhaupt und zu moralischen Fragen. Diese Veränderung wiederum führte dazu, daß er sich nach und nach eine innere sexuelle Freiheit zugestehen konnte.

Im letzten halben Jahr seiner Analyse verschwanden die homosexuellen Phantasien fast vollständig, und das sexuelle Interesse an seiner Frau und die Fähigkeit, mit ihr Befriedigung zu erreichen, normalisierten sich. Ein Novum war für ihn auch, daß er mit seiner Arbeit gut zurechtkam und sie ihm wirklich Spaß machte. Anders als in all den Jahren zuvor projizierte er die Haltung seiner Mutter, die ihm sämtliche sexuellen Äußerungen hatte verbieten wollen, nicht mehr länger auf seine Frau.

Diskussion

Ich habe zwei Fälle ausgewählt, den einer Borderline-Patientin und den eines neurotischen Patienten, um die unterschiedlichen Formen zu veranschaulichen, in denen unbewußte intrapsychische Konflikte durchgespielt werden können. Bei Frau F. entwickelte sich im Laufe der Zeit ein Konflikt zwischen einem sadistischen, vom Gefühl der eigenen Grandiosität erfüllten, primitiven Selbst und einem fragmentierten, zunächst nicht zugänglichen, normalen, abhängigen Selbst, während ihre Fähigkeit zu Objektbeziehungen, die nicht ausnutzend und zerstörerisch waren, fast völlig in Scherben lag. Bei Herrn G. traten allmählich intersystemische Konflikte zutage (zwischen einem einengenden, verbietenden Über-Ich und verdrängten sexuellen und nach oraler Abhängigkeit strebenden Triebabkömmlingen), als in der Übertragung bestimmte verinnerlichte Objektbeziehungen reaktiviert wurden.

Beide Fälle zeigen, wie die schrittweise Klärung, Deutung und Auseinandersetzung mit dominanten Übertragungsmustern ablaufen kann, wie nützlich diese Muster sind, um die innere Struktur der Krankheit zu klären, wie ein Umschwung in diesen Mustern zustande kommt und wie Veränderungen in Symptomatik und Verhalten des Patienten von Veränderungen dieser Übertragungsmuster abhängen. Das klinische Material veranschaulicht auch, wieviel Zeit man unter Umständen braucht, bis man die dominanten Übertragungen und ihre dynamischen Auswirkungen erkannt hat, und es macht vor allem deutlich, daß sich eine intrapsychische Veränderung oft zuerst als ein Teil des psychotherapeutischen Prozesses, nämlich über die Beziehung des Patienten zum Analytiker, bemerkbar macht. Außerdem ist an diesen Fällen zu erkennen, wie wichtig es ist, daß man sich nicht auf standardisierte Symptomlisten verläßt, sondern in jedem einzelnen Fall die wesentliche Pathologie erhebt; die Fallgeschichten legen auch nahe, daß man bei jedem Patienten einige in der Übertragung vorherrschende Interaktionsmuster operationalisieren kann, in denen sich ein Strukturwandel in bestimmter Weise niederschlagen würde, und daß man, sobald sich etwas in diesen vorherrschenden Übertragungsmustern verschiebt, prüfen kann, ob die Einsicht des Patienten Fortschritte gemacht hat.

Nach meiner Ansicht tritt der für eine psychoanalytische Behandlung spezifische Strukturwandel zuerst in der Übertragung zutage; eine damit einhergehende Erweiterung der Einsicht kann man abschätzen, indem man das Augenmerk auf die Beziehung zwischen Introspektion und Verhaltensänderungen richtet. In beiden Fallbeispielen ist ein Zusammenhang zu erkennen zwischen der Wiederholung verinnerlichter früherer Objektbeziehungen in der Übertragung und der Fähigkeit des Patienten, zu neuen Formen der Beziehung zum Analytiker und zu Menschen in seinem Alltagsleben zu finden. Patienten mit schwerwiegender Psychopathologie leiden nicht einfach darunter, daß es ihnen an Beziehungen zu guten Objekten mangelt, sondern unter unbewußten, konflikthaften, alles durchdringenden einstigen Objektbeziehungen, die in kontrollierter Form in der Übertragung aktiviert werden müssen, damit die Patienten sie verstehen lernen; wenn die vergangenen Objektbeziehungen in der Übertragung reaktiviert werden, können die Patienten kognitive und emotionale Einblicke in sie gewinnen und werden dann möglicherweise fähig, von ihnen abzulassen.

Diese Überlegungen machen auch deutlich, daß es illusorisch ist, im Anfangsstadium einer Psychoanalyse oder längeren Psychotherapie mit schwer charaktergestörten Patienten treffende „dynamische Hypothesen" formulieren zu wollen. In der Regel führen solche Anfangshypothesen die aktuelle Psychopathologie auf vermutete unbewußte intrapsychische Konflikte zurück und diese wiederum auf vermutete Entstehungsbedingungen, also pathogene Konflikte mit Elternobjekten während der Kindheit. Mein Fallmaterial zeigt jedoch, wie problematisch solche Anfangshypothesen zur Psychodynamik sind: Zum einen dauert es eine gewisse Zeit, bis sich wesentliche Übertragungsmuster voll entfaltet haben, zum anderen muß bei einer höhergradigen Psychopathologie zuerst geklärt sein, wie die gegenwärtigen inneren Beziehungen der dominierenden Übertragungsmuster beschaffen sind, da es erst dann einen Sinn hat, zu ermitteln, wie jedes dieser Muster mit der Vergangenheit zusammenhängt. Erst in fortgeschrittenen Behandlungsstadien kann vollends geklärt werden, welche bedeutsamen Objektbeziehungen aus der Vergangenheit eine unbewußte pathogene Wirkung ausüben. Je schwerwiegender und regressiver die Psychopathologie eines Patienten ist, desto indirekter und komplexer sind – wie ich in früheren Kapiteln bereits angedeutet habe – die Verbindungen zwischen der jetzigen Persönlichkeitsstruktur, dem Verlauf der Krankheitsgenese und den tatsächlichen Geschehnissen in der Vergangenheit.

Die Deutung der in der Übertragung inszenierten Verhaltensmuster sollte dazu führen, daß die Neugier des Patienten an den unflexiblen, sich dauernd wiederholenden, zwanghaften Aspekten seines Verhaltens allmählich wächst und daß er, während er mit dem Analytiker die gemeinsame Interaktion in den Sitzungen ergründet, neue Hinweise darauf liefert, wie die Verschiebungen in den Übertragungsmustern zu verstehen sind. Der Patient erfährt im Verlauf der systematischen Untersuchung von Übertragungsparadigmen neue Dinge über sich, und dieses neue Selbstverständnis dürfte früher oder später dazu führen, daß das Wiederholen eines bestimmten Musters nicht mehr so unausweichlich abläuft, daß die Rigidität des Musters durchbrochen wird und daß ein neues, unerwartetes Verhalten auftritt, das in der Folge auf seine unbewußte Bedeutung hin untersucht wird, während der Patient sich von der bislang unentrinnbaren Verhaltenssequenz zu lösen beginnt. Ein Zuwachs an Einsicht ist somit eng an Verlagerungen innerhalb der Übertragungsbeziehung gekoppelt, und wenn der Patient das, was er dabei lernt, auf sein Verhalten außerhalb der Sitzungen zu übertragen vermag, ist das eine weitere wichtige Bestätigung dafür, daß ein Strukturwandel abläuft.

Was unterscheidet aber eine solche Verhaltensänderung, die sich zunächst in den Behandlungsstunden und dann im Alltagsleben des Patienten vollzieht, von Veränderungen, wie sie von einer stützenden Psychotherapie oder gar durch Techniken der Verhaltensmodifikation herbeigeführt werden? Schließlich kann es in vielen Behandlungsformen und nicht nur in psychoanalytisch orientierten gelingen, daß Therapeut und Patient gemeinsam zu einem neuen kognitiven Bild der Situation finden. Nach meiner Ansicht besteht der spezifische Aspekt der Beziehung zwischen Deutung und Strukturwandel darin, daß der Patient, wenn die Erkundung der Übertragung im Gange ist, spontan mit neuen Informationen aufwartet, die darauf hindeuten, daß er sein jetziges Verhalten und dessen Verbindungen zu seinen anderen, sowohl gegenwärtigen als auch vergangenen Erfahrungen auf eine neue Weise begreift. Der Patient merkt, daß sich seine Selbstwahrnehmung und seine inneren Beziehungen zu anderen verändern, und er ist überrascht von dem, was in ihm vorgeht und was weder er noch sein Analytiker erwartet haben. Solche neuen, unerwarteten Informationen bot zum Beispiel der Traum von Frau F., in dem sie in Komplizenschaft mit dem Direktor eines Pflegeheims dessen Bewohner vergaste, oder die Masturbationsphantasie von Herrn G., in der die Gang den Nachtklub demolierte.

Die Unvorhersagbarkeit und das spontane Zutagetreten neuer Informationen, das vertiefte Verständnis, das die Voraussetzung für Veränderungen in der Übertragung ist, und die Ausweitung dieser Veränderungen und dieses Verständnisses auf andere Verhaltensbereiche des Patienten: Durch diese Merkmale unterscheiden sich Einsichten, die auf Deutungen zurückgehen, von anderen, auf kognitivem Wege ausgelösten Veränderungen der Sichtweise des Patienten sowie von einer bloßen Gefügigkeit gegenüber direkten Instruktionen, mit denen der Therapeut einen Verhaltenswandel herbeiführen will. Wenn sich dem Patienten durch Introspektion auf spontane und unvorhersagbare Weise neues Wissen über sich selbst erschließt, kann das zur Folge haben, daß die Rekonstruktion wichtiger Teile seiner Vergangenheit gelingt. In frühen Behandlungsphasen ist dies allerdings meist nur bei Patienten möglich, deren Persönlichkeit neurotisch strukturiert ist und die nicht unter schwerer Charakterpathologie leiden.

Alle bedeutsamen Einsichten sollten sich früher oder später darin niederschlagen, daß sich der Patient ernstlich mit seinen gegenwärtigen Konflikten beschäftigt, daß er motiviert ist, sich zu ändern, und daß er in seiner Selbstexploration weiter vorankommt. Im Gegensatz dazu genügen weder rein intellektuelle Spekulationen, bei denen der Patient entweder (falls er narzißtisch strukturiert ist) seinen eigenen Analytiker spielt oder sich willfährig den Theorien des Psychoanalytikers fügt, noch Übertragungsformen, die durch eine starke Identifizierung mit bestimmten Vorstellungen des Therapeuten gekennzeichnet sind, den Kriterien, die ich beschrieben habe (und laut denen zunächst exploriert werden muß, welche Bedeutung einer charakteristischen Verhaltenssequenz in der Übertragung zukommt; dies sollte folgende Wirkungen nach sich ziehen: eine Verschiebung innerhalb der Verhaltenssequenz, auf dieser Verschiebung aufbauende neue Erkenntnisprozesse, eine Intensivierung des Verhaltenswandels, eine wachsende Einsicht in andere Lebensbereiche und eine Ausweitung der neuen Entwicklungen auf diese). Die Kriterien sind auch dann nicht erfüllt, wenn der Patient sich primitiven Phantasien, primärprozeßhaften Assoziationen oder diffusen, intensiven Affekten hingibt, die von jeglicher ernsthaften Beschäftigung mit der eigenen Person abgelöst sind.

Wallerstein (persönliche Mitteilung) betonte, als er mit mir über eine erste Fassung dieses Kapitels sprach, wie wichtig es ist, eine „Aufgliederung" vorzunehmen in Ergebniskriterien, die den Strukturwandel als Resultat beschreiben, und in Prozeßkriterien, die angeben, wie die Veränderungen herbeigeführt wurden. Erst dann sind wir in der Lage, zu beurteilen, ob Psychoanalyse und psychoanalytische Psychotherapie tatsächlich spezifische Veränderungen mit sich bringen, die sich quantitativ und/oder qualitativ von den mit anderen Verfahren erzielten Veränderungen unterscheiden. Ich habe den Strukturwandel an den vorherrschenden Übertragungsmustern festgemacht und den Akzent somit auf Prozeßkriterien gelegt. Ich glaube, daß die im therapeutischen Prozeß auftretenden Veränderungen im Endeffekt einen Strukturwandel herbeiführen sollten, und schlage die folgenden Ergebniskriterien vor.

Bei Patienten mit neurotischer Persönlichkeitsorganisation sollte sich ein Strukturwandel in folgenden Anzeichen bemerkbar machen: ein erweitertes Selbstkonzept, ein Einbeziehen zuvor dissoziierter oder verdrängter Instinktimpulse in das Selbsterleben, eine erhöhte Toleranz gegenüber bislang zurückgewiesenen emotionalen Erfahrungen, die der Patient selbst macht oder an anderen Menschen beobachtet, ein bewußteres Wahrnehmen von Charaktermustern, die bisher rein automatisch abgelaufen sind, und eine verringerte Rigidität dieser Muster. Ein Strukturwandel bei Patienten mit Borderline-Persönlichkeitsorganisation sollte folgende Effekte zeigen: eine Integration des Selbstkonzepts und der Konzepte, die der Patient von bedeutsamen Anderen hat, eine entsprechende Integration zuvor dissoziierter oder abgespaltener Affektzustände (wodurch affektives Erleben und Affektausdruck reichhaltiger und feiner abgestuft werden) und eine gesteigerte Fähigkeit, sich in sich selbst und in andere einzufühlen und reflektierte, intensive Beziehungen zu anderen aufzubauen.

Die Meinungen sind derzeit geteilt, ob das Aufdecken intrapsychischer Konflikte zu einer Rekonstruktion der unbewußten Vergangenheit des Patienten führt oder vielmehr zu einer Neuordnung des unbewußten Bildes von seiner Vergangenheit, das er zu Beginn der Behandlung hatte. Im Rahmen von Forschungsbemühungen, in Erfolgsstudien auch Prozeßvariablen zu berücksichtigen, ließe sich experimentell untersuchen, ob der Analytiker den Patienten lediglich dazu bewegt, den einen Mythos über seine Vergangenheit in einen anderen zu verwandeln, oder ob Informationen über die Vergangenheit spontan umorganisiert werden und sich in eine neue Ordnung fügen, wenn an entscheidenden Punkten Deutung und Einsicht starre Übertragungsmuster zu durchbrechen vermögen. Man könnte auch untersuchen, wie stabil Veränderungen, die auf stützende Methoden zurückgehen, im Vergleich mit solchen sind, die sich spontanen Umwandlungen in der Übertragung verdanken.

Aus dem, was ich bisher zum Strukturwandel gesagt habe, folgt auch, daß man bei dessen Beurteilung idealerweise von den im Einzelfall ablaufenden Prozessen ausgehen und sich nur sekundär auf Veränderungen in relativ unspezifischen „Strukturvariablen" wie „Ich-Funktionen", „Objektbeziehungen" und unspezifischen Aspekten der Ich-Stärke (Angsttoleranz, Impulskontrolle, usw.) stützen sollte. Ich-Funktionen und -Strukturen sind für die Forschung sehr problematische Größen, weil sie die Tendenz haben, derart stark zu kovariieren, daß am Ende nur der eine große Faktor „Ich-Stärke" übrigbleibt (Kernberg et al. 1972); die Ich-Stärke wiederum weist einen engen Zusammenhang mit der Schwere der Symptome auf. Die Schwere der Symptome und der Charakterpathologie kann durchaus einen so starken Einfluß auf die Ich-Funktionen ausüben, daß Verhaltensänderungen und ein Nachlassen der Symptome sich auch in einer unspezifischen Verbesserung der Ich-Funktionen niederschlagen. Mit diesem Problem hat die Forschung zur psychoanalytischen Psychotherapie immer wieder zu kämpfen; es macht deutlich, daß Ergebnisforschung und Prozeßforschung möglichst miteinander verbunden werden sollten.

Wenn man sich dagegen auf den Prozeß, also auf bedeutsame Veränderungen in der Übertragung konzentriert, kann man den Strukturwandel oft genauer umreißen und konkrete Fragen beantworten wie die, ob beim Patienten lediglich eine „Übertragungsheilung“ (bei ihr beruhen Symptom- und Verhaltenswandel auf der Befriedigung, die er aus der Übertragung zieht) oder ein echter Strukturwandel abläuft. Auf diese Weise ließe sich auch prüfen, ob ein Strukturwandel durch Psychoanalyse dauerhafter ist als ein auf anderem Wege erzielter.

Damit sind, wie ich glaube, einige wichtige Entwicklungen in der mit dem Strukturwandel befaßten Psychotherapieforschung angesprochen. Ich möchte hier Studien von Luborsky und von Horowitz erwähnen. Luborsky (1971) ersann die sogenannte „Methode des Zentralen Beziehungskonfliktthemas“, bei der mittels einer Inhaltsanalyse verglichen wird, wie Patienten ihre Interaktionen mit für sie bedeutsamen Bezugspersonen in früheren und dann in späteren Behandlungssitzungen darstellen. Er zeigte, daß Patienten, denen es im Laufe der Behandlung besser ging, mit diesen Beziehungsthemen besser zurechtkamen als jene, die keine Fortschritte machten. Dies war ein früher, aber dennoch anregender Versuch, den Strukturwandel als eine Veränderung der vorherrschenden Übertragungsmuster aufzufassen; der Ansatz verdient auch deswegen Beachtung, weil Luborsky feststellt, in jeder psychotherapeutischen Behandlung würden nur ein paar wenige vorherrschende Beziehungen aktiviert, in denen sich die Zentralen Konfliktthemen [core conflictual themes, CCRT] wiederspiegelten, so daß es unter Umständen leichter falle als erwartet, Persönlichkeitsstruktur und Persönlichkeitswandel anhand von Übertragungsentwicklungen zu beurteilen.

Horowitz (1979) faßte eine bedeutsame Veränderung (im Laufe einer Kurzpsychotherapie) als Verschiebung innerhalb einer für den jeweiligen Patienten typischen Sequenz von affektiven und kognitiven Zuständen auf, in denen Selbst- und Objektrepräsentanzen in aufeinander bezogenen Rollen und Konflikten aktiviert werden; er hat also – soweit ich weiß, als erster – ein differenziertes modernes Objektbeziehungsmodell mit der experimentellen Analyse intrapsychischen Wandels gekoppelt. Obwohl die Forschung noch immer mit beträchtlichen Schwierigkeiten zu kämpfen hat, wenn sie diese Methodik auf Langzeit-Psychotherapie anwendet, stellt Horowitz‘ Studie, ganz abgesehen von ihren methodologischen Verdiensten, konzeptuell und klinisch gesehen einen wichtigen Schritt in die richtige Richtung dar.

Ich bin der festen Überzeugung, daß es wichtig ist, die besondere Art von Veränderung, die Psychoanalyse und psychoanalytische Psychotherapie anstreben und/oder hervorrufen, abzugrenzen gegen eine dauerhafte Veränderung, die andere Techniken bewirken. Wallerstein (1986) hat in überzeugender Weise dargelegt, daß nicht alle im Laufe einer psychoanalytischen Behandlung erreichten Veränderungen auf Einsicht und die Auflösung von Konflikten zurückgehen. Zwar kann ein Strukturwandel auf diesen Voraussetzungen beruhen, doch ereignen sich Veränderungen oft auch infolge von stützenden Elementen, die in die Behandlung hineinspielen und die zweifellos ein Bestandteil der weitaus meisten expressiven und stützenden Psychotherapien sind. Strukturwandel wäre demnach auf vielen Wegen und durch viele Mechanismen zu erreichen. Der für Psychoanalyse und Psychotherapie spezifische Strukturwandel muß mittels einer Prozeßforschung untersucht werden, die sich auf die Übertragungsentwicklungen konzentriert.

9 Übertragungsregression und psychoanalytische Technik bei infantilen Persönlichkeiten

Die in diesem Kapitel beschriebene Kategorie von Patienten gehört in das Spektrum der Borderline-Persönlichkeitsorganisation, das mit Psychoanalyse zu behandeln ist, doch muß man bei diesen Patienten besondere Probleme bewältigen, um therapeutischen Erfolg zu erzielen. Ernst Ticho (1966) nannte es einmal „heroisch", die Behandlung narzißtischer Persönlichkeiten mittels Psychoanalyse auf sich zu nehmen. Ich möchte diese Aussage auf die infantile Persönlichkeit ausweiten. Bis vor etwa zwanzig Jahren galten solche Patienten im allgemeinen als hysterische Persönlichkeiten. Easser und Lesser (1965), Zetzel (1968) und ich (1975) betrachteten sie als regressive Formen der hysterischen Persönlichkeit und nannten sie infantil, histrionisch, hysteroid oder Hysteriker vom Zetzel-Typ 3 und 4. Mit der Differentialdiagnose dieser Persönlichkeiten habe ich mich in Kapitel 4 befaßt; hier werde ich nur ihre hervorstechenden Merkmale zusammenfassen, bevor ich dann einigen typischen Entwicklungen nachgehe, die bei ihnen im Verlauf einer psychoanalytischen Behandlung zu beobachten sind.

Patienten mit einer infantilen Persönlichkeit weisen die drei Merkmale auf, die bei allen Borderline-Patienten vorherrschend sind: Identitätsdiffusion, primitive Abwehrmechanismen und eine gut ausgebildete Realitätsprüfung. Die Identitätsdiffusion schränkt ihre Fähigkeit ein, sich in andere einzufühlen und eigenes und fremdes Verhalten realistisch einzuschätzen und vorauszusagen. Infolgedessen sind ihre Objektbeziehungen höchst konfliktträchtig, obwohl die Patienten in der Lage sind, intensive und dauerhafte, wenngleich chaotische und anklammernde Beziehungen mit wichtigen Bezugspersonen einzugehen. Diese Fähigkeit, sich auf andere einzulassen, auch wenn das auf höchst neurotische Weise geschieht, unterscheidet sie von anderen Patienten mit Borderline-Persönlichkeitsorganisation, also etwa von narzißtischen, schizoiden und paranoiden Persönlichkeiten.

Weil bei diesen Patienten Abwehroperationen überwiegen, in deren Mittelpunkt die Spaltung steht, finden sich weniger Verdrängungsmechanismen, als dies für die eigentliche hysterische Persönlichkeit typisch ist. So können an die Stelle der sexuellen Hemmung, von der die hysterische Persönlichkeit geprägt ist, hartnäckige polymorph perverse, infantile Tendenzen treten, selbst bei Patienten, die keinerlei Anhaltspunkte für eine sexuelle Perversion erkennen lassen. Dem widersprüchlichen, sprunghaften, chaotischen zwischenmenschlichen Verhalten dieser Patienten liegen Spaltungsmechanismen zugrunde.

Infantile Persönlichkeiten weisen die emotionale Labilität und die histrionische Art auf, wie sie für hysterische Patienten charakteristisch sind, doch treten bei ihnen diese Merkmale nicht speziell in sexuellen Beziehungen, sondern in ihren sämtlichen Objektbeziehungen zutage. Sie zeichnen sich wie die hysterische Persönlichkeit durch extravertiertes, exhibitionistisches Verhalten aus, das freilich weniger eine erotische als eine kindliche, anklammernde Qualität hat. Bei infantilen Patienten hat man den Eindruck, daß ihre erotisch-verführerische Art ein Mittel ist, um nicht so sehr sexuelle als vielmehr anklammernde und Abhängigkeits-Bedürfnisse zu befriedigen.

Unter psychodynamischem Gesichtspunkt weisen infantile Patienten die für eine Borderline-Persönlichkeitsorganisation typische Verdichtung ödipaler und präödipaler Konflikte auf, wobei der Akzent allerdings auf späteren oder reiferen Typen von ödipalen Konflikten liegt; hierdurch stehen infantile Patienten der hysterischen Persönlichkeit wesentlich näher als alle anderen Borderline-Patienten.

Man könnte in der Tat von einem Kontinuum sprechen, das sich von der hysterischen Persönlichkeit im engeren Sinne bis hin zur infantilen Persönlichkeit im engeren Sinne erstreckt; diese Vorstellung schwingt bereits in Zetzels (1968) Einteilung des Syndroms in vier Typen mit (siehe Kapitel 4). Meine Erfahrungen in den letzten Jahren haben mich zu der Ansicht gebracht, daß die meisten dieser Patienten mit Psychoanalyse behandelbar sind; sie und die narzißtischen Persönlichkeiten bilden also die wichtigen Ausnahmen von der Regel, daß eine Psychoanalyse bei Patienten mit Borderline-Persönlichkeitsorganisation nicht sinnvoll ist. Bei einer infantilen Persönlichkeit ist eine Psychoanalyse freilich auch nur dann angezeigt, wenn der Patient zumindest einigermaßen für die Behandlung motiviert ist und eine gewisse Fähigkeit zu emotionaler Introspektion oder Einsicht, zu Impulskontrolle, Angsttoleranz und zu Sublimierungsvorgängen aufweist (also nichtspezifische Aspekte von Ich-Stärke erkennen läßt). Diese Anforderungen bedeuten, daß für einen typischen Patienten der Zetzel-Kategorie 4, der unspezifische Anzeichen von Ich-Schwäche, unkontrollierbares Agieren und eine nur begrenzte Fähigkeit zur realistischen Selbstreflektion erkennen läßt, eine Psychoanalyse nicht in Frage kommt.

Im Psychotherapie-Forschungsprojekt der Menninger-Stiftung (Kernberg et al. 1972) gehörten einige Patienten, bei denen die Behandlung fehlschlug, zu dieser Kategorie. Ich habe mich gefragt, ob vielleicht das, was wir seitdem über die psychoanalytische Behandlung von Borderline-Patienten herausgefunden haben, solche Mißerfolge erklärt. Ich habe mich deshalb in den letzten Jahren eingehend damit befaßt, wie die psychoanalytische Behandlung von Patienten, die sich gewissermaßen in einem Übergangsbereich zwischen der hysterischen Persönlichkeit und den am weitesten regredierten infantilen Patienten bewegen, erfolgreicher zu gestalten wäre. Im folgenden stelle ich zwei solche Fälle in ihren wesentlichen Aspekten dar, um zu veranschaulichen, wie damit technisch zu verfahren ist.

Frau H.

Frau H., Anfang Dreißig, arbeitete als qualifizierte Fachkraft in einem Forschungslabor der Industrie. In die Klinik war sie wegen einer tiefen und akuten Depression gekommen, die rasch auf antidepressive Medikation ansprach; danach begab sie sich in psychotherapeutische Behandlung, weil sie mit ihrem Übergewicht und mit ihren Beziehungen zu Männern unzufrieden war. Sie nahm des öfteren Drogen und hatte phobische Ängste davor, auf Highways und über Brücken zu fahren. Sie war nicht unattraktiv, kleidete sich aber auf eine Weise, die ihr (mäßiges) Übergewicht hervorhob. Sie erklärte, sie könne nur für Männer Interesse aufbringen, die für sie unerreichbar seien. Dennoch nahm sie Anteil an anderen Menschen und hatte enge Freundschaften.

Nach langem Zögern gab sie preis, was sie für ihr schlimmstes Symptom hielt: Sie fälschte absichtlich die Ergebnisse ihrer Arbeit im Labor und führte dann bestimmte Experimente durch, die zeigten, daß die Ergebnisse, die sie zuvor selbst vorgelegt hatte, falsch waren. Sie kam immer weniger dazu, wirkliche Forschungsleistungen zu erbringen, weil sie sehr hart arbeitete und bis tief in den Abend hinein im Labor blieb, um die Effekte ihrer eigenen Fälschungen rückgängig zu machen. Eine sorgfältige Untersuchung ihrer Über-Ich-Funktionen im Hinblick auf weitere antisoziale Tendenzen ergab lediglich, daß sie in der frühen Adoleszenz für kurze Zeit Ladendiebstähle begangen hatte; im übrigen nahm sie es mit der Ehrlichkeit sehr genau.

Die Beschreibungen, die sie von ihren engsten Freunden, ihren Verwandten und von sich selbst gab, waren widersprüchlich, ja chaotisch. Sie wies eine typische Borderline-Persönlichkeitsorganisation auf, mit Identitätsdiffusion, einem Überwiegen primitiver Abwehroperationen, Chaos in intimen sexuellen Beziehungen und einer Vielzahl neurotischer Symptome. Meine Diagnose lautete auf eine infantile Persönlichkeit mit masochistischen Zügen, aber da sie zu tiefgehenden Objektbeziehungen fähig war und, abgesehen von dem spezifischen Symptom am Arbeitsplatz, antisoziale Merkmale sowie unspezifische Anzeichen von Ich-Schwäche fehlten, schien ein Behandlungsversuch mit Psychoanalyse gerechtfertigt.

Frau H. hatte außerordentliche Schwierigkeiten, mir ein realistisches Bild von ihren Eltern und ihren zwei Schwestern zu vermitteln. Ihren Vater beschrieb sie als distanziert und unzugänglich, kühl und in sich zurückgezogen, aber auch als warmherzig und anteilnehmend im Umgang mit ihr – ja als fast offen verführerisch. Im Laufe der Behandlung erinnerte sie sich daran, daß sie sich ihrem Vater gegenüber sexuell verführerisch gegeben hatte. Und es stellte sich bald nach Beginn der Analyse heraus, daß ihr nicht klar war, ob nun er sich ihr oder sie sich ihm gegenüber verführerisch verhalten hatte.

Es war fast unmöglich für mich, mir ein Bild von ihrer Mutter zu machen, die während der mehrjährigen Analyse eine fast mythische Figur blieb. Dagegen spielte von der Frühphase der Behandlung an das Bild einer viel älteren Tante, die die Funktionen einer mütterlichen Figur erfüllte, eine wichtige Rolle. Frau H. ließ erkennen, daß sie an die Kindheitsbeziehung mit dieser gütigen, verständnisvollen und großherzigen Verwandten mit Sehnsucht zurückdachte.

Die Übertragung der Patientin war über weite Strecken bestimmt von ödipalem Material, von der Angst, ich würde sie verführen, sowie dem Wunsch danach; allmählich kam es zu Wünschen, die Vaterfigur zu verführen, die ich für sie war. Zugleich kamen tiefe, dissoziierte unbewußte Schuldgefühle wegen dieser verführerischen Haltung zum Vorschein; sie äußerten sich als selbsthemmende Muster in ihren Beziehungen zu anderen Männern in ihrem Leben. Man könnte sogar sagen, daß ihre ödipalen Konflikte nicht in einem dynamischen Gleichgewicht zwischen einer unbewußten, verdrängten positiven ödipalen Sehnsucht und den darauf bezogenen Schuldgefühlen zutage traten, sondern in einer Dissoziation: Das Agieren unbewußter Schuldgefühle wegen ihrer guten Beziehungen zu Männern außerhalb der Analyse war abgespalten von dem gleichzeitigen direkten Äußern von Konflikten, die mit sexuell verführerischem Verhalten zu tun hatten, und von Ängsten, sie könne in der der analytischen Situation selbst abgewiesen werden.

Nach einigen Monaten tauchte ein neues Thema auf, das nach und nach in der Übertragung große Bedeutung gewann. Frau H. erwähnte eine Kollegin, X., deren Arbeit im Labor in bestimmter Weise mit der ihren zusammenhing; die Patientin fand diese Frau äußerst anziehend und hielt sie zugleich für eine ernstzunehmende potentielle Rivalin auf ihrem Arbeitsgebiet. Nach und nach regten sich in ihr starke homosexuelle Gefühle für X., zusammen mit einer großen Angst, daß X. möglicherweise versuche, ihre Ideen zu stehlen, um die eigene Karriere voranzutreiben.

Die Ängste von Frau H. hatten meinem Eindruck nach etwas Paranoides an sich: X. war gewissermaßen eine schreckliche, mit außergewöhnlichen Kräften begabte Hexe; sie war darauf aus, die Patientin zu vernichten, indem sie ihre Arbeit untergrub, sich an elektronischen Schaltungen zu schaffen machte und auf vielfältige Weise Schaden anrichtete. Als ich versuchte zu klären, inwieweit die Patientin hier Realität und Phantasie auseinanderhalten konnte, wurden ihr meine Einstellung dazu und meine Absichten sofort verdächtig. Sie zog die Möglichkeit in Betracht, daß ich entweder mit X. bekannt war oder daß X. an mich herangetreten war und versucht hatte, mich zu beeinflussen. Frau H. fühlte sich jedenfalls ernstlich bedroht und fürchtete, ich könnte zu einem mit X. verbündeten Feind werden.

Ich überlegte, ob die Patientin in der Übertragung wohl das Bild einer bedrohlichen, rachsüchtigen ödipalen Mutter auf X. und auf mich projizierte, aber es war mir unmöglich, diese paranoiden Entwicklungen im Hier und Jetzt mit bedeutsamen Aspekten der Vergangenheit von Frau H. in Zusammenhang zu bringen. Das ging so weit, daß in der Analyse Phasen auftraten, die jeweils mehrere Wochen lang anhielten und in denen es schien, als habe Frau H. keine Vergangenheit und keine persönliche Geschichte, die mir Ansatzpunkte für Konstruktionen oder Rekonstruktionen hätten bieten können, und als würde sich alles nur in ihren Beziehungen zu X. und zu mir abspielen. Zeitweise dachte ich tatsächlich, die Patientin könnte psychotisch sein. Sämtliche Anstrengungen, die Entwicklungen in der Übertragung auf die Vergangenheit der Patientin zu beziehen, schlugen nicht nur fehl, sondern führten am Ende dazu, daß die Verwirrung wuchs, so daß ich mich in bestimmten Sitzungen fühlte, als würde mich eine verrückte Hexe bedrohen, die meine Bemühungen, das momentane Geschehen zu begreifen, in ein destruktives Gedankengemenge zu verwandeln versuchte. Hier lief offenbar etwas ab, das Bion (1959) so beschreibt, daß der Patient alles, was seinem Gefühl nach ein Objekt mit einem anderen verbindet, auf destruktive Weise angreift, womit er den „psychotischen" Teil seiner Persönlichkeit zum Ausdruck bringt. Die analytische Situation wurde völlig chaotisch, und ich erlebte nun in meiner Gegenübertragung auf Frau H. (sie verhext mich...) das, was sie über ihre Beziehung zu X. berichtete; zur gleichen Zeit kam ihr und bis zu einem gewissen Grad auch mir die Fähigkeit abhanden, Realität und Phantasie auseinanderzuhalten.

Ich möchte hervorheben, daß ich in erhebliche Verwirrung geriet, als sich in der Behandlung „verrückte Zeiten“, in denen eine „Hexenjagd“ im Gang zu sein schien und die beherrschende Frage lautete, wer der Jäger und wer der Gejagte war, in rascher Folge mit „ödipalen Zeiten“ abwechselten, in denen sich Frau H. wie eine typische neurotische Patientin verhielt, in zufriedenstellender Weise assoziierte, ihre positive ödipale Übertragung erkundete und sich im Lichte der Übertragungsentwicklungen mit ihren gegenwärtigen und vergangenen Beziehungen zu anderen Menschen auseinandersetzte.

Es dauerte viele Monate, bis diese Übertragungsentwicklungen so weit geklärt waren, daß ich die folgende Deutung zu geben vermochte: Einmal abgesehen davon, wie sich X. tatsächlich verhielt, hatte Frau H. auf sie jedenfalls die innere Realität einer wahnsinnigen „Hexe“ projiziert, die Frau H.s Gedanken stehlen und ihre Arbeit und ihre Zukunft zerstören wollte und deren Macht darauf beruhte, daß die Patientin tiefe Bewunderung für sie hegte und sich sexuell zu ihr hingezogen fühlte. Dieselbe „Hexe“ zwang Frau H., die eigene kreative Arbeit im Labor zunichte zu machen. Erst jetzt kamen Frau H. frühe Erinnerungen in den Sinn, in denen sie die Mutter als sehr beschützend, aber auch als zudringlich erlebte: Sie verfügte über die Patientin und las in ihren Gedanken. Es wurde deutlich, daß Frau H. immer das Gefühl gehabt hatte, von diesem Bild ihrer Mutter durchdrungen zu sein. Sie konnte ihrem eigenen Körper, ihren Bewegungen, ihrem Sprechen und ihren Absichten nicht mehr trauen, weil vielleicht in Wahrheit die Absichten ihrer Mutter dahintersteckten.

Danach trat die idealisierte Figur der Tante in den Vordergrund, das abgespaltene Bild einer idealen Mutter, die liebevoll war, ohne zudringlich zu sein, und Distanz zur Tochter zulassen konnte, ohne zu aggressiven Strafen zu greifen. Frau H. hatte mit der Phantasie oder realitätsgerechten Vorstellung gelebt, daß die Mutter ihr in der Kindheit keine Eigenständigkeit oder Autonomie hatte zugestehen können. Es stellte sich heraus, daß die Angst, auf Highways oder über Brücken zu fahren, in der Angst wurzelte, eine Mutterfigur werde sich ihrer bemächtigen und sie mit dem Tod bestrafen, weil sie im Versuch, der Mutter zu entkommen, über Highways und Brücken raste. Ich konnte nun zusammen mit Frau H. analysieren, wie sie die Beziehung zu ihrer Mutter in der Beziehung zu mir wiederholte und in mir eine zudringliche Hexen-Mutter sah, die ihr in den Sitzungen wie auch am Arbeitsplatz schwer zusetzte; zu anderen Zeiten wiederum identifizierte sie sich, ohne sich dessen bewußt zu sein, mit der zudringlichen Mutter und versuchte mich davon abzuhalten, ihr mit meiner autonomen Arbeit Einsichten zu vermitteln und eigenständig zu denken. Ich wies sie darauf hin, daß zu diesem Muster wohl auch die schreckliche

Ungewißheit darüber gehörte, ob ihre Rivalin am Arbeitsplatz nun tatsächlich eine „Gaslight“*-Situation arrangierte oder ob das nur eine Phantasie von Frau H. war. Als wir ihre Identifizierung mit einer primitiven, übermächtigen Hexen-Mutter analysierten, die wie ein Parasit von ihrem Über-Ich Besitz ergriffen hatte, ließ sie nach und nach von dem selbstschädigenden Fälschen ihrer Forschungsergebnisse ab.

Frau H. begann in dieser Phase, unbehinderter darüber nachzudenken, was an ihrer Arbeitsstelle eigentlich vor sich ging. Im Laufe einiger Wochen kamen sowohl sie als auch ich darauf, daß X. tatsächlich versuchte, ihre Arbeit zu untergraben, und Aussagen von Kollegen bestätigten dies.

In den fortgeschrittenen Stadien der Analyse wurde deutlich, daß Frau H. mit der unbewußten inneren Unterwerfung unter eine Mutter, die sie nicht von sich selbst zu unterscheiden vermochte, ein ödipales Schuldgefühl agierte, das abgespaltene Gegenstück zu ihren bewußten ödipalen Phantasien und Wünschen in der Übertragung. Sie entwickelte nun größere Hemmungen, mir gegenüber ihre sexuellen Phantasien zu äußern, und wurde sich in sexuellen Beziehungen zu Männern ihrer Ängste stärker bewußt. Die Analyse konzentrierte sich im folgenden auf das Bewerten und Durcharbeiten der ödipalen Konflikte und der Ambivalenz gegenüber beiden Eltern.

Frau J.

Frau J., eine mäßig erfolgreiche Malerin Anfang Vierzig, wandte sich nach mehreren fehlgeschlagenen psychoanalytischen Psychotherapien an mich, weil sie gehört hatte, ich würde mich für Malerei interessieren; in ihrer Phantasie war ich deshalb ein Analytiker, der nicht zum „Establishment“ gehörte. Diese etwas dürftige Rationalisierung ihrer Entscheidung, sich bei mir in Behandlung zu begeben, wurde für sie bald zu einer Quelle großer Angst, denn sie entwickelte die Befürchtung, ich könnte auf ihre Fähigkeit zu malen sehr neidisch werden, und dies würde die Behandlung bei mir gefährden. Frau J. litt unter mäßig starker Angst, Konflikten in der jetzigen, ihrer dritten Ehe, zwischenmenschlichen Schwierigkeiten im Umgang mit anderen Frauen, lan-

* In dem Spielfilm *Gaslight* (USA 1944, deutsch *Das Haus der Lady Alquist*, Regie: George Cukor, mit Charles Boyer, Ingrid Bergman u. a.; Remake von *Gaslight*, Großbritannien 1939) versucht ein Musiker seine Frau durch sorgfältig geplante Suggestion in den Wahnsinn zu treiben. A. d. Ü.

gen Lähmungsphasen bei ihrer Arbeit und leichten Selbstverletzungs-Tendenzen. Sie biß und kaute auf der Mundschleimhaut und auf der die Fingernägel umgebenden Haut herum und zupfte in zwanghafter Weise ihr Schamhaar aus. Sie war früher eine starke Trinkerin gewesen, aber dieses Symptom war unter Kontrolle, als sie zu mir in Behandlung kam.

Sie war das einzige Kind von Eltern, die einerseits mit ihrer aristokratischen Herkunft prahlten, andererseits aber in ernste finanzielle Schwierigkeiten gerieten, aus Gründen, die der Patientin nie erklärt wurden. Die Mutter verübelte dem Vater, daß er nicht imstande war, die Familie aus den finanziellen Schwierigkeiten wieder herauszuführen, und dies war ein Hauptthema von Frau J.s Kindheit. Über die Mutter erfuhr ich nur sehr wenig: Sie war Frau J.s Beschreibung zufolge stark, aber nicht zudringlich; sie war „immer da", hielt aber Distanz zu ihrer Tochter. Weil ihr Vater genau wie ich in seiner Jugend in Lateinamerika gelebt hatte, entwickelte die Patientin komplexe Phantasien, die meine Persönlichkeit mit der seinen in Zusammenhang brachten.

Den Vater schilderte sie als freundlich, aber schwach und unfähig, und sie erklärte ausführlich, wie sie in ihrem eigenen Leben nach einem selbstgewisseren und tüchtigeren Mann gesucht hatte, aber immer enttäuscht worden war. Sie geriet stets an Männer, die sich als Nieten herausstellten, was eine Hauptursache für ihre Bitterkeit war. Frau J.s Tochter aus einer früheren Ehe war auf einem College, und Frau J. vermißte sie schrecklich. Sie glaubte, daß die Abwesenheit ihrer Tochter die Schwierigkeiten mit dem jetzigen Ehemann verschärfte. Er war ein Geschäftsmann, der sein eigenes Unternehmen nicht hatte halten können und jetzt für einen früheren Konkurrenten arbeitete. Frau J. gab neben dem Malen Kunstunterricht und steuerte einen großen Teil zum gemeinsamen Einkommen bei.

Der erste Eindruck, den ich von Frau J. gewann, war der einer Frau, die relativ frei von Symptomen war, da ihre selbstverletzenden Angewohnheiten, ihre Ängste, Stimmungsumschwünge und zwischenmenschlichen Schwierigkeiten mir nicht als schwerwiegend erschienen. Nach einer umfassenderen Bewertung aber entdeckte ich ein Gefühl der Leere und Verwirrung, das mich veranlaßte, meinen ursprünglichen Eindruck zu revidieren. Sie war gleichwohl introspektionsfähig und ließ eine ausreichende Behandlungsmotivation erkennen, so daß die Voraussetzungen für eine Psychoanalyse günstig schienen.

Objektiv faßbare Ereignisse, ihre Lebensgeschichte und ihre gegenwärtige Situation beschrieb sie präzise und klar, wohingegen sie von ihrer Familie und ihren engsten Freunden nur ein diffuses, ja chaotisches Bild zeichnete. Von bestimmten Frauen, die in ihrem Leben eine wichtige Rolle spielten, war sie fasziniert, empfand sie aber zugleich als bedrohlich; sie fühlte sich ihnen nahe, glaubte sich aber nicht auf sie verlassen zu können. Männer dagegen – insbesondere ihre drei Ehemänner – erlebte sie als zuverlässig, aber schwach. Daß Frau J. mit ihren früheren Ehemännern noch auf gutem Fuß stand, erfüllte sie mit Zufriedenheit, aber aus dem, was sie mir über die beiden erzählte, traten für mich keine klar unterscheidbaren und voneinander abgrenzbaren Persönlichkeiten hervor. Frau J. hatte auch Schwierigkeiten, mir zu vermitteln, wie sie sich selbst sah: Ihre Kunst und das Unterrichten machten ihr Freude, aber sie fragte sich, ob nicht irgend etwas an ihr „pseudo" war; sie war beunruhigt wegen ihrer Tendenz, an Beziehungen festzuhalten, selbst wenn sie enttäuschend waren und in Konflikte mündeten.

Alle diese Elemente brachten mich zu der Diagnose einer infantilen Persönlichkeit mit Borderline-Persönlichkeitsorganisation, und ich leitete eine psychoanalytische Behandlung in die Wege.

Das folgende ist wiederum eine sehr gedrängte Zusammenfassung derjenigen Aspekte dieses Falles, die mit meinem Thema zusammenhängen. Eine frühe Übertragungsentwicklung bestand in starken Ängsten der Patientin, ich könne sie um ihr künstlerisches Talent beneiden; sie schob mir also mittels Projektion ihren eigenen Neid auf mich und auf meine fachliche Arbeit unter. Ich erschien ihr als der Typ Mann, den sie bewunderte, nach dem sie sich sehnte und den sie anscheinend nie bekommen konnte; dies erinnerte sie an die bitteren Enttäuschungen, die sie mit ihrem Vater und mit ihren Ehemännern erlebt hatte. Nach und nach wurde ihr bewußt, daß sie sich nicht recht entscheiden konnte, ob sie nun mich als einen Mann begehrte oder vielmehr sein wollte wie ich. Positive ödipale Wünsche und ein Penisneid, der mit einer unbewußten Identifizierung mit beneideten Männern einherging, wurden zu einem Hauptinhalt der frühen Übertragung. In diesem Zusammenhang kam ein erster dynamischer Aspekt ihrer Eheprobleme in den Blick: Sie wählte sich unbewußt Männer, deren Fähigkeiten sie als begrenzt ansah, um extremen Neidgefühlen und Rivalitäten mit ihnen aus dem Weg zu gehen. Später fanden wir heraus, daß sie unbewußt dazu beitrug, daß ihr Mann in seiner Firma nicht über eine untergeordnete Position hinauskam.

Ein zweites Thema, das bald auftauchte, betraf ihre Beziehungen zu anderen Frauen. Sie war in einer Künstlerinnengruppe aktiv und arbeitete eng mit einigen Frauen zusammen, die ihr in Ausbildung und Interessen ähnlich waren. Für die Zusammenarbeit suchte sie sich stets Frauen aus, die sie als sehr aggressiv ansah; zunächst bewunderte sie diese Frauen und ordnete sich ihnen völlig unter, um dann später in intensive Wutreaktionen zu verfallen und die Beziehung schließlich unter heftigem Streit zu beenden. Dieses Muster hatte sich so oft wiederholt, daß es der Patientin völlig bewußt war; sie war sich auch klar über die Faszination, die solche starken Frauen auf sie ausübten, und über die Neigung, sich in eine Lage zu bringen, in der sie von ihnen ausgenutzt wurde. Dieses Ausgenutztwerden löste tiefen Groll in ihr aus, und sie reagierte – wie sie selbst empfand – mit einer übertriebenen Heftigkeit darauf.

Dieses Muster vermochte Frau J. zwar rückblickend zu erkennen, aber nicht, während es noch ablief. Als ich das Augenmerk auf die Gründe hierfür richtete, machte ihr das große Angst. Sie wurde sich ängstlich bewußt, daß sie Mühe hatte, ihre eigenen Reaktionen und die ihrer Freundinnen auseinanderzuhalten.

Mir fiel nun auf, daß die Patientin sich zwar über ein pathologisches Muster in ihren zwischenmenschlichen Beziehungen immer klarer wurde, daß aber keiner meiner Versuche etwas fruchtete, Zusammenhänge zwischen diesem aktuellen Muster und ihrer Vergangenheit aufzuzeigen. Ganz ähnlich wie bei Frau H. endeten sämtliche Konstruktions- oder Rekonstruktionsversuche damit, daß ich verwirrt war oder das Gefühl hatte, an einer nutzlosen intellektuellen Übung teilzunehmen. Anders als Frau H. wußte Frau J. ganz genau, daß sie die eigene Motivation nicht von der ihrer Freundinnen zu unterscheiden vermochte und daß sie Angst hatte, diese Verwirrung werde sie daran hindern, sich selbst und ihre Schwierigkeiten zu verstehen, und außerdem mich davon abhalten, sie zu verstehen. Wenn sie während einer Sitzung in einem solchen Zustand der Verwirrung war, wirkten sogar ihre verbalen Äußerungen recht unzusammenhängend. In einigen Sitzungen kam es zu dramatischen Augenblicken, in denen Frau J. voller Angst sagte, ihr Hauptproblem sei, daß sie in Wirklichkeit keine von anderen Menschen gesonderte Person, sondern derart in ihre Beziehungen zu anderen verstrickt und von ihnen beeinflußt sei, daß sie keine Möglichkeit habe, sich über sich selbst klar zu werden; sie sehe auch keinen Weg, wie ich ihr dabei helfen könnte. Ich sagte schließlich zu ihr, daß sie anscheinend Angst habe, ich könne sie in ihrem „Zerfallszustand“ nicht akzeptieren; diese Bemerkung empfand sie als sehr hilfreich. Sie hatte nun das Gefühl, daß sie in den Sitzungen „aus den Fugen gehen“ konnte, ohne fürchten zu müssen, daß ich bei meinem Versuch, sie zu verstehen, ebenfalls aus den Fugen geriet. Sie zerbrach sich nicht länger den Kopf darüber, daß sie mich womöglich dazu verleiten könnte, sie auf eine gewaltsame Weise wieder „zusammenzusetzen“, und daß sie infolgedessen in ihrer Freiheit beschränkt sein und Gefahr laufen würde, ein Kunstprodukt meiner Gedanken zu werden.

Es folgte eine lange Phase, in der die Bemerkungen der Patientin während der Sitzungen chaotisch wirkten und sie bestimmte Themen zur Sprache brachte, die sie davor und danach nie anschnitt. Unter anderem ging es um die sexuelle Erregung, die sie verspürte, wenn sie auf der Mundschleimhaut und an den Fingern herumbiß und -kaute, und um die Phantasie, den eigenen Körper sadistisch zu attackieren, während sie diese Attacke unter Kontrolle hatte und erotischen Genuß aus den dabei erzeugten Schmerzen zu ziehen vermochte. Einmal konnte Frau J. von sich aus die Phantasie in Worte fassen, es sei, als gebe sie sich einer sexuellen Perversion hin, bei der sie die Rollen der Sadistin und der Masochistin gleichzeitig spiele und das Empfinden habe, sich vor mir zu erniedrigen und dabei in einer außerordentlich erregenden Weise gedemütigt zu werden und sich sexuell auszuliefern.

Ein anderes Thema, das in solchen Phasen der Verwirrung in fragmentierter Form an die Oberfläche trat, war die Vorstellung, daß sie in Gesten und Kleidung in vieler Hinsicht ihre Mutter nachahmte oder umgekehrt ihre Mutter sie nachahmte, so als stünden sie in telepathischer Verbindung miteinander. Ich muß betonen, daß ich, ähnlich wie bei Frau H., über weite Strecken der Analyse äußerste Mühe hatte, mir ein realistisches Bild von Frau J.s Mutter zu machen. Die Art, wie die Patientin manchmal die Redeweise ihrer Mutter übernahm, wirkte leicht bizarr. Sie übernahm auch mit leichten Modifikationen die Kochrezepte der Mutter, was in der Regel zu verheerenden Ergebnissen führte; mir wurde nie ganz klar, ob ein solcher Fehlschlag nun Frau J. zuzuschreiben war oder ob er daher rührte, daß die Mutter das Rezept absichtlich abgeändert hatte.

Es wurde schließlich sehr deutlich, daß die Patientin ihre unbewußte Identifizierung mit einer übermächtigen und gefährlichen Mutter nur auf dem Wege einer inneren Fragmentierung aufzuheben vermochte, durch eine übergreifende Spaltungsoperation, aus der die Phantasie sprach, daß es ungefährlich war, die Mutter an die Macht kommen zu lassen, weil da gar niemand war, über den sie hätte bestimmen können, so daß sie mit ihrer Herrschsucht ins Leere laufen würde. Indem Frau J. ihr Gefühl von Fragmentierung, das der Abwehr diente, auf die Mutter projizierte, erreichte sie, daß das Bild der Mutter fragmentiert wurde und sie sich somit auf wirkungsvolle Weise gegen ihre Ängste vor der Mutter verteidigte. Wir stellten nun fest, daß Frau J. sich mit ihrer ängstlichen Besorgnis, ich könne den Überblick verlieren, wenn sie sich in einer Sitzung fragmentiert fühlte, in Wahrheit aktiv zu vergewissern versuchte, daß ich sie nicht bedrohen und in sie dringen würde: Meine Bemerkung, sie habe wohl Angst, daß ich ihr Gefühl von Fragmentierung nicht akzeptieren könne, hatte beruhigend auf sie gewirkt, denn das bedeutete, daß ich ihre Fragmentierung hinnahm und nicht imstande sein würde, diesen Zustand zu überwinden. Mit anderen Worten: Daß ich ihre regressive Verfassung hinnahm, ohne vorschnell mit Deutungen einzugreifen, gab ihr das Gefühl, davor sicher zu sein, daß ich wie eine gefährliche primitive Mutter versuchen würde, sie nach meinen Vorstellungen zu formen. Außerdem ließ sich die Verwirrung und Fragmentierung des Denkens, die mich in vielen Sitzungen befiel, wenn die Patientin in einem regressiven Zustand verharrte, jetzt dadurch erklären, daß sie ihr „gefährdetes Selbst" auf mich projizierte, während sie sich unbewußt so zudringlich und kontrollierend verhielt, wie sie ihre Mutter erlebt hatte.

Nachdem wir alle diese Aspekte der Übertragung hatten klären können, erschienen die Schwierigkeiten der Patientin mit Frauen in einem neuen Licht. Sie konnte die Versuchungen, sich in neurotische Interaktionen mit dominanten Frauen zu verstricken, auf realitätsgerechtere Weise einschätzen und meistern. Zugleich wurde es nun möglich, die frühe Mutter-Tochter-Beziehung zu rekonstruieren und insbesondere zu ergründen, wie diese während der Wiederannäherungs-Phase ausgesehen hatte, ehe das Verhältnis zum Vater stark ödipal geprägt wurde.

Erst jetzt kam das kindliche Bild von einem mächtigen und begehrenswerten Vater zum Vorschein. Es war hinter dem späteren Bild verborgen gewesen, das die Ernüchterung angesichts eines schwachen und enttäuschenden Vaters widerspiegelte und in dem reale Aspekte der Kindheitserfahrung mit unbewußten ödipalen Schuldgefühlen zusammenflossen.

Im weiteren Verlauf konnten wir dann dem Zusammenhang nachgehen, der zwischen Frau J.s Angst vor neidvollen Attacken der Mutter und ihrer Phantasie bestand, selbst zur mächtigen Mutter zu werden und, ausgestattet mit deren beherrschendem Einfluß, den Vater „von innen her" in Besitz zu nehmen und sodann als eine mächtige primitive Vater-Mutter-Figur beide Eltern zu verkörpern. Die Phantasie half uns zu verstehen, warum die Patientin sich unbewußt Männer aussuchte, die sie einerseits als enttäuschend erlebte, andererseits aber auf raffinierte Weise unter Kontrolle halten konnte. Diese Klarstellung führte dazu, daß sich die Beziehung zu ihrem Ehemann veränderte und daß sie ihn bei seinen Bemühungen unterstützen konnte, seine berufliche Situation zu verbessern.

Technische Überlegungen

Das vielleicht augenfälligste Merkmal der infantilen Persönlichkeiten, bei denen ich eine Analyse selbst durchgeführt oder supervidiert habe, ist das plötzliche Aufkommen einer – kurzen oder länger anhaltenden – Übertragungsregression, die manchmal nicht unmittelbar zu erkennen ist, weil der Patient weiterhin frei assoziiert und sein manifestes Verhalten auf der Couch sich nicht wesentlich verändert. In der Regel bemerkt der Analytiker den grundlegenden Wandel, der stattgefunden hat, zuerst an seiner Gegenübertragung.

Der Wandel besteht in einem plötzlichen, dissoziativen Umschalten in eine Art des freien Assoziierens, die in der Übertragung eine primitive Beziehung in Szene setzt, wobei diese Beziehung zu Abwehrzwecken von ihren Entstehungsbedingungen in der Vergangenheit und manchmal sogar von der äußeren Realität abkoppelt wird. Es ist, als würde ein Patient, der sich normalerweise auf einem neurotischen Niveau bewegt, auf ein typisches Borderline-Niveau wechseln; er geht über von Ganzobjekt- zu Teilobjektbeziehungen, und sein stabiles Identitätsgefühl (das bislang die Beschreibung vergangener und gegenwärtiger Objektbeziehungen erleichtert hat) weicht einem Zustand akuter Fragmentierung, in dem all das, was er über bedeutsame Objektbeziehungen mitteilt, Verzerrungen unterliegt oder keinen Sinn ergibt, außer wenn es seine in der Gegenwart inszenierte Beziehung zum Analytiker betrifft.

Der Analytiker fühlt sich dann gedrängt, die Gangart zu wechseln und sein Augenmerk ganz auf die momentane Übertragungsbeziehung zu richten, und er muß sich damit abfinden, daß er sich im großen und ganzen nur an seinen Phantasien und Affekten in der Gegenübertragung und nicht an dem manifesten Inhalt dessen orientieren kann, was der Patient sagt oder tut. Die Plötzlichkeit dieses Umschwungs kann sehr eindrucksvoll sein und den Analytiker aus dem Konzept bringen.

Wenn ein Patient auf solche Weise regrediert, ist es, als ob die zwei Übertragungskanäle (siehe Kapitel 7) versiegen, die zum einen aus dem Inhalt seiner subjektiven Erfahrung und zum anderen aus seinem nonverbalen Verhalten in der Übertragung bestehen, so daß nur der „analytische Raum“ übrigbleibt, also die relativ konstante, aber stumme Hintergrundstruktur des Verhältnisses zwischen Patient und Analytiker, die das Inszenieren sowohl realitatsgerechter als auch phantastischer Objektbeziehungen ermöglicht, was einen direkten Einfluß auf die Gegenübertragungs-Disposition des Analytikers ausübt.

Ich habe festgestellt, daß die Phasen der Verwirrung zunehmen, falls der Analytiker an diesem Punkt versucht, weiterhin so, wie er es gewohnt ist, mit dem Inhalt der freien Assoziationen des Patienten zu arbeiten. Die Gefahr ist groß, daß der Analytiker den Mitteilungen des Patienten eine verstandesbetonte und künstliche Ordnung überstülpt, was der Patient unbewußt so auffassen wird, daß man in ihn eindringt und Besitz von ihm ergreift. Eben weil der Patient kein dramatisches Agieren an den Tag legt und sich auch nicht über den Kanal nonverbalen Handelns mitteilt, wiegt sich der Psychoanalytiker leicht in der falschen Sicherheit, er könne sich auf den Inhalt der verbalen Mitteilungen des Patienten konzentrieren. Er unternimmt dann verfrühte Deutungsversuche, und das eigentliche Hauptthema, das im stummen Raum zwischen ihm und dem Patienten verhandelt wird, entzieht sich dem Blick.

Die klinischen Kennzeichen dieser Regressionszustände sind wenig auffällig, doch die Auswirkungen auf die Gegenübertragung des Analytikers sind dramatisch. Vielleicht fährt der Patient in seinen freien Assoziationen und seinen affektiv besetzten Schilderungen aktueller oder vergangener Geschehnisse fort; dabei stellt er möglicherweise Bezüge zum Analytiker her, ohne daß es aber möglich wäre, die tieferen Übertragungsbedeutungen dieser Gefühle zu klären. Manchmal scheint der Patient sogar außergewöhnlich „gesund" und „vernünftig" zu sein; entscheidend ist dann das über Tage und Wochen anhaltende Gefühl des Analytikers, daß es unmöglich ist, irgendeiner Äußerung des Patienten auf den Grund zu gehen, oder daß dem Material, das er anbietet, jede Tiefe abgeht. Die Erfahrung wird den Analytiker auch lehren, daß sämtliche Anstrengungen, in tiefere Schichten vorzudringen, indem er sein bislang gewonnenes Wissen über das Unbewußte des Patienten einsetzt, in eine eigentümliche Verwirrung münden, so daß er große Mühe hat zu begreifen, was vor sich geht. Die typischen Themen, die schließlich in den Vordergrund rücken, sind Befürchtungen des Patienten, daß man von ihm Besitz ergreift, daß man seine Gedanken durcheinanderbringt oder daß der Analytiker „sich verirrt" (worin eine projektive Identifizierung zum Ausdruck kommt); der Patient hat daher Angst, im Stich gelassen zu werden.

Während Analytiker und Patient in raschem Wechsel die Rollen von Selbst- und Objektrepräsentanzen einnehmen, wird die zugrundeliegende primitive Teilobjektbeziehung nur allmählich deutlicher zutage treten. Bei der psychoanalytischen Psychotherapie von Borderline-Patienten ist der Analytiker eher darauf eingestellt, sich ausschließlich mit den unbewußten Implikationen der im Hier und Jetzt dominierenden Objektbeziehung zu befassen und sämtliche Versuche hintanzustellen, das im Hier und Jetzt aufscheinende Unbewußte auf seine genetische Vorgeschichte zurückzuführen; er ist deshalb paradoxerweise besser dafür gerüstet, mit einer solchen tiefgreifenden Regression umzugehen. Bei der analytischen Behandlung der infantilen Persönlichkeit dagegen werden diese Regressionen dadurch verschleiert, daß der Patient die Grenzen des analytischen Prozesses, der sich zuvor als so fruchtbar und gewinnbringend erwies, scheinbar gar nicht verläßt und infolgedessen den Analytiker zeitweise – oder auf Dauer – in Verwirrung stürzt. Ein ausgeprägtes Agieren des Patienten, ganz gleich, ob es sich auf den Analytiker oder auf andere Personen richtet, bietet die Möglichkeit, primitive verinnerlichte Objektbeziehungen in einem spezifischen Kontext zu erkunden. Unter den Umständen aber, die ich hier im Auge habe – sie sind typisch für Patienten, bei denen unter anderem genau deshalb die Analyse als Behandlungsform gewählt wurde, weil ihr Agieren eher schwach ausgeprägt ist und daher keinen Hinderungsgrund darstellt –, verläuft der analytische Prozeß scheinbar kontinuierlich, in Wahrheit aber diskontinuierlich.

Während der für einen solchen Patienten typischen stummen Regressionen hat der Analytiker oft das Gefühl, daß der Patient für eine psychoanalytische Behandlung eigentlich ungeeignet ist, weil das, was er sagt, bedeutungsleer ist und sich auch unmöglich in nutzbringendes Material umsetzen läßt; der Analytiker zieht sich dann möglicherweise einfach zurück und fühlt sich hilflos. Diese Hilflosigkeit kann daher rühren, daß er sich unbewußt mit dem projizierten regredierten Selbst des Patienten identifiziert. Ich hatte Gelegenheit, einige Fälle zu untersuchen, in denen ausgedehnte Phasen dieser Art den Analytiker dazu brachten, die Behandlung abzubrechen. Es kommt auch vor, daß ein Analytiker, der der festen Überzeugung anhängt, solche Regressionszustände seien auf einen spezifischen genetischen Ursprung zurückzuführen, sich dazu verleiten läßt, den Inhalt verbaler Äußerungen im Sinne der entsprechenden genetischen Hypothese zu deuten; der Patient bietet ihm daraufhin Inhalte an, die zu der Deutung passen, während er unbewußt die Phantasie agiert, daß man sich seiner bemächtigen will und er sich nur durch weitere Fragmentierung schützen kann.

Diese häufigen, plötzlichen Regressionen in der Übertragung eines infantilen Patienten treten vielleicht in erster Linie deshalb auf, weil er bewußt oder unbewußt wahrnimmt, daß der Analytiker ihn versteht, und weil im Empfinden des Patienten jedes emotionale Verständnis einer gefährlichen Invasion, Überwältigung oder gar sexuellen Penetration gleichkommt und das Fallen in eine Übertragungsregression zu einer schablonenhaften Abwehr dagegen wird.

Ich will vor allem darauf hinaus, daß man in einer solchen Behandlungsphase sinnvollerweise so vorgehen sollte, daß man *keine* spezifischen verbalen

Inhalte deutet, sondern sich langsam darauf vorbereitet, die in der Übertragung dominierende Objektbeziehung in atemporaler Form zu deuten – das heißt, keinerlei Anstalten macht, das momentane Geschehen mit einer ganz bestimmten Phase in der Vergangenheit des Patienten in Zusammenhang zu bringen. Wenn man das, was im Hier und Jetzt unbewußt vor sich geht, analysiert und dabei hinnimmt, daß das Material keine Verbindung zur aktuellen äußeren Realität und zur unbewußten Vergangenheit des Patienten erkennen läßt, hat man meiner Erfahrung nach die besten Chancen, an wichtige Informationen heranzukommen, die schließlich erhellen, wie die unbewußte Vergangenheit mit der unbewußten Gegenwart und mit anderen Aspekten der äußeren Realität des Patienten zusammenhängt.

Die Art von Regression, die ich beschrieben habe, verlangt vom Analytiker gewissermaßen, daß er auf eine andere Weise zuhört, oder besser gesagt, daß er sich im klaren darüber ist, daß der Patient auf einen völlig anderen Kommunikationskanal umgeschaltet hat und sich nicht mehr über den verbalen und den nonverbalen Kanal mitteilt, sondern nur noch über den höchst subtilen und kaum greifbaren Kanal des analytischen Raumes, der unausgesprochenen, aber ständig vorhandenen Beziehung zwischen Analytiker und Patient. Die innerhalb dieses Raumes ablaufende Kommunikation registriert der Analytiker zuerst anhand seiner Gegenübertragung. Natürlich besteht die Gefahr, daß Gegenübertragungs-Probleme im engeren Sinne – also diejenigen, die auf den Übertragungsdispositionen des Analytikers beruhen – dazu führen, daß er eine Zeitlang nichts mehr versteht; eine solche Phase muß er zunächst hinnehmen, um dann zu prüfen, ob sie daher rührt, daß seine eigenen Konflikte aktiviert wurden, oder daher, daß sich die Art, in der sich der Patient mitteilt, unvermittelt und von Grund auf geändert hat. Mir liegt daran zu betonen, daß ich in beiden geschilderten Fällen sehr lange brauchte, bis ich mir darüber klargeworden war, was vor sich ging; bei den anderen Patienten dieses Typs, die ich behandelt habe, erging es mir ebenso. Auch in der Supervision kommen solche Schwierigkeiten zur Sprache, wenn der Supervidierte berichtet, daß eine Analyse während langer Phasen im Stillstand zu verharren scheint oder daß er über weite Strecken nicht mehr versteht, was vor sich geht. Der Supervisor steht außerdem vor der Schwierigkeit, wie er die Erkundung von Gegenübertragungs-Problemen in Gang setzen soll, ohne die Privatsphäre des Supervidierten zu verletzen. Es kann in diesem Fall aber von Nutzen sein, daß der Supervisor insgesamt eine größere Distanz zu dem Material hat.

Was die rekonstruktive Deutungsarbeit angeht, so ist bei der Arbeit mit infantilen Patienten zu beobachten, daß auf regressiven Übertragungen aufbauende Rekonstruktionen nur im nachhinein möglich sind, das heißt, nachdem man die unbewußten Bedeutungen im Hier und Jetzt über eine längere Zeit hinweg in atemporaler Form analysiert und diesen Arbeitsabschnitt abgeschlossen hat. Eine solche Konstruktionsarbeit verlangt, daß man mehrere verschiedenartige Themenstränge zugleich verfolgt, die sich aus gewissermaßen unaufgelösten, unterbrochenen, in der Schwebe befindlichen neurotischen Übertragungsentwicklungen ableiten. Wenn der Analytiker diese Diskontinutäten, diese versperrten Pfade in die Vergangenheit akzeptieren kann, treten schließlich neue Strukturen zutage, anhand derer er schlüssige, sich ihm geradezu aufdrängende Verknüpfungen herzustellen vermag zwischen den Informationen, die er aus den Phasen der „Borderline“-Regression gewonnen hat, und den Informationen, die den reiferen oder „neurotischen“ Phasen entstammen. In den beschriebenen zwei Fällen wurde es mir erst ab diesem Punkt möglich, mittels genetischer Deutungen Querverbindungen herzustellen.

Daß sich in meinen zwei Fallbeispielen die Objektbeziehung, die in der nach außen hin unmerklichen, aber tiefen Regression dominierte, auf einen unbewußten Aspekt der präödipalen Mutter richtete, verweist zwar auf eine weit verbreitete Entstehungsursache solcher regressiven Zustände, doch darf dies nicht so verstanden werden, daß der Analytiker von vorneherein von diesem Deutungsmodell ausgehen oder darauf hinarbeiten sollte. In manchen Fällen, wie etwa bei Frau J., erfolgt eine Regression auf eine verdichtete Vater-Mutter-Figur; mit solchen wirklichkeitsfernen Regressionen muß man sich zunächst sehr eingehend im unbewußten Hier und Jetzt auseinandersetzen, bevor man untersucht, auf welche realitätsnäheren Aspekte der Elternbilder sie zurückzuführen sind.

Während der Phasen, in denen der Patient sich auf einem neurotischen Funktionsniveau zu bewegen scheint, ist es wichtig, sich bei der analytischen Arbeit an den üblichen Deutungsregeln zu orientieren. In diesen Phasen kommen bei Patienten mit infantiler Persönlichkeit Übertragungsbeziehungen, die den Charakter von Ganzobjekt- und nicht von Teilobjektbeziehungen haben, direkter zum Ausdruck. Die Übertragungsbeziehung läßt sich dann leichter mit anderen Objektbeziehungen in der äußeren Realität und in der Vergangenheit des Patienten in Verbindung bringen und bietet mehr Ansatzpunkte für Konstruktionen und Rekonstruktionen. Der Analytiker muß akzeptieren können, daß sich in der analytischen Arbeit solche „neurotischen“ Abschnitte mit Phasen einer tiefen, aber subtilen Übertragungsregression abwechseln.

Die tiefgehende Übertragungsregression, die ich beschrieben habe, ist manchmal schwer zu unterscheiden von den chronischen Widerständen gegen eine Übertragungsregression, die für narzißtische Persönlichkeiten so charakteristisch sind. Auch der Rückzug des Analytikers, mit dem er sich schützen will, und die Gegenübertragungsreaktionen von Ungeduld und Langeweile, die die Aktivierung einer regressiven Übertragung bei einer infantilen Persönlichkeit signalisieren können, sind leicht zu verwechseln mit ähnlichen Reaktionen auf narzißtische Übertragungswiderstände. Der Hauptunterschied liegt darin, daß bei infantilen Persönlichkeiten die intensive, klammernde Abhängigkeit vom Analytiker die gesamte Regressionsphase hindurch anhält, wohingegen narzißtische Übertragungen dem Analytiker das Gefühl geben, daß der Patient Distanz zu ihm hält und sich emotional nicht auf ihn einläßt.

Wenn der Analytiker versucht, die Einsicht des Patienten in das Material zu vertiefen, das während solcher tiefgehender Übertragungsregressionen zum Vorschein kommt, gerät der Patient in eine Verwirrung, deren Ausprägung eine andere Frage aufwirft: Hat sich beim Patienten ein Verlust oder eine Verwischung der Ich-Grenzen vollzogen, so daß er nicht mehr sicher zu sagen vermag, welche Gedanken tatsächlich seine eigenen und welche ursprünglich Gedanken des Analytikers sind? Und ist das Denken des Analytikers von einer ähnlichen Verwirrung befallen? Oder beruht die Verwirrung – was dem Bild entspräche, das ich mir von diesen Vorgängen mache – darauf, daß im Patienten und unter Umständen auch im Analytiker eine intensive projektive Identifizierung aktiviert wurde, so daß es durch das rasche Hin- und Herwechseln zwischen projektiven und introjektiven Mechanismen zum Austausch reziproker Rollen zwischen Patient und Analytiker kommt und somit unklar wird, wer nun eigentlich wer ist, ohne daß allerdings ein eigentlicher Verschmelzungszustand zwischen ihnen eintritt? Die Situation entspricht fast immer der zweiten Variante und hebt sich klar ab von der echten Verschmelzung in der Übertragung, wie sie bei der psychoanalytischen Behandlung psychotischer Patienten zu beobachten ist (siehe Kapitel 12).

In einer früheren Arbeit (1975) habe ich darauf hingewiesen, daß der Verlust der Realitätsprüfung in der Übertragung, der auf die Aktivierung einer projektiven Identifizierung folgt, von echten Verschmelzungserfahrungen klar unterschieden werden muß. Letztere treten typischerweise bei analytischen Formen der Behandlung von psychotischen, insbesondere schizophrenen Patienten auf. Wenn dagegen Borderline-Patienten tief regressive Übertragungen entwickeln, bleiben sie dennoch fähig, sich als vom Therapeuten gesonderte Person zu sehen, selbst wenn sie zeitweise einen „Persönlichkeitstausch“ mit ihm vorzunehmen scheinen.

Bion (1957b) beschrieb „psychotische Persönlichkeiten“ als den psychotischen Aspekt von Patienten, die klinisch gesehen nicht psychotisch sind, sowie die Merkmale von schizophrenen Patienten in psychoanalytischer Behandlung. Diese psychotischen Persönlichkeiten oder Persönlichkeitsaspekte zeichnen sich aus durch ein Vorherrschen höchst destruktiver Impulse, durch einen Haß des Patienten auf die Realität, der sich in einer aggressiven Destruktion seiner Fähigkeit zur Realitätswahrnehmung ausdrückt, durch projektive Identifizierung und durch ein pathologisches Aufsplittern projizierten Materials in kleinste Fragmente, die „bizarre Objekte“ (1957b/1986, S. 83) bilden.

Ich glaube zwar, daß Bion die Unterschiede zwischen einer psychotischen Übertragung im eigentlichen Sinne und einer tiefreichenden Regression bei Borderlinestörungen und anderen Charakterpathologien unterschätzt; er betont jedoch auch, daß sich aggressive Attacken, die direkt auf den Wahrnehmungsapparat zielen, am Überwiegen projektiver Identifizierung und anderer primitiver Abwehrmechanismen ablesen lassen, und dies deckt sich mit den Kennzeichen der Übertragungsregressionen, die ich in den Fallbeispielen geschildert habe. Diese Merkmale sind jedoch von Fall zu Fall unterschiedlich stark ausgeprägt. So gehen insbesondere die aggressiven Attacken auf die Realitätswahrnehmung oft über einen recht geringen Schweregrad nicht hinaus. Nach meiner Meinung unterschätzte Bion, weil er Schizophrenie und Charakterpathologien in einen Topf warf, die Unterschiede in der Art der Übertragungsregression und, was noch wichtiger ist, im jeweils erforderlichen technischen Vorgehen.

Solange eine tiefreichende Übertragungsregression anhält, kommt die Analyse der dominierenden Objektbeziehung nur sehr langsam voran. Die unbewußten Phantasien, die den Patienten während dieser ganzen Phase beschäftigen, lassen sich mit Hilfe der auf das Hier und Jetzt gerichteten, atemporalen Form des Deutens klären, die ich bereits beschrieben habe. Typischerweise gehen solche regressiven Übertragungsbeziehungen mit plötzlichen Rollenumkehrungen zwischen Selbst und Objekt einher; das heißt, Momente, in denen sich der Patient mit seinem eigenen Selbst identifiziert und seine Objektrepräsentanz auf den Analytiker projiziert, wechseln sich in rascher Folge mit Momenten ab, in denen er sich mit seiner Objektrepräsentanz identifiziert und seine Selbstrepräsentanz auf den Analytiker projiziert. Beide Fallbeispiele veranschaulichen, wie dieses Umschalten abläuft. In „neurotischen“ Übertragungsphasen dagegen vollziehen sich solche Umschwünge viel langsamer und sind weniger häufig.

Frau H. beispielsweise sprang hin und her zwischen einer Identifizierung mit der „Hexe“ und dem Projizieren des Bildes der Hexe auf mich. Frau J. und ich nahmen abwechselnd die beiden aufeinander bezogenen Rollen der zudringlichen, mächtigen, einschüchternden Mutter und des sich durch Fragmentierung schützenden Kindes ein. Dieses rasche Alternieren von Teilobjektbeziehungen ist typisch für die Borderline-Persönlichkeitsorganisation. Indem man analysiert, wie sich solche Teilobjektbeziehungen in der Übertragung niederschlagen, kann man nach und nach voneinander abgespaltene Teilobjektbeziehungen integrieren; auf diese Weise setzt man eine Integration des Selbst sowie der Repräsentanzen bedeutsamer Bezugspersonen in Gang und führt den Patienten auf diesem Wege zur Selbstkonstanz und Objektkonstanz. Die Konsolidierung der Objektkonstanz wiederum akzentuiert oft sowohl präödipale und ödipale Konflikte und trägt zu ihrer weiteren Klärung bei. Beide Fallbeispiele zeigen auch, wie das Bild, das sich aus der anfänglichen Analyse ödipalen Materials ergibt, später, nach dem Durcharbeiten der Übertragungsregression, an Tiefe gewinnen kann.

Wenn man defensive Übertragungsregressionen von der ödipalen auf die präödipale Entwicklungsstufe unter theoretischen Gesichtspunkten betrachtet, könnte man denken, daß daran gar nichts Ungewöhnliches ist. Ein interessanter Aspekt solcher Regressionen ist jedoch darin zu sehen, daß sie struktureller Natur sind, was sich daran zeigt, daß in der Übertragung das Syndrom der Identitätsdiffusion aktiviert wird. In diesen Fällen schwankt die Übertragung, wie das für die psychoanalytische Psychotherapie mit nicht analysierbaren Borderline-Patienten typisch ist, recht abrupt und heftig zwischen reiferen „neurotischen“ und regredierten „Borderline“-Formen hin und her.

Bei der Behandlung von Patienten, deren Kommunikationsmodus immer wieder auf derart dramatische und radikale Weise umschlägt, ist der Analytiker folgenden zwei Gefahren ausgesetzt: Wenn er nicht über das neurotische Regressionsniveau hinausblickt, auf das diese Patienten genau wie andere Psychoanalysepatienten im Verlauf von gewöhnlichen Übertragungsentwicklungen zurückfallen, verliert er die Verbindung zu dem, was auf tieferen, primitiveren Entwicklungsebenen vor sich geht. Infolgedessen gerät die Behandlung in eine Sackgasse; die grundlegende Charakterstruktur der Patienten verändert sich nicht, und viele von ihnen überraschen einen immer wieder von neuem durch bizarres, manchmal sogar gewalttätiges Agieren und durch einen Mangel an Integration in ihrem Leben, der trotz all der schon geleisteten analytischen Arbeit weiter bestehen bleibt. Unter diesen Umständen kann der Analytiker durchaus zu dem Schluß gelangen, daß sein Patient unter einer elementaren Ich-Schwäche leidet, daß er zu wirklicher Einsicht unfähig ist, daß seine Defizite aus einer sehr frühen Phase herrühren und nicht zu beheben sind, und so weiter.

Wenn sich der Analytiker dagegen nur auf die Ebene der tiefgreifenden Übertragungsregression konzentriert und nicht flexibel genug ist, zwischendurch auf die Ebene gewöhnlicher neurotischer Konflikte zurückzugehen, besteht die Gefahr, daß er den Kontakt zu den gesunden Funktionsaspekten des Patienten verliert und entweder seine bisherigen Erkenntnisse zu den primitiven Funktionsabläufen des Patienten im Vagen belassen muß, ohne Zusammenhänge mit den gesünderen Funktionsaspekten sehen zu können, oder aber den Patienten mit Deutungen „indoktriniert", die auf eine primitive Ebene zielen, an den gesünderen Funktionsebenen des Patienten vorbeigehen und diesen daran hindern, die primitiven mit den reifen und die phantastischeren mit den realitätsgerechteren Schichten seiner Psyche ganz in Einklang zu bringen. Es scheint, als würde in manchen unendlichen Analysen der Patient fast künstlich in eine Regression getrieben, weil der Analytiker durchweg auf einer primitiven Diskurs- und Deutungsebene bleibt; infolgedessen wirkt der Patient eigentümlich realitätsfern, wenn er von ganz normalen Aufgaben spricht, die er im Alltag zu bewältigen hat. Dies zeigt die Gefahren auf, die drohen, wenn die psychoanalytische Technik nicht zu einer vollständigen Integration der Konflikte des Patienten hinzuführen vermag. In manchen Fällen kommt es zu einer chronischen psychotischen Übertragungsregression, die auch auf das Alltagsleben des Patienten übergreift.

Ich glaube, daß das hier vorgeschlagene technische Vorgehen das Indikationsspektrum der psychoanalytischen Behandlung schwerer Persönlichkeitsstörungen erweitern kann.

Teil IV

Technisches Vorgehen bei massiven Regressionen

10 Projektion und projektive Identifizierung: Entwicklungstheoretische und klinische Aspekte

Der Terminus *projektive Identifizierung*, ursprünglich geprägt von Melanie Klein (1946, 1955) und weiter ausgearbeitet von Rosenfeld (1965) und Bion (1968), hat wie andere psychoanalytische Begriffe seine scharfen Konturen verloren, weil ihm im Laufe der Zeit allzu unterschiedliche Bedeutungen zugeschrieben wurden. Nach meiner Ansicht haben die Probleme, vor die uns die vorliegenden Definitionen stellen, zumindest teilweise damit zu tun, daß die untersuchten Patientengruppen sich stark unterschieden – Ogden (1979) zum Beispiel befaßte sich mit schizophrenen, andere Autoren mit Borderline-Patienten – und daß man es versäumte, klar zu trennen zwischen den Abwehroperationen eines Patienten, seinen allgemeinen strukturellen Merkmalen und den Gegenübertragungsreaktionen des Analytikers.

Nach meiner Erfahrung kann das Phänomen (so wie ich es 1975 definiert habe) von größtem klinischem Nutzen sein, besonders wenn man es dem Mechanismus der Projektion gegenüberstellt. Projektive Identifizierung ist ein primitiver Abwehrmechanismus. Das Subjekt projiziert eine unerträgliche intrapsychische Erfahrung auf ein Objekt, wahrt die Empathie (im Sinne einer emotionalen Bewußtheit) mit dem Projizierten, versucht ständig, die unerträgliche Erfahrung abzuwehren, indem es das Objekt kontrolliert, und bringt das Objekt, in der faktischen Interaktion mit ihm, unbewußt dazu, das auf es Projizierte in seinem Erleben nachzuvollziehen.

Die Projektion, eine reifere Abwehrform, besteht darin, die unerträgliche Erfahrung zunächst zu verdrängen, sie sodann auf das Objekt zu projizieren und sich schließlich vom Objekt abzugrenzen oder zu distanzieren, um die Abwehrbemühungen abzusichern.

Die Projektion gehört typischerweise zum Abwehrrepertoire von Patienten mit neurotischer Persönlichkeitsorganisation. Der Mechanismus der Projektion ist in der Praxis zum Beispiel bei einer hysterischen Patientin zu beobachten, die Ängste äußert, ihr Analytiker könnte sexuelles Interesse an ihr entwickeln; da sie sich ihrer eigenen sexuellen Impulse nicht bewußt ist und nicht merkt, wie sie solche Impulse auf nonverbalem Wege zum Ausdruck bringt, spielt sich ihre „Angst“ vor dem sexuellen Interesse des Therapeuten an ihr in einer im wesentlichen nicht-erotischen Atmosphäre ab. Patienten mit Borderline-Persönlichkeitsorganisation setzen zwar sowohl Projektion als auch projektive Identifizierung ein, aber die letztere hat in ihrem Abwehrrepertoire und in der Übertragungssituation eindeutig das Übergewicht. Bei Patienten mit psychotischer Persönlichkeitsorganisation (für die vor allem kennzeichnend ist, daß die Realitätsprüfung abhanden kommt) ist die vorherrschende Abwehroperation typischerweise die projektive Identifizierung. Auf psychotische Patienten, die Projektionen einsetzen – zum Beispiel Patienten mit Verfolgungswahn, die homosexuelle Impulse nicht bewußt erleben und sie projizieren, oder Patienten, die ihre erotischen Strebungen nicht an sich selbst wahrzunehmen vermögen – stößt man viel seltener, als die frühe psychoanalytische Literatur dies vermuten ließe. Kurz gesagt setzen zwar manche Patienten sowohl Projektion als auch projektive Identifizierung ein, aber die Projektion verweist auf ein höheres Funktionsniveau, wohingegen die projektive Identifizierung für die psychotische und die Borderline-Persönlichkeitsorganisation charakteristisch ist.

Ein Hauptproblem, das die Definition der projektiven Identifizierung erschwert, ist die Frage, inwieweit sie ein „psychotischer" Mechanismus ist. Wer *psychotisch* nicht als Synonym für *primitiv* betrachtet (was nach meiner Ansicht eine unhaltbare Annahme wäre), der muß die projektive Identifizierung auch nicht als einen notwendigerweise psychotischen Mechanismus auffassen. Verinnerlichte und äußere Objektbeziehungen sind nur dann mit Recht psychotisch zu nennen, wenn in ihnen Selbst- und Objektrepräsentanzen ineinander verschwimmen und eine klare Trennlinie zwischen dem Selbst und den anderen fehlt.

An anderer Stelle (Kapitel 2) habe ich beschrieben, wie Patienten mit psychotischen Objektbeziehungen verzweifelte Versuche unternehmen, mittels projektiver Identifizierung zu verhindern, daß sie in völlige Verwirrung stürzen und die Trennlinie zwischen Selbst und Objekt nicht mehr erkennen können. Die projektive Identifizierung bietet ihnen in dieser Situation die Möglichkeit, ihre Aggressionen außerhalb des Selbst zu lokalisieren. Einem Menschen mit Borderline-Pathologie dagegen dient die projektive Identifizierung dazu, die Aufspaltung in nur-gute und nur-schlechte Ich-Zustände aufrechtzuerhalten. Projektive Identifizierung beruht demnach nicht unbedingt auf einem Mangel an Differenzierung zwischen Selbst- und Objektrepräsentanzen (obwohl sie unter solchen Bedingungen auftreten kann), und sie führt auch nicht zwangsläufig dazu, daß diese Differenzierung schwindet, obgleich sie die Realitätsprüfung von Borderline-Patienten vorübergehend schwächt.

Mein Modell der projektiven Identifizierung wird gestützt von den Auswirkungen, die ich nach dem Deuten dieses Abwehrmechanismus bei verschiedenen Patienten beobachtet habe. Die Verwirrung des psychotischen Patienten nimmt für einige Zeit zu, und die Realitätsprüfung ist herabgesetzt; dagegen reagiert der Borderline-Patient mit einer, wenn auch nur vorübergehenden, Verbesserung der Realitätsprüfung.

Die projektive Identifizierung ist also eine primitive Abwehroperation, die aber nicht notwendigerweise mit einer Psychose gekoppelt ist. Bei den Psychosen steht sie im Vordergrund und geht einher mit einer Herabsetzung der Realitätsprüfung und, unter strukturellen Gesichtspunkten, mit einem Zerfließen der Grenzen zwischen Selbst- und Objektrepräsentanzen. Bei projektiven Identifizierungen im Rahmen einer Borderline-Persönlichkeitsorganisation bleibt die Realitätsprüfung erhalten und wird strukturell dadurch gestützt, daß Selbst- und Objektrepräsentanzen klar voneinander geschieden sind; der Therapeut kann auf die projektiven Identifizierungen daher mit bestimmten Deutungstechniken eingehen, die beim Patienten eine Stärkung der Realitätsprüfung und des Ichs herbeiführen. Bei den Neurosen spielt die projektive Identifizierung eine verhältnismäßig untergeordnete Rolle (außer wenn der Patient eine tiefreichende zeitweilige Regression durchläuft), und an ihre Stelle tritt größtenteils die Projektion.

Entwicklungstheoretische Überlegungen

Ich gehe von einer Entwicklungsreihe der Abwehrmechanismen aus: Sie führt von der projektiven Identifizierung, die in einer Ich-Struktur wurzelt, deren zentraler Abwehrmechanismus die Spaltung (primitive Dissoziation) ist, hin zur Projektion, die auf einer Ich-Struktur gründet, bei der die Abwehrform der Verdrängung im Mittelpunkt steht. Ich glaube, daß sich eine solche Entwicklungsreihe grundsätzlich auch für andere Typen von Abwehroperationen aufzeigen läßt. Zum Beispiel erkennen wir eine Linie, die von der primitiven Idealisierung (die idealisierte von verfolgenden Objekten abspaltet) über die der narzißtischen Persönlichkeit eigene Idealisierungsform (bei der die entweder ich-syntone oder projizierte Selbst-Idealisierung das Gegenstück zur Entwertung bildet) und über die für die neurotische Persönlichkeitsorganisation typische Idealisierung (die auf Reaktionsbildungen gegen Schuldgefühle verweist) schließlich hinführt zur normalen Idealisierung (die Teil der Externalisierung integrierter Aspekte des Ich-Ideals ist; so spielt die normale Idealisierung etwa eine wichtige Rolle, wenn wir uns verlieben). Ähnlich kann man in der Verleugnung, die laut der Definition Jacobsons (1957a) auf einer primitiven Dissoziation von entgegengesetzten Ich-Zuständen beruht, die primitive Form der Verneinung sehen, eines reiferen Mechanismus, der auf Verdrängung beruht und eine typisch neurotische Abwehroperation ist. Wenn wir den Blick auf einen anderen Bereich der Abwehr richten, so läßt sich die primitive Introjektion (bei der es dem Subjekt an der Fähigkeit mangelt, Selbst- und Objektrepräsentanzen auseinanderzuhalten) als der Vorläufer von Introjektionen auffassen, wie sie in Verbindung mit Identifizierungen ablaufen, die für reifere Stadien der Ich- und Über-Ich-Entwicklung kennzeichnend sind. Ob projektive Identifizierungen oder Projektionen überwiegen, hängt kurz gesagt davon ab, ob die Spaltung oder aber die Verdrängung das zentrale Abwehrinstrument bildet.

Zur projektiven Identifizierung gehört, so nehme ich an, die Fähigkeit, zwischen Selbst und Nicht-Selbst zu unterscheiden; daraus folgt, daß das Subjekt eine bestimmte Entwicklungsstufe erreicht haben muß, ehe es projektive Identifizierungen einsetzen kann. Ich gehe davon aus, daß hierfür zwei Bedingungen erfüllt sein müssen. Da zur projektiven Identifizierung eine Phantasie gehört – und da wir uns, um Phantasien entwickeln zu können, die Fähigkeit aneignen müssen, ein Element stellvertretend für ein anderes stehen zu lassen und es in Richtung des gewünschten Ziels zu manipulieren –, muß erstens die Fähigkeit zur Symbolisierung vorhanden sein. Da zweitens der Wunsch des Subjekts dahin geht, einer anderen Person das zuzuschieben, was es sich vom Halse schaffen will, muß es folglich über die Fähigkeit verfügen, nicht nur den Unterschied zwischen sich selbst und dem Gegenüber, sondern auch die eigenen Gefühle wahrzunehmen – das heißt, es muß seines subjektiven Zustands gewahr sein. Erst wenn wir in der Lage sind zu erkennen, daß ein bestimmter subjektiver Zustand im Vergleich zu anderen Zuständen unerwünscht ist, gewinnt der Versuch, den Zustand mittels Ausstoßung loszuwerden, überhaupt einen Sinn. Das Kind verfügt über diese Fähigkeiten wahrscheinlich ab dem Alter von fünfzehn Monaten (Stern 1985).

Aus Gründen, die ich weiter unten ausführe (siehe auch Kapitel 1), gehe ich davon aus, daß die mentalen Kernrepräsentanzen von Selbst und Objekt sich eher in Momenten bilden, in denen der Säugling durch extreme Lust oder Qual stimuliert wird, als wenn er ruhig und lediglich aufmerksam ist.

Das Lernen in hocherregten Affektzuständen zieht andere Folgen nach sich als das Lernen in aufmerksamen stillen Zuständen. In letzteren verspürt der Säugling keinen Wunsch, mit dem Gegenüber zu verschmelzen oder sich gegen es abzusetzen; das Problem von Grenzen stellt sich daher gar nicht. Dagegen leisten Erfahrungen in hocherregten Affektzuständen sowohl der Verschmelzung als auch der Abgrenzung Vorschub. Wenn es sich um einen sehr lustvollen Zustand handelt, würde der Säugling gern mit der Person verschmelzen, die ihm diese Lust verschafft. Ist der Affektzustand dagegen äußerst unangenehm oder qualvoll, drängt der Wunsch, die Qualen aus sich auszustoßen, das Kind zur Differenzierung. Die projektive Identifizierung ist, sobald das Kind zu Selbst-Bewußtheit und Symbolisierung imstande ist, ein entscheidender Abwehrmechanismus im Umgang mit unerträglichen psychischen Qualen, die bei negativen Affekten hoher Intensität auftreten.

Dagegen setzt die Projektion das Erreichen einer weiteren Entwicklungsstufe voraus, auf der Selbst- und Objektrepräsentanzen sowie Selbst und äußere Objekte klar voneinander geschieden und vom Bewußtsein einer Kontinutität des Selbsterlebens auch über einander entgegengesetzte emotionale Zustände hinweg begleitet sind. Dazu gehört die Fähigkeit, Ambivalenz auszuhalten und sich als kontinuierlich zu erfahren – was die Philosophen das „kategoriale Selbst" nennen. Die Selbst-Bewußtheit umfaßt nun nicht mehr nur die wechselnden subjektiven Erfahrungen, sondern auch ein als stabil empfundenes subjektives Selbst, das als Maßstab dient, um jeden einzelnen subjektiven Zustand zu bewerten.

Die Projektion kann man als eine Weiterentwicklung der projektiven Identifizierung auffassen, da sie zumindest in den frühen Stadien der Integration des Selbstkonzepts und der Konsolidierung von Verdrängungsbarrieren „gesünder" und der Anpassung förderlicher ist. Später kann die Projektion der Anpassung natürlich im Wege stehen, weil sie zur Verzerrung der äußeren Realität führt.

Technisches Vorgehen

Wie ich andernorts (Kapitel 7) beschrieben habe, gewinnt der Analytiker auf zwei Kanälen, dem verbalen und dem nonverbalen, Informationen über das subjektive Erleben des Patienten. Einen dritten Kanal bildet das emotionale Milieu der analytischen Situation, das sich dem Analytiker vor allem über seine Gegenübertragung mitteilt. Während gewöhnlicher Übertragungsentwicklungen stellen sich beim Analytiker vorübergehende konkordante und komplementäre Identifizierungen mit dem Patienten ein (siehe Kapitel 6). Es läßt sich von jedem Patienten sagen, daß er auch auf nonverbalem Wege wichtige Dinge mitteilt; je tiefer aber die Pathologie eines Patienten reicht, desto mehr Gewicht gewinnt das nonverbale Verhalten. Eine projektive Identifizierung kommt in der Regel in den nonverbalen Mitteilungen zum Vorschein; um die projektive Identifizierung zu diagnostizieren, muß der Analytiker auf die machtvollen affektiven Dispositionen achten, die in ihm mobilisiert werden und das widerspiegeln, was der Patient projiziert, sowie auf die Auswirkungen im zwischenmenschlichen Bereich, die das Verhalten des Patienten hat.

Wenn das verbale Mitteilen subjektiven Erlebens überwiegt, ist eine projektive Identifizierung einerseits schwerer zu entdecken, weil ihre Manifestationen eher unauffällig sind, andererseits aber leichter durch Deutungen zu handhaben, falls der Analytiker sich einen inneren Freiraum bewahrt, in dem er Phantasien über den Patienten entwickeln kann, und falls er nicht übermäßigen Gegenübertragungs-Reaktionen unterliegt.

Patienten mit schwerer Charakterpathologie, die durch projektive Identifizierung mit dem Analytiker unbewußt versuchen, einer unerträglichen intrapsychischen Realität zu entkommen, machen es dem Analytiker einerseits leichter, dieses Phänomen zu entdecken, andererseits aber schwerer, es zu deuten, denn sie widersetzen sich seinen Deutungsbemühungen zumeist, weil sie sich vor dem ängstigen, was sie zuvor projiziert haben.

Die folgenden Fallvignetten zeigen auf, wie es zur Aktivierung von Projektion und projektiver Identifizierung kommt und wie technisch damit umzugehen ist. Die Beispiele veranschaulichen auch die unterschiedlichen Funktionsweisen dieser Mechanismen bei neurotischen, narzißtischen und Borderline-Patienten.

Fallbeispiele

Frau K., Anfang Zwanzig, litt unter einer hysterischen Persönlichkeitsstörung und einer anhaltenden Orgasmushemmung beim Geschlechtsverkehr mit ihrem Mann, und sie gab sich Phantasien über romantische Beziehungen zu für sie unerreichbaren Männern hin. Ein paar Monate nach Beginn der Psychoanalyse äußerte sie die Phantasie, ich sei besonders sinnlich, ja „lüstern", und ich würde bei ihr womöglich versuchen, auf mich gerichtete sexuelle Gefühle zu wecken, um mir von ihr sexuelle Befriedigung zu verschaffen. Sie sagte, sie habe gehört, daß ich aus einem lateinamerikanischen Land käme und über erotische Liebesbeziehungen geschrieben hätte. Außerdem fand sie, ich würde mich außerordentlich verführerisch gegenüber den Frauen verhalten, die in dem Bürobereich arbeiteten, wo wir zusammenkamen. Sie war der Überzeugung, ihre Befürchtungen seien durch all das gerechtfertigt. Wenn sie in mein

Büro komme, würde ich sie auf eigenartige Weise anschauen, und wenn sie auf der Couch liege, würde ich vermutlich versuchen, ihre Körperformen unter den Kleidern zu erraten.

Sie hatte anfangs nur widerwillig über diese Befürchtungen gesprochen, aber als ich ihre Angst deutete, ich würde sie ablehnen, falls sie ihre Phantasien über mich offen äußerte, kam dieses Material nach und nach an den Tag. Sie selbst gab sich keineswegs verführerisch, vielmehr hatte ihr Verhalten etwas Gehemmtes, Rigides, fast Asexuelles, und in ihren nonverbalen Mitteilungen kamen nur sehr wenige erotische Aspekte zum Ausdruck. Die emotionalen Reaktionen und Phantasien, die die Patientin in mir auslöste, waren eher verhalten und enthielten kein bewußtes erotisches Element; ich kam zu dem Schluß, daß sie mir ihre eigenen verdrängten sexuellen Phantasien und Wünsche zuschrieb. Dieses typische Beispiel einer neurotischen Übertragung zeigt also, wie Projektionen am Werk sein können, ohne daß Gegenübertragungs-Material aktiviert wird (siehe Kapitel 7).

Ein Jahr später hatten sich bei Frau K. bedeutsame Veränderungen vollzogen. Ihre Befürchtung, ich könne ein sexuelles Interesse an ihr haben, hatte sie dazu gebracht, ihren Abscheu vor dem sexuellen Interesse zu erklären, das ältere Männer jüngeren Frauen entgegenbringen; ihr waren Ähnlichkeiten zwischen solchen widerlichen, geilen alten Männern und ihrem Vater aufgefallen, was sie zu der Entdeckung führte, daß sie sich in ihrer Phantasie romantische Beziehungen zu Männern ausmalte, die ihr unerreichbar vorkamen, und daß sie Angst vor der sexuellen Erregung hatte, die solche früher unerreichbaren, jetzt aber potentiell erreichbaren Männer in ihr auslösen könnten. Aufgrund ihrer Erkenntnis, daß sexuelle Erregung für sie mit verbotenen sexuellen Beziehungen gekoppelt war, wurde ihr nach und nach ihre Abwehr dagegen bewußt, eine auf mich bezogene sexuelle Erregung zu empfinden. Die Verdrängung und Projektion sexueller Gefühle in der Übertragung ließ nach, und direkte ödipale sexuelle Phantasien über mich traten zutage.

Einmal brachte Frau K. recht offen ihre Phantasie zum Ausdruck, daß sie eine Affäre mit mir haben und daß wir zusammen eine heimliche Reise nach Paris machen würden. Ich verspürte eine erotische Reaktion auf die Patientin und entwickelte meinerseits die Phantasie, daß ich eine sexuelle Beziehung zu ihr eingehen und dies vor allem deshalb genießen würde, weil ich auf diese Weise sämtliche Schranken der Konvention durchbräche. Ich würde ihr somit das Geschenk der denkbar stärksten Bestätigung ihrer Besonderheit und Attraktivität machen. Meine Reaktion war, mit anderen Worten, komplementär zu ihrem Wunsch und entsprach der eines verführerischen ödipalen Vaters.

Freilich waren dabei weder Projektion noch projektive Identifizierung im Spiel: Die sexuellen Impulse der Patientin waren ich-synton, und sie unternahm keinen Versuch, mich unter Kontrolle zu bekommen, um sich vor ihren sexuellen Impulsen zu schützen; so war es mir möglich, die Einfühlung in ihr zentrales subjektives Erleben zu wahren. Es ist kaum verwunderlich, daß Frau K. ein wenig später wütend darüber war, daß ich ihre sexuellen Regungen nicht erwiderte, und das Gefühl hatte, ich hätte sie an der Nase herumgeführt und gedemütigt; dies war für uns der Anlaß, ihre Wut auf einen Vater zu ergründen, den sie als in quälender Weise verführerisch und als abweisend empfand.

Da die Patientin aufgrund ihrer neurotischen Persönlichkeitsstruktur intrapsychische Erfahrungen vorwiegend auf verbalem Wege mitteilte, wurde in der Übertragungsbeziehung, die relativ frei von primitiveren Abwehroperationen und insbesondere von projektiven Identifizierungen war, eine komplementäre Identifizierung aktiviert. Verdrängung und Projektion waren die beherrschenden Abwehrmechanismen; hinzu kamen andere typisch neurotische Abwehrformen wie Intellektualisierung, Reaktionsbildung und Verneinung.

Ein ganz anderes Bild ergab sich bei Frau L., einer unverheirateten Patientin Ende Zwanzig, die an einer narzißtischen Persönlichkeitsstörung litt und deren psychische Funktionen sich auf einem manifesten Borderline-Niveau bewegten. Sie litt periodisch unter tiefen Depressionen und Suizidimpulsen, die bereits zu mehreren Klinikaufenhalten geführt hatten. Sie war kürzlich aus der Klinik entlassen worden, wo sie bei mir in stationärer Behandlung gewesen war, und kam nun dreimal die Woche zur psychoanalytischen Psychotherapie. Frau L. war körperlich attraktiv, wurde aber von unserem Personal als kühl, überheblich und reserviert empfunden. Zeiten, in denen sie selbstherrlich und von oben herab alle, die ihr zu helfen versuchten, kurzerhand abtat, wechselten sich ab mit Zeiten, in denen sie sich minderwertig fühlte und völlig verzweifelt war.

Sie hatte viele chaotische Beziehungen mit Männern hinter sich. Sie vernarrte sich in Männer, die sie bewunderte und für unerreichbar hielt, während sie jeden Mann, der Interesse an ihr zeigte, mit Verachtung behandelte. Sie sah sich als einen „Freigeist" ohne sexuelle Hemmungen; ihre sexuellen Wünsche und Ansprüche äußerte sie freimütig, und sie unterhielt Beziehungen zu mehreren Männern gleichzeitig.

Für ihre dominierende, kontrollierende, sich einmischende Mutter, die aus relativ bescheidenen Verhältnissen stammte, war die auffallend attraktive Tochter von früher Kindheit an eine Quelle der eigenen Befriedigung gewesen; die Mutter hatte sich, so glaubte die Patientin, für das Innenleben ihrer Tochter nur insoweit interessiert, als es ein gutes oder schlechtes Licht auf sie als Mutter warf. Der Vater war ein erfolgreicher Geschäftsmann gewesen, den die Patientin als überwältigend attraktiv und als promiskuitiv beschrieb. Er starb während der Adoleszenz von Frau J. plötzlich an einer Krankheit. Weil sein Geschäft ihn stark in Anspruch genommen und er außerdem viele Affären gehabt hatte, war er für seine Tochter gewissermaßen unerreichbar gewesen.

In der Klinik war Frau L. darauf aus gewesen, bei mir in Behandlung zu kommen, weil ich der Direktor war. Sobald ich aber ihr Psychotherapeut geworden war, wich ihr anfängliches Triumphgefühl Zweifeln, ob sie die Behandlung bei mir fortsetzen wollte.

Die folgende Episode spielte sich einige Wochen nach ihrer Entlassung aus der Klinik ab. Sie hatte vor, ihr weiterführendes Studium wieder aufzunehmen, äußerte aber starke Zweifel, ob sie weiter zu mir in Behandlung kommen und in dieser „Kleinstadt" bleiben wollte; dies würde sie in ihrer Motivation und in ihren Interessen völlig blockieren, denn die Stadt sei häßlich und provinziell und biete keine Anregung, und das Klima hier sei schrecklich. San Francisco und New York seien „die einzigen zwei Städte in diesem Land, in denen sich leben läßt"; sie überlegte, ob ich meiner beruflichen Fähigkeiten nicht sicher sei und deshalb in einer so kleinen Stadt bliebe.

Zu der Sitzung, von der ich berichten möchte, kam sie in eleganter Kleidung. Sie erzählte mir von einem früheren Freund, der jetzt ein prominenter Anwalt in San Francisco sei und sie eingeladen habe, mit ihm zusammenzuleben; über dieses Angebot denke sie ernsthaft nach. Dann sprach sie davon, wie lächerlich uninteressant ihr derzeitiger Liebhaber im Bett sei; sie habe vor, mit ihm Schluß zu machen. Er sei nett, aber es fehle ihm an Raffinement und Kultiviertheit, er sei sexuell unerfahren und kleide sich schlecht. Dann sagte sie, daß ihre Mutter nach der ersten Begegnung mit mir gefragt habe, ob Frau L. nicht ein Therapeut besser täte, der energischer sei und sie hart anpacken könne; die Mutter habe mich als freundlich, aber unscheinbar und unsicher empfunden.

Ich fragte Frau L., was sie über die Bemerkungen ihrer Mutter denke. Sie sagte, ihre Mutter sei psychisch sehr gestört, zugleich aber sehr intelligent und scharfsichtig. Frau L. lächelte entschuldigend und sagte, sie wolle mir nicht zu nahe treten, aber ich würde mich tatsächlich provinziell kleiden, und mir gehe die ruhige, unbeirrte Selbstsicherheit ab, die sie an Männern möge. Sie sagte auch, daß sie mich als freundlich empfinde, aber gedankliche Tiefe bei mir vermisse. Sie äußerte sich besorgt, ob ich es wohl ertragen könne, wenn sie offen mit mir sei. Dabei klang sie durchaus freundlich, und es dauerte einige Minuten, ehe ich den herablassenden Unterton erfaßte, der sich in diese Freundlichkeit mischte.

Frau L. sprach über ihre Pläne, zu dem Freund in San Francisco zu gehen. Sie überlegte, ob er vorher möglicherweise herüberfliegen und sie hier besuchen könnte, und sie hatte einige Ideen, wie sie seinen kurzen Aufenthalt in der Stadt zu einem unterhaltsamen „kulturanthropologischen" Erlebnis gestalten würde, bei dem er die Kleinstadt-Kultur studieren könne.

Während sie sprach, überkam mich ein Gefühl von Sinnlosigkeit und Niedergeschlagenheit. Ich mußte an die vielen Therapeuten denken, bei der diese Patientin zuvor gewesen war, und an das allgemeine Bild, das sie mir von ihrer Unfähigkeit vermittelt hatten, sich auf eine therapeutische Beziehung einzulassen. Ich dachte, daß es ihr wahrscheinlich nicht gelingen würde, eine therapeutische Beziehung zu mir aufrechtzuerhalten, und daß dies wohl der Anfang vom Ende der Therapie war. Mir war nach Aufgeben zumute, und ich merkte plötzlich, daß ich Schwierigkeiten hatte, präzise und gründlich zu denken – gerade so, wie das die Patientin eben gesagt hatte. Ich kam mir auch körperlich unbeholfen vor und konnte mit dem Mann mitfühlen, den Frau L. gerade mit ihren verächtlichen Bemerkungen abgekanzelt hatte.

Erst im letzten Teil der Sitzung ging mir auf, daß ich zu einem weiteren entwerteten Mann geworden war und daß ich für alle die Männer stand, die Frau L. zuerst idealisiert hatte, um sie dann jäh zu entwerten. Mir fiel nun wieder ein, wie sie seinerzeit die Befürchtung geäußert hatte, ich würde ihre Behandlung vielleicht nicht übernehmen, wie sie das verzweifelte Gefühl gehabt hatte, ich sei der einzige Therapeut, der ihr helfen könne, und wie sie in unseren ersten Sitzungen ein starkes Mißtrauen hatte erkennen lassen, daß ich, wie ein Sammler von seltenen „Exemplaren", vielleicht nur daran interessiert sei, alles über ihre Probleme zu erfahren, und sie dann fallenlassen würde. Ich kam zu dem Schluß, daß Frau L., indem sie mich entwertete, auch einen Racheakt vollzog, der das Gegenstück zu ihrer vorherigen Befürchtung bildete, daß ich meine Überlegenheit ausspielen und sie meinerseits entwerten würde. Im weiteren Verlauf wurde mir klar, daß ich mich ganz so fühlte, wie sie selbst sich ihrer Beschreibung nach fühlte, wenn sie sich minderwertig vorkam und verzweifelt war oder wenn sie sich als dumm und ungebildet und als unfähig empfand, den Erwartungen der brillanten Männer zu entsprechen, mit denen sie ein Verhältnis hatte. In ihrem Verhalten mir gegenüber erkannte ich außerdem die ruhige Überlegenheit und geschickt getarnte abwertende Haltung wieder, mit der die Mutter – der Beschreibung der Patientin zufolge – sich über die Tochter lustig machte, weil die Männer, die sie sich aussuchte, angeblich nicht zu ihr paßten.

Die Sitzung war zu Ende, bevor ich alle diese Gedanken zu ordnen vermochte, und die Patientin dürfte bemerkt haben, daß ich nicht nur schweigsam, sondern auch etwas niedergeschlagen war.

Die nächste Sitzung war von denselben Themen bestimmt. Die Patientin sprach von ihren Plänen, mit dem begehrenswerten Mann aus San Francisco zusammenzutreffen, und über die letzten Schritte der Abkehr von ihrem derzeitigen Liebhaber, und sie machte weitere abfällige Bemerkungen über die „Kleinstadt". Ich erkannte nun, daß es ihr in der vorangegangenen Sitzung tatsächlich gelungen war, all das wachzurufen, was in mir selbst an zwiespältigen Gefühlen gegenüber dieser Stadt schlummerte. Erst jetzt wurde mir klar, daß in der Übertragung die Stadt auch für mich stand und daß die Stadt und ich Frau L.s entwertetes, auf mich projiziertes Selbstbild darstellten, während sie sich mit der hochmütigen Überlegenheit ihrer Mutter identifizierte. Ich hielt es für wahrscheinlich, daß Frau L. einen Aspekt ihres Größenselbst – die Identifizierung mit ihrer Mutter – in Szene setzte, während sie die entwerteten Aspekte ihrer selbst auf mich projizierte. Damit gab sie zugleich dem Drängen der Mutter nach, die Frau L.s Chancen zunichte zu machen versuchte, eine Beziehung mit einem Mann einzugehen, dem etwas an ihr lag. Mir fiel nun etwas ein, das ich in der vorherigen Sitzung ganz aus dem Blick verloren hatte: Die Patientin hatte einige Zeit zuvor die Befürchtung geäußert, ich könnte versuchen, sie am Verlassen der Stadt zu hindern, weil mir daran gelegen sei, eine interessante Patientin zu behalten; sie hatte meine Deutung akzeptiert, daß darin ihre Angst zum Ausdruck komme, ich würde wie ihre Mutter handeln.

Daraufhin sagte ich, ihr Bild von mir als einem intellektuell schwerfälligen, unbeholfenen und unattraktiven Mann, der in einer häßlichen Stadt „festsitze", decke sich mit ihrem Bild von sich selbst, wenn sie sich von ihrer Mutter kritisiert und angegriffen fühle, insbesondere wenn diese nicht mit den Männern einverstanden sei, die ihre Tochter sich aussuche; aus Frau L.s Einstellung zu mir spreche die ruhige Überlegenheit, scheinbare Güte und unterschwellig entwertende Haltung, mit der ihr die Mutter so schwer zusetze. Ich fügte hinzu, daß die Patientin, wenn sie die Beziehung zu ihrer Mutter mit umgekehrten Rollen reinszeniere, möglicherweise auch große Angst davor habe, ich könnte völlig vernichtet werden und sie müsse dann aus der Stadt fliehen, um der schmerzlichen Enttäuschung und Einsamkeit zu entgehen, die diese Vernichtung des ehemals geschätzten Therapeuten nach sich ziehen würde. Frau L. erwiderte, sie könne in meiner Beschreibung wiedererkennen, wie sie sich manchmal schon gefühlt habe; nach der letzten Sitzung sei sie niedergeschlagen gewesen. Jetzt fühle sie sich besser. Sie fragte mich, ob ich ihr helfen könne, den Besuch des Mannes aus San Francisco zu einem Erfolg werden zu lassen, damit er nicht auf sie herabsehen würde, weil sie an einem derart reizlosen Ort wohnte. Sie fiel also praktisch übergangslos in eine abhängige Beziehung zu mir zurück, während sie die überheblichen, geringschätzigen Aspekte ihrer selbst, die sie in der Identifizierung mit der Mutter hervorgekehrt hatte, nun auf den Mann aus San Francisco projizierte.

Bei Frau L. vollzog sich die typische Aktivierung einer projektiven Identifizierung: Sie projizierte einen unerträglichen Aspekt ihrer selbst, induzierte über ihr Verhalten die entsprechende innere Haltung in mir, übte durch geringschätzige Abweisung und Überheblichkeit Kontrolle über mich aus und hielt mich auf diese Weise zeitweise in dem projizierten Aspekt ihrer selbst gefangen; außerdem war sie fähig, sich in das einzufühlen, was sie auf mich projiziert hatte, weil es sich zu anderen Zeiten so eindeutig mit ihrer Selbstrepräsentanz deckte. Meine Gegenübertragungsreaktion bestand in einer komplementären Identifizierung, in der ich eine Weile lang „steckenblieb“ – eine Position, die Grinberg (1979) als „projektive Gegenidentifizierung“ bezeichnet hat.

Bei Herrn M., dem dritten Fall, den ich hier vorstellen will, handelte es sich um einen Geschäftsmann Anfang Vierzig mit paranoider Persönlichkeit und Borderline-Persönlichkeitsorganisation. Er hatte einige psychotische Episoden hinter sich, die durch Alkohol ausgelöst worden waren und kurze Klinikaufenthalte erforderlich gemacht hatten. Im Berufs- wie im Privatleben wechselten sich Phasen, in denen er gehemmt war, mit Phasen ab, in denen er zu impulsiven Wutausbrüchen neigte. Letztere hatten sich in beiden Lebensbereichen sehr nachteilig ausgewirkt. Bei sexuellen Begegnungen mit Frauen war er äußerst gehemmt und oft impotent, und er begegnete anderen Menschen im allgemeinen mit Argwohn und Mißtrauen.

Herr M. war der älteste von mehreren Söhnen eines Apothekers. Der Vater hatte sich im gesellschaftlichen Leben der Kleinstadt, in der die Familie lebte, eine führende Rolle erworben und war ein energischer, reizbarer, äußerst anspruchsvoller und sadistischer Mann, der seine Kinder für die kleinsten und banalsten Ungezogenheiten hart bestrafte. Die Mutter, so berichtete der Patient, habe sich dem Vater völlig untergeordnet; obwohl sie beteuert habe, sie liebe ihre Kinder, habe sie nie besondere Anstrengungen unternommen, sie vor dem Toben des Vaters zu schützen. Sie war schüchtern, ging wenig unter die Leute und überließ die Betreuung der Kinder ihren älteren, alleinstehenden Schwestern, von denen mehrere bei der Familie wohnten. Sie hatten die Rolle von Hausangestellten und „Überwachungsagentinnen“ des Vaters inne und behandelten seine Kinder mit ausgesuchter Strenge. Der Patient hatte lebhafte Erinnerungen an die puritanische Einstellung der Erwachsenen zur Sexualität. Seine jüngeren Geschwister seien imstande gewesen, sich der schrecklichen Atmosphäre des Elternhauses zu entziehen, wohingegen er, als der älteste Sohn, der ständigen Gängelung durch den Vater nicht habe entkommen können. Gegen den Wunsch des Vaters nahm er eine Stelle bei einer großen Firma für Landwirtschaftsgeräte an, kam aber wegen seiner schwierigen Persönlichkeit nie über mittlere Leitungsfunktionen hinaus, obwohl er über eine hervorragende akademische Vorbildung und eine außergewöhnliche Befähigung zur Marketing-Analyse verfügte und besser qualifiziert war als einige Kollegen, die in höhere Positionen als er aufgestiegen waren.

In der Übertragung schwankte Herr M. zwischen Phasen, in denen er mich als sadistischen Vater wahrnahm und mir mit großer Angst und mit Mißtrauen begegnete, und Phasen, in denen er mich, in Verbindung mit homosexuellen Impulsen, stark idealisierte. Seine Übertragung war von typischen Spaltungsmechanismen geprägt. Die widerstreitenden Gefühle, die er mir entgegenbrachte, deutete ich während der ersten zwei Behandlungsjahre in dem Sinne, daß darin Aspekte seiner Gefühle gegenüber dem Vater zutage traten: erstens eine unbewußte Identifizierung mit der Mutter, die sich passiv einem idealisierten Vater unterwarf, der Liebe und Schutz bot, und zweitens Wut auf den sadistischen Vater. Allmählich begann der Patient sich seiner tiefen Ambivalenz gegenüber dem Vater zu stellen und recht offen von seinen gegen den Vater gerichteten Mordwünschen zu sprechen. Die folgende Episode ereignete sich im dritten Behandlungsjahr.

Herr M. hatte eine Frau kennengelernt, die in demselben großen Komplex psychiatrischer Einrichtungen arbeitete, wo auch ich tätig war. Zum ersten Mal hatte er es gewagt, sich aktiv um eine Frau zu bemühen, die er körperlich attraktiv fand und die ihm gesellschaftlich und geistig ebenbürtig war. In der Vergangenheit hatte er sich nur bei Prostituierten oder in asexuellen Beziehungen mit Frauen sicher gefühlt. Bei jedem Anzeichen dafür, daß sich eine erotische Beziehung mit einer Frau anbahnen könnte, die er schätzte, ging er rasch auf Distanz, wurde argwöhnisch, was sie ihm gegenüber wohl für Absichten hegte, und bekam Angst, er könnte impotent sein. Bei mehreren Gelegenheiten hatte Herr M. die Phantasie geäußert, daß es mir mißfallen würde, wenn er eine Beziehung zu einer Frau aufnähme, die beruflich mit der Einrichtung zu tun hatte, wo ich tätig war. Er äußerte den Verdacht, ich würde eine solche Frau vor ihm warnen und die sich entwickelnde Beziehung stören. Ich deutete dies als ödipale Phantasien und merkte an, er sehe mich als den Besitzer sämtlicher Frauen in der Einrichtung, und in seiner Phantasie würde ich ihm als eine Vaterfigur sexuelle Annäherungsversuche an diese Frauen verbieten und ihm mit harten Strafen drohen. Ich brachte diese Phantasie auch in Zusammenhang mit seinen Ängsten, bei einer Frau, die ihm rundum gefiel, impotent zu sein.

Ein paar Tage nach dieser Deutung kam Herr M. schäumend vor Wut zur Sitzung. Seine ersten Worte waren, daß er mir am liebsten ins Gesicht schlagen würde. Er ließ sich auf einem Stuhl in der größtmöglichen Entfernung von mir nieder und verlangte eine umfassende Erklärung. Meine Frage „Eine Erklärung wofür?" machte ihn nur noch wütender. Nach einigen Augenblicken wachsender Spannung, in denen ich wirklich Angst bekam, er werde mich schlagen, berichtete er schließlich, daß er mit jener Frau einen Abend verbracht und sie gefragt hatte, ob sie mich kenne, was sie bejaht hatte. Als er sie daraufhin bedrängte, mit Informationen über mich herauszurücken, wurde sie zurückhaltend und fragte in einem nach seinem Empfinden „ironischen" Ton, ob er bei mir Patient sei. Er hielt ihr nun vor, was er für eine Tatsache hielt: Sie habe die ganze Zeit schon gewußt, daß er bei mir in Behandlung sei. Sie wurde noch reservierter und beendete den Abend mit dem Vorschlag, sie sollten ihre Beziehung besser „abkühlen lassen".

Herr M. beschuldigte mich, ich hätte sie angerufen, ihr alles von seinen Problemen erzählt, sie vor ihm gewarnt und das Ende der Beziehung herbeigeführt. Als ich versuchte, diese Aussagen auf meine vorherigen Deutungen zu beziehen, daß er mich als den Besitzer sämtlicher Frauen innerhalb der gesamten Institution und als eifersüchtigen Wächter über meine Exklusivrechte auf die Frauen erlebte, steigerte das seine Wut noch weiter. Er sagte, ich würde meine Deutungen in unaufrichtiger Weise benutzen, um die Tatsachen zu leugnen und ihm die Schuld an dem Abbruch der Beziehung zuzuschieben. Das Entscheidende für ihn war meine Unaufrichtigkeit; er lasse sich meine Verbote gefallen, aber nicht meine Verlogenheit. Er verlangte von mir, ich solle zugeben, daß ich der Frau verboten hätte, sich mit ihm einzulassen.

Die Wut des Patienten war derart gewaltig, daß ich mich wirklich in einem Dilemma befand: Ich mußte entweder erklären, daß seine verrückte Konstruktion der Wahrheit entspreche, oder darauf beharren, daß nicht stimmte, was er sagte, womit ich riskieren würde, tätlich angegriffen zu werden. Mein Unbehagen verstärkte sich noch dadurch, daß mir frühere Zweifel wieder in den Sinn kamen, ob die paranoiden Züge des Patienten überhaupt einen analytischen Prozeß zulassen würden.

Ich holte tief Luft und sagte Herrn M., ich würde mich nicht trauen, freiheraus zu reden, weil ich nicht sicher sei, ob er seine Gefühle im Zaum halten könne, ohne nach ihnen zu handeln. Könne er mir zusichern, daß er, wie groß auch immer seine Wut sei, nichts tun werde, was mich oder meine Habe gefährde? Die Frage schien ihn zu erstaunen, und er fragte, ob ich Angst vor ihm hätte. Ich sagte, ich sei jedenfalls beunruhigt, daß er mich tätlich angreifen könnte, und hätte das Gefühl, unter diesen Umständen nicht arbeiten zu können. Er müsse mir deshalb versichern, daß unsere Arbeit in verbaler anstatt in handgreiflicher Form weitergehen werde; andernfalls könne ich in dieser Sitzung nicht mehr mit ihm weiterarbeiten.

Zu meiner ungemeinen Erleichterung lächelte Herr M. und sagte, ich müsse keine Angst haben; er wolle nur, daß ich ehrlich zu ihm sei. Ich sagte, wenn ich ihm ehrlich antwortete, könne es sein, daß er sehr wütend auf mich werde; könne er mir zusichern, daß es ihm gelingen werde, seine Wut unter Kontrolle zu halten? Er sagte mir dies zu. Daraufhin erklärte ich, ich würde die Frau kennen, hätte aber während der gesamten Zeit seiner Behandlung nicht mit ihr gesprochen; seine Behauptungen seien eine Phantasie, die der analytischen Überprüfung bedürfe. Prompt wurde er wieder wütend auf mich, aber ich verspürte nun keine Angst mehr vor ihm.

Nachdem ich ihm eine Weile zugehört hatte, wie er die Gründe wiederholte, die ihn glauben ließen, daß ich bei seiner Zurückweisung durch die Frau die Finger im Spiel gehabt hatte, unterbrach ich ihn und sagte, er sei offenbar völlig überzeugt davon, daß ich daran schuld sei; er sei nun in der unangenehmen Lage, entscheiden zu müssen, ob ich ihn angelogen hätte oder ob wir uns in der verrückten Situation befänden, daß einer von uns beiden die Realität zutreffend erfasse und der andere nicht, ohne daß festzustellen sei, wem nun welche Position zukomme. Herr M. entspannte sich sichtlich und erwiderte, ich würde anscheinend die Wahrheit sagen. Aus irgendeinem merkwürdigen Grund, fügte er hinzu, komme ihm die ganze Angelegenheit plötzlich nicht mehr so wichtig vor. Er sei zufrieden, weil ich Angst gehabt und ihm dies eingestanden hätte.

Daraufhin schwiegen wir recht lange, und ich hatte Zeit, über meine Reaktionen Klarheit zu gewinnen. Ich war erleichtert, daß der Patient mich nicht länger attackierte, ich schämte mich, daß ich ihm meine Angst davor offenbart hatte, tätlich angegriffen zu werden, und ich war wütend, daß er anscheinend eine sadistische, von keinen Gewissensbissen getrübte Freude an meiner

Angst empfand; ich merkte, daß ich seine Lust am sadistischen Agieren nicht zu akzeptieren vermochte, und war außerdem verdutzt darüber, daß die Beziehung zu der Frau ihm mit einemmal nicht mehr so wichtig erschienen war.

Ich wies ihn darauf hin, daß gerade ein grundlegender Aspekt der Beziehung zu seinem Vater in Erscheinung getreten sei: Die Beziehung nämlich zwischen dem sadistischen Vater und dem vor Angst wie gelähmten Sohn habe sich zwischen uns wiederholt, wobei ich die Rolle des verängstigten, ohnmächtigen Kindes übernommen hätte und Herr M. die Rolle des Vaters, der tobte und insgeheim Lust dabei empfand, den Sohn einzuschüchtern. Dadurch, daß ich meine Angst vor ihm zugegeben hätte, sei das Gefühl der Erniedrigung und Beschämung abgemildert worden, das der Terror des Vaters in ihm ausgelöst habe; und weil er Wut auf mich äußern könne, ohne Gefahr zu laufen, mich zu vernichten, sei es ihm möglich, die eigene Identifizierung mit dem tobenden und sadistischen Vater zuzulassen. Herr M. sagte, er habe die Frau, indem er sie in derart inquisitorischer Weise über mich ausfragte, wohl erschreckt und sie möglicherweise auch dadurch von sich weggetrieben, daß er ihre Haltung ihm gegenüber mit Argwohn betrachtete.

Wir sehen hier die projektive Identifizierung auf einem fast psychotischen Niveau am Werk. Anfangs setzte der Patient Projektion ein und schrieb mir ein Verhalten zu, das keinerlei Entsprechung zu meinem inneren Erleben aufwies. Daraufhin regredierte er, in einem Versuch, mich zu einem falschen Geständnis zu zwingen, von der Projektion auf die projektive Identifizierung und aktivierte die Beziehung zu seinem Vater mit vertauschten Rollen. Die projektive Identifizierung war von einer derartigen Wucht, daß sie, anders als beim vorherigen Fall, die Realitätsprüfung des Patienten offenbar stark beeinträchtigte und meine Versuche nichts fruchteten, die projektive Identifizierung direkt zu deuten. Allerdings war, wie ich glaube, die komplementäre Identifizierung, die ich in meiner Gegenübertragung als realitätsgerechte Reaktion auf die Übertragung akzeptierte, ein weniger regressives Phänomen als die realitätsfernere Gegenidentifizierung, die sich gegenüber Frau L. einstellte. Andererseits mußte ich für meine Deutungsbemühungen erst den Boden bereiten, indem ich vorübergehend von der Position technischer Neutralität abrückte, mit dem Patienten Grenzen für sein Verhalten festlegte und auf diese Weise die Voraussetzungen schuf, um mit der Sitzung fortfahren zu können. Erst dann konnte ich mich mit der projektiven Identifizierung selbst befassen. Ich steckte zunächst eine klare Realitätengrenze ab oder machte, genauer gesagt, dem Patienten klar, welche unvereinbaren Realitäten sich augenblicklich in der analytischen Situation gegenüberstanden. Das Aufzeigen unvereinbarer

Realitäten ist ein erster Schritt, mit dem man es dem Patienten erleichtern kann, zu akzeptieren, daß sein intrapsychisches Erleben einen „psychotischen Kern“ enthalten könnte, und stellt nach meiner Ansicht eine äußerst hilfreiche Taktik dar, mit derart tiefreichenden Übertragungsregressionen umzugehen. Außerdem gewinnt der Analytiker, indem er eine solche Realitätengrenze zieht, die innere Freiheit wieder, sich mit seinen Gegenübertragungsreaktionen auseinanderzusetzen. Diese Technik hat nichts mit einem Agieren der Gegenübertragung zu tun, ist aber oft ziemlich schwer davon zu unterscheiden. Wenn der Analytiker seine Gegenübertragung agiert, schwächt er damit das regressive Übertragungsgeschehen nicht ab, sondern stützt vielmehr die projektive Identifizierung des Patienten und gibt ihr sogar neue Nahrung.

Weitere Überlegungen zur Technik

Zu meinem Modell der Deutung von Projektion und projektiver Identifizierung gehört, daß der Analytiker nach meiner Ansicht die Merkmale der Selbst- oder Objektrepräsentanz, die auf ihn projiziert wird, an sich selbst diagnostizieren muß. Nur dann kann er dem Patienten deuten, wie diese projizierte Repräsentanz beschaffen ist, aus welchen Motiven heraus er das Erleben dieser Repräsentanzenwelt nicht auszuhalten vermag und wie die Beziehung zwischen der projizierten Repräsentanz und derjenigen Repräsentanz beschaffen ist, deren Rolle der Patient selbst in der Übertragung einnimmt. Weil eine projektive Identifizierung eine Situation schafft, in der der Patient sich verfolgt wähnt, hat er typischerweise Angst, der Analytiker werde ihn kritisieren, angreifen, beschuldigen oder omnipotente Kontrolle über ihn ausüben. Wenn man diese sekundäre Folge der Deutung von projektiven Identifizierungen systematisch deutet, fällt ein allmähliches Durcharbeiten leichter.

Was im Analytiker intrapsychisch vor sich geht, wenn eine projektive Identifizierung aktiviert wird, kann den analytischen Prozeß entweder stören oder voranbringen. Wenn der Analytiker unbeirrt an seiner technischen Neutralität festhält, es vermeidet, seine Gegenübertragung dem Patienten mitzuteilen, und sich nicht dazu verleiten läßt, technische Parameter in die Behandlung einzuführen, die ursprünglich nicht vorgesehen waren, erweitert dies den inneren Freiraum, in dem er seine Phantasie während und auch zwischen den Sitzungen spielen lassen kann. Letzteres ist meiner Erfahrung nach eine Hilfe, wenn man unter derart beschwerlichen Bedingungen bemüht ist, Gegenübertragungsreaktionen nach und nach zu klären und durchzuarbeiten und alternative Hypothesen und Strategien zur Deutung der Übertragung zu entwickeln. Falls tief regredierte Patienten den Analytiker auch zwischen den Behandlungsstunden sehr beschäftigen, ist das nicht unbedingt neurotisch, sondern kann eine gesunde Reaktion sein. Ich glaube sogar, daß das Durcharbeiten der Gegenübertragung manchmal zu einem beträchtlichen Teil außerhalb der Sitzungen ablaufen muß.

Wenn sich bei Borderline-Persönlichkeiten mit narzißtischen und paranoiden Zügen in der Übertragung eine vorübergehende psychotische Regression entwickelt, muß der Analytiker unter Umständen das Deuten einstellen und zunächst die momentane Realität der Behandlungssituation klären; das kann bedeuten, daß er den Patienten bittet, sich aufzusetzen, und mit ihm in allen Einzelheiten bespricht, wie es zu seiner paranoiden Haltung gekommen ist – eine Vorgehensweise, die Rosenfeld vorschlägt (1978). Der Analytiker sollte die projektive Identifizierung des Patienten vorläufig nur hinnehmen, ohne sie zu deuten, er sollte Empathie mit dem Erleben des Patienten zu erkennen geben, ohne sich für dieses verantwortlich machen zu lassen, und er sollte auf diese Weise demonstrieren, daß er fähig ist, die Aggression des Patienten auszuhalten, ohne ins Wanken zu geraten oder seinerseits aggressiv zu werden; dies entspricht dem, was Winnicott als „haltende“ Funktion [„holding“ function] des Analytikers bezeichnet (1960). Das Deuten der projektiven Identifizierung sollte durchweg in einer Atmosphäre der Objektivität erfolgen, der die Funktion eines kognitiven „Behälters“ [„containing“ function] im Sinne Bions (1968) zukommt. Schließlich sollte der Analytiker (falls die Umstände dies tatsächlich erforderlich machen) Grenzen festlegen, innerhalb derer das Agieren des Patienten zu bleiben hat, damit er nicht sich selbst oder die körperliche Unversehrtheit des Analytikers gefährdet; er sollte feststellen, inwieweit die Realitätsprüfung während der Interaktion noch intakt ist (weil anzunehmen ist, daß das Deuten unbewußter Determinanten erst dann weitergehen kann, wenn eine gemeinsame Realitätsgrenze wiederhergestellt ist), und miteinander unvereinbare Realitätsvorstellungen analysieren.

Manchmal gelingt es dem Analytiker, die therapeutische Beziehung durch einen distanzierenden Kunstgriff zu entgiften, indem er emotional von der Situation abrückt und sich vorübergehend aus dem analytischen Geschehen „ausklinkt“. Der Preis kann allerdings sein, daß die Behandlung eine Unterbrechung erfährt oder primitive Übertragungen zeitweise oder auf Dauer „unsichtbar“ werden; dieses Sicherheitsventil bietet also nicht nur Vorteile, sondern birgt auch Risiken und Gefahren.

Die erwähnten Techniken lassen sich großenteils miteinander vereinbaren, doch der Schwerpunkt liegt jeweils auf anderen Aspekten. Bei meinem eigenen Ansatz greife ich zurück auf Bions „Behälter"-Funktion (1968), auf Winnicotts „Halte"-Funktion, auf Rosenfelds (1971, 1975, 1978) Auffassung vom Wesen tiefreichender regressiver Übertragungen bei narzißtischer Charakterpathologie und auf die beschriebenen Techniken, mit denen die Realitätsebenen zu klären sind, ehe man sich wieder an das Deuten projektiver Identifizierungen macht.

Ich bin freilich der Meinung, daß Bion, der es vermeidet, Gegenübertragungsprobleme bei der Behandlung tief regredierter Patienten zu analysieren, und der davon ausgeht, daß die Gegenübertragung weiterhin nur im engeren Sinne verstanden und demnach als Hinweis auf pathologische Züge des Therapeuten gewertet werden sollte, auf diese Weise Analytikern den Mut nimmt, eine Offenheit für die gesamte Bandbreite der Gegenübertragungsreaktionen zu entwickeln. Insbesondere in den „Brasilianischen Vorlesungen" (1974, 1975) legt Bion zwar eine außerordentliche Sensibilität für regressive Übertragungen an den Tag, kümmert sich aber rätselhafterweise kaum darum, auf welcher Realitätsebene sich der Patient bewegt; dies dürfte daran liegen, daß Bion so wenig Gewicht auf die Gegenübertragung legt. Ich bin der Ansicht, daß unser Interesse für den Patienten auch Engagement für ihn einschließen muß, und ein Analytiker, der sich engagiert, ist dadurch anfällig für Gegenübertragungen im weiteren Sinne. Wenn ich einem Patienten vor Augen halte, daß seine Sicht der Realität mit der meinen unvereinbar ist, rücke ich von Rosenfelds (1978) Empfehlung ab, bei paranoiden Regressionen vorübergehend auf eine konfrontierende und deutende Haltung zu verzichten.

Die projektive Identifizierung ist eine wesentliche Quelle von Informationen über den Patienten und verlangt vom Analytiker, daß er sich mit seinen Gegenübertragungsreaktionen intensiv auseinandersetzt, um zu einer Deutung der Funktionen zu gelangen, die der projektiven Identifizierung in der Übertragung zukommen.

11 Projektive Identifizierung, Gegenübertragung und stationäre Behandlung

Projektive Identifizierungen können eine Schlüsselrolle für das Milieu innerhalb einer Klinik spielen. Im folgenden beschreibe ich zwei Patienten, die an sehr unterschiedlichen psychiatrischen Erkrankungen litten und beide eine lang dauernde stationäre Behandlung durchliefen, und arbeite einige Gemeinsamkeiten der stationären Psychotherapie bei verschiedenartigen psychopathologischen Störungen heraus.

Lucia

Lucia, unverheiratet und Ende Zwanzig, war eine attraktive, intelligente, aber emotional labile lateinamerikanische Musikerin. Ihre Ausbildung hatte sie in den USA erhalten; bei ihrer künstlerischen Karriere wurde sie von ihren vermögenden Eltern finanziell unterstützt. Zu ihrer Krankengeschichte gehörten Drogen- und Alkoholmißbrauch, mehrere massive Suizidversuche und zwischenmenschliche Schwierigkeiten bei der Arbeit und in intimen Beziehungen.

Lucia war das jüngste von drei Kindern, aber die Sorge der Eltern konzentrierte sich ausschließlich auf sie. Der Vater war gegenüber Lucia eher verführerisch als liebevoll, und er wurde im großen und ganzen von der Mutter unter Kontrolle gehalten, die in der Familie eindeutig die beherrschende Persönlichkeit war. Sie war höchst emotional, extravertiert und charmant, aber zudringlich; mit raffinierten Mitteln versuchte sie, über Lucias Leben zu verfügen, während sie ihr auf einer tieferen Ebene gleichgültig oder sogar feindselig gegenüberstand. Zum Beispiel hatte Lucia eine Allergie, wegen der sie bestimmte Süßigkeiten nicht essen konnte; die Mutter wußte das, schickte ihr aber regelmäßig Päckchen mit ebensolchen Süßigkeiten.

Lucias Diagnose bei der Klinikaufnahme lautete: (1) schwere Persönlichkeitsstörung mit einem Überwiegen von narzißtischen und Borderline-Zügen, (2) Polytoxikomanie, (3) leichtere depressive Störung mit einer Neigung zu relativ schwer vorherzusagenden Suizidversuchen im Zusammenhang mit schweren emotionalen Krisen. Weil sie nicht auf wiederholte ambulante Therapieversuche ansprach, leitete man eine langfristige stationäre Behandlung und eine gleichzeitige psychoanalytische Psychotherapie in die Wege.

Lucias Behandlung war von Anfang an vom Flair des Prominentenfalls umgeben, zum einen, weil ihre Eltern ungemein reich waren und über viele Beziehungen verfügten, zum anderen, weil der Vorsitzende des Klinikvorstands wie auch die anderen Vorstandsmitglieder ein überdurchschnittliches Interesse für Lucias Behandlung an den Tag legten. Wenn die Eltern Lucia besuchten, war der Klinikdirektor Dr. A. immer für sie zu sprechen – was höchst ungewöhnlich war. Außerdem war er nicht mit der Diagnose einverstanden; er hielt sie für zu „streng" und glaubte, Lucia sei lediglich infantil-hysterisch. Er sagte dem Psychiater, der Lucia zugewiesen war, er sehe diese ungewöhnliche Familie zu kritisch. Weil Dr. A. mit dem Vorgehen des Psychiaters unzufrieden war, das er für übertrieben streng und rigide und für zu simpel hielt, bat er mich, der ich gerade als Stationsleiter in der Klinik angefangen hatte, die organisatorische Verantwortung für Lucias Klinikaufenthalt zu übernehmen. Er sagte, ich würde mit dem Fall wohl besser zurechtkommen, weil ich Absolvent eines psychoanalytischen Ausbildungsprogramm sei und weil die anderen Stationsleiter der Psychoanalyse zwar ambivalent gegenüberstünden, aber Achtung vor Klinikpsychiatern hätten, die psychoanalytisch ausgebildet seien.

Lucias Psychotherapeut, Dr. C. (den sie viermal pro Woche sah, während sie fünfmal pro Woche durchschnittlich fünfzehn bis zwanzig Minuten lang zu mir kam), zog es vor, ihre Behandlung völlig getrennt von der Organisation ihres übrigen Klinikaufenthalts fortzuführen. Auch er war psychoanalytisch ausgebildet, und er war eng mit Dr. A. befreundet. Bei unseren kurzen Begegnungen behandelte mich Dr. C. freundlich, aber dennoch ganz im herablassenden Stil des deutlich Ranghöheren gegenüber einem, der gerade seinen Abschluß gemacht hat.

Sowohl Dr. C. als auch Dr. A. gehörten dem Lehrkörper eines Postgraduierten-Instituts für psychodynamische Psychotherapie an, das ich kurz das Institut nennen werde. Die theoretische Ausrichtung des Instituts unterschied sich etwas von meiner traditionell psychoanalytischen, so daß ich ein klarer Außenseiter war. Der Lehrkörper und das Personal der Klinik jedoch dachten, sie seien für die stationäre Langzeitbehandlung schwerkranker Patienten besser qualifiziert als die Institutsleute, und betrachteten das Institut daher mit einer gewissen Ambivalenz. Nach ihrer Ansicht gingen die (außerhalb der Klinik arbeitenden) Instituts-Psychotherapeuten zu nachgiebig und sogar naiv mit tief regredierten Patienten um; sie glaubten, daß bei solchen Patienten Entschlossenheit und eine klare Behandlungsstruktur vonnöten seien. So geriet ich, zunächst ohne es zu merken, in die Rolle eines Repräsentanten der Institutsphilosophie; ihr stand die Philosophie des Klinikpersonals entgegen, vertreten durch den Klinikpsychiater, dessen Aufgabe ich übernommen hatte.

Meine Beziehung zu Lucia begann mit einer Art therapeutischer Flitterwochen. Es dauerte nicht lange, bis sie über meine lateinamerikanischen Wurzeln Bescheid wußte; sie sagte mir, ich sei für sie ein Vertreter der europäisch beeinflußten lateinamerikanischen Kultur, der sie selbst entstamme. Sie brachte mich dahin, daß ich mich ihrer Meinung anschloß, die „Sturheit" ihres vorherigen Klinikpsychiaters, der darauf bestanden hatte, daß sie am Aktivitätsprogramm der Klinik und an der Arbeitstherapie teilnahm, sei unvernünftig und erfolglos gewesen. Sie schlug vor, anstelle ihres täglichen Aktivitätsprogramms könne sie an einer ortsansässigen Universität Fernkurse belegen, um den Erfordernissen ihrer Ausbildung nachzukommen und auf einen weiterführenden Abschluß in Musik hinzuarbeiten.

Ich befürwortete dieses Vorhaben, leitete die notwendigen Schritte ein und machte mir im weiteren kaum mehr Gedanken über die Sache. Während sich meine Beziehung zu Lucia in zufriedenstellender Weise zu entwickeln schien, ließen andere Stationsleiter und dienstältere Kollegen gelegentlich durchblikken, daß sie diese Vereinbarungen mit einiger Skepsis betrachteten und glaubten, daß Dr. C. und ich uns von der Patientin manipulieren ließen.

Mehrere Wochen später waren die Unterlagen für die Fernkurse noch nicht eingetroffen, aber Lucia hatte sich schon seit langem von den für sie vorgesehenen Aktivitäten zurückgezogen. Sie hatte wohldurchdachte Erklärungen für das Ausbleiben des Kursmaterials parat: Erst war es in der Post verlorengegangen; eine Ersatzlieferung wurde ihr aufgrund eines Irrtums bei der Poststelle der Klinik nicht zugestellt; das dritte Exemplar schließlich war aus irgendwelchen Gründen noch gar nicht losgeschickt worden. Ich ging zur Poststelle der Klinik, um die Ursache des Problems ausfindig zu machen, und erhielt die Auskunft, an meine Patientin sei gerade ein großes Paket ausgeliefert worden.

Als ich Lucia die Diskrepanz zwischen ihrer Behauptung, sie habe das Paket nicht bekommen, und der Auskunft der Poststelle vorhielt, war sie ganz außer sich und warf mir vor, ich würde ihr nicht glauben und verhielte mich genauso wie ihr vorheriger Klinikpsychiater. Sie erklärte, das Paket, das sie gerade erhalten habe (und dessen Inhalt sie mir zeigen könne, wenn ich wolle), stamme von ihrer Mutter.

Am späten Abend desselben Tages rief man mich zu Hause an, weil Lucia sich in einem schweren Panikzustand befand und mich unbedingt sehen wollte. Ich kehrte in die Klinik zurück, wo Lucia mich in einem durchsichtigen und kaum etwas verbergenden Negligé empfing. Sie versuchte offensichtlich, mich zu verführen, und obwohl ich meinen Gleichmut bewahrte, merkte ich, daß meine affektive Reaktion ein erotisches Element enthielt. Sie sagte, sie wolle mir einfach nur mitteilen, wie sehr es ihr zu schaffen gemacht habe, als ich sie zuvor so ausgefragt hätte; sie sei aber äußerst dankbar, daß ich auf ihre Bitte hin gekommen sei, und es gehe ihr nun besser. Sie betonte, ihr liege viel daran, daß wir ein gutes Verhältnis zueinander hätten.

In der folgenden Nacht träumte ich, daß ich in Lucias Zimmer in der Klinik war, das aber eher wie ein Hotelzimmer aussah. Ich saß mit ihr auf dem Bett, und es bahnte sich offenbar eine sexuelle Begegnung an. Plötzlich steckte mir Lucia mit einem verführerischen Lächeln ihren Zeigefinger in den Mund und drang tief in ihn ein. Ich erwachte in einem Zustand großer Angst. Als ich wach dalag und über den Traum nachdachte, ging mir plötzlich auf, daß das, was sie mit mir im Traum gemacht hatte, im Spanischen *meterme el dedo en la boca* hieß („mir den Finger in den Mund stecken"). In Chile, wo ich meine Ausbildung erhielt, war dies eine verbreitete Redewendung, die „jemanden zum Narren haben" bedeutete. Hellwach geworden, dachte ich nun über die Komödie der Irrungen mit den Fernkursen nach und kam zu dem Schluß, daß Lucia mich wahrscheinlich die ganze Zeit über angelogen hatte.

Am folgenden Tag hielt ich ihr vor, daß sie mich meiner Überzeugung nach angelogen hatte, woraufhin sie gestand, sie habe das Paket der Universität erhalten und es weggeworfen. Nun wurde sie wütend und warf mir vor, ich hätte stur darauf beharrt, sie solle College-Kurse belegen, die sie überhaupt nicht interessierten. Ich wies sie darauf hin, daß die Initiative, was diese Kurse anging, von ihr selbst ausgegangen war und daß ich dies nur befürwortet hatte. Ich äußerte mein Bedauern darüber, daß sie nicht imstande gewesen sei, mir zu sagen, daß sie die Kurse gar nicht belegen wollte, und mit mir über mögliche Alternativen zu sprechen. Doch drang das, was ich sagte, anscheinend nicht zu Lucia durch, und sie fuhr fort, mich dafür zu rügen, daß ich an der Idee eines Studienplans festgehalten hätte, anstatt mich um ihre Interessen und ihr Talent zu sorgen.

In der Klinik war es allgemeine Praxis, einen Psychotherapeuten über wichtige Vorkommnisse zu informieren, die seine Patienten betrafen, und so kündigte ich Lucia an, daß ich Dr. C. über diese Dinge unterrichten würde, und tat dies auch unverzüglich. Nachdem er sich meinen Bericht angehört hatte, sagte er, das Problem der Fernkurse sei ihm die ganze Zeit bewußt gewesen. Er denke allerdings, ich würde der Sache zuviel Bedeutung beimessen; schließlich müsse man bei dieser Patientin auf manipulatives Verhalten gefaßt sein. Als ich zu betonen versuchte, daß ich Lucias ungerechtfertigte Täuschungsmanöver für sehr bedenklich hielt, legte er seine Förmlichkeit ein Stückweit ab und fügte hinzu, Lucia sei nach seiner Meinung eine äußerst schwierige Patientin, und es sei sehr wichtig, sich klarzumachen, daß die Gründe für ihr jetziges Verhalten in den chaotischen Erfahrungen lägen, die sie in ihrer Kindheit durchgemacht hätte. Unser Gespräch endete, ohne daß wir uns auf eine gemeinsame Sicht der Dinge hätten einigen können. Nach meiner Meinung unterschätzte Dr. C. die Schwere von Lucias Über-Ich-Pathologie und maß dem Umstand zu wenig Gewicht bei, daß sie mir in der Übertragung zeitweise ihre eigene aggressive Unaufrichtigkeit zugeschrieben hatte; Dr. C. dachte, ich würde überreagieren, weil ich narzißtisch gekränkt sei und zu wenig Erfahrung mit solchen Patienten hätte.

Noch am selben Tag erhielt ich einen Anruf aus Dr. A.s Büro, und für die folgende Woche wurde ein Gesprächstermin mit ihm vereinbart. Alsbald erfuhr ich von den anderen Stationsleitern, daß der Anruf auf eine Beschwerde über mich zurückging, die Lucia bei Dr. A. vorgebracht hatte. Mir wurde nun die seltsame Erfahrung zuteil, daß ich in den Augen der anderen Stationsleiter und des ranghöheren Klinikpersonals mit einemmal der Held des Tages war, weil ich angesichts von Lucias manipulativem Verhalten „nicht klein beigegeben" hatte. Ihnen war die ganze Zeit klar gewesen, daß sie ein falsches Spiel trieb. Ich bemerkte auch, und mir war nicht wohl dabei, daß man mich nun zur Klinik-Front rechnete, die dem Institut gegenüberstand.

Dr. A. empfing mich mit ausgesprochen strenger Miene. Er teilte mir mit, Lucia habe sich über meine sture, zwanghafte, „polizeimäßige" Einstellung zu ihren Studienplänen beschwert. Er machte deutlich, daß er von mir enttäuscht sei. Er habe mit Dr. C. gesprochen, der die Situation genauso wie er beurteile. Beide dächten, daß man mit Lucia behutsamer umgehen müsse. Ich fühlte mich besiegt und wie gelähmt und war beinahe erleichtert, als Dr. A. sagte, er habe in Absprache mit Dr. C. vor, Lucia einem anderen Klinikpsychiater zuzuweisen.

Meine unmittelbaren Reaktionen waren Ärger und Enttäuschung, aber sobald sich diese gelegt hatten, machte ich mir Sorgen, weil ich überzeugt war, daß Lucia, indem sie auf Dr. C. und Dr. A. einwirkte und mich so auf indirekte Weise abwies, einen „Triumph" mit zutiefst selbstzerstörerischen Folgen errungen hatte. Beim Grübeln über diese Geschehnisse war mir Clara, die Oberschwester meiner Station, eine große Hilfe. Sie sagte mir nun, daß man in der Klinik immer der Ansicht gewesen sei, daß sich Lucia gegenüber Männern in Autoritätspositionen verführerisch gebe. Ich erkannte, daß Lucias Verführungskunst bei Dr. A. und auch bei mir zweifellos Wirkung gezeigt hatte. Clara meinte auch, bei der Behandlung Lucias hätte sich gezeigt, daß ich noch recht naiv sei; sie denke, daß ich aus der Episode wohl vieles lernen könne.

Kurz nachdem Lucia einem anderen Psychiater zugewiesen wurde, fiel sie wieder in ihren Alkohol- und Drogenmißbrauch zurück und verließ schließlich die Klinik. Innerhalb eines Jahres riß der Kontakt der Klinik zu ihr und ihrer Familie völlig ab.

Diskussion

Was ich die therapeutischen Flitterwochen mit Lucia genannt habe, läßt sich auch, im Hinblick auf meine Gegenübertragungsreaktion, als konkordante Identifizierung (Racker 1957; siehe auch Kapitel 6) mit dem pathologischen Größenselbst der Patientin, mit ihrer narzißtischen Charakterstruktur auffassen. Meine Gegenübertragung scheint zu zeigen, daß ich mich in die Rolle eines bewundernden, potentiell korrumpierbaren sowie verführerischen Vaters hineinziehen ließ.

Als ich aber merkte, daß Lucia log, was den Collegekurs anging, schwenkte ich jäh auf eine argwöhnische, verfolgende innere Haltung um – das heißt, ich ging eine komplementäre Identifizierung mit den dissoziierten, sadistischen Über-Ich-Vorläufern ein, gegen die ihr narzißtisches Abwehrsystem errichtet worden war, während sie sich mit ihrem eigenen dissoziierten, gedemütigten und sadistisch mißhandelten Selbst identifizierte. Es ist auch wahrscheinlich, daß ich zu einer primitiven, sadistischen Mutter-Repräsentanz wurde, die der sexualisierten Beziehung der Tochter zum Vater mit gewaltsamen Racheakten ein Ende bereitete.

Wenn ich mich, so könnte man spekulieren, nicht derart vor der Aktivierung sexueller Phantasien über die Patientin gefürchtet hätte und mir zugleich über ihre narzißtische verführerische Art im klaren gewesen wäre, dann hätte ich wohl meine sexuellen Phantasien zulassen können und wäre vor ihrem verführerischen Verhalten auf der Hut gewesen, mit dem sie mich in meinem unabhängigen Denken einschränkte. So aber war ich durch Dr. A.s Behandlungsauftrag zu einer Art Bündnis mit der narzißtischen Abwehr der Patientin verleitet worden, das die Objektivität meiner Haltung ihr gegenüber beeinträchtigte.

Als später meine Beziehung zu ihr plötzlich umschlug, identifizierte ich mich automatisch mit der „Antihaltung“ des Klinikpersonals gegenüber dem

Institut, so daß meine komplementäre Identifizierung mit Lucias inneren „Verfolgern" und meine Identifizierung mit einer in der Klinik schwelenden rebellischen Ideologie in eins fielen.

Der Umschwung von einer konkordanten zu einer komplementären Identifizierung in meiner Gegenübertragung könnte auch damit zu tun haben, daß aus dem Abwehrrepertoire der Patientin plötzlich eine projektive Identifizierung aktiviert wurde. Lucia führte mich mehrere Wochen lang hinters Licht. Man kann ihre Unehrlichkeit als „psychopathische" Abwehrmaßnahme auffassen, mit der sie sich gegen einen „verfolgenden" Angriff von meiner Seite abzusichern versuchte; ihre Angst, ich würde sie attackieren, verweist darauf, daß sie eine sadistische, verfolgende Objektrepräsentanz auf mich projizierte, höchstwahrscheinlich ein präödipales Mutterbild. Das Bild des sturen, zwanghaften Polizisten, das sie von mir zeichnete und das keinerlei sexuelles Element enthielt, lief auf eine höchst egozentrische, gefühllose, argwöhnische primitive Autoritätsfigur hinaus, die der sexualisierten Beziehung zu einer männlichen Autorität (dem Vater) Einhalt gebot.

Daß die Patientin eine verfolgende, gefühllose und manipulative Mutter auf mich projizieren konnte, während sie sich zugleich weiterhin selbst mit einem solchen sadistischen Bild identifizierte (was sich darin zeigte, daß sie eine auf den eigenen Schutz bedachte, manipulative Kontrolle über mich ausübte), deutet darauf hin, daß hier eine projektive Identifizierung und keine Projektion im Spiel war. Von besonderem Interesse scheint mir hier die Brückenfunktion meiner Gegenübertragungsreaktion zu sein: Ich reagierte damit zum einen auf eine primitive verinnerlichte Objektbeziehung, die die Patientin mittels einer projektiven Identifizierung reinszenierte, und zum anderen darauf, daß mich das Klinikmilieu durch eine unmerkliche, aber machtvolle Rolleninduktion und/oder Rollenbahnung dazu brachte, daß ich mich Dr. A. und dem Institut beugte, um die latente Rebellion gegen sie abzuwehren. Mit anderen Worten, zwischen Lucias Pathologie verinnerlichter Objektbeziehungen und den latenten sozialen Konflikten der Klinik war in meiner inneren Reaktion, die eine Grenze zwischen der Patientin und dem Kliniksystem darstellte, „ein Funke übergesprungen".

Gleichermaßen interessant scheinen mir die „Rückzugsreaktionen", die an mir, an der Haltung der Patientin gegenüber mir und der Klinik sowie an der Haltung der Klinik gegenüber der Patientin zu beobachten waren. Als mir der Fall entzogen wurde, spürte ich, wie ich mich sowohl von Lucia als auch von Dr. A. emotional distanzierte. Die dritte „Rückzugsreaktion" innerhalb des Systems der Klinik bestand darin, daß das Personal in zynischer, beinahe schadenfroher Weise von Lucia abrückte, während ihre Behandlung nach und nach in die Brüche ging (der Klinikpsychiater, der an meine Stelle trat, nahm seine Aufgaben nur recht oberflächlich wahr, und obwohl viele Klinikangestellte das Agieren der Patientin registrierten, drangen die betreffenden Informationen nicht mehr bis zu Dr. C. oder Dr. A. durch). Sämtliche beschriebenen Reaktionen erinnern an ein Gerichtsverfahren, bei dem der „Geschädigte", um seine Selbstachtung zu wahren, lieber von seinen Ansprüchen abrückt – es handelte sich, mit anderen Worten, bei jeder dieser Reaktionen um einen defensiven narzißtischen Rückzug aus einem starken, von Feindseligkeit geprägten Konflikt. Diese allgemeine Abwendung der gesamten Klinik von der Patientin nahm in den letzten Monaten, bevor Lucia die Behandlung schließlich abbrach, dramatische Ausmaße an, und man kann darin auch eine symbolische Korrumpierung der allseitigen Fürsorge sehen, die im Idealfall die Klinik der Patientin weiterhin hätte bieten müssen.

Es war, als hätte die Patientin mich „sterben" lassen und als hätten im Gegenzug das Klinikpersonal und ich ihre Behandlung „sterben" lassen. Das Klinikpersonal ließ auch mich im Stich: Als meine „Niederlage" offenkundig war und ich den Fall abgeben mußte, zweifelte keiner der Stationsleiter im Rahmen einer fachlichen Besprechung Dr. A.s Entscheidung an oder wagte es, das therapeutische Vorgehen in Lucias Fall noch einmal als Ganzes unter die Lupe zu nehmen. Sobald ich meine Funktion für die Klinikideologie erfüllt hatte, ließ man mich gewissermaßen von der Bildfläche verschwinden und „sterben".

Bemerkenswerter als alles andere ist vielleicht, wie sich Lucias Familienpathologie innerhalb der Klinik wiederholte. Der gewaltige Reichtum der Familie hatte eine Situation geschaffen, die die Mutter der Patientin wirkungsvoll zu nutzen wußte, um Lucia dabei zu unterstützen, entgegen den eigentlichen Interessen selbst über die Form ihrer Behandlung zu verfügen. Diese Konstellation setzte die Familiengeschichte fort, in der ein quälend verführerischer, aber unerreichbarer Vater von der Mutter unter Kontrolle gehalten wurde. Dr. A.s „Verführung" durch die Patientin, in der sich die Beziehung zu ihrem Vater wiederholte, wurde wieder zunichte gemacht vom Scheitern der Behandlung, das auf den zerstörerischen Einfluß der Patientin und ihrer Mutter auf das Kliniksystem zurückging. Der Familie, die ihre eigene Welt unter Kontrolle zu halten wußte, war eine ungeheure Gegenkraft in Gestalt der selbstzerstörerischen Manipulationen der Tochter erstanden. Indem die Familie über die Klinikwelt eine ähnlich wirkungsvolle Kontrolle ausübte, erzeugte sie eine Atmosphäre von Korrumpierung und Rache und machte die Behandlung der Tochter zunichte.

Ich hätte idealerweise in der Lage sein müssen zu ergründen, wie Lucias vorherrschende Pathologie verinnerlichter Objektbeziehungen in der Klinik reinszeniert wurde: ihr Versagen bei der Arbeit; die sexuell verführerische Haltung, mit der sie diejenigen korrumpierte, die ihr hätten helfen sollen; die symbolische Vernichtung der guten Beziehung zu einem ödipalen Vater infolge der zerstörerischen Wirkungen des verinnerlichten Bildes einer sadistischen präödipalen Mutter; die Projektion ihrer sadistischen Über-Ich-Vorläufer auf die Umgebung; ihre Unehrlichkeit als sekundäre Abwehroperation gegen Verfolgung. Doch kam es lediglich zu einer Neuauflage der pathogenen Bedingungen von Lucias Kindheitswelt, da es ihr gelang, Dr. C., Dr. A. und mich unbewußt zu verführen und den beschriebenen Großgruppen-Prozeß im Milieu der Klinik in Gang zu setzen.

Ralph

Ralph war unverheiratet und Anfang Zwanzig. In der frühen Adoleszenz trat bei ihm eine schwere Verhaltensstörung zutage, die durch Schuleschwänzen, Aufsässigkeit, Versagen in der Schule und gewalttätige Auseinandersetzungen mit anderen Jugendlichen und mit Lehrern gekennzeichnet war. Infolgedessen war er von mehreren Schulen verwiesen worden. In der späten Adoleszenz wechselte sich gelegentliches gewalttätiges Verhalten mit langen Phasen sozialen Rückzugs ab. Er galt als „sonderbar", war Zielscheibe des Spotts von Gleichaltrigen, zeigte gelegentlich bizarre Verhaltensweisen, isolierte sich immer mehr und verlor nach und nach sämtliche sozialen Kontakte. Kurz vor dem Abschluß ging er von der Highschool ab. Er hielt sich tage- und wochenlang fast ausschließlich in seinem Zimmer auf, wo er merkwürdige Rituale vollzog, die er vor seinen Eltern zu verbergen versuchte. Er war zunehmend um Veränderungen besorgt, denen, wie er glaubte, sein Gesicht ausgesetzt war. Schließlich entwickelte er Wahnideen von körperlichen Veränderungen und akustische Halluzinationen. Man diagnostizierte bei ihm eine schizophrene Erkrankung, und es kam zu mehrwöchigen bis mehrmonatigen Aufenthalten in verschiedenen psychiatrischen Kliniken. Auf hohe Dosen von Neuroleptika und Elektroschocks hatte er wiederholt so weit angesprochen, daß er imstande war, nach Hause und in die Schule zurückzukehren. Dort aber legte er massiv antisoziales Verhalten an den Tag; er log, war aggressiv, nutzte Mitschüler und Lehrer aus und betrog sie; gelegentlich wurde er gewalttätig und mußte wieder von der Schule verwiesen werden.

Dann zog er sich in sein Zimmer zurück, und es traten psychotische Symptome bei ihm auf.

Als er nach mindestens acht Jahren einer progressiv verlaufenden Erkrankung in unsere Klinik aufgenommen wurde, haftete ihm die Diagnose einer schizophrenen Erkrankung vom undifferenzierten Typus an. Man war angesichts des auffallenden Musters einer Besserung durch neuroleptische Behandlung und des sich daran anschließenden ausgeprägten antisozialen Verhaltens, auf das dann eine neuerliche Regression in die Psychose folgte, zu der Auffassung gelangt, daß man hier einen der seltenen Fälle „pseudopsychopathischer Schizophrenie“ vor sich hatte.

Ralphs Vater war ein ausländischer Geschäftsmann, der neue Methoden für das Recycling von Industriemüll in großem Maßstab entwickelt hatte. Ökologisch gesinnte Gesetzgeber und frühere Geschäftspartner in seinem Herkunftsland zogen seine Methoden in Zweifel, und langwierige Gerichtsprozesse hatten dazu geführt, daß er verbittert war, sich wie umzingelt fühlte und außerordentlich viel Zeit und Energie von seinen Geschäften abziehen und auf juristische und politische Angelegenheiten verwenden mußte.

Ralphs Mutter entwickelte sich für das Klinikpersonal während der ganzen Interaktionen mit der Familie nie zu einer wirklich greifbaren Person. Sie besuchte ihren Sohn nur sehr selten; dafür kam der Vater, begleitet von seinem persönlichen Rechtsberater, in die Klinik und stellte sich zur Verfügung, um die Pläne zur Behandlung Ralphs zu besprechen. Obwohl sie hin und wieder in die USA kamen, um Ralph zu besuchen, blieben auch die älteren Brüder und Schwestern die ganze Behandlungszeit über schattenhafte und ferne Figuren. Der Vater sagte offen, daß ihm die Behandlung Ralphs als ein hoffnungsloses Unterfangen erschien; er hatte unsere Klinik in einem letzten verzweifelten Versuch ausgewählt und deutete an, daß er zwar nicht viel Zeit erübrigen könne, um zu dem Behandlungsversuch seinen Teil beizutragen, aber auf jeden Fall äußerst dankbar wäre, falls Ralph geholfen werden könne.

Ebenso wie Lucias Fall war auch dieser vom Flair der Prominenz umgeben. Die juristischen und politischen Gefechte des Vaters und der ungeheure Reichtum der Familie verströmten eine Aura der Macht, die allen möglichen Gerüchten und Spekulationen Nahrung gab.

Etwa ein Jahr, nachdem Lucia die Klinik verlassen hatte, übernahm Dr. B. von Dr. A. (der anderswo eine Stelle antrat) die Klinikleitung. Er wies mir nun Ralph als Patienten zu. Dr. B.s Sympathien neigten viel eher der „Klinikphilosophie“ als der „Institutsphilosophie“ zu; das heißt, er bevorzugte einen empiriegeleiteten, streng sachorientierten Behandlunganstz und stand der Anwendung psychoanalytischer Erkenntnisse auf die Patienten unserer Klinik skeptisch gegenüber.

Er sagte mir, nach seiner Meinung sei Ralph ein sehr schwieriger Patient, der bestimmt versuchen werde, mich in Streitgespräche zu verwickeln; er vertraue darauf, daß es mir gelingen werde, eine klare Struktur zu wahren und mich in solche Kämpfe nicht hineinziehen zu lassen. Dr. B. wirkte freundlich und zugewandt; man sagte von ihm, daß er Konflikten gern aus dem Weg ging und gegenüber dem Druck, den der Vorsitzende und die Mitglieder des Aufsichtsrates der Klinik auf ihn ausübten, übermäßig nachgiebig war. Während Dr. A. gegenüber dem Lehrkörper und dem Personal seine Autorität geltend gemacht hatte und sogar autoritär aufgetreten war, versuchte Dr. B. einen Konsens zu erreichen, wo immer das möglich war. Allerdings stärkte er, im Gegensatz zu seinem Vorgänger, dem Lehrkörper oder dem Personal nicht den Rücken, wenn einflußreiche Leute von außerhalb der Klinik sie unter Druck setzten. Mir war klar, daß ich bei der Behandlung Ralphs jede Unterstützung von der Klinik bekommen würde, die ich brauchte – solange seine Behandlung keine Konflikte zwischen seiner prominenten Familie und der Klinik heraufbeschwor.

Bei meiner ersten Begegnung mit Ralph in seinem Zimmer starrte er in den Spiegel und untersuchte eingehend sein Gesicht, weil er, wie er mir erklärte, wegen Pickeln beunruhigt war. Er benutze verschiedene antiseptische Gesichtscremes, um gegen Unregelmäßigkeiten der Haut im Gesicht und am Hals vorzugehen. Ich konnte keinerlei Abnormität in seinem Gesicht entdecken. Der Raum war von einem leicht ranzigen Geruch erfüllt, der für mich von da an stets mit Ralph verknüpft blieb. Überall standen Gefäße mit Gesichtscremes herum sowie Schachteln mit Kosmetiktüchern, die er zum Reinigen der Finger und auch zum Auftragen der Cremes benutzte. Benutzte und zerknüllte Papiertücher waren über das Bett, die Stühle und den Boden verstreut.

Weil es fraglich war, ob Ralph imstande sein würde, hinreichend klar zwischen einem Psychotherapeuten und einem Klinikpsychiater mit rein organisatorischen Aufgaben zu unterscheiden, wurde ich sowohl mit der Gesamtorganisation von Ralphs Klinikaufenthalt als auch mit seiner Psychotherapie betraut. Clara, die Oberschwester, sagte mir, ihre Mitarbeiter seien unschlüssig, wie mit Ralph zu verfahren sei. Sollte man sein Zimmer saubermachen und einen festen Tagesplan aufstellen, der ihm klare Aufgaben, Grenzen und Beschränkungen setzte – sollte man also, mit anderen Worten, „ichpsychologisch" vorgehen? Oder sollte man ihm erlauben, weiterhin zu regredieren, und gewissenhaft die psychologischen Bedeutungen seiner bizarren Verhaltensweisen untersuchen, um auf diese Weise einen Kontakt zu ihm aufbauen und am Ende mit psychotherapeutischen Mitteln seine psychotische Regression auflösen zu können – sollte man also, mit anderen Worten, nach der „Chestnut-Lodge"-Methode* verfahren? Mir gab sehr zu denken, daß eine intensive neuroleptische Behandlung und Elektroschocks nur zu begrenzten Erfolgen geführt hatten und daß Ralph danach in antisoziales Verhalten verfallen war, anstatt in einen angepaßteren nichtpsychotischen Zustand zu gelangen. Ich beschloß, noch abzuwarten, bis ich mehr über Ralph herausgefunden hatte, und mir erst dann eine Behandlungsstrategie zurechtzulegen.

Ich kann nicht leugnen, daß meine erste Gefühlsreaktion auf ihn Ekel war. Ich vermochte meine Reaktionen auf den ranzigen Geruch und auf die schmierigen Türknäufe und Stühle in seinem Zimmer nicht zu unterdrücken, aber mir blieb nichts anderes übrig, als ihn in seinem Zimmer aufzusuchen, weil er sich weigerte, es zu verlassen. In einer unserer ersten Sitzungen sagte Ralph, während ich auf einem (fettigen) Stuhl und er auf dem Bett saß: „Ich muß ihnen wohl ziemlich eklig vorkommen." Ich wußte nicht, was ich erwidern sollte, da er den Nagel auf den Kopf getroffen hatte. Und weil ich als eine angewiderte Autoritätsfigur reagierte, ging mir nicht auf, daß es ihm ganz offensichtlich Lust bereitete, mit Schmutz zu spielen, mit einer glibberigen, klebrigen Masse, mit Exkrementen. Aus demselben Grund entging mir auch der Zusammenhang zwischen seiner Lust am Spielen mit Schmutz und Abfall und dem Konflikt, ob er sich seinem Vater – dem „König" der Umwandlung von Industrieabfall in nützliche Produkte und dem Mann, dem man vorwarf, er verschmutze mit den Produkten seines Industrieunternehmens die Umwelt – nun unterwerfen, sich mit ihm identifizieren oder gegen ihn rebellieren sollte.

Ralph hatte schreckliche Angst, ich würde bei ihm eintreten, ohne daß er vorher etwas Zeit hätte, sich „vorzubereiten". Er bat mich inständig, so lange zu klopfen, bis er die Tür öffnete (bis dahin konnten einige Minuten vergehen). Wenn ich dann ins Zimmer kam, wirkte er immer äußerst ängstlich und mißtrauisch. Ich dachte mir, daß er wohl versuchte, im Zimmer aufzuräumen, bevor ich eintrat, oder daß er etwas verdeckte oder verbarg, was auf ein seltsames Ritual hinwies, doch er antwortete auf sämtliche Versuche, ihm zu entlok-

* In der von Frieda Fromm-Reichmann organisierten Privatklinik Chestnut Lodge wurden ab den vierziger Jahren psychotische Patienten nach dem Konzept der „therapeutischen Gemeinschaft" behandelt (siehe *Die Psychologie des 20. Jahrhunderts*, Band X, Zürich: Kindler, 1980, S. 708 f.). A. d. Ü.

ken, warum er mich so lange an die Tür klopfen ließ, nur mit einem verlegenen und merkwürdig klingenden Lachen, aus dem ich schließlich Ironie und Abschätzigkeit herauszuhören glaubte.

Während ich versuchte, Klarheit über die Situation zu gewinnen, wurde Ralphs Verhalten immer regressiver; sämtliche Versuche des Pflegepersonals, ihn zu mobilisieren, lösten heftige Wut bei ihm aus. Er war ein starker und massiger Mann, und die weiblichen Klinikangestellten hatten Angst, sich ihm zu nähern. Ich hatte auch die Phantasie, daß eine der Funktionen des ausgedehnten „Türklopfrituals" darin bestand, mich vor dem Pflegepersonal als schwach und furchtsam hinzustellen. Und tatsächlich sprachen die Krankenschwestern davon, daß Ralph mir und ausgewählten Mitgliedern des Personals „Audienzen gewährte".

Meine Bemühungen, Ralph zu helfen, damit er die Phantasien und Ängste verbalisieren konnte, die er mit diesen Vorgängen verband, führten zu nichts. Er redete unbestimmt und ausweichend über sein Gesicht und über die angebliche verstörende Zudringlichkeit des Pflegepersonals. Ich stellte schließlich zusammen mit dem Pflegepersonal einen Behandlungsplan auf, der Ralphs Privatsphäre in seinem Zimmer zu bestimmten Tageszeiten schützen, aber auch ein minimales Aktivitätenprogramm mit festgelegten regelmäßigen Zeiten umfassen würde (Spaziergänge auf dem Klinikgelände, Teilnahme an einer Gruppe für regredierte schizophrene Patienten, in der einfache Arbeiten verrichtet wurden). Sein Zimmer würde wie alle anderen in der Klinik saubergemacht werden, abgesehen von bestimmten Schubladen, in denen er aufbewahren konnte, was er wollte, zum Beispiel seine Cremes und Papiertücher.

Der Plan funktionierte, aber mit ungeahnten Folgen. Ralph wurde für seinen morgendlichen Aktivitätsabschnitt ein sozialpsychiatrisch ausgebildeter Betreuer [mental health worker] zugeteilt und ein weiterer für den Nachmittag. Beide Betreuer waren angewiesen, ähnliche Aufgaben zu übernehmen – das heißt, sie sollten Ralph helfen, für Spaziergänge und Aktivitäten im Freien passende Kleidung anzuziehen und ihm die Möglichkeit bieten, mit ihnen über alles zu sprechen, was er wollte, sofern es sein tägliches Leben in der Klinik betraf. Der Betreuer am Morgen war schwarz, der am Nachmittag weiß. Clara, die Oberschwester der Station, war schwarz, und ihre Vorgesetzte, die Pflegedienstleiterin der Klinik, war weiß. Ralph verstand sich sofort sehr gut mit dem weißen Betreuer, der auf ihn (und zunächst auch auf mich) den Eindruck eines freundlichen, kontaktfreudigen Mannes machte, der mit Begeisterung bei der Sache war. Dagegen hatte Ralph von Anfang an nur tiefen Haß für den schwarzen Betreuer übrig, der mir zunächst freundlich, kontaktfreudig und herzlich erschien, aber mit der Zeit verkrampft und gehemmt wurde, als er sich Ralphs verbalen und schließlich handgreiflichen Attacken ausgesetzt sah.

Clara und ich dachten beide, daß hier ein klarer Fall von Spaltung vorlag, der psychotherapeutischer Exploration bedurfte, aber die Beschwerden des Patienten über den schwarzen Betreuer drangen bald zum Büro der Pflegedienstleiterin durch, die empfahl, ihn gegen einen anderen Mitarbeiter auszutauschen. Clara und ich leisteten gegen diesen Vorschlag heftigen Widerstand: Ich dachte, daß Ralph dadurch in seinen Spaltungsoperationen bestärkt würde und daß sich sowohl seine regressiven Omnipotenzgefühle als auch seine tieferliegenden Ängste vor den destruktiven Wirkungen seiner Aggression steigern würden. Die Situation wurde noch komplizierter, als Ralphs Vater ihn besuchte und sich freundschaftliche Kontakte zwischen dem Patienten, seinem Vater und dem weißen Betreuer entwickelten, der laut Ralph angeboten hatte, seine Betreuung ganz zu übernehmen, und mit ihm darin übereinstimmte, daß der schwarze Betreuer keine wirkliche Hilfe für ihn sei. Ralphs Vater sprach mit Dr. B., der sich an die Pflegedienstleiterin wandte, die ihrerseits starken Druck auf Clara ausübte, um sie dazu zu bewegen, den schwarzen Betreuer von dem Fall abzuziehen.

Bald darauf hatte man den Eindruck, daß das gesamte Pflegepersonal in zwei Lager zerfallen war und daß diese Entzweiung mit der Frage der Hautfarbe zu tun hatte. Hinzu kam, daß ich schon seit einiger Zeit der Pflegedienstleiterin kritisch gegenüberstand, weil sie mir als zu kühl und distanziert erschien (die meisten anderen Stationsleiter waren derselben Meinung). Sie verfügte jedoch über Beziehungen zu Mitgliedern des Aufsichtsrates, was für Dr. B., der sie im allgemeinen unterstützte, offenbar stark ins Gewicht fiel. Emotional gesehen wurde ich ganz und gar zum Verbündeten Claras und des schwarzen Personals; die Spaltung zog nun immer weitere Kreise und schien auf das gesamte soziale Gefüge der Klinik überzugreifen: Den Autoritäten auf der einen Seite standen die Rebellen auf der anderen gegenüber.

Bei meinen Gesprächen mit Ralph versuchte ich ihm zu helfen, sein Gefühl in Worte zu fassen, daß er sich zwischen zwei Welten befand: Eine „weiße" Welt der Konformität und festbegründeten Autorität bot Schutz gegen eine „schwarze" Welt von Rebellion, Gefahr und Gewalt. Ich versuchte ihm auch zu zeigen, wie dies zusammenhing mit seinem inneren Konflikt zwischen dem Bedürfnis, sich seinem mächtigen Vater zu unterwerfen, indem er an die „höchsten Autoritäten" in der Klinik appellierte, sie sollten ihn vor den Rebellen schützen, und dem Bedürfnis, gegen seinen Vater zu rebellieren, indem er sich weigerte, sein Zimmer zu verlassen, und es mit Gesichtscremes und Papiertüchern verschmutzte. Während sein Vater Abfall wiederaufbereitete, häufte Ralph Abfallstoffe an. Kurzum, ich versuchte ihm nahezubringen, daß er durch die Aufteilung seiner Gefühle auf seine zwei Betreuer versuchte, sich mit zwei Aspekten seiner selbst auseinanderzusetzen. Ralphs Reaktion war, daß er mir gegenüber argwöhnischer und mißtrauischer wurde; er nahm mich nun eindeutig als einen Feind wahr, während seine Beziehung zu dem weißen Betreuer mit jedem Tag enger zu werden schien.

Schließlich erhielt ich einen Anruf von Dr. B., der mit mir über seine Sorge sprach, die Familie des Patienten könne ärgerlich werden und sich direkt beim Vorsitzenden des Aufsichtsrates beschweren. In einem sehr freundschaftlichen Ton meinte er, Ralph sei wohl ohnehin ein hoffnungsloser Fall – wozu also sich weiter abmühen? Er habe den Eindruck, daß ich unter einem enormen Druck arbeiten müsse und daß meine Kraft und mein Wissen bei anderen Fällen besser eingesetzt wären; er fragte, ob ich mir vorstellen könne, den Fall abzutreten. Nach einer langen Diskussion gab ich nach und räumte ein, daß meine Fähigkeiten begrenzt seien; ich hatte bei diesem Schritt sogar das Gefühl, daß ich mich damit als flexibel und reif erwies, und ich war Dr. B. dankbar für die freundliche Art, in der er den Fall mit mir besprach.

Ich verließ sein Büro in entspannter Stimmung und fuhr nach Hause. Unterwegs überkamen mich mit einemmal große Unruhe und ein tiefer Argwohn; es ist wohl nicht übertrieben zu sagen, daß ich paranoid wurde. Ich hatte die Phantasie, daß diese freundliche Unterhaltung der erste Schritt gewesen war, um mich aus der Klinik zu entfernen. Ich hatte Dr. B. im Verdacht, er habe Anweisungen von oben erhalten, mich loszuwerden. Plötzlich fiel mir auch ein, daß Ralph an diesem Morgen gefragt hatte, ob ich mit Dr. B. gesprochen hätte. Ich glaubte nun, man habe hinter meinem Rücken Ralph bereits mitgeteilt, daß man ihn einem anderen Klinikpsychiater zuweisen würde. Ich beschloß, sofort in die Klinik zurückzufahren und in einem Gespräch mit Ralph die „Wahrheit“ zu ermitteln.

Ralph sagte, er könne sich nicht daran erinnern, mich gefragt zu haben, ob ich mit Dr. B. gesprochen hätte. Ich hatte dabei das Gefühl, daß der weiße Betreuer, der zugegen war, mich triumphierend anschaute.

Noch am selben Abend besprach ich die Lage mit Clara. Sie versicherte mir mit Bestimmtheit, nach allem, was sie aus der Gerüchteküche wisse, sei man in der Klinik nicht kritisch gegen mich eingestellt. Sie sagte mir rundheraus, daß es paranoid sei zu denken, ich könne wegen des Konfliktes um diesen Patienten entlassen werden. Sie bestärkte mich in meiner Ansicht, daß Ralph in der Klinik das Potential für Spannungen zwischen rassischen Gruppen aktiviert hatte und daß Dr. B. allzusehr zu einer Kompromißlösung bereit und unfähig war, einen eigenen Standpunkt zu verfechten. Nach ihrem Gefühl war der Einfluß der Pflegedienstleiterin in dieser Sache sehr maßgeblich gewesen.

Ralph wurde einem anderen Klinikpsychiater zugewiesen. Nachdem er weitere sechs Monate in unserer Klinik behandelt worden war, gelangte man zu dem Schluß, daß man keinen wirklichen Fortschritt erzielt hatte, und die Familie entschied sich dafür, ihn noch einmal in eine andere psychiatrische Einrichtung zu bringen. Aus katamnestischen Informationen, die wir einige Jahre später auf indirektem Wege erhielten, ging hervor, daß man Ralph schließlich in eine öffentliche Klinik in seinem Heimatland eingewiesen hatte und daß er dort bei einem Brand ums Leben gekommen war.

Diskussion

Auch in diesem Fall stellte sich bei mir früh eine starke und störende Gegenübertragung ein, als ich anfangs mit Ekel reagierte und erst zu spät analysierte, was dieser zu bedeuten hatte. In meiner komplementären Identifizierung mit Ralphs abgespaltenem und projiziertem Abscheu vor sich selbst („Ich muß Ihnen wohl ziemlich eklig vorkommen“) ließ ich mich davon blockieren, daß er argwöhnisch darauf lauerte, ob ich wohl einen ähnlichen Abscheu erkennen lassen würde, und mit seinem kontrollierenden Verhalten zu erreichen versuchte, daß ich mich wegen meines Ekels schuldig fühlte. Die therapeutische Beziehung war von Anfang an von den projektiven Identifizierungen bestimmt, die Ralph einsetzte. Er identifizierte sich mit den verachteten, verfolgenden und verfolgten Feinden seines Vaters, während er gegen dessen schreckliche Autorität ankämpfte, die er in dem Verzögerungsritual beim Öffnen seiner Zimmertür auf mich projizierte. Zugleich identifizierte er sich, indem er mit seinen Papiertüchern und Cremes beschäftigt war, mit der Kontrolle seines Vaters über Industrieabfälle. Er reinszenierte den Konflikt zwischen der (weißen) Autorität des Vaters und den gefährlichen (schwarzen) Rebellen, die das Imperium des Vaters bedrohten, indem er die Bilder seiner zwei Betreuer voneinander abspaltete und infolgedessen einen ähnlichen Konflikt heraufbeschwor, der sich auf der größeren Bühne des sozialen Gefüges der Klinik abspielte.

Wie schon im ersten Fallbeispiel veranlaßte mich meine komplementäre Identifizierung in der Gegenübertragung, die auf der projektiven Identifizierung des Patienten beruhte, mich mit seinen „Feinden“ zu identifizieren; ich verbündete mich mit Clara (einer Schwarzen) und ihrer Anhängerschaft gegen die (weiße) Pflegedienstleiterin und ihre Anhängerschaft, was damit endete, daß das Bündnis von Dr. B., der Pflegedienstleiterin und Ralphs Vater mich dazu brachte, den Fall abzugeben.

Es ist interessant, daß selbst innerhalb des extrem regressiven Szenarios, das hier zum Tragen kam, eine ödipale Konstellation aktiviert wurde: Ich verbündete mich mit Clara gegen die Pflegedienstleiterin, die kühle, distanzierte, emotional unzugängliche, aber gefährliche Mutterfigur, die, wie mir erst viel später aufging, eine Art Abbild der geheimnisvollen, distanzierten, unzugänglichen Mutter des Patienten war.

Ich denke, es ist auch klargeworden, wie sich das soziale Gefüge der Klinik zu zersetzen begann, als man schließlich den Forderungen des Patienten nachgab, ihm den schwarzen Betreuer vom Hals zu schaffen, als man seinen Therapeuten austauschte und als der Klinikdirektor sich bemühte, „Turbulenzen" zu vermeiden, da man es ja mit einem „besonderen Patienten" zu tun habe.

Außerdem kann man hier die sich ständig wiederholende, eindrückliche Vertauschung der Rollen von Opfer und Verfolger erkennen, die für primitive Übertragungen so typisch ist. Ralphs paranoide Reaktion darauf, daß ich in sein Zimmer „eindrang", das defensive Ritual des Beharrens darauf, daß ich erst lange anklopfen mußte, sowie seine erbarmungswürdigen Versuche, die Papiertücher und Cremes zu verstecken, waren letzte verzweifelte Anstrengungen, sich eine fäkale Welt zu bewahren, der die Vernichtung durch die „Sauberen und Mächtigen" drohte. An der heftigen „paranoiden" Reaktion, die ich auf der Heimfahrt nach meinem Gespräch mit Dr. B. entwickelte, ist zu erkennen, daß ich mich mit dem Patienten in seiner Opferrolle identifizierte, daß ich Angst hatte, in meiner Existenz als Stationsleiter vernichtet zu werden, und daß ich mich bedrängt und überwältigt fühlte.

Auch in diesem Fall rief also die projektive Identifizierung des Patienten eine machtvolle Gegenübertragungsreaktion in mir hervor; meine komplementäre Identifizierung wurde durch Konflikte verstärkt, die in der Klinik schwelten, und beruhte auf dem tief regressiven Verhalten des Patienten. Ich arbeitete auf der Grenzfläche zwischen dem Patienten und dem sozialen Gefüge der Klinik und trug als „Schaltstelle" unbewußt dazu bei, die intrapsychische mit der sozialen Pathologie zu verbinden.

Im nachhinein denke ich, daß ich rasch hätte klären sollen, welchen Bedeutungsgehalt Ralphs „ekelerregende" Welt aus „Industrieabfall" hatte und wie er sich unbewußt sowohl mit der Opfer- als auch mit der Verfolgerrolle identifizierte; ich hätte seine Bestrebungen, das Personal zu entzweien, als ein Mittel deuten sollen, die unerträgliche innere Spannung zwischen diesen zwei Seiten seiner selbst nach außen zu tragen. Wenn ich die Lust des Patienten daran, die Welt seines mächtigen Vaters zu besudeln, hätte nachvollziehen können und wenn ich mich nicht derart schuldig gefühlt hätte, weil ich in die Rolle einer verfolgenden, „angewiderten“ Autorität geriet, wäre ich vielleicht in der Lage gewesen, die primitive Übertragungsbeziehung zwischen Opfer und Verfolger zu verstehen und mir diese Einsicht zunutze zu machen, und ich hätte, anstatt die Kluft zwischen Clara und der Pflegedienstleiterin noch weiter zu vertiefen, versuchen können, sie zu überbrücken. Dies hätte es mir leichter gemacht, nach und nach Deutungen dafür zu entwickeln, daß der Patient seine „fäkale Rebellion“ genoß, daß er Angst hatte, vom Vater vernichtet zu werden, daß er aus Rache die Klinik in ein fäkales Chaos verwandelte und daß er sich, indem er die eigene Behandlung unter Kontrolle zu bekommen versuchte, mit seinem Vater identifizierte.

Regressive Gruppenprozesse in der Klinik

Das Verhalten des Patienten innerhalb des therapeutischen Milieus hat die Tendenz, zwischenmenschliche Störungen zwischen den Mitarbeitern der Klinik auszulösen, so daß sich in seiner sozialen Umgebung unbewußt seine intrapsychische Welt von Objektbeziehungen reproduziert (Main 1957). Wie Stanton und Schwartz (1954) meisterhaft beschrieben haben, aktivieren solche vom Patienten hervorgerufenen Störungen im sozialen System der Klinik latente soziale Konflikte, die bereits vor dem Eintritt des Patienten in das System bestanden, und setzen einen zirkulären Prozeß in Gang, in dem sich intrapsychische und soziale Pathologie gegenseitig verstärken. Wir haben gerade gesehen, welche weitreichenden Wirkungen projektive Identifizierungen nach sich ziehen können. Projektive Identifizierungen spielen eine zentrale Rolle, wenn der Patient in der Gegenübertragung des Kliniktherapeuten komplementäre Identifizierungen induziert und zwischenmenschliche Konflikte unter dem Personal, das mit dem Patienten interagiert, und sogar innerhalb des gesamten sozialen Gefüges der Klinik auslöst, so daß im Endeffekt die Gegenübertragung des Therapeuten noch weiter verstärkt wird und die Gefahr eines Agierens der Gegenübertragung wächst.

Das zweite theoretische Bezugssystem, auf das ich hier zurückgreife, ist ein offener Systemansatz aus psychoanalytischer Perspektive, angewandt auf die Großgruppenprozesse in sozialen Gefügen (siehe Kernberg 1976). Der Klinikpsychiater steht auf der Grenze zwischen dem Patienten und dem sozialen Gefüge der Klinik und ist daher in einer Position, in der er eine Leitfunktion für das Verhalten des Patienten innerhalb der Klinik sowie für das Verhalten der Klinik gegenüber dem Patienten innehat. Diese Leitfunktion hat natürlich einen aufgabenbezogenen Aspekt, der in der technischen, beruflichen und organisatorischen Autorität des Therapeuten begründet ist, sie hat aber auch einen primitiven „Schatten“ – den stummen, aber machtvollen Aspekt, Leitfigur der potentiell regressiven Großgruppe des Klinikmilieus zu sein (Turquet 1975). Ein weiterer Aspekt ist noch unauffälliger und stets gegenwärtig: Auch im inneren Szenario der pathologischen Objektbeziehungen des Patienten, die in der Klinik aktiviert und reinszeniert werden, kommt dem Therapeuten eine „leitende“ Rolle zu.

Als Leitfigur von aufeinander bezogenen Großgruppen-Formationen, deren Schnittstelle genau in seinem emotionalen Erleben liegt, schwebt der Kliniktherapeut in der Gefahr, in Rollen hineingezogen zu werden, die sich komplementär zu Rollen verhalten, die im Selbsterleben des Patienten und in den Großgruppenprozessen des Klinikmilieus angelegt sind. Die Familienpathologie des Patienten, die er auf seine Beziehungen zum Therapeuten und zum Klinikpersonal projiziert, und die latenten Konflikte innerhalb des Personals um berufliche, soziale und weltanschauliche Zugehörigkeiten erzeugen um den Patienten herum eine für ihn spezifische emotionale Turbulenz. Der Kliniktherapeut kann, wenn er zum Ziel der projektiven Identifizierung des Patienten wird, versucht sein, in regressiver Weise die Rollen zu übernehmen, die der Patient mit seinen dominierenden Selbst- und Objektrepräsentanzen vorgibt, und zugleich zum Anführer einer regressiven Großgruppe in der Klink zu werden (Kernberg 1984). Die Klarheit oder aber Uneindeutigkeit, von der die Verwaltungsstruktur und das Delegieren von Verantwortung in der Klinik gekennzeichnet sind, das Können und Wissen des Therapeuten, seine Persönlichkeit, seine besonderen Gegenübertragungsreaktionen auf den Patienten, seine Beziehungen zu Berufsgruppen und zu Gruppen, die durch gemeinsame Aufgaben definiert sind, und schließlich die Ideologien, die diesen Gruppen zugeordnet sind – alle diese Faktoren fließen in eine Konfiguration ein, die in der Regel in geradezu unheimlich anmutender Weise zweierlei bewirkt: Die intrapsychische Pathologie des Patienten tritt im sozialen Gefüge der Klinik in verschärfter Form zutage, und die in diesem System vorherrschenden Konflikte brechen auf.

Ich habe mich bereits in anderen Arbeiten (1980, 1983) mit Großgruppenprozessen und ihrer diagnostischen und therapeutischen Nutzbarmachung für die Klinikbehandlung befaßt. Hier möchte ich darauf abheben, wie regressive Ich-Zustände von Patienten und regressive Großgruppenprozesse sich insofern entsprechen, als bei allen Beteiligten „narzißtische“ und/oder „paranoide“ Reaktionen hervorgerufen werden. In Lucias Fall trat bei allen, die mit ihrer Behandlung zu tun hatten, ein narzißtisches Rückzugssyndrom auf. In Ralphs Umgebung kam es zu paranoiden Entwicklungen. Häufig geht aus Großgruppenprozessen eine Gruppe hervor, die selbstzufrieden ist und narzißtischen Leitfiguren zuneigt; es kann auch ein dynamischer „Mob“ entstehen, der von aggressiven Impulsen gegen äußere Feinde angetrieben wird und einem paranoiden Anführer folgt (Kernberg 1983).

Das vielleicht verstörendste und dramatischste Phänomen aber ist die Zersetzung moralischer Wertvorstellungen, die normalerweise mit den beschriebenen regressiven Prozessen einhergeht. Freud (1921, S. 142) legte dar, wie die einzelnen in einer Masse ihr Ichideal auf den idealisierten Führer projizieren. Dies bewirkt, daß bei jedem der Gruppenmitglieder moralische Zwänge sowie die vom Über-Ich gesteuerten Funktionen der Selbstkritik und des Verantwortungsbewußtseins ausgeschaltet werden. In großen Gruppen – das heißt, in Gruppen von 30 bis 150 Leuten, die noch alle miteinander kommunizieren können (und somit noch keine Masse sind), aber keine funktionale Leitung haben (zumindest für den Moment) – können sich natürlich keine Projektionen von Über-Ich-Funktionen auf den Anführer entwickeln (Turquet 1975; Kernberg 1980b/1988, S. 249; Anzieu 1985). Statt dessen herrscht das Projizieren primitiver Über-Ich-Funktionen auf die Gruppe selbst vor. Das einzelne Mitglied neigt dazu, nicht seine reifen Über-Ich-Funktionen auf die Gesamtgruppe zu projizieren, sondern vielmehr eine auf ein Minimum reduzierte, höchst konventionelle Moralauffassung. Die Rigidität und geringe Differenziertheit dieser konventionellen Moralvorstellungen erzeugen eine allgemeine Angst davor, „wie die anderen wohl reagieren werden“, während die einzelnen Gruppenmitglieder von ihren sonstigen reifen Über-Ich-Funktionen auf eine merkwürdige Weise „befreit“ sind und versuchen, mit Regelverstößen „ungestraft davonzukommen, wo es nur geht“. Die Kombination aus einer diffusen Konventionalität und einem herabgesetzten Verantwortungsgefühl der einzelnen schafft die Voraussetzungen dafür, daß die Verbindlichkeit moralischer Wertvorstellungen in der gesamten Gruppe zusehends schwindet. Wenn unter diesen Bedingungen ein narzißtischer Anführer einer maßlosen Gruppenideologie Vorschub leistet oder ein paranoider Anführer das Rationalisieren von Aggressionen fördert, wird die regressive Großgruppe noch anfälliger dafür, moralische Wertvorstellungen über Bord zu werfen.

Sinowjew (1981) beschreibt die Merkmale von Gruppen, deren Gleichheitsideologie dazu führt, daß moralische Autorität auf die Gruppe in ihrer Gesamtheit und schließlich, um die egalitären Vorstellungen der Gruppe zu schützen, auf externe „verfolgende" Autoritätsfiguren projiziert wird. Er schildert, wie unter solchen Bedingungen Karrieremacherei, Selbstsucht und die Vernachlässigung von zu erfüllenden Funktionen um sich greifen, und weist auf das Vergnügen am Scheitern anderer hin, auf eine Tendenz, sich gegen diejenigen zusammenzutun, die ihre Mitmenschen überflügeln, auf das Suchen nach Opfern, die eine allgemeine Versöhnung ermöglichen, und auf das Suchen nach einem autoritären Führer, der in den innerhalb der Gruppe schwelenden Konflikten vermitteln kann. Außerdem sind in solchen Gruppen Individualismus, differenzierte persönliche Entwicklung von einzelnen oder Zivilcourage nicht gern gesehen. Sinowjews Darstellung, die auf der Untersuchung der egalitären Struktur von Gruppenprozessen in Fabriken, Schulen und anderen gesellschaftlichen Organisationen in der Sowjetunion aufbaut, bestätigt in höchst beeindruckender Weise die Ergebnisse, zu denen Rice (1965), Turquet (1975) und Anzieu (1975) mit ihren Experimenten zur Psychologie von Prozessen in großen Gruppen gelangt sind. Mir geht es hier um die Feststellung, daß in einer großen Gruppe unter regressiven Bedingungen ein erhebliches Potential für die Aktivierung eines Über-Ich-Zerfalls besteht und daß dementsprechend auch die Gefahr enorm groß ist, daß die spezifische Über-Ich-Pathologie von Patienten sich im sozialen Gefüge einer Klinik reproduziert.

Die projektive Identifizierung ist somit eine machtvolle primitive Abwehroperation, die beim Therapeuten intensive Gegenübertragungsreaktionen in Form einer komplementären Identifizierung und zugleich, indem sie im sozialen Gefüge der Klinik latent vorhandene Konflikte direkt zum Ausbruch treibt, regressive Gruppenprozesse innerhalb des Kliniksettings auslösen kann. Die auf diese Weise aktivierten Leitfunktionen des Therapeuten für die Großgruppe schaffen die Voraussetzungen dafür, daß sich die Pathologie des Patienten, die Pathologie der Gruppe und die Gegenübertragung des Therapeuten wechselseitig verstärken, so daß es schlimmstenfalls zu einer gespenstisch anmutenden Wiederholung der sozialen, familiären und intrapsychischen Pathologie des Patienten im sozialen Gefüge der Klinik kommt. Falls diese Pathologie ein größeres Ausmaß an Über-Ich-Verfall einschließt, kann die Zersetzung, die das soziale Gefüge der Klinik erfaßt, eine überdimensionierte Reproduktion von entsprechenden Aspekten der intrapsychischen Pathologie des Patienten darstellen.

12 Die Identifizierung und ihr jeweiliger Verlauf bei den Psychosen

Mein Hauptziel in diesem Kapitel ist, am Beispiel der Behandlung einer schizophrenen Patientin aufzuzeigen, welchen Wechselfällen die in der Übertragung zutage tretende psychotische Identifizierung unterliegt und wie sich im Laufe der Zeit ein Identitätsgefühl herausbildet. In diesem Zusammenhang werde ich an das anknüpfen, was ich in den letzten Kapiteln zur projektiven Identifizierung gesagt habe, und einige weitere Aspekte der Entwicklung und Funktion dieses Mechanismus beleuchten sowie auf die Wesensmerkmale tief regredierter Selbst-Objekt-Affekt-Einheiten eingehen.

Ausgehend von einem theoretischen Bezugssystem, das auf Überlegungen Edith Jacobsons (1964, 1971b) und meiner eigenen Ausarbeitung dieser Ideen (1976) beruht, schlage ich die folgende Terminologie vor.

Mit dem Oberbegriff *Internalisierung* bezeichne ich die Errichtung intrapsychischer Strukturen, die sowohl aus faktischen wie aus phantasierten Interaktionen mit bedeutsamen Objekten hervorgehen, und zwar unter Einwirkung von Triebabkömmlingen, die von spezifischen Affektzuständen repräsentiert werden. Das Grundelement der Internalisierung ist nach meiner Auffassung dyadischer Natur und besteht aus einer Selbst- und einer Objektrepräsentanz, mit denen ein spezifischer Affekt verknüpft ist, der libidinöse und/oder aggressive Triebe vertritt. *Introjektion*, *Identifizierung* und *Identitätsbildung* betrachte ich als aufeinanderfolgende Entwicklungsstufen der Internalisierung.

Introjektion, die primitivste Form, gehört zur symbiotischen Entwicklungsphase (Mahler und Furer 1968; Mahler et al. 1975), in der Selbst- und Objektrepräsentanzen noch nicht voneinander geschieden sind; zur *Identifizierung* kommt es, wenn sich eine Differenzierung zwischen Selbst- und Objektrepräsentanzen herausgebildet hat – das heißt, in der Phase der Loslösung und Individuation. Der Begriff *Identitätsbildung* bezeichnet den allgemeineren intrapsychischen Prozeß der Integration libidinös und aggressiv besetzter Selbstrepräsentanzen zu einem geschlossenen Selbst, der parallel läuft zur Integration libidinös und aggressiv besetzter Objektrepräsentanzen zu umfassenderen Repräsentanzen bedeutsamer Objekte. Aus diesem Prozeß geht die Ich-Identität hervor. Sie stellt die Einheit des Selbst sowohl im Längsschnitt über die Zeit hinweg als auch im Querschnitt her.

Identifizierungen sind normalerweise partiell oder selektiv; hierbei wird das Selbstkonzept unter dem Einfluß des Objekts modifiziert. Zugleich werden dadurch, daß sich das Selbst bestimmte Aspekte des Objekts einverleibt und andere nicht, Selbst und Objekt stärker voneinander abgehoben. Identifizierungen haben demnach fortschritts- oder wachstumsfördernde Funktionen.

Identifizierung als normaler Bestandteil der Entwicklung ist der *psychotischen Identifizierung* gegenüberzustellen, einem pathologischen Vorgang, der jederzeit ablaufen kann, wenn sich ein psychotischer Prozeß entfaltet. Psychotische Identifizierungen zeigen eine defensive Regression auf Aspekte der symbiotischen Entwicklungsphase an. Sie sind gekennzeichnet durch die Internalisierung einer Objektbeziehung, die zu Abwehrzwecken wiederverschmolzen wird. Hierbei werden, mit dem Ziel einer realen oder phantasierten Befriedigung, nur-gute Selbst- und Objektrepräsentanzen wiederverschmolzen, um die große Angst vor der eigenen Vernichtung abzuwehren; diese Angst entspringt der parallel ablaufenden Wiederverschmelzung von nur-schlechten Selbst- und Objektrepräsentanzen, die verinnerlichte, von Aggression dominierte Objektbeziehungen widerspiegeln.

Es ist wichtig, den psychotischen Prozeß von dem zu unterscheiden, was während der normalen Symbiose abläuft. Normalerweise entstehen während der Symbiose aus befriedigenden Interaktionen mit dem Objekt nur-gute verschmolzene Selbst-Objekt-Repräsentanzen. Normale Introjektionen schlagen sich, getrennt nach libidinös besetzten und aggressiv besetzten Beziehungen zum Objekt, in verschmolzenen oder undifferenzierten Selbst-Objekt-Repräsentanzen nieder. Dagegen kommt es im Zuge der psychotischen Abwehr, anders als bei der normalen Symbiose, zur Zerstörung von Objektbeziehungen oder zur Flucht aus ihnen, und die Grenze zwischen Selbst und Nicht-Selbst verwischt sich, so daß die Realitätsprüfung herabgesetzt wird. Im Laufe der normalen Symbiose konsolidiert sich die Beziehung zwischen Säugling und Pflegeperson; dagegen hat die in der Psychose durch Wiederverschmelzung entstehende Selbst-Objekt-Repräsentanz eine imaginäre Qualität und führt zu einem Rückzug von realen Objektbeziehungen. Die psychotische Identifizierung ist im Kern ein Versuch, das Grauen vor der Vernichtung abzuwehren.

Aus meiner Sicht sind in psychotischen Identifizierungen zwei Mechanismen wirksam: die *psychotische Introjektion*, bei der eine Wieder-Verschmelzung nur-guter Selbst- und Objektrepräsentanzen das Selbst zu zerstören droht, weil im Zuge dieser Abwehroperation die Grenzen zwischen den Selbst- und Objektrepräsentanzen verwischt werden (Jacobson 1964), und die *projektive Identifizierung*, die ein Versuch ist, einer unerträglichen Welt der

Aggression zu entrinnen, in denen Selbst und Objekt nicht mehr auseinanderzuhalten sind. Ich habe bereits angedeutet (in Kapitel 10), daß die projektive Identifizierung wohl das Mittel ist, mit dem der Säugling sich, wenn er sich in Affektzuständen hoher Intensität in Bedrängnis fühlt, vom Objekt abzugrenzen versucht. Demgegenüber ermöglicht ihm die normale Introjektion die kognitive Unterscheidung von Selbst und Objekt. Extrem lustvolle Zustände lassen eine nur-gute, undifferenzierte Selbst-Objekt-Repräsentanz entstehen, innerhalb derer sich dadurch, daß diese Erfahrungen erhöhte Aufmerksamkeit auf sich ziehen, dann nach und nach Selbst- und Objektkomponenten ausdifferenzieren; extrem unangenehme Zustände motivieren den Säugling zu Anstrengungen, ihnen zu entkommen und sie zu beseitigen, indem er die Quelle des Unbehagens „draußen" ortet und im Zuge dieser Operation eine verschmolzene, nur-schlechte Selbst-Objekt-Repräsentanz schafft. Auch hier entwickelt sich dann nach und nach eine Differenzierung zwischen Selbst und Objekt.

Wenn der Säugling sich während der normalen Symbiose bemüht, eine nur-schlechte Beziehung auszuschalten, bedeutet dies einen Differenzierungsversuch, doch entsteht dadurch auch eine potentiell gefährliche äußere Realität, die, weil sie gefährlich ist, unter Kontrolle gebracht werden muß, um eine „Verfolgung" abzuwenden. Es entsteht ein Potential für eine verzerrte Wahrnehmung der äußeren Realität, und primitive projektive Mechanismen haben deshalb einige Ähnlichkeit mit den regressiven projektiven Prozessen bei einer Psychose. Dagegen zielen angepaßtere projektive Mechanismen, wie wir sie bei neurotischen Strukturen finden, nicht darauf, das Objekt der Projektion unter Kontrolle zu bekommen.

Deshalb nenne ich, wie ich bereits in Kapitel 10 bemerkt habe, die früheste oder primitivste Form der Projektion *projektive Identifizierung* und verwende den Ausdruck *Projektion* nur für angepaßtere, spätere Formen dieser Abwehrform. Ich spreche von *projektiver Identifizierung*, weil diese Bezeichnung gebräuchlicher ist, obwohl der betreffende Sachverhalt mit dem Ausdruck *psychotische Projektion* wohl genauer beschrieben ist. Der normale projektive Mechanismus des Säuglingsalters ist praktisch deckungsgleich mit den Mechanismen, die wir sowohl bei psychotischer als auch bei Borderline-Pathologie beobachten, so daß es gerechtfertigt ist, für normale wie pathologische frühe Projektion nur den einen Begriff projektive Identifizierung zu verwenden; außerdem wird der Begriff *Projektion* meistens mit Merkmalen in Verbindung gebracht, die späteren, angepaßteren Formen des Mechanismus entsprechen, wie sie bei neurotischen Störungen auftreten. Zwischen normaler

Introjektion und psychotischer Introjektion dagegen besteht klinisch gesehen ein deutlicher Unterschied, denn die psychotische Introjektion finden wir nur bei der Psychose. Den normalen Vorgang bezeichne ich daher als Introjektion und sein psychotisches Gegenstück als psychotische Introjektion.

In Kapitel 10 habe ich darauf hingewiesen, daß die projektive Identifizierung meiner Ansicht nach nicht in jedem Fall als psychotischer Mechanismus aufzufassen ist, es sei denn, man würde *psychotisch* als Synonym für *primitiv* verwenden, was ich für einen Fehler halte. Bei Patienten mit psychotischer Struktur stellt die projektive Identifizierung eine letzte verzweifelte Anstrengung dar, Selbst und Objekt auseinanderzuhalten und durch omnipotente Kontrolle über das Objekt eine Grenze zwischen ihm und dem Selbst zu ziehen. Mit Hilfe der projektiven Identifizierung versucht der Patient, einen völligen Verlust des Selbst zu verhüten, der in die Psychose führen würde. Nähme der Patient nicht seine Zuflucht zur projektiven Identifizierung, so geriete er in einen Zustand der Verwirrung, in dem er dann nicht mehr wüßte, ob die Aggression nun von innen oder von außen gekommen ist.

Patienten mit Borderline-Persönlichkeitsorganisation, bei denen die Grenzen zwischen Selbst- und Objektrepräsentanzen und zwischen Selbst und äußeren Objekten gut ausdifferenziert sind, setzen die projektive Identifizierung zu verschiedenen Zwecken ein. Ihr Ziel ist, die primitive Dissoziation oder Abspaltung der nur-guten von den nur-schlechten Ich-Zuständen aufrechtzuerhalten. Bei Patienten mit Borderline-Persönlichkeitsorganisation schränkt die projektive Identifizierung die Fähigkeit ein, das Selbst von äußeren Objekten zu unterscheiden, denn es kommt dabei zu einem „Wesenstausch" mit dem Objekt, so daß etwas Innerpsychisches, das der Patient nicht ertragen kann, nun von außen zu kommen scheint. Dieser Austausch einer inneren gegen eine von außen kommende Erfahrung schränkt in der Regel die Realitätsprüfung in dem Bereich ein, in dem der Austausch stattfindet, aber der Patient vermag dennoch eine Art Grenze zwischen den projizierten Aspekten und seinem Selbst-Erleben aufrechtzuerhalten.

Bei der Psychose herrschen psychotische Identifizierungen mit psychotischer Introjektion und projektiver Identifizierung vor. Diese Vorgänge führen zu wahnhaften Verzerrungen, das heißt zur Nachschöpfung äußerer Objekte und zu pathologischen Anstrengungen, sie zu kontrollieren; die Realitätsprüfung ist dem Patient abhanden gekommen, weil durch das Ineinanderfließen von Selbst und Objekt die Ich-Grenzen schwinden. Psychotische Identifizierungen zeigen, wie bereits erwähnt, eine Regression in eine abnorm verlaufene symbiotische Phase an. Dabei führt die psychotische Introjektion zur Auslöschung des Selbst und die projektive Identifizierung zur Zerstörung der Objektwelt (Jacobson 1964). Die eigentliche Ursache für die Aktivierung psychotischer Identifizierungen ist das Aufwallen außerordentlich starker Aggressionen, das eine Wieder-Verschmelzung von nur-guten Selbst- und Objektrepräsentanzen in Gang setzt und eine projektive Identifizierung auslöst, die das bedrohliche Einsickern von Aggression in sämtliche verinnerlichten Objektbeziehungen aufhalten soll.

Eine bedeutsame Folgeerscheinung all dieser Vorgänge ist, daß sich in der Psychose ein starkes Empfinden des Identitätsverlustes oder der Identitätszersplitterung einstellt. Wenn eine psychotische Übertragung aktiv ist (und in der Übertragung echte Verschmelzungserfahrungen auftreten), bleibt dieses Phänomen gewöhnlich im verborgenen; es verweist auf die Unfähigkeit des Patienten, Selbst- von Objektrepräsentanzen zu unterscheiden. Erst wenn psychotische Übertragungen aufgelöst werden, kommt zum Vorschein, daß der Patient unter dem Verlust des Identitätsgefühls leidet und darum ringt, es wiederzugewinnen. Die folgende Fallschilderung veranschaulicht einige dieser Aspekte von psychotischen Identifizierungsvorgängen und zeigt auch, wie das Ringen um das Empfinden einer individuellen Identität zutage tritt, sobald die psychotische Übertragung in Auflösung begriffen ist.

Die Patientin, von der ich berichten möchte, erfüllte die Kriterien, die Michael Stone (1983) für eine intensive Psychotherapie bei psychotischen Patienten nennt: Sie verfügte über die Fähigkeit, in Beziehung zu anderen zu treten, eine Charakterstruktur, die so gut wie frei von antisozialen Zügen war, eine Aufgeschlossenheit für psychische Realitäten und eine durchschnittliche bis überdurchschnittliche Intelligenz. Zudem erfolgten meine ersten Kontakte zu der Patientin noch vor ihrem psychotischen Zusammenbruch, und dies dürfte eine weitere günstige Voraussetzung für die Behandlung gewesen sein.

Frau N.

Frau N., eine attraktive junge Frau Anfang Zwanzig, wurde von einem Internisten überwiesen, weil er für ihre verschiedenen körperlichen Beschwerden keine organische Ursache finden konnte und weil sie über ein zunehmendes Gefühl der Verwirrung und Ziellosigkeit in ihrem Leben geklagt hatte. In ihrer Lebensgeschichte gab es keine Anhaltspunkte für eine schwerwiegende Psychopathologie – die Eltern waren einfühlsam und verständnisvoll, die Mutter hatte eine eher kontrollierende (und gelegentlich sehr tyrannische)

Art, der Vater war eher passiv. Frau N. war eine gute Schülerin gewesen, aufgeweckt, gesellig, wenn auch ein wenig eigenwillig. Nach ihrem College-Abschluß war sie erfolgreich in einer Position tätig, die beträchtliches Verantwortungsbewußtsein und ein Zusammenarbeiten mit anderen erforderte. Kurz nachdem einer ihrer drei jüngeren Brüder geheiratet hatte, traten die ersten Anzeichen dafür auf, daß etwas nicht in Ordnung war.

Etwa zwei Jahre vor unserem ersten Gespräch gab Frau N., aus Gründen, die sie mir nicht näher erläuterte, ihre Stelle auf und begann eine Psychotherapie bei einem Dr. R. Er „rettete" sie, wie Frau N. betonte, aus einem Beruf, der für sie mittlerweile langweilig und unbefriedigend geworden war, indem er sie ermutigte, sich auf Malerei und kunsthandwerkliche Arbeiten zu verlegen und ihr Körperbewußtsein durch eine besondere Art von Entspannungsübungen zu steigern.

Frau N. erwähnte eine Reihe von Beziehungen zu Männern, doch sie schilderte diesen Bereich ihres Lebens auf eine so verwirrende Weise, daß es mir unmöglich war, ein auch nur halbwegs klares Bild davon zu gewinnen. Auf meine Fragen hin gab sie an, sie habe sich stets als sehr sinnlich empfunden, doch Männer würden keine sexuelle Reaktion bei ihr auslösen. Männer interessierten sie, aber sie fühle sich nicht auf sie festgelegt. Sie habe Dr. R. starke erotische Gefühle entgegengebracht, sei aber nie fähig gewesen, mit ihm über diese Gefühle oder über irgendwelche sexuellen Schwierigkeiten zu sprechen. Ihre Gefühle für Dr. R. seien der Grund gewesen, warum sie die Behandlung bei ihm abgebrochen und sich gegen seinen Rat entschlossen hatte, an einem Kurs über „Körperbewußtheit" in einer weit entfernten Stadt teilzunehmen.

Dieser viermonatige Kurs, der ein paar Monate vor ihrem ersten Termin bei mir geendet hatte, löste in Frau N. ein immer stärker werdendes Gefühl der Verwirrung aus. Es kam ihr vor, als würde die Kursleiterin versuchen, ihren Willen und ihren Geist zu brechen und „mich bis zum Selbstvergessen zu zermürben", damit „ich mich wieder neu zusammensetzen konnte". Mit etwas verworrenen Andeutungen gab Frau N. zu verstehen, daß sich die Kursleiterin, die in einer unvorstellbar schrecklichen Weise in ihren Geist einzudringen versuchte, ganz wie ihre Mutter verhielt, die sie als dominant, kontrollierend und infantilisierend beschrieb. Sie habe nie sagen können, „wer denn nun verrückt war", sie selbst oder ihre Mutter. Vom Vater der Patientin und ihren drei Brüdern konnte ich mir nur ein sehr schemenhaftes Bild machen, während sich die kontrollierende Art ihrer Mutter recht deutlich abzeichnete.

Bei den nachfolgenden Gesprächen hatte ich den Eindruck, daß sie den Kontakt zur Realität verlor. Das Geld, das sie während der vier Jahre ihrer Berufstätigkeit gespart hatte, war mittlerweile aufgebraucht, und sie hatte nun Mühe, den Verlust des Geldes zu unterscheiden von dem Verlust ihrer Fähigkeit, über das nachzudenken, was in ihrem Leben vor sich ging. Sie spürte, daß es ihr schwerfiel, anderen ihre Gefühle mitzuteilen, aber sie konnte nicht erklären, worin diese Verständigungsprobleme bestanden.

Ihr war eine gewisse Ängstlichkeit und zuweilen auch Wut anzumerken, wenn sie vom manipulativen Verhalten anderer sprach, insbesondere wenn es um ihre Mutter ging. Als ich ihr meine Beobachtungen zu ihrer verwirrenden Art zu reden mitteilte, geriet sie noch mehr durcheinander und ließ somit erkennen, daß ihr während unserer Interaktion die Fähigkeit eindeutig abging, übliche soziale Realitätskriterien zu verstehen, und daß ihre Realitätsprüfung stark eingeschränkt war.

Als ich ihr Sexualleben weiter explorierte, gab sie vage zu verstehen, daß sie sowohl auf Frauen als auch auf Männer und gelegentlich auf ihre Mutter sexuell anspreche, doch es wurde klar, daß sie im wesentlichen heterosexuell war. Frau N. gab an, sie habe keine Halluzinationen oder Wahnvorstellungen, verfüge aber über eine erhöhte Sensibilität für ihre Umgebung: Sie wisse im voraus, wann ihr Telefon klingeln würde, und selbst wenn jemand von hinten auf sie zukomme, sei sie sich bereits über sein Geschlecht, sein Alter und seinen Beruf im klaren. Sie habe keine Erklärung für diese Fähigkeit, die ihr ein Rätsel sei und sie erschrecke, aber auch errege. Sie habe das Gefühl, daß die Fähigkeit mit einer Veränderung in ihrem Körper und in ihrem psychischen Funktionsablauf einhergehe. Diese psychische Veränderung, die ihr unverständlich blieb, flößte ihr beträchtliche Angst ein.

Im Verlauf der diagnostischen Interviews wurde Frau N. immer ruheloser und argwöhnischer. Sie betrachtete mich als einen „traditionellen Psychiater", der anders war als der lockere, offene und nicht zum „Establishment" gehörende Dr. R. Sie fürchtete, ich würde sie dazu drängen, sich verbal mitzuteilen, wo sie doch eigentlich das Gefühl hatte, sie müsse sich stärker auf der körperlichen Ebene mitteilen; die psychische Befreiung sei nur durch die Kunst und durch Workshops zu erreichen. Noch bevor ich mit der Behandlung beginnen konnte, beschloß Frau N., daß sie nicht mehr zu weiteren Sitzungen kommen wolle, obwohl ich für mich zur Diagnose einer schizophrenen Erkrankung gelangt war und der Patientin gegenüber betonte, daß die Untersuchungsphase noch nicht abgeschlossen und eine Behandlung notwendig sei.

Ein paar Wochen später baten mich die besorgten Eltern, mit Frau N. zu sprechen, weil ihre Verfassung sich in erschreckender Weise verschlechtert habe. Als ich sie wiedersah, war ihr Angstniveau hoch, und ihre Sprechweise wirkte getrieben. Was sie berichtete, schien mir auf wahnhafte Gedankengänge und halluzinatorische Erlebnisse hinzuweisen. Sie hatte das Gefühl, daß ihre körperliche Energie blockiert war und sich zugleich aus dem Rumpf über den Hals in den Kopf und in die Umgebung ausbreitete, so daß ihre Sensibilität für sämtliche Reize in einem Maße gesteigert war, das sie als sehr verwirrend empfand. Ihre detaillierte Beschreibung des Energieflusses in ihrem Körper trug deutlich wahnhafte Züge, und sie ließ bei mehreren Gelegenheiten erkennen, daß sie akustische Halluzinationen hatte. Sie zeigte keine ausgeprägten Stimmungsschwankungen; ihre sensorischen und kognitiven Störungen überwogen eindeutig gegenüber etwaigen affektiven Symptomen.

Frau N. ging auf meine Empfehlung ein, sich in stationäre Behandlung zu begeben. Sobald die Diagnose einer schizophrenen Erkrankung vom undifferenzierten Typus noch einmal erhärtet worden war, beschlossen wir, die Patientin mit einer Kombination aus neuroleptischer Medikation (Tiotixen, bis zu 40 Milligramm täglich), Milieutherapie und psychoanalytischer Psychotherapie zu behandeln; letztere war meine Aufgabe. Wenn die Patientin soweit sein würde, in die Tagesklinik zu wechseln, sollte ein zum Mitarbeiterstab gehörender Psychiater, Dr. S., ihre Medikation weiterhin überwachen und sich zudem um praktische Entscheidungen kümmern, die ihren Alltag und ihre Beziehung zu ihren Eltern betrafen, sowie um sämtliche anderen Fragen, die im Interesse ihrer psychotherapeutischen Behandlung geklärt werden mußten. Nach etwa sechs Wochen wurde die Patientin in die Tagesklinik entlassen und zog in ein betreutes Wohnheim, wo sie etwa sechs Monate lang blieb, bis sie schließlich in den Status einer ambulanten Patientin wechselte. Sie setzte ihre Psychotherapie bei mir fort und ging einmal in der Woche zu einem Kontrolltermin bei Dr. S.

Weil extrapyramidale Symptome auftraten, wurde das Tiotixen zuerst reduziert und dann durch Thioridazin ersetzt, mit einer Tagesdosis von 300 Milligramm, die im Verlauf von sechs Monaten allmählich auf 150 Milligramm und in den folgenden fünf Monaten auf 50 Milligramm reduziert wurde. Die Neuroleptika zeigten beeindruckende Wirkung. Innerhalb von sechs Wochen gingen Frau N.s Ängstlichkeit und Agitiertheit enorm zurück. In ihrer letzten Woche in der Klinik war die Agitiertheit verschwunden und nur noch eine mäßige Ängstlichkeit zurückgeblieben; obwohl sie noch immer Energieströme und -blockaden spürte, waren diese Gedanken für sie nicht mehr so unausweichlich wie zuvor, und sie litt deutlich weniger unter sensorischer Überreizung und körperlichen Symptomen. Auf die ersten Reduktionen des Thioridazins reagierte Frau N. mit vermehrter Agitiertheit und Ängstlichkeit, während spätere Reduktionen ihre Ängstlichkeit oder Ruhelosigkeit nicht mehr verstärkten. Vielmehr war die Patientin erfreut, daß die Muskelstarre und die geistige „Stumpfheit“, die sie auf die Medikamente zurückführte, verschwunden waren.

Das erste Jahr der psychoanalytischen Psychotherapie

Während des ersten Behandlungsmonats war Frau N. auf einer Akutstation untergebracht. Unsere Sitzungen waren davon bestimmt, daß sie über das Fließen von Energie aus dem Rumpf durch das Rückgrat in den Kopf und nach draußen in den Raum sprach, über „Blockaden“ dieser Energieübertragung und über verschiedene körperliche Symptome, die sie auf diese Blockaden zurückführte. Für mich waren ihre Aussagen ein Zeichen dafür, daß sie spürte, wie die Grenzen zwischen ihrem Selbst und der äußeren Realität verlorengingen. Eine Atmosphäre starker Erotisierung umgab diese Bemerkungen über Energien, die durch ihren ganzen Körper strömten; dies zeigte sich in einem verführerischen Gebaren und in einem exhibitionistischen Zurschaustellen des Körpers, wobei sie zugleich heftige Angst und Agitiertheit an den Tag legte. Jedesmal wenn ich nachfragte, was denn an diesen Erfahrungen so schreckerregend sei, verlagerte sich Frau N.s Aufmerksamkeit umgehend auf das weibliche Pflegepersonal, dem sie vorwarf, sadistisch und kontrollierend zu sein. Sie beklagte sich bitterlich, ich hätte ihr Vertrauen in mich mißbraucht, indem ich sie in dieses von Folterscherginnen geleitete Gefängnis eingewiesen hätte.

Als ich anfangs ihre Ängste, daß ihre Körperenergie sich zerstreuen und außer Kontrolle geraten könnte, zu ergründen versuchte, steigerte das ihre Unruhe. Sie deutete an, daß ich sie, indem ich sie dazu zu bewegen versuchte, den Energiefluß und den Energieverlust hinzunehmen, offenbar verführen wolle; wenn sie sich aber mit mir einlasse, wäre sie dadurch dem Pflegepersonal ausgeliefert und würde für die verbotene sexuelle Beziehung zu mir bestraft werden. Sie bestritt, daß sie sexuelle Gefühle für mich hege, und gab deutlich zu verstehen, daß sie in jeder meiner Fragen zu ihren sexuellen Gefühlen einen Angriff mit dem Ziel sehe, sie zu verführen. Ich schloß daraus, daß ich in ihren Augen ein sich sexuell verführerisch gebender Vater war, der den Wunsch, seine Tochter zu vergewaltigen, zu kaschieren versuchte, indem er sie gegenüber einer aufgebrachten und strafenden Mutter (die durch die Krankenschwestern vertreten wurde) sexueller Annäherungsversuche beschuldigte. Als ich allerdings diese Idee Mr. N. mitzuteilen versuchte, nahmen ihre Unruhe, Verleugnung und Panik zu: Sie dachte, ich wolle sie in den Wahnsinn treiben und den Krankenschwestern ausliefern, indem ich über Sex spräche. Diese Episode zeigt, wie ich meine, daß man eine zeitweilige Desorganisation bewirkt, wenn man eine projektive Identifizierung durch Deutungen aufzulösen versucht.

Die Angst, Unruhe und Wut der Patientin steigerten sich auch jedesmal, wenn ich ihr zu verstehen gab, daß sich die beunruhigenden Energieverschiebungen in ihrem Körper vielleicht nur in ihrer Phantasie abspielten. Mit anderen Worten, die Patientin konnte es nicht ertragen, wenn ich auf irgendwelche Unterschiede zwischen ihrer Sichtweise und meiner hinwies, denn damit hinderte ich sie daran, sich auf das noch verbliebene Vertrauen zu mir zu stützen und eine Wieder-Verschmelzung der „guten" Bilder von sich selbst und von mir zu vollziehen. Ich beschloß deshalb, mich zurückzuhalten und nur noch zuzuhören, als ein neutraler und wohlwollender Beobachter. Frau N. lächelte mir nun hin und wieder freundlich zu und brachte ihre Dankbarkeit dafür zum Ausdruck, daß ich für sie da war. Nach solchen kurzen Episoden aber verfiel sie rasch wieder in ihr getriebenes Sprechen und in Schilderungen der Energieströme. Es traten auch akustische Halluzinationen, Makropsie und Mikropsie bei ihr auf.

Die Intensität sowohl ihres provozierenden erotischen Verhaltens als auch ihrer Wut und ihres Argwohns ließ nach, und ihre verbalen Äußerungen wurden kohärenter.

Nachdem Frau N. in die Tagesklinik übergewechselt und in das betreute Wohnheim gezogen war, konnten die Sitzungen in meinem Sprechzimmer stattfinden, wobei sie einen Großteil der Zeit mit heftigem Klagen darüber zubrachte, daß die Krankenschwestern und ihr Klinikarzt, Dr. S., sie schlecht behandelt hätten. Aus diesen Klagen kristallisierte sich nach und nach ein Bild von der Klinik als einer sadistischen Institution zum Zwecke der Machtausübung und Unterdrückung heraus. Sie sagte, sie sei tief enttäuscht von mir, weil ich sie jenem gedankenlosen Team von Krankenschwestern und Ärzten ausgeliefert hätte.

Ich hatte den Eindruck, daß sie nun ihre Ängste und ihre Wut gegenüber einem kombinierten sadistischen Vater-Mutter-Bild auf realitätsnähere Weise zum Ausdruck brachte und direkteren Bezug auf reale Aspekte nahm, die sie an ihren Eltern wahrgenommen hatte. Zugleich versuchte sie, ihre Beziehung zu mir zu schützen, indem sie mich als das mehr oder weniger unschuldige, irregeleitete Opfer der elterlichen Ideologie hinstellte, die sie in meinem Werdegang und meiner Ausbildung als Mediziner wiederzuerkennen glaubte. Als ich einen Anlauf unternahm, ihr diese Gedanken nahezubringen, und ihr sagte, daß sie versuche, eine gute Beziehung zu mir zu wahren, indem sie mich von dem restlichen Klinikpersonal trenne, und der erschreckenden Erkenntnis ausweiche, daß ich Züge ihres Vaters wie ihrer Mutter trüge, wurde Frau N. ängstlicher, doch ihre Verwirrung schien nicht weiter zu wachsen. Zum ersten Mal konnte sie ein deutendes Vorgehen aushalten, ohne sogleich in verworrenes Denken zu regredieren. Es gab sogar Momente, in denen sie lächelte, so als wolle sie sich erkenntlich dafür zeigen, daß ich so ehrlich gewesen war, mich nicht vom übrigen Klinikpersonal zu distanzieren.

Frau N. begann nun über ihren vorherigen Therapeuten Dr. R. zu sprechen. Sie erzählte, wie er sie dazu angeregt habe, die Welt der Kunst zu entdecken und sich mittels ihres Körpers auszudrücken, wie freimütig und offen er mit sexuellen Fragen umgegangen sei und wie er sie ermutigt habe, sich auf Affären mit Männern einzulassen und sich nicht so sehr von überkommenen Moralvorstellungen einengen zu lassen. Als ich das, was sie sagte, in Zusammenhang zu ihrer Angst zu setzen versuchte, ich wolle sie verführen und dem Pflegepersonal ausliefern, und als ich sie darauf hinwies, daß sie zuvor gesagt habe, über sexuelle Probleme habe sie mit Dr. R. nie gesprochen, wurde Frau N. unruhig, war durcheinander und warf mir zornig vor, ich wolle Dr. R. in den Dreck ziehen. Kurzum, es war ersichtlich, daß sie diesen Aspekt ihrer Beziehung zu Dr. R. verleugnen und die Spaltung zwischen ihrer paranoiden Reaktion gegenüber mir und der Idealisierung von Dr. R. aufrechterhalten mußte, um einem psychotischen Gefühl von Verwirrung zu entgehen. Sie hatte Angst, die Kontrolle über ihre gefährlichen sexuellen Impulse zu verlieren, die sich auf die von mir und von Dr. R. verkörperten Vaterbilder richteten.

Es begann eine sich über zwei Monate hinziehende Serie von merkwürdig verwirrenden und verworrenen Sitzungen. Die Patientin sprach unablässig nur davon, wie sie in ihrem Alltag zurechtkam, und leugnete alles, was mit der inneren Welt ihrer Phantasie zu tun hatte. Sie warf mir vor, ich wolle sie „rehabilitieren", „umerziehen" und „resozialisieren". Zugleich schien es mir, als mache sie durchaus klugen Gebrauch von den Hilfsangeboten der Tagesklinik und ihres Klinikpsychiaters, die sie dabei zu unterstützen versuchten, sich im Leben ihres Wohnorts zurechtzufinden.

Ich versuchte klarzustellen, daß ich diese momentanen Angebote zwar befürwortete, deswegen aber keineswegs einen langfristigen großen Plan im Kopf hätte, was mit der Patientin geschehen werde und was sie mit ihrem Leben anfangen solle. Frau N. jedoch warf mir wütend vor, ich sei nicht ehrlich. Warum, so fragte sie argwöhnisch, könne ich nicht offen zugeben, daß eben das meine Idealvorstellungen seien?

Ich gelangte am Ende zu dem Schluß, daß das eigentliche Problem nur indirekt mit diesem manifesten Thema zu tun hatte: Die Sorge der Patientin war, daß sie *jedem* Plan schutzlos ausgeliefert wäre, mit dem Dr. S., das Personal der Tagesklinik oder ich ihr Leben zu regeln versuchen würden, denn sie glaubte, daß wir ihr Denken völlig unter Kontrolle hätten. Es wurde offenbar, daß Frau N. ihr eigenes nicht von meinem Denken zu trennen vermochte. Sie glaubte, ich würde ihren Geist, während ich in der Sitzung mit ihr zu diskutieren schien, mit meiner Wut infizieren, und wir seien beide so in die Auseinandersetzung vertieft, daß sie nicht mehr länger in der Lage sei, zwischen sich und mir zu differenzieren. Die Patientin konnte nun ihre Vorstellung in Worte fassen, sie würde, falls sich irgendwelche auf mich gerichteten sexuellen Gefühle in ihr regten, dadurch auf der Stelle ähnliche Gefühle bei mir in Gang setzen und eine destruktive Orgie heraufbeschwören.

Frau N.s Angst, sich und mich nicht mehr auseinanderhalten zu können, wurde mir zum ersten Mal deutlich, als ich mich in eine kleinere Diskussion über ihre Alltagsphilosophie hineinziehen ließ und in eine derartige Verwirrung geriet, wer denn nun was sagte, daß ich nach der Sitzung nicht einmal mir selbst klarzumachen vermochte, worüber wir eigentlich geredet hatten. Man könnte sagten, daß ich auf ihre psychotische Identifizierung mit mir und auf die damit verbundene Grenzverwischung zwischen sich und mir reagierte, indem ich in meiner Gegenübertragung eine konkordante Identifizierung mit ihr entwickelte, durch die mir die Unterscheidung zwischen ihr und mir vorübergehend abhanden kam. Jede Bemühung, meine Einfühlung in die subjektiven Erfahrungen wachzuhalten, die sie mir mitteilte, löste sogleich Verwirrung in mir aus und lähmte mich in meinem Denken.

Ich fand nun heraus, daß Frau N. sich genötigt fühlte, sämtliche „Anweisungen für eine gesunde Lebensweise", die sie (de facto) von Dr. S. und (in ihrer Phantasie) von mir erhielt, buchstabengetreu zu befolgen. Die Anweisungen verwirrten sie und gaben ihr das Gefühl, sie hätte keine eigene Identität. Sie kam sich wie ein Roboter vor, eine durch den Willen von Dr. S. und mir gesteuerte Verhaltensmaschine; sie projizierte also ihre Entscheidungsprozesse auf uns und erlebte zugleich uns und sich als eine einzige psychische Einheit. Ich glaube, diese Geschehnisse veranschaulichen den Ablauf der psychotischen Projektion, die zusammen mit dem Mechanismus der projektiven Identifizierung kennzeichnend ist für psychotische Identifizierungen.

Sobald mir klar wurde, daß die zentrale Angst der Patientin während der Sitzungen war, meine Gedanken und Wünsche könnten in ihren Geist eindringen, war ich imstande, diese Befürchtung in Worte zu fassen. Frau N. bestätigte sofort, daß genau das ihre Angst sei. Sie machte auch deutlich, daß es beruhigend auf sie wirkte, wenn ich auf Unterschiede hinwies zwischen dem, wie sie mich in den Sitzungen wahrnahm, und dem, wie ich mich selbst wahrnahm. Es konnte nicht darum gehen, einander von etwas zu überzeugen, sondern wesentlich war, anzuerkennen, daß wir die Realität unterschiedlich wahrnahmen. Als wir uns weiter mit diesen Themen beschäftigten, traten Situationen auf, in denen Frau N. etwas, das ich zuvor gesagt hatte, so wiederholte, als hätte sie selbst es gesagt, oder umgekehrt mir Bemerkungen zuschrieb, die in Wirklichkeit sie gemacht hatte. Es war in diesen Sitzungen eklatant, daß sie infolge von alles durchdringenden introjektiven und projektiven Vorgängen sich und mich nicht auseinanderhalten konnte; ihr hauptsächliches Bestreben schien nun zu sein, die eigenen Gedanken aus der Verstrickung mit den Gedanken von Dr. S. und mir herauszulösen.

Zugleich war die Atmosphäre der Sitzungen nun deutlich weniger erotisch aufgeladen, und die Patientin unterdrückte mit einemmal sämtliche sexuellen Verhaltensweisen und Phantasien. Sie kleidete sich auf unangemessene, kindliche Art und wirkte asexuell, was in völligem Gegensatz zu ihrem vorherigen Auftreten stand. Außerdem hatte es den Anschein, daß sie eine gleichgültige Haltung gegenüber sich selbst entwickelte, so als laufe ihre „Anpassung" an die Umgebung rein mechanisch und nur an der Oberfläche ab. Nur manchmal fixierte sie mich plötzlich mit einem eindringlichen Blick, der mir etwas sexuell Verführerisches zu haben schien, doch war dieser Blick so abgetrennt von unseren übrigen Interaktionen, daß er schon wieder verschwunden war, ehe ich einen klaren Gedanken dazu hatte fassen können.

Nach etwa sechs Monaten verließ Frau N. die Tagesklinik und das Wohnheim, zog in eine eigene Wohnung und begann ein einigermaßen normales Leben außerhalb der Klinik zu führen. Sie suchte sich selbst eine Arbeitsstelle, die ihren Fähigkeiten entsprach, doch in den Sitzungen bei mir vollzog sich eine auffällige Veränderung, die ich am besten als einen Prozeß der Entleerung beschreiben kann. Sie sprach mit monotoner Stimme und ohne Überzeugung und Gedankentiefe über die oberflächlichen Beziehungen, die sie bei der Arbeit und in der Freizeit knüpfte. Offenbar war ihr der Zugang zu sämtlichen starken aggressiven und sexuellen Empfindungen und Abhängigkeitswünschen versperrt. Sie sah nicht nur schläfrig aus, sondern schien während der Sitzungen manchmal tatsächlich dem Einschlafen nahe. Doch laut den Informationen, die ich von Dr. S. erhielt, und dem zufolge, was Frau N. selbst berichtete, wirkte sie im alltäglichen Umgang mit anderen vollkommen wach.

Ich merkte, daß auch ich in den Stunden schläfrig war, und zwar in einem

Ausmaß, wie ich es nie zuvor erlebt hatte. Ich denke, daß es sich dabei um einen reaktiven Rückzug handelte. Weil diese Sitzungen von kurzen Momenten unterbrochen waren, in denen Frau N. mich mit eindringlichem, erotisiertem Blick anschaute, äußerte ich folgenden Kommentar: Sie ziehe sich von jeglichem Kontakt mit mir zurück, um keine sexuellen Regungen aufkommen zu lassen, die die Gefahr einer sexuellen Reaktion meinerseits mit sich bringen und ihre Ängste davor aufwallen lassen könnten, dem sexuellen Angriff einer Vaterfigur ausgesetzt zu sein. Ich nahm an, daß meine eigene Schläfrigkeit teilweise eine Abwehr gegen starke ödipale Gefühle in der Gegenübertragung darstellte und, im Sinne einer konkordanten Identifizierung, den defensiven Rückzug der Patientin von sexuellen Impulsen widerspiegelte, die eine stereotype ödipale Form angenommen hatten.

Sogleich begann sie davon zu sprechen, daß sie in der Psychotherapie bei Dr. R. Angst gehabt habe, ihm gegenüber sexuelle Regungen zu verspüren und zu äußern, weil er ihre Regungen womöglich erwidert hätte und es ihr dann vorgekommen wäre, als schlafe sie mit ihrem Vater. Diese erstaunlich direkte Reaktion auf meine Deutungen versank allerdings auf der Stelle sozusagen in einem Meer schläfriger Bedeutungslosigkeit, und in den Sitzungen der folgenden Tage und Wochen erinnerte nichts mehr an diesen Moment. Ich konzentrierte mich deshalb auf die Leere selbst. Als Frau N. mich einmal fragte, ob ich am Einschlafen sei, sagte ich ihr, ich hätte tatsächlich Mühe wachzubleiben und würde mich fragen, ob das etwas damit zu tun haben könnte, daß sie selbst während der Stunden mit dem Schlaf kämpfe. Sie gab bereitwillig zu, daß sie Mühe habe wachzubleiben; es sei einfacher einzuschlafen als sich dem Gefühl völliger Leere in unserer Begegnung auszusetzen. Ich sagte, auch mir kämen die Sitzungen leer vor; vielleicht rühre das daher, daß sie mir zu sagen versuche, daß sie sich völlig verloren und verlassen vorkomme in einer verwirrenden Landschaft aus endlosen und nebelhaften Räumen. Tatsächlich sah ich vor mir, während ich sprach, ein sehr konkretes Bild von einer endlosen Eisfläche, über der ein alles durchdringender Nebel lag. Für Frau N. war dies eine treffende Beschreibung ihres Erlebens, und während wir miteinander sprachen, wurden wir mit einemmal beide hellwach.

Dies war der Anfangspunkt einer Phase, in der wir uns mit Frau N.s Empfinden beschäftigten, daß sie eine emotionale Reaktion nach der anderen durchlebte, ohne dabei irgendeine Kontinuität erkennen und sich selbst als ein Individuum spüren zu können, das diese Erfahrungen machte. Ihr Empfinden, daß sie keine eigenen Wünsche und keine Eigeninitiative hatte, weist meines

Erachtens darauf hin, daß ihr das Bewußtsein eines Selbst, einer Ich-Identität abhanden gekommen war. Sie konnte zwar in jedem beliebigen Moment sich selbst ins Auge fassen und beschreiben, was gerade in ihr vorging, aber sie hatte das Gefühl, daß es in ihr kein Zentrum gab, das alle diese Einzelheiten zusammenfügte. Ich gab zu erkennen, daß ich verstand, was sie sagte, und fügte hinzu, es sei, als gebe es in ihr drinnen niemanden, der sich um sie kümmere und sich um sie sorge, so daß sie gewissermaßen in einem Zustand künstlicher Gelassenheit lebe, der darüber hinwegtäusche, daß der ursprüngliche Hüter ihrer Innenwelt das Weite gesucht habe. Sie sei nicht einmal in der Lage, deswegen beunruhigt zu sein. Frau N. sagte, sie fühle sich von mir verstanden. Von da an konnten wir uns beide dieser Erfahrung stellen, ohne in die Schläfrigkeit ausweichen zu müssen.

Ich denke, diese Behandlungsphase ist ein Beispiel für einen Zustand, den wir als einen Identitätsverlust in der Psychose auffassen können; er wird gewöhnlich durch die primitiven Teilobjektbeziehungen verdeckt, die in der Übertragung im Vordergrund stehen. Der leere Raum der Identitätsdiffusion wird sozusagen mit psychotischen Verschmelzungserlebnissen bevölkert. Mit anderen Worten, psychotische Identifizierungen überdecken das schmerzliche Fehlen eines integrierten Selbsterlebens. Frau N. konnte nun sehr genau in Worte fassen, daß sie sich nicht mehr um sich selbst sorgte, daß sie nicht wußte, was sie wollte, daß sie keine Wünsche und keinen eigenen Antrieb hatte und daß sie nicht einmal beunruhigt darüber sein konnte, daß ihr diese Funktionen, die in der Vergangenheit, wie sie sich erinnerte, einmal dagewesen waren, jetzt abgingen. Ich sagte, daß sie jedesmal, wenn ich erkennbar schläfrig geworden sei, gewissermaßen von sich selbst und mir allein gelassen worden sei. Sie erwiderte, die Ähnlichkeit ihres und meines Erlebens beunruhige sie nicht mehr. Ihre Antwort deutete für mich darauf hin, daß sie nicht mehr so viel Angst davor hatte, uns nicht unterscheiden zu können. Ich sprach dies aus und sagte, dies bedeute auch, daß sie allmählich fähig werde, die Verwirrung in ihrem Innern zuzulassen. Gleichwohl, so fügte ich hinzu, fühle sie sich zwar einerseits sicher, weil sie genügend Unterschiede zwischen sich und mir ausmachen könne, andererseits aber auch sehr allein.

Zur nächsten Sitzung brachte die Patientin einen Zeitungsartikel über das „Handauflegen“ mit und sagte etwas über die Einflüsse von Strahlungen, die vom Körper ausgehen. Ich deutete an, daß sie damit wohl ausprobiere, ob ich ihre früheren Erlebnisse mit Energien, die aus ihrem Körper strömten, akzeptieren könne; dies wäre für sie dann ein Hinweis darauf, daß ich mit ihren „verrückten“ Erlebnissen keine Schwierigkeiten hätte. Frau N. meinte lachend, es würde ihr gefallen, wenn auch ich in Verwirrung darüber geriete, was wissenschaftliche Realität und was „verrückt" sei.

Es folgte nun ein Behandlungsabschnitt, in dem sich eine bestimmte Ereignissequenz ständig wiederholte, so daß ich den Ablauf nach einiger Zeit im voraus abzusehen vermochte. Auf Sitzungen, in denen Frau N. das Gefühl hatte, daß ich mich in ihre Isolation und Ziellosigkeit hineindenken konnte, folgten Sitzungen, in denen sie auf ihre Ängste, über Sexualität zu sprechen, kurz einzugehen wagte; diese Ängste wuchsen sich rasch zu Phantasien aus, mich zu verführen, wobei sie überzeugt davon war, daß ich auf ihre verführerischen Avancen mit einer sexuellen Attacke antworten würde. Im Anschluß an diese Empfindungen wurde Frau N. von heftiger Angst befallen und war sich im unklaren, inwieweit dies ihre oder meine Phantasien waren. Auf eine solche Sitzung folgten stets „leere" Stunden, in denen Frau N. erneut unnahbar, distanziert und emotional unzugänglich wirkte und ich den Eindruck hatte, daß keinerlei bedeutsames Material zutage trat. Der Zyklus wiederholte sich drei Monate lang, wobei sich die Patientin des zyklischen Ablaufs zunehmend bewußt wurde.

Sie kam auf ein früheres Thema zurück und warf mir vor, ich sei zu spießig und konventionell, ich würde ihre Wünsche und Phantasien von einem freien und promiskuitiven Sexualleben mißbilligen, und so weiter. Die früheste Form ihrer Beziehung zu mir schien sich nun auf einem realitätsnäheren, weniger desorganisierten Niveau zu wiederholen. Jetzt aber konnte ich ihre Fluchtwünsche und das Bild, das sie von mir zeichnete, als eine Abwehr gegen ihre schreckerregenden Phantasien deuten, sich mit mir als ihrem Vater sexuell einzulassen. Wenn ich in den Sitzungen jetzt solche Deutungen gab, riefen sie keine massiven Auflösungserscheinungen mehr hervor.

Den Zweck von Frau N.s Vorwürfen sah ich darin, daß sie zwischen uns eine Grenze, gewissermaßen eine „psychische Haut" aufzubauen versuchte. Die Vorwürfe waren auch als ein Überbleibsel aus der Phase, in der sie sich und mich nicht hatte auseinanderhalten können, und als ein Durcharbeiten ihrer psychotischen Identifizierungen zu sehen.

Diskussion

Im Laufe der psychoanalytischen Behandlung, wenn der Analytiker dem Patienten nicht nur seine Beobachtungen zu dessen Verhalten, sondern auch zu dessen Selbstwahrnehmung mitteilt, weiten sich die Grenzen dieser Selbstwahrnehmung aus, indem ihr die vom Analytiker mitgeteilten Erkenntnisse einverleibt werden. Auch die Selbstrepräsentanzen des Patienten werden komplexer, da in das Selbstkonzept die selbstreflexiven Aspekte Eingang finden, auf die der Analytiker seine Aufmerksamkeit gerichtet hat und die sich der Patient durch Identifizierung mit ihm einverleibt hat.

Ich gehe davon aus, daß das Selbst stets zwei Schichten umfaßt oder vielmehr, bildlich gesprochen, eine zentrale Sphäre von Selbstrepräsentanzen und eine sie umgebende Sphäre der Selbstreflexion; letztere entstammt der Identifizierung mit der beobachtenden und besorgten Mutter in der ursprünglichen dyadischen Beziehung, in der Selbst- und Objektrepräsentanzen sich voneinander trennen. Man könnte diese Doppelnatur des Selbst auch als Zusammenschluß zweier Selbstrepräsentanz-Funktionen beschreiben, von denen die eine auf die Ausdifferenzierung des Selbst zielt und die andere darauf, die beobachtenden Funktionen der in das Selbst internalisierten Elternbilder zu bewahren.

Da in der Psychose Selbst- und Objektbeziehungen nicht ausreichend voneinander unterschieden sind, ist nicht nur die Realitätsprüfung mangelhaft, sondern es fehlt auch die Fähigkeit zur Selbstwahrnehmung, die normalerweise aus der frühen Identifizierung mit dem vom Selbst abgegrenzten Objekt hervorgeht. Bei meiner Patientin trat dieser Sachverhalt in eindrücklicher Weise zutage: Obwohl ihre primitiven, affektgeladenen verinnerlichten Objektbeziehungen in der Übertragung an Intensität verloren, wurde der Mangel an Differenzierung zwischen Selbst- und Objektrepräsentanzen dadurch sehr deutlich, daß sie ihre eigenen Gedanken nicht von den meinen zu trennen vermochte. Zugleich hatte sie das Gefühl, völlig allein und verlassen zu sein, konnte kein wirkliches Interesse an sich selbst aufbringen und verfügte über keine Mitte, von der aus sie sich selbst als Individuum hätte wahrnehmen können.

Bei psychotischen Übertragungen ist die Aktivierung primitiver Objektbeziehungen von solcher Intensität, daß sich die analytische Exploration ausschließlich auf sie richten muß, während das Fehlen eines integrierten Selbstkonzepts kaum in den Blick kommt. Wenn jedoch die Aktivierung intensiver primitiver Affektzustände zeitweise etwas abklingt, wie das bei Frau N. der Fall war, als wir in der Frühphase der Behandlung eine hohe Medikamentendosis einsetzten, können die latenten Strukturmerkmale in eindrücklicher Weise zum Vorschein kommen: das Unvermögen, Selbst und Objekt voneinander zu unterscheiden, und der schmerzliche Verlust eines Identitätsgefühls, der sich im Fehlen einer „umgebenden Sphäre“ der Selbstreflexion zeigt.

Ich möchte anfügen, daß die Patientin, die gegen ihre quälende Verwirrung und gegen das Gefühl ankämpfte, daß sadistische Elternautoritäten über sie verfügten, und deren Verführungsphantasien sich auf das Bild des Vaters richteten, zwei Alternativen hatte: Sie konnte sich entweder durch eine völlige Fragmentierung ihrer sämtlichen intrapsychischen Erfahrungen noch weiter in die Verwirrung hineinmanövrieren, oder sie konnte sich aus der emotionalen Situation in vollkommene Isolation zurückziehen, so daß sie dazu verdammt wäre, sich mit dem Verlust jenes integrierten Bildes von sich selbst abzufinden, das man die „Selbst-Haltefunktion“ der Ich-Identität nennen könnte; die normale Identifizierung mit einer väterlichen oder mütterlichen Haltung gegenüber dem eigenen Selbst, auf der diese Funktion beruht, ist Teil der doppelschichtigen Struktur des Selbst, die ich beschrieben habe.

Auch einem Patienten mit Borderline-Persönlichkeitsorganisation fehlt ein integriertes Selbstkonzept, was zum Syndrom der Identitätsdiffusion führt. Doch bei ihm kommt diesem Syndrom eine Abwehrfunktion zu: Es soll verhindern, daß libidinös besetzte Objektbeziehungen durch aggressiv besetzte zerstört werden. Auch die selbstreflexive Funktion der Ich-Identität geht Borderline-Patienten ab, doch nicht etwa weil sie unfähig zur Selbstreflexion wären, sondern weil sie zu Abwehrzwecken eine Spaltung zwischen sich widersprechenden Aspekten der Selbstreflexion sowie zwischen im Widerspruch stehenden Selbstrepräsentanzen im engeren Sinne vornehmen. In jedem der voneinander dissoziierten Ich-Zustände eines Borderline-Patienten ist eine gewisse Fähigkeit zur Selbstreflexion vorhanden. Wenn man ihm seine Spaltungsmechanismen deutet, kann er, in einem ersten Schritt zur Integration des Selbstkonzepts, eine Integration der Selbstreflexion herbeiführen.

Eine Folge des Deutens kann darin bestehen, daß der Borderline-Patient sich der widerspruchsvollen Aspekte seines Erlebens, Verhaltens oder Denkens bewußt wird und sich der unangenehmen Auseinandersetzung mit seinen Ambivalenzkonflikten nicht länger entzieht. Dagegen verfügt der psychotische Patient nicht über die Fähigkeit zur Selbstreflexion. Hinter der Konfusion von Selbst- und Objektrepräsentanzen verbirgt sich das Fehlen einer selbstreflexiven Funktion. Wenn sich der Patient der Vorstellung öffnet, daß er und der Therapeut voneinander abgegrenzte Wesen sind, kann das dazu führen, daß er sich allein fühlt und ihm nichts mehr an sich selbst gelegen ist. Diese Einsamkeit ist eine andere als die depressive Einsamkeit, die auf die Erfahrung des Verlassenwerdens zurückgeht oder auf einen schuldhaft verarbeiteten Verlust der Beziehung zu guten inneren oder äußeren Objekten. Die depressive Einsamkeit tritt nur dann auf, wenn Teil- zu Ganzobjektbeziehungen integriert werden; bei der psychoanalytischen Therapie psychotischer Patienten geschieht dies in einer späten Phase, in der nur-gute und nur-schlechte verinnerlichte Objektbeziehungen integriert werden.

Bei tief regredierten psychotischen Patienten, insbesondere bei schizophrenen Patienten, die zu einer normalen verbalen Verständigung nicht mehr imstande sind, eine beschützende Behandlung in einem Kliniksetting brauchen und so gut wie keinen Bezug zur Realität haben, besteht die erste psychotherapeutische Aufgabe darin, einen bedeutsamen Kontakt zu ihnen aufzubauen. Der Therapeut arbeitet, ganz gleich, auf welchem Regressionsniveau der Patient sich befindet, auf eine, um mit Searles (1961) zu sprechen, Umwandlung von „kontaktlosen" Zuständen [„out-of-contact" states] in primitive Übertragungen hin, in denen primitive Abwehroperationen vorherrschen, inbesondere projektive Identifizierung, psychotische Introjektion, omnipotente Kontrolle, Extremformen von Spaltung oder Fragmentierung sowie Verleugnung. Ein Kennzeichen dieser primitiven Übertragungen auf einer symbiotischen Stufe ist, daß sich die psychotischen Identifizierungen des Patienten voll entfalten.

Die allmählich wachsende Fähigkeit des Patienten, nur-aggressive, nur-sexualisierte oder nur-ekstatische emotionale Zustände von großer Intensität zu erleben, kann ein Hinweis darauf sein, daß sich die Fähigkeit zu symbiotischen Übertragungen entfaltet; in ihnen können zwar Selbst- und Objektrepräsentanzen nicht voneinander differenziert werden, doch sie unterscheiden sich untereinander in dem jeweils dominanten Affekt. Durch Spaltung kommt es nun zur Aufteilung in einander entgegengesetzte Affektzustände und die dazugehörigen undifferenzierten Objektbeziehungen. In diesem Stadium ist die Fähigkeit zur Selbstreflexion noch immer nicht vorhanden, der Zugang zur „umgebenden Sphäre" der Struktur des Selbst bleibt völlig verschlossen, und die „zentrale Sphäre" fragmentierter Selbstrepräsentanzen ist noch nicht abgegrenzt von den dazugehörigen Objektrepräsentanzen. Kurzum, der Begriff der Identität wäre noch immer ungeeignet, um die Probleme dieses Stadiums zu fassen.

In der zweiten Behandlungsphase beziehungsweise wenn der psychotische Patient gleich zu Anfang der Behandlung intensive primitive Übertragungen ausbildet, die bestimmt sind von dissoziierten aggressiven und in primitiver Weise idealisierten Objektbeziehungen, besteht die Hauptaufgabe darin, daß man allmählich die Fähigkeit des Patienten steigert, Verschmelzung und Verwirrung auszuhalten, um dann darauf hinzuarbeiten, daß er sein Selbsterleben gegen das des Analytikers abgrenzt. Mit anderen Worten, der Patient, der Mühe hat zu unterscheiden, was von ihm und was vom Therapeuten kommt, muß sich nach und nach darüber klarwerden, daß er und der Therapeut die Dinge unterschiedlich erleben und demnach in möglicherweise unvereinbaren Realitäten leben. Der Patient muß lernen, sich mit dieser Unvereinbarkeit auseinanderzusetzen, ohne dabei dem Drang zu erliegen, sie wieder aufheben. Das Aushalten der Unvereinbarkeit führt dazu, daß er seine Getrenntheit vom Therapeuten akzeptiert, und fördert die Entfaltung der Selbstreflexion.

Später schützt ein defensiver Rückzug den Patienten vor gefährlichen Verschmelzungserfahrungen, zugleich aber auch vor dem vollen Bewußtsein dessen, daß ihm ein integriertes Empfinden fehlt, ein eigenständiges Individuum zu sein. Die Deutungsarbeit kann nun mehrere Ziele zugleich in Angriff nehmen: das Zulassen von Verschmelzungserfahrungen beim Patienten zu fördern, Einblick in das Wesen dieser Verschmelzungserfahrungen zu gewinnen und, wenn in manchen Momenten eine Konsolidierung einsetzt, zu analysieren, wie der Patient dem beängstigenden Gefühl auszuweichen versucht, daß er in sich zerfallen und allein ist. Auf dieser Stufe bewegte sich im wesentlichen die Behandlung von Frau N.

Wenn in fortgeschrittenen Behandlungsstadien die Fähigkeit des psychotischen Patienten zur Realitätsprüfung wiederhergestellt ist, konsolidiert er in sich selbstreflexive Kernbereiche, indem er die Anteilnahme und beobachtende Haltung des Therapeuten zu verinnerlichen beginnt; dies eröffnet dem Therapeuten schließlich die Möglichkeit, zu deuten, wie der Patient seine Selbst-Wahrnehmung aufspaltet, um keine Ambivalenzen ertragen zu müssen. Dieses technische Vorgehen ist verwandt mit Winnicotts (1960) Begriff des „Haltens" in der Übertragung. Allerdings unterschied Winnicott nicht zwischen der Psychopathologie bei der Psychose und der bei Borderline-Erkrankungen.

Der Analytiker erfüllt nun eine Haltefunktion, und zwar nicht nur, indem er der Aggression des Patienten widersteht, ohne vernichtet zu werden, indem er dem Patienten die Gewißheit gibt, daß er, der Analytiker, immer da und verfügbar ist, und indem er sich als ein potentielles gutes Objekt anbietet, auf das der Patient sich verlassen kann. Vielmehr wird er auch zum Katalysator, dessen Deutungen die Inseln der Selbstreflexion in der Psyche des Patienten miteinander verbinden und es ihm ermöglichen, durch entsprechende Identifizierung mit dem Analytiker seine Selbstwahrnehmung zu konsolidieren und zugleich die voneinander dissoziierten, unter entgegengesetzten affektiven Vorzeichen stehenden Selbstrepräsentanzen zu integrieren. Diese Phase löst im Patienten oft eine tiefe depressive Einsamkeit aus.

Durch die Integration sämtlicher Selbstrepräsentanzen im Längsschnitt (über die Zeit hinweg) wie auch im Querschnitt entsteht ein zentrales, umfassendes Selbstkonzept, und sie geht einher mit der Integration einer umgebenden Sphäre der Selbstreflexion, auf deren Grundlage eine beständige Selbsteinschätzung möglich wird. Diese umgebende Sphäre der Selbstreflexion verschmilzt bei bewußten und konkreten Handlungen vorübergehend mit dem zentralen Selbst; sie taucht sozusagen unter, wenn das Bewußtsein sich nicht auf das Selbst richtet, bleibt aber als potentielle „Zweiteilung des Ichs" im deskriptiven Sinne präsent. Mit anderen Worten, die Selbsteinschätzung wird zu einer vorbewußten Struktur des Ichs, die eine übergeordnete Ich-Funktion, nämlich die selbstbeobachtende Funktion des Ichs übernimmt (Freud 1933; Sterba 1934).

Die Funktionen der zwei Sphären des Selbst unterliegen zu jedem gegebenen Zeitpunkt dem Einfluß unbewußter Grundstrukturen im verdrängten Es sowie in den verdrängten Aspekten des Über-Ichs. Bei der neurotischen Persönlichkeitsorganisation kann man die Selbstbeobachtung als selbstverständlich voraussetzen; so gesehen ist die Selbstreflexion eine Vorbedingung der emotionalen Introspektion oder Einsicht, aber nicht mit ihr gleichzusetzen. Neurotische Abwehrmechanismen (wie Rationalisierung, Intellektualisierung und Verneinung) können die Fähigkeit zur emotionalen Introspektion sogar bei Patienten mit solider Ich-Identität und ausgezeichneter Realitätsprüfung einschränken. Bei der Borderline-Persönlichkeitsorganisation ist die Selbstbeobachtung stets ein wichtiger Schwerpunkt der Deutungsarbeit, da die defensive Dissoziation des Selbst hier einen starken und anhaltenden Widerstand darstellt. Wie das vorgestellte Fallbeispiel zeigt, kann es in einem bestimmten Stadium der psychoanalytischen Psychotherapie mit psychotischen Patienten zu einem Hauptthema werden, daß die Funktion der Selbstreflexion ebenso fehlt wie die entsprechende Internalisierung einer mit dem Selbst befaßten Instanz, die normalerweise aus der symbiotischen, dyadischen Urbeziehung hervorgeht.

13 Die Entwicklung des Hasses und die Lust an ihm

In diesem Kapitel gehe ich den klinischen Erscheinungsbildern der Lust am Erleben und Äußern primitiven Hasses nach, wobei ich besonderes Gewicht auf die sekundären Abwehroperationen gegen den Haß in der Übertragung lege.

Nach meiner Erfahrung kann man primitiven Haß in der Übertragung anhand seiner relativ stabilen, dauerhaften und im Charakter verankerten Eigenschaften vom Affekt der Wut unterscheiden. Wie Bion (1970) dargelegt hat, ist das eindrücklichste Merkmal eines solchen Hasses, gleichgültig, wo seine Wurzeln liegen und welche konkreten unbewußten Phantasien er umfaßt, daß der Patient die Realität nicht ertragen kann.

In dem von primitivem Haß beherrschten Patienten spielt sich ein eigentümlicher Prozeß ab: Eine häufige Abwehr gegen das Bewußtwerden eines solchen Hasses besteht darin, daß der Patient durch Agieren, projektive Identifizierung und manchmal sogar durch eine Fragmentierung kognitiver Abläufe seine Fähigkeit zerstört, sich des Hasses bewußt zu werden; seine Psyche kann daher nicht länger als „Behälter" für das bewußte Wahrnehmen der vorherrschenden Emotion dienen. Die Abwehr bringt also, während sie sich gegen einen Impuls richtet, diesen gleichzeitig zum Ausdruck. Die Unfähigkeit, die Realität zu ertragen, wird zu einem Haß auf die psychische Realität, der gegen das Selbst und gegen das gehaßte Objekt gerichtet ist.

Haß gegen das Selbst zeigt sich direkt in selbstzerstörerischen Impulsen, also etwa in selbstverletzendem oder suizidalem Verhalten oder in masochistischen Perversionen. Außerdem bewirkt die Unfähigkeit, die psychische Realität hinzunehmen, einen gegen die eigene Person gerichteten Angriff auf die kognitiven Funktionen des Patienten, so daß er nicht mehr imstande ist, sich der üblichen Denklogik zu bedienen oder entsprechende Argumente des Therapeuten aufzunehmen. Wenn der Patient im Banne tiefen Hasses steht, läßt er unter Umständen die von Bion (1957a) beschriebene Kombination aus konzentrierter Neugier, Arroganz und Pseudodummheit erkennen. Im wesentlichen versucht der Patient, die Werkzeuge zu zerstören, mittels derer er sich mit dem Therapeuten verständigt, um so das Bewußtsein seines eigenen Hasses zu tilgen. Außerdem zeigt die tiefe Furcht des Patienten und sein Haß auf den Analytiker, den er als Verfolger wahrnimmt, daß er das Objekt nicht ertragen kann. Dies führt zu paranoiden Entwicklungen in der Übertragung, die in eine Übertragungspsychose münden und den Patienten zu einem im Grunde verzweifelten Versuch treiben können, sich durch projektive Identifizierung zu retten. Mit dieser Abwehroperation versucht der Patient, seine Aggression in den Therapeuten zu verlegen, und zwar durch provozierende Verhaltensweisen, die die Projektion verstärken, durch omnipotente Kontrolle sowie durch Unduldsamkeit gegenüber jeglichen Deutungen des Analytikers.

Die Unfähigkeit, den Therapeuten als ein gutes Objekt zu akzeptieren, tritt in den Phasen hervor, in denen paranoide Mechanismen außer Kraft sind und der Therapeut als ein potentiell gutes Objekt wahrgenommen wird, und ist abzulesen an der maßlosen Gier des Patienten, an der Unersättlichkeit, mit der er dem Therapeuten Aufmerksamkeit, Zeit und deutende Kommentare abfordert, und an einer gleichzeitigen unbewußten Zerstörung des Empfangenen: Was immer der Therapeut ihm auch gibt – der Patient empfindet es als unzulänglich, und seine Gier hält an.

Eine wichtige Frage ist: Warum hält der Patient es nicht aus, die Heftigkeit seiner Wut bewußt wahrzunehmen? Warum muß er verleugnen, daß sein Haß alles durchdringt und unveränderlich und übermächtig ist? Ich glaube, dieses Nichtertragenkönnen ist Ausdruck der tiefsten Ängste davor, das Objekt zu verlieren; diese Ängste sind entstanden, als der Patient die gute Mutter durch die Destruktivität seines Hasses bedroht sah. Doch wenn der Patient seinen Haß nicht zu akzeptieren vermag, steigt sogleich die Phantasie der eigenen Zerstörung in ihm auf, weil pathologische projektive Mechanismen einsetzen, die das frustrierende und gehaßte Objekt (die böse Mutter) in einen mächtigen, gefährlichen Feind verwandeln, der den Patient leicht vernichten könnte. Die phantasierte Gefahr der Vernichtung, der körperlichen und psychischen Zerstörung, löst unverzüglich Versuche aus, den Einfluß des Objekts abzuschütteln sowie ein bewußtes Wahrnehmen des von Haß bestimmten Selbst zu verhindern.

Der Haß, den der Therapeut selbst in der Gegenübertragung verspürt und der auf die projektive Identifizierung und omnipotente Kontrolle des Patienten zurückgeht oder, konkreter gesagt, eine selbstverständliche Folge dessen ist, daß der Patient sich durchweg provozierend verhält und in aktiver Weise die Sinnangebote und alles zerstört, was er in der therapeutischen Beziehung bekommt – dieser Haß kann im Therapeuten den Wunsch wecken, den Wahnsinn zu durchbrechen, der die Sitzungen überflutet, sich aus der endlosen Verstrickung in Streitereien über Trivialitäten zu befreien, in denen jede Chance für den Patienten, aus den Sitzungen etwas zu lernen, zu versinken droht, und dieser destruktiven Beziehung zu entrinnen.

Inwieweit ist die Unfähigkeit des Patienten, die Realität des Selbst und des Anderen zu ertragen, und die damit einhergehende Zerstörung der Verständigung nicht so sehr ein direkter Ausdruck des primitiven Hasses, sondern ein Abwehrmanöver gegen ihn? Ich glaube, daß die Abwehr eines Patienten in dieser Lage typischerweise darauf zielt, daß er den Affekt des Hasses sowie die abgeleiteten Affektzustände einer hämischen, sadistischen Freude an der Zerstörung des Objekts und der Freude daran, dem Objekt gegenüber Abscheu, Verachtung, Grausamkeit und Triumph zu äußern, nicht direkt erleben muß. Falls der Patient das bewußte Erleben einer sadistischen Lust in der Übertragung zulassen kann, ist damit ein erster Schritt zur Eindämmung des Hasses getan. Der Patient hat jetzt bezeichnenderweise weniger Angst vor den zerstörerischen Wirkungen seiner Aggression; sein Bedürfnis, Aggression zu projizieren, schwächt sich ab, und er nimmt den Therapeuten daher nicht mehr so sehr als böses Objekt wahr. Der Patient beginnt eine ungefähre Ahnung davon zu gewinnen, daß das Objekt seiner Liebe eins ist mit dem Objekt seines Hasses.

Haß steht in einer dialektischen Beziehung zu Liebe. Haß setzt eine intensive Beziehung zu einem Objekt einstiger oder potentieller Liebe voraus, das der Betreffende irgendwann einmal sehr gebraucht hat. Haß richtet sich in erster Linie auf das frustrierende Objekt, zugleich aber auch auf das geliebte und gebrauchte Objekt, von dem Liebe erwartet wurde, von dem aber zwangsläufig auch Frustrationen ausgehen müssen. Haß entspringt dem Unvermögen, Frustrationen mittels Wut auszuräumen, und er geht über die Wut hinaus, insofern er das anhaltende Bedürfnis einschließt, das Objekt zu beseitigen.

Haß hat aber auch einen Differenzierungsaspekt: Während Liebe mit Verschmelzungsbemühungen gekoppelt ist, versucht der Hassende, das Selbst gegen das Objekt abzugrenzen. Falls der Haß nicht hingenommen werden kann und aus dem Selbst nach außen projiziert wird, trägt er zur Differenzierung des Selbst vom Objekt bei und wirkt dem Verlangen nach Verschmelzung entgegen. Auf diese Weise kann Haß die Unterscheidung, das Erleben und Ausprobieren der eigenen Stärke, die Selbstvergewisserung und die Autonomie fördern und, als gesunde Selbstvergewisserung, in den Dienst der sublimatorischen Funktionen der Aggression treten. Nur auf der primitivsten Stufe der Wut – der Urquelle des Hasses – wird Wut höchster Intensität (ein hocherregter Affektzustand) als eine Verschmelzung mit dem Objekt erlebt.

Anhaltender und starker primitiver Haß jedoch ruft eine Zirkulärreaktion hervor, die den Haß nicht nur fortbestehen läßt, sondern ihn auch auf ein pathologisches Maß steigert. Durch projektive Mechanismen, insbesondere projektive Identifizierung, führt Wut auf das frustrierende Objekt eine verzerrte

Wahrnehmung desselben herbei, und die Frustration wird nunmehr als vorsätzlicher Angriff interpretiert. Dieses Empfinden, von einem vormals gebrauchten und geliebten Objekt bedrängt zu werden, ist die primitivste Erfahrung enttäuschter Liebe, deren mächtiger Nachhall durch die gesamte Abfolge präödipaler und ödipaler Entwicklungsstadien hindurch zu vernehmen ist.

Die Erfahrung enttäuschter Liebe steigert den Haß, wobei sein Wirkungsbereich durch projektive Identifizierungen sogar noch weiter ausgedehnt wird; das Objekt wird nun als grausam und sadistisch wahrgenommen. Die Internalisierung dieser entstellten Objektbeziehung läßt das Individuum in der Erfahrung eines aufgebrachten, gedemütigten, entwürdigten Selbst verharren, das sich einem grausamen, sadistischen, geringschätzigen Objekt gegenübersieht; die daraus abgeleiteten Ich- und Über-Ich-Identifizierungen bewirken eine durchgängige Verzerrung verinnerlichter Objektbeziehungen. Zudem führt die Identifizierung mit dem aggressiven und triumphierenden Objekt in der dyadischen Beziehung dazu, daß – falls sich das unerträgliche Bild eines entwürdigten Selbst auf das Objekt projizieren läßt – Grausamkeit und Verachtung in die Haßäußerungen gegen das Objekt hineinspielen und sich die Aggression, in Identifizierung mit dem Objekt, auch gegen das Selbst richtet.

Damit ist der etwas weiter oben beschriebene Zustand erreicht: Der Haß zerstört äußere und innere Objektbeziehungen; das Zerstören des wahrnehmenden Selbst, um sowohl Schmerz als auch gefährlichen Haß auszublenden, ist eine Hauptwaffe innerhalb der Abwehrorganisation des Patienten. An die Stelle der projektiven Identifizierung kann die Verschärfung von Spaltungsmechanismen treten, die zu einer Fragmentierung von affektivem Erleben wie auch von kognitiven Prozessen führt, einer Entwicklung, die Bion (1959) beschrieben hat. Bei einer weniger tiefgehenden Spaltung bleibt eine geteilte Welt mit idealisierten und verfolgenden Objekten und einem idealisierten und schlechten Selbst erhalten; die alternierenden Verhaltensmuster solcher Patienten treten klinisch gesehen in chaotischen Objektbeziehungen zutage und in zerstörerischem und selbstzerstörerischem Agieren, das sich mit der defensiven Idealisierung von Beziehungen zu Objekten abwechselt.

Eine Fallvignette

Ich möchte einige der Wechselfälle, denen im Verlauf einer psychoanalytischen Psychotherapie die primitive Aggression und der lustvolle Haß in der Übertragung unterliegen, am Beispiel von von Herrn X. veranschaulichen, einem im Ausland geborenen, aber seit der Schulzeit in den USA aufgewachsenen Mann Anfang Dreißig, der über einen Zeitraum von acht Jahren hin eine Reihe schwerer Suizidversuche unternommen hatte. Er nahm jeweils Überdosen verschiedener Medikamente, von denen ihm einige als Antidepressiva und Anxiolytika verschrieben worden waren, während er sich andere auf illegalem Wege verschafft hatte. Die Suizidversuche endeten oft damit, daß der Patient zwei oder drei Tage lang im Koma lag, und sie führten zum Abbruch mehrerer psychotherapeutischer Anläufe. Der Psychotherapeut, der ihn an mich überwies, stellte die Behandlung nach drei Jahren ein, weil Herr X. ihn zu jeder Tages- und Nachzeit anrief, besonders an den Wochenenden. In den Sitzungen hatte Herr X. die meiste Zeit geschwiegen; er gab an, er sei außerstande zu sprechen. Dagegen hinderte ihn nichts am Sprechen, wenn er seinen Therapeuten außerhalb der Sitzungen anrief und verzweifelt Aufmerksamkeit von ihm forderte.

Die Diagnose, von der ich ausging, lautete auf eine Borderline-Persönlichkeitsorganisation mit einer vorwiegend narzißtischen Persönlichkeit und infantilen und antisozialen Zügen. Während der diagnostischen Interviews wich seine liebenswürdige, kindliche, beinahe schmeichlerische Art gelegentlich einem argwöhnischen, schmollenden, mißtrauischen Verhalten. Er war hochintelligent und interessierte sich besonders für Musik, hatte aber das College nicht geschafft, weil sein Arbeitsverhalten zu unstet war. Es war klar erkennbar, daß seine Suizidversuche dann auftraten, wenn Familie, Freundinnen, Therapeuten oder Lehrer seinen Appellen, in besonderer Weise auf ihn einzugehen, nicht nachkamen. Oberflächlich betrachtet waren seine Beziehungen zu anderen gut, doch er wurde nach und nach immer isolierter, weil er auf dem College scheiterte, weil er einen ziellosen Lebensstil hatte und weil seine Suizidversuche und die damit verbundenen taktischen Manöver, mit denen er anderen Schuldgefühle machte, auf alle um ihn herum abschreckend wirkten.

Bei der Behandlung legte ich zunächst eine äußere Struktur fest, die verhindern sollte, daß er aus Suizidversuchen irgendeinen sekundären Gewinn ziehen konnte; ich machte unmißverständlich klar, daß ich ihn zweimal pro Woche sehen würde, daß er sich aber, wenn er suizidal war, in eine psychiatrische Notaufnahme oder, falls er bereits Medikamente geschluckt hatte, auf eine Unfallstation begeben mußte. Ich würde ihm zur Verfügung stehen, sobald wieder eine ambulante Behandlung möglich war und psychiatrisch gesehen nichts mehr gegen sie sprach. Ich gab ihm und seiner Familie auch deutlich zu verstehen, daß sich bei ihm meiner Ansicht nach das Risiko des Suizids nicht ausschalten ließ. Wegen dieses Risikos hatte ich beschlossen, die Familie in die

Behandlungsplanung einzubeziehen. Die einzige Alternative zu dem vorgeschlagenen Behandlungsmodus war ein langfristiger stationärer Aufenthalt, doch ich sagte ihnen, ich hätte meine Zweifel, ob dies bei dem Patienten einen Sinn hätte, da er in einem solchen Umfeld möglicherweise sekundären Gewinn aus einer passiven, ja parasitären Existenz ziehen würde. Ich erklärte mich auch bereit, mit ihm während der Sitzungen ausführlich über seine suizidalen Tendenzen zu sprechen, falls er in der Lage sei, sich hierauf einzulassen anstatt seine Impulse in Handlungen umzusetzen. Ich erklärte dem Patienten, falls er mich mitten in einem Suizidversuch anrufe, bevor er das Bewußtsein verliere, würde ich zwar alles tun, um sein Leben zu retten, doch ich würde die Behandlung daraufhin abbrechen und ihn an jemand anderen überweisen. Denn wenn eine solche Situation entstehe, zeige das, daß die Behandlung nicht wie geplant durchgeführt werden könne.

Der Patient ließ sich schließlich auf diese Regelungen ein, aber erst nachdem er mehrere Sitzungen lang seine Wut über die Bedingungen geäußert hatte, die ich vorschlug. Dagegen gingen seine Eltern mit bemerkenswerter Gelassenheit auf die Vorschläge ein. Am Anfang der Behandlung zogen sich die Schweigephasen des Patienten derart lange hin, daß er in den ersten zwanzig Sitzungen kaum ein paar Sätze sprach. Ich deutete sein Schweigen als Zeichen dafür, daß er Angst hatte, offen seine Wut darüber zu zeigen, daß ich mich nicht auf seine verschiedenen Vorschläge einlassen wollte, wie wir die Sitzungen anders regeln könnten, und natürlich darüber, daß ich für den Fall eines Suizidversuches ein bestimmtes Vorgehen festgelegt hatte. Der Patient fing schließlich doch an zu sprechen, bezeichnenderweise aber nur, wenn er wütend auf mich war. Er hatte schon früh erklärt, in den Sitzungen sei es ihm nicht möglich, freiheraus zu sprechen. Jetzt konnte ich ihn darauf aufmerksam machen, daß er durchaus imstande sei, unbefangen zu sprechen, falls dies unter dem Vorzeichen des Hasses geschehe, nicht jedoch im Rahmen eines entspannten und offenen Gesprächs, in dessen Verlauf wir beide etwas über seine Schwierigkeiten hätten herausfinden können.

Der Patient entwickelte daraufhin ein neues Verhaltensmuster. Er äffte spöttisch nach, was ich sagte, fing Auseinandersetzungen über mehr oder weniger triviale Angelegenheiten an und weigerte sich dann am Ende der Sitzung zu gehen, indem er erklärte, er habe wichtige Dinge mit mir zu bereden. Mir fiel sehr bald auf, daß der Patient jeweils unendlich viel Zeit auf Nebensächlichkeiten verschwendete und die Probleme, die ihm in seinem Leben offenbar wirklich zusetzten, erst in den letzten Minuten zur Sprache brachte, um sich dann zu weigern, meine Praxis zur vorgesehenen Zeit zu verlassen.

Herr X. begann auch, mich zu den verschiedensten Zeiten anzurufen. Ich stellte klar, daß ich in einem Notfall jederzeit für ihn da sein würde; wenn wir uns aber nicht einig wären, daß es sich tatsächlich um einen Notfall handelte, würde ich ihm sagen, daß sein Anruf unbegründet sei; und falls auf einen unbegründeten Anruf ein weiterer folgte, würde ich eine Woche lang überhaupt keinen Anruf von ihm entgegennehmen. Sollte dieses Muster sich wiederholen, würde ich einen Monat lang nicht mehr mit ihm telefonieren; wenn es dennoch weiterhin auftrat, würde ich ein Jahr lang auf keinen Anruf von ihm eingehen; somit würde er Gefahr laufen, mich in in einem wirklich lebensbedrohenden Notfall nicht erreichen zu können und deshalb zu sterben.

Durch diese zusätzliche Strukturierung gelang es, die Telefonanrufe abzustellen, und gegen Ende des ersten Behandlungsjahres war der Patient in der Lage, die Praxis mehr oder weniger pünktlich zu verlassen und mich zwischen den Sitzungen nicht anzurufen. Vor allem aber unternahm er keine weiteren Suizidversuche. An ihre Stelle traten allerdings heftige Wutanfälle in den Sitzungen.

Bis hierher habe ich den Akzent auf die ungezügelte Art und Weise gelegt, mit der der Patient seine Aggression agierte, und auf die Notwendigkeit, die Behandlung zu strukturieren, um sie unter Kontrolle zu halten. Im vorliegenden Fall brachte das Vorgeben einer Struktur den Patienten dazu, seine Aggressionen und die Abwehrmanöver gegen diese in die Sitzungen selbst zu verlegen. Meine Gesamtstrategie war darauf ausgerichtet, die starken selbstzerstörerischen Impulse zu analysieren, die nun in den Sitzungen massiert auftraten.

Meine ersten Deutungen zielten darauf, dem Patienten zu zeigen, daß er während der Sitzungen nur dann mit mir sprechen konnte, *wenn er* wütend war. Ich deutete dies so, daß eine feindliche innere Instanz sich seinen Versuchen in den Weg stellte, von mir Hilfe zu bekommen, und ihm verbot, sich auf eine Beziehung zu mir einzulassen, die nicht destruktiv war. Weil er sich über jeden Aspekt meiner Beziehung zu ihm „rechtschaffen empört" zeigte und glaubte, ich sei ihm gegenüber unaufrichtig, manipulativ oder gleichgültig (dies alles warf er mir sehr oft vor), deutete ich die Instanz in seiner Psyche, die sich einer guten Beziehung zwischen uns widersetzte, als eine pseudomoralische. Ich sagte, diese Instanz gebe nur vor, moralisch integer zu sein, wo sie doch in Wahrheit völlig unredlich sei und Tatsachen verdrehe, um Wutausbrüche zu rechtfertigen und das verzweifelte Bedürfnis des Patienten zu hintertreiben, mit mir über wirklich wichtige Probleme in seinem Leben zu reden. Diese Probleme betrafen unter anderem sein Musikstudium und seine Beziehungen zu Frauen.

Meine Beschreibungen der feindlichen inneren Instanz wurden immer präziser, als sich aus den Verhaltensmustern des Patienten neue Informationen über den „Feind“ erschlossen. Ich wies ihn darauf hin, daß es aussah, als gebe ihm der innere Feind, der seine Fähigkeit untergrub, sich mit mir zu verständigen, auch das Gefühl, stark, mächtig und mir moralisch überlegen zu sein, und als weise er den Patienten an, auf mich so lange wütend zu sein, bis ich gewillt wäre, für meine Unzulänglichkeiten um Verzeihung zu bitten. Der „Feind“ wirkte wie ein primitives, sadistisches, karikiertes Abbild eines Schulmeisters oder eines schroffen, tyrannischen Elternteils, der es genoß, Macht über ein rebellisches Kind auszuüben und es zu demütigen. Ich gab dem Patienten zu bedenken, daß er anscheinend die Rolle des tyrannischen Elternteils einnahm, während er mir die Rolle des ungezogenen, widerspenstigen Kindes zuwies, und daß er diese Rollen am Ende der Sitzungen rasch umdrehte, denn dann verhielt er sich, als würde ich ihn zu Unrecht hinauswerfen, und erlebte sich als ein hilfloses, tyrannisiertes, ohnmächtig aufbegehrendes Kind, während ich zu dem strengen, grausamen, sadistischen und despotischen Elternteil wurde.

Wiederholte Deutungen dieser Objektbeziehung in der Übertragung führten dazu, daß der Patient in den kurzen Momenten, die uns blieben, um in Ruhe über andere Themen als seine Wut auf mich zu sprechen, von seiner Stiefmutter erzählte. Es war keine Überraschung, daß er von ihr ein Bild zeichnete, das genau meiner Beschreibung der feindlichen inneren Instanz entsprach, mit der er sich in den Sitzungen über weite Strecken identifizierte.

Auf diese Weise erfuhr ich, daß seine Stiefmutter ihn, als er ein kleines Kind war, für jede kleine Aufsässigkeit brutal bestraft und ihn so sehr geschlagen hatte, daß er sich am Strand schämte, seine Kleider abzulegen. Ich erfuhr, daß sich die Stiefmutter, wenn sie verärgert war, mehrere Wochen lang weigerte, mit ihm zu sprechen, und nicht irgendwelche, sondern genau die richtigen Entschuldigungen erwartete. Der Vater des Patienten, ein eher schüchterner Professor für Fremdsprachen, drängte ihn oft, die Stiefmutter „um des Hausfriedens willen“ um Verzeihung zu bitten, selbst wenn sie im Unrecht war.

Ich begann nun Deutungen zu geben, die besagten, daß dieser innere Feind tatsächlich die Stiefmutter des Patienten war, wie er sie wahrnahm, und daß er aus noch ungeklärten Gründen genötigt war, seine Beziehung zu ihr in der Beziehung zu mir mit beständigen Rollenverkehrungen zu wiederholen. Interessanterweise führten diese aufdeckenden Bemerkungen zu kurzen Momenten der Introspektion und des Nachsinnens, in denen der Patient weitere Einzelheiten aus seiner Vergangenheit erzählte und auf die wilde Attacken gegen mich folgten. Ich kam zu dem Schluß, daß ich es hier mit einem primitiven Typus der negativen therapeutischen Reaktion zu tun hatte, da er das, was er von mir bekam, genau dann zerstören mußte, wenn er spürte, daß ich ihm geholfen hatte. Mit anderen Worten, sein Groll gegen mich war am heftigsten, wenn er mich gerade kurz zuvor als gutes Objekt erlebt hatte.

Andererseits fing er an, unbefangener über Konflikte in seinem Alltagsleben zu sprechen, und ich entdeckte bei ihm eine ausgeprägte Anspruchshaltung und Gier. Zum Beispiel hatte seine Tante ihm zum Geburtstag einen Schreibtisch versprochen. Der Patient bat um die Erlaubnis, ihn selbst zu kaufen, und erstand daraufhin einen äußerst teuren Schreibtisch, der viele hundert Dollar mehr kostete, als seine Tante zugesagt hatte. Als sie ihn darauf hinwies, packte ihn eine unbändige Wut, wie er sie in dieser Heftigkeit seit vielen Monaten nicht mehr verspürt hatte.

Er nahm sein Musikstudium wieder auf und versuchte ständig, sich Sonderrechte zu verschaffen, das heißt von den Aufgaben entbunden zu werden, die alle anderen Studenten zu erfüllen hatten. Wenn seine Versuche fehlschlugen, war er wütend und verzweifelt. Zudem klagte er genau dann, wenn Prüfungen auf ihn zukamen, zunehmend darüber, daß er völlig außerstande sei zu lernen oder zu üben. Zu solchen Zeiten mußte er eine beträchtliche Menge an Fachkenntnissen in sich aufnehmen, und es stellte sich bald heraus, daß es ihm völlig zuwider war, sich solchen Mühen zu unterziehen; er wollte alles auf der Stelle und mühelos meistern. Sich anstrengen zu müssen, um sich das anzueignen, was andere bereits gelernt hatten und beherrschten, empfand er als Kränkung.

Im zweiten Behandlungsjahr kamen neue Elemente zum Vorschein. Herr X. schien sehr neugierig zu erfahren, was ich dachte, und hörte mit großem Interesse allem zu, was ich sagte, tat es aber sogleich ab oder sagte einfach: „Das kann ich mir überhaupt nicht vorstellen“, was heißen sollte, daß das Thema für ihn damit erledigt war. Wenn ich ihn darauf aufmerksam machte, daß er automatisch alles verwarf, was von mir kam, und daß dieses Verhalten in merkwürdigem Widerspruch stand zu seiner großen Neugier auf alles, was ich zu sagen hatte, wurde er auf der Stelle wieder äußerst böse. Überheblich wies er meine Kommentare als „reinen Blödsinn“ zurück oder wiederholte in ironischem Ton, was ich gesagt hatte; dabei verdrehte er es so weit, daß er sich in seiner Meinung, was von mir komme, tauge nichts, bestätigt sehen konnte. Als ich versuchte zu bestimmen, woher genau seine Wut rührte, merkte ich schließlich, daß ihn das Selbstvertrauen erbitterte, mit dem ich sprach, und das gelassene Deuten seiner Schweigephasen, über die es, so wie er das sah, gar nichts zu sagen gab. Bei mehreren Gelegenheiten machte er sich lustig über das, was ich sagte, und meinte, ich würde ja nur neue Theorien für künftige Veröffentlichungen ausbrüten.

Herr X. erinnerte mich an Bions (1957a) Beschreibung der Kombination aus Neugier, Arroganz und Pseudodummheit, wie sie für Patienten typisch ist, die sich ihre große Gier und ihren tiefen Neid nicht eingestehen können. In der Tat sprach aus seinen Versuchen, alles zu erfahren, was mir durch den Kopf ging, eine extreme Gier; er ließ tiefen Neid und Groll gegen meine Äußerungen erkennen und wies sie in Bausch und Bogen von sich, außer wenn ich seinen Erklärungen, daß er zu Recht empört über etwas sei, voll und ganz „beizupflichten" schien.

Meine Bemühungen, ihm seine Gier aufzuzeigen oder zu analysieren, wie er seinen Neid auf mich abwehrte, erwiesen sich zu diesem Zeitpunkt als vergeblich; sie riefen sogar heftige Wutausbrüche hervor, die eine weitere Exploration unmöglich machten. Dagegen zeigten meine beharrlichen Deutungen, die darauf zielten, daß in der Übertragung seine verinnerlichte Beziehung zur Stiefmutter wiederauflebte, nach und nach Wirkung. Der Patient versuchte zunächst abzustreiten, daß das, was zwischen uns geschah, irgend etwas mit der Beziehung zu seiner Stiefmutter zu tun hatte, doch diese Verleugnung wirkte recht kläglich und wenig effektiv.

Einmal sagte der Patient, meine Persönlichkeit sei wirklich ganz ähnlich wie die seiner Stiefmutter. Ich ermunterte ihn, zusammen mit mir zu untersuchen, wie ich in der Therapie für ihn seine Stiefmutter personifizierte. Er reagierte mit großer Angst. Meine Bereitschaft, mich zum Träger der Persönlichkeit seiner Stiefmutter zu machen, beunruhigte ihn offenbar, als fürchte er, sie nicht mehr von mir unterscheiden zu können. Andererseits zwang ihn die eigene Behauptung, ich sei anders als seine Stiefmutter, die Möglichkeit in Betracht zu ziehen, daß seine wütenden Attacken gegen mich nicht gerechtfertigt sein könnten. Er mußte sich also damit auseinandersetzen, daß seine Wut auf mich fehl am Platz war. Ich machte ihn auf dieses Dilemma aufmerksam und betonte insbesondere seine Angst davor, sich einzugestehen, daß sein destruktives Verhalten während der Sitzungen lustvolle Aspekte für ihn hatte, weil er ja darauf zählen konnte, daß ich für ihn da war und mich nicht an ihm rächen würde, und weil er die schwache Hoffnung hegte, daß ich ihm helfen könnte, sich der Macht zu entwinden, die das Bild der Stiefmutter aus seinem Inneren heraus über ihn ausübte.

Der Patient begann nun direkteren Genuß an seinem destruktiven Verhalten mir gegenüber zu empfinden. Er fing an, mich „F" zu nennen: Die mittlere Initiale meines Namens, so erklärte er, stehe für „fucker" [„Ficker", „Scheißkerl"]. Er benutzte diesen als Beschimpfung gemeinten Buchstaben, wenn er arrogante und abschätzige Kommentare zu meiner Unfähigkeit abgab, und sagte zum Beispiel: „Sie sind doch wirklich ein Arschloch, F." Es machte ihm offensichtlich Freude, mich so anzureden. Der Patient setzte sich auch manchmal nicht auf den Stuhl, der für ihn vorgesehen war, sondern anderswohin, in einer spielerisch aggressiven Art, die leicht in Wut umschlagen konnte, wenn er dachte, ich wolle einschreiten. Einige Sitzungen begann er, indem er sich auf meinen Stuhl setzte, mich zwang, anderswo Platz zu nehmen, und spöttisch nachahmte, wie ich mich während der Therapie verhielt.

Eigentlich könnte man meinen, daß ich hier das spielerische Verhalten eines Kindes beschreibe, das seine Eltern reizt, um sich ihrer Nachsicht, ihrer Verfügbarkeit, ihres Verständnisses und ihrer Geduld zu vergewissern. Aber dieses Verhalten trat insbesondere dann auf, wenn der Patient sich drängenden Problemen in seinem Alltag gegenübersah. Es war unverkennbar, daß es ihm Lust bereitete, Macht über mich auszuüben und seinen Neid abzuschütteln, indem er sich bewies, daß von mir ohnehin nichts zu erwarten sei; diese Lust stand in scharfem Gegensatz zu seinem Empfinden am Ende der Sitzungen, gedemütigt und weggejagt zu werden, und zu seinem gierigen Verlangen nach mehr Zeit, die nun nicht mehr zu haben war.

Ich begann ihn darauf hinzuweisen, daß seine genüßlichen Attacken auf mich, mit denen er, wie ich ihm sagte, seine eigene Zeit und folglich auch das, was er von mir hätte bekommen können, gewaltsam vernichtete, in Zusammenhang standen mit der maßlosen Unersättlichkeit seiner Forderungen nach zusätzlicher Zeit, in der er aufholen wollte, was er zuvor versäumt hatte. Wenn ich ihn aber mitten in einer Stunde, in der er es zu genießen schien, sich über mich lustig zu machen, auf dieses Vernichten von Zeit aufmerksam machte, wurde er sofort wütend. Später erkannte ich, daß ich die Abwehraspekte seines lustvollen Spottens über mich verfrüht gedeutet hatte: Schließlich hatte ich ihm ja geholfen, sich seiner sadistischen Lust bewußt zu werden, doch jetzt, wo er sie auszukosten wagte, wies ich ihn darauf hin, daß er mit ihr in den Sitzungen Zeit vernichtete. Als ich nun passiv blieb und dem Verhalten des Patienten nichts mehr entgegensetzte, indem ich nur beschrieb, was er tat, ohne auf die destruktiven Konsequenzen einzugehen, nahm er eine kindliche, geringschätzige, aber nachsichtige Haltung mir gegenüber ein; es schien indes unvermeidbar zu sein, daß er am Ende der Stunde bitter enttäuscht war, weil er sich hinausgeworfen fühlte. Während der Sitzungen legte er eine Liebenswürdigkeit an den Tag, die mir zwar gekünstelt vorkam, mich aber dazu brachte, zeitweise selbst in eine pseudofreundliche Haltung zu verfallen.

Ich versuchte nun, diese pseudofreundliche Beziehung zu deuten, in der ich die Rolle eines nachsichtigen Zuschauers innehatte, der keinen Finger rührte, um Herrn X. aus seiner mißlichen Lage zu befreien. Ich ging eine Zeitlang der Frage nach, was es mit dieser in der Übertragung inszenierten Objektbeziehung auf sich hatte, und nach und nach stellte sich heraus, daß sich darin die Beziehung zu seinem Vater darstellte. Er brachte mich nämlich dazu, mich rückgratlos zu verhalten, um Konflikten aus dem Weg zu gehen, so wie das sein Vater damals getan hatte. Auch diesmal leugnete der Patient wütend ab, daß das, was in der Sitzung geschah, irgend etwas mit seiner Vergangenheit zu tun hatte. Aufgrund früherer Erfahrungen hielt ich jedoch an der Überzeugung fest, daß dem so war und daß er meine Deutung wütend abwertete, weil er aus Neid zerstören wollte, was ich ihm anbot. Ich sah aber darin, daß er es eher zulassen konnte, sein destruktives Verhalten während der Stunden offen zu genießen, eine Aggression ans Licht kommen, die sich bislang nur unter dem Deckmantel rechtschaffener Empörung gezeigt hatte. Andererseits stand er nach meinem Eindruck noch immer unter dem Bann einer starken, uneingestandenen primitiven Aggression, die er agierte, indem er neidvoll zerstörte, was er von mir angeboten bekam.

Ich sollte anfügen, daß ich mit dem Patienten und seinen Eltern jedes Jahr einmal zusammenkam, um die Einzelheiten unseres Grundvertrages neu auszuhandeln. Als wir uns zweieinhalb Jahre nach Behandlungsbeginn trafen, sagten mir die Eltern, der Patient habe sich erheblich verändert, seine heftigen Wutanfälle und chronischen Schwierigkeiten mit verschiedenen Familienmitgliedern hätten merklich nachgelassen, und sie seien froh, daß er als Musiker arbeite, seine Behandlung zum Teil selbst bezahlen könne und vor allem keine Suizidversuche mehr unternehme.

Mir kam es bei diesem Fallbeispiel darauf an zu zeigen, wie sich in der Übertragung eine primitive Aggression äußerte, zuerst in heftigen Formen des Agierens und später in direkten Attacken auf den Therapeuten, auf alles, was von ihm kam, und vor allen Dingen auf den Kommunikationsprozeß selbst, insbesondere auf die eigenen Denkprozesse des Patienten. Strukturell gesehen entfaltete sich in unserer Interaktion eine Beziehung zwischen dem aggressiv durchtränkten Größenselbst des Patienten und dem herabgewürdigten und entwerteten Aspekt seines normalen Selbst.

Die anfängliche Aufspaltung in heftige, auch gegen das Selbst gerichtete Aggression auf der einen und vordergründige Freundlichkeit auf der anderen Seite wurde im Laufe der Behandlung nach und nach überwunden. In den Sitzungen wurden dem Patienten seine aggressiven Affekte wieder zugänglich und damit auch die kognitiven, affektiven, psychomotorischen und kommunikativen Aspekte der Aggression, wie sie in seinem Haß hervortraten, dessen zuvor abgespaltene lustvolle Seite mit der Zeit zum Vorschein kam. Meine Arbeit bestand hauptsächlich darin, seine Abwehr gegen die Aggression zu deuten und den Funktionen nachzugehen, die das direkte Äußern der Aggression innerhalb der sich allmählich vertiefenden primitiven Objektbeziehungen in der Übertragung erfüllte. Die freudige Destruktivität aggressiver Affekte ist äußerst schwer zu tolerieren und zu integrieren und muß stufenweise durchgearbeitet werden, um den Weg für die ambivalenten Beziehungsformen späterer Entwicklungsstadien zu bahnen.

14 Psychopathische, paranoide und depressive Übertragungen

Die bei Borderline-Patienten so häufig anzutreffende Über-Ich-Pathologie ist für die jeweilige Behandlungsstrategie sehr bedeutsam, besonders was den Umgang mit den Übertragungen betrifft, die Ergebnis und Ausdruck dieser Über-Ich-Pathologie sind.

Psychopathische Übertragungen

Bei der Behandlung von Borderline-Patienten ist es von höchster Wichtigkeit, auf Anzeichen dafür zu achten, daß der Patient den Therapeuten bewußt und absichtlich zu täuschen versucht, so daß dieser den emotionalen Zustand und die tatsächliche Lage des Patienten falsch einschätzt. Diese Unwahrhaftigkeit kann darin bestehen, daß der Patient Informationen zurückhält, daß er schlankweg lügt oder sich manipulativ verhält, um den Therapeuten zu desorientieren oder ihn auf irgendeine Weise auszunutzen.

Es ist auffallend, wie schwer es für einen Therapeuten ist, sich der Erkenntnis zu stellen, daß der Patient ihm etwas vormacht, und dies dem Patienten zu sagen. Normalerweise projiziert ein Patient, der andere zu täuschen versucht, die eigenen Tendenzen auch auf den Therapeuten. Tatsächlich besteht in vielen dieser Fälle der hervorstechendste Aspekt der Übertragung in der Überzeugung des Patienten, daß der Therapeut unaufrichtig ist; und je unehrlicher der Patient ist, für um so unehrlicher hält er seinen Therapeuten. In manchen Fällen wird die verbale Verständigung dadurch derart beeinträchtigt, daß sie zu einem Zerrbild der normalen psychotherapeutischen Kommunikation wird.

Ich habe den Ausdruck *psychopathische Übertragung* geprägt, um damit Behandlungsphasen zu bezeichnen, die von Unwahrhaftigkeit und deren Projektion beherrscht werden. Nach meiner Ansicht ist es notwendig, solche Übertragungen sehr eingehend zu untersuchen und sie durch Deutungen aufzulösen, ehe man die Arbeit an anderen Themen fortsetzt. Dem Psychoanalytiker, der an Patienten gewöhnt ist, die mit einer normalen Psychoanalyse oder psychoanalytischen Psychotherapie zu behandeln sind, kommt es vielleicht so vor, als laufe dieses Prinzip der Offenheit des therapeutischen Prozesses zuwider. In der Praxis jedoch durchsetzen und untergraben psychopathische Übertragungen meistens den gesamten psychotherapeutischen Prozeß und sind eine Hauptursache dafür, daß Therapien in eine Sackgasse geraten und scheitern. Für eine psychotherapeutische Behandlung ist es unumgänglich, daß Patient und Therapeut sich freimütig und rückhaltlos miteinander verständigen können, und aus diesem technischen Grund – also nicht um irgendeiner „Moral" willen – muß der Therapeut, um eine Verständigung zu ermöglichen, das Problem angehen, wie diese psychopathischen Übertragungen aufzulösen sind.

Die Zusammenhänge zwischen dem antisozialen Verhalten des Patienten und dem Vorherrschen einer psychopathischen Übertragung sind komplex. Es besteht keine strenge Wechselwirkung zwischen antisozialem Verhalten und psychopathischen Übertragungen. Es gibt sogar eine kleine Gruppe von Patienten, die sich aufgrund eines unbewußten Schuldgefühls antisozial verhalten und keineswegs eine Borderline-, sondern eine neurotische Persönlichkeitsorganisation aufweisen; sie entwickeln keine psychopathischen Übertragungen und sind vollkommen geeignete Kandidaten für das psychoanalytische Standardverfahren.

Ein zentrales Element des therapeutischen Vorgehens bei psychopathischen Übertragungen besteht darin, dem Patienten taktvoll, aber unumwunden seine Unwahrhaftigkeit vorzuhalten. Dieses Konfrontieren kann dazu führen, daß der Patient den Therapeuten sofort wütend aufs Korn nimmt und ihm vorwirft, er sei aggressiv oder unehrlich. Oft versucht der Patient mittels projektiver Identifizierung und omnipotenter Kontrolle unbewußt, den Therapeuten zu hinterhältigem oder unredlichem Verhalten zu provozieren oder ihn zumindest dazu zu bringen, daß er sich inkonsequent verhält – was der Patient ihm dann als Unaufrichtigkeit auslegen kann.

Viele der Patienten befinden sich in einem intrapsychischen Konflikt zwischen dem Verlangen nach Aufrichtigkeit und einer Korrumpierung dieses Verlangens in einem anderen Teil ihrer selbst, wobei diese Korrumpierung meist eine unbewußte Identifizierung mit einem Elternteil widerspiegelt, der als vollkommen inkonsequent oder unehrlich wahrgenommen wird. Bei Patienten mit narzißtischer Persönlichkeitsstörung beruht die psychopathische Übertragung oft darauf, daß das sadistisch durchsetzte pathologische Größenselbst des Patienten gegen den gesunden, vertrauensvoll abhängigen Teil seines Selbst arbeitet.

Bei manchen Patienten, die nicht aufhören, hartnäckig und gleichmütig zu lügen, sind die Bemühungen des Therapeuten, den Gründen für diese Unehrlichkeit auf die Spur zu kommen, zum Scheitern verurteilt. Andere beharren lange Zeit darauf, daß sie über bestimmte Dinge nicht mit dem Therapeuten reden wollen. Da sie also offen zu verstehen geben, daß sie nicht willens sind, bei der Behandlung mitzuarbeiten, ist es oft möglich, die Gründe für ihre Furchtsamkeit und ihr Mißtrauen über längere Zeit hinweg eingehend zu analysieren.

In etwas anders gelagerten, aber verwandten Fällen scheint der Patient gegenüber dem Therapeuten offen und aufrichtig zu sein, behandelt aber alle anderen vollkommen kaltschnäuzig und rücksichtslos; er erwartet, daß der Therapeut mit ihm genauso verfährt, und handelt ganz so, als sei eine aufrichtige, auf Gegenseitigkeit beruhende, verbindliche Beziehung zwischen zwei Menschen unmöglich. Ein solcher Patient geht davon aus, daß jede Nähe oder Bindung trügerisch ist und daß der Therapeut ihn eigentlich nur aus finanziellen, wissenschaftlichen oder aus Prestigegründen behandelt, aber ein darüber hinausgehendes Interesse vorgibt und deshalb unaufrichtig ist. Dies kann eine unbewußte Dynamik oder eine bewußte Befürchtung sein.

Gemeinsam ist diesen Fällen eine allumfassende Korrumpierung von Vertrauen, von normaler menschlicher Intimität, emotionaler Bindung und Liebe. Meistens geht der Patient, nachdem die Ursprünge einer psychopathischen Übertragung und ihre Auswirkungen auf die therapeutische Beziehung ausgelotet worden sind, nach einer gewissen Zeit zu einer anderen Übertragungsdisposition über. Er wird sich nach und nach darüber klar, daß die psychotherapeutische Arbeit Offenheit verlangt; diese aber, so glaubt er, setzt ihn der Gefahr aus, vom Therapeuten abgelehnt, kritisiert und angegriffen zu werden. Dadurch, daß der Patient seine eigene Unaufrichtigkeit auf den Therapeuten projiziert, verwandelt sich die psychopathische Übertragung allmählich oder blitzartig in eine paranoide. Der Patient, der alle Menschen wie „Objekte" behandelt, hat typischerweise Angst, daß er mit dem Aufgeben der schützenden Distanz vom Therapeuten seine Sicherheit aufs Spiel setzt. Der Patient glaubt, der Therapeut müsse ihn für seine Haltung hassen oder ihn, sobald er schutzlos ist, seinerseits wie ein „Objekt" behandeln.

Klinische Beispiele

Der neunzehnjährige Herr T., der vorzeitig von der High-School abgegangen war, wurde von seinem Vater, einem Geschäftsmann, zur Behandlung gebracht. Der Vater hatte gedroht, ihm jede Unterstützung zu entziehen, wenn er sich nicht in Behandlung begeben würde. Herr T. hatte von der frühen Adoleszenz an gewalttätiges, rebellisches Verhalten gezeigt und war wegen seines aggressiven, auf Konfrontation zielenden Verhaltens gegenüber Lehrern wie Gleichaltrigen von mehreren Schulen verwiesen worden. Er hatte sich in den letzten Jahren oft betrunken, hatte Marihuana und verschiedene andere Drogen genommen und war mit dem Gesetz in Konflikt gekommen, weil er an seiner High-School mit Drogen handelte. Er war promiskuitiv, neigte aber dazu, eine kindliche Abhängigkeitsbeziehung zu bestimmten Mädchen einzugehen, die diesen ansonsten durchsetzungsfähigen Menschen in erstaunlich wirkungsvoller Weise zu manipulieren vermochten.

Der ältere Bruder und die ältere Schwester des Patienten waren verheiratet und erfolgreich in akademischen Berufen tätig. Zu den Eltern hielten sie nur lockeren Kontakt. Sie waren beide der Meinung, daß die Eltern äußerst dominierend waren, ohne daß ihnen an ihren Kindern viel lag, und übten Kritik an den erdrückenden Bemühungen des Vaters, den Patienten unter Kontrolle zu halten, sowie an der im großen und ganzen unbeteiligten Haltung der Mutter. Bei gemeinsamen Gesprächen mit den Eltern und dem Patienten wurde deutlich, daß der Vater meinte, alles völlig unter Kontrolle haben zu müssen, und daß die Mutter in Frieden gelassen werden wollte. Die Eltern waren sich nur in dem Wunsch einig, daß sie ihr jüngstes Kind davor bewahren wollten, in weitere Konflikte mit dem Gesetz zu geraten, und ihm helfen wollten, ein eigenständiger und verantwortungsbewußter Bürger zu werden.

Die psychiatrische Beurteilung Herrn T.s ergab folgende Merkmale: eine narzißtische Persönlichkeit, die auf manifestem Borderline-Niveau funktionierte; ich-syntone Aggression, die in seinen anmaßenden, gewaltsamen, auf Konfrontation zielenden Handlungen zum Ausdruck kam; antisoziale Verhaltensweisen wie Lügen und ein manipulativer Umgang mit anderen in der Schule und zu Hause; eine paranoide Haltung gegenüber allen „Außenseitern“, das heißt gegenüber jenen, die nicht wie er zu einer kleinen Gruppe von Gleichaltrigen gehörten, die mit Drogen dealten; eine praktisch parasitäre Abhängigkeit von den wohlhabenden Eltern. Kurzum, er wies die Merkmale auf, die für das Syndrom des malignen Narzißmus kennzeichnend sind.

Er kam dreimal in der Woche zu mir zur psychoanalytischen Psychotherapie. (Darauf hatte er sich eingelassen, weil die Eltern Druck auf ihn ausübten und die Behandlung zur Bedingung dafür machten, daß sie ihn weiterhin finanziell unterstützen würden.) Zunächst legte er eine Jovialität an den Tag, die mir unecht vorkam, füllte die Sitzungen mit trivialen Einzelheiten aus seinem Alltag und sparte die Beziehungen zu seinen Freunden und Freundinnen völlig aus. Ich hatte den Eltern und auch dem Patienten klar gesagt, daß ich zwar bereit war, diese Psychotherapie in Angriff zu nehmen, aber angesichts seines

Mangels an Motivation und der Art seiner Schwierigkeiten nicht sicher war, ob ich ihm derzeit helfen konnte; falls ich zu dem Schluß käme, daß die Behandlung keinen Sinn hatte, würde ich sie alle davon unterrichten und ihnen zur Verfügung stehen, um sie im Hinblick auf Behandlungsalternativen zu beraten.

Nach mehreren Wochen ziellos verlaufender Psychotherapiesitzungen sagte ich dem Patienten, ich hätte den Eindruck, daß er die wichtigsten Aspekte seines täglichen Lebens bewußt unterschlage. Herr T. leugnete dies entrüstet ab und warf mir vor, ich hätte, ähnlich wie sein Vater, eine Einstellung „wie ein Polizist". Zusammen mit ihm ging ich seiner Phantasie nach, ich würde meine Aufgabe darin sehen, die Wahrheit aus ihm herauszubekommen und ihn dem Zorn seines Vaters auszuliefern. Der Patient sagte herausfordernd, wenn ich etwas über die Straftaten herausfände, in die er verwickelt sei, würde ich das vermutlich an seine Eltern oder sogar an die Behörden weitergeben. Ich sagte, wenn ich zu dem Schluß käme, daß er für sich oder andere eine Gefahr darstelle, würde ich tatsächlich Maßnahmen ergreifen, um ihn oder die anderen zu schützen, allerdings nur dann, wenn ich bei unseren Gesprächen in den Sitzungen den Eindruck gewinnen würde, daß er nicht imstande sei, solche Verhaltensweisen selbst in den Griff zu bekommen. Jedenfalls, so fügte ich hinzu, würde ich ihn ganz sicher wissen lassen, wie ich über die Sache dachte, und ihn, falls ich mich zu irgendwelchen Schritten entschloß, vorher davon unterrichten.

Herr T. verkündete daraufhin triumphierend, daß er mich als Verbündeten seines Vaters entlarvt habe. Es folgte eine Reihe von Diskussionen, in denen ich verschiedene Dinge klarzustellen versuchte. Ich betonte, daß mein Ziel war, ihm zu helfen, das Wesen seiner Schwierigkeiten zu begreifen, und daß ich hoffte, er werde zu wirksameren Strategien finden, um das zu verwirklichen, was er im Leben erreichen wolle; Herr T. hatte gesagt, daß er aufs College gehen wolle und sich befriedigendere Beziehungen zu Mädchen wünsche. Es stehe ihm aber, so fügte ich hinzu, jederzeit frei, meine Vorschläge anzunehmen oder zu verwerfen, und das gehe sogar so weit, daß er es selbst in der Hand habe, die Behandlung zu beenden, obwohl seine Eltern ihn offenbar zu ihr gezwungen hätten. Ich sagte ihm auch, daß er mir unwillkürlich viele der Ansichten und Haltungen seines Vaters zuschreibe und daß die betreffenden Beschuldigungen mit der Wirklichkeit nichts zu tun hätten.

Der Patient unterbrach mich wütend und mit lauter Stimme und unterstellte mir, daß ich log, wenn ich meine Beziehung zu ihm abzugrenzen versuchte von der Beziehung seines Vaters zu ihm. Ich fragte ihn, ob er wirklich denke, ich würde lügen, was er rundheraus bejahte. Ich sagte ihm, ich würde ihm glauben, daß er das ernst meine, und wir sollten zusammen überlegen, was für einen Grund ich wohl haben könnte, ihn zu belügen. Dieses Thema wollte er aber zunächst nicht weiter vertiefen.

Einmal verlangte Herr T., ich solle zugeben, daß ich ihn anlöge. Ich erwiderte, soweit ich das sehen könne, würde ich ihm keine Lügen erzählen; er habe aber nichts als mein Wort darauf, und dem könne er ja offenbar nicht trauen. Ich erinnerte ihn daran, daß er nach meiner Überzeugung die wichtigsten Aspekte seines Lebens unerwähnt lasse und somit durch Aussparen unwahrhaftig sei; wir seien also beide davon überzeugt, daß der andere lüge. Da er ein tiefes Mißtrauen gegen mich hege, könne ich es nachvollziehen, daß er mich möglicherweise anlüge; doch welchen Grund sollte ich haben, ihn zu beschwindeln? Was hätte ich davon?

Der Patient lächelte, als habe er einen Sieg davongetragen, und deutete an, daß wir ja alle beide Gauner seien; ich hatte den Eindruck, daß er sich nicht mehr durch das bedroht fühlte, was er meine „Staatsanwalts"-Einstellung nannte. Er war nun viel entspannter und erklärte mir, alle Menschen würden lügen, und je näher sie jemandem stünden, der Macht über sie habe, desto mehr würden sie lügen. Selbst sein Vater würde Geschäftsleute, die mächtiger als er seien, schamlos anschwindeln, und er würde auch seine Frau belügen, um seine sexuellen Abenteuer zu verheimlichen. Als der bezahlte Gehilfe seines Vaters sei ich lediglich dazu da, das auszuführen, was er mit seinem Sohn vorhabe.

Die Sitzungen der nächsten Wochen drehten sich um meine Beweggründe dafür, Herrn T. als Patient zu übernehmen, um sein Bild von mir als einem durch und durch bestechlichen Beauftragten seines Vaters sowie darum, daß es ihm unter diesen Voraussetzungen unmöglich sei, irgendeinen wirklichen Nutzen aus unseren Gesprächen zu ziehen. Er rechnete mehrmals nach, wieviel Zeit er selbst und wieviel Geld sein Vater für diese aufgezwungene Behandlung vergeudete. Ich teilte ihm meinen Eindruck mit, daß er jetzt aufrichtiger sei, weil er seinen Argwohn und seine Geringschätzung für mich offen zum Ausdruck bringe; vermutlich stehe er unter ständiger Anspannung und müsse die ganze Zeit auf der Hut sein, weil er sich entweder mit gesteuerten Handlangern wie mir oder mit Betrügern auseinanderzusetzen habe, die stärker seien als er. Ich fragte ihn auch, wie eine Beziehung mit einer Frau irgendeine Befriedigung über die rein sexuelle hinaus bieten könne, wenn doch alle Menschen Betrüger seien; es wundere mich nicht, daß er, wie ich aus den diagnostischen Vorgesprächen wisse, nicht in der Lage sei, eine Beziehung zu einem Mädchen über längere Zeit aufrechtzuerhalten. Ich stellte auch fest, seine Abneigung, sich aufs Lernen wirklich einzulassen, sei nur zu verständlich, wenn er davon ausgehe, daß es in der Wissenschaft oder in der Berufswelt keine Ehrlichkeit gebe und das College nichts weiter als eine Eintrittskarte zur Macht sei.

Kurze Zeit darauf kam Herr T. in einem unverkennbaren Rauschzustand zur Sitzung. Er kicherte ständig, war euphorisch und schläfrig und erzähle mir, wie großartig er sich fühle und daß „dieser Scheiß" sich viel leichter ertragen lasse, wenn er „high" sei. Ich sagte, er habe nun offenbar weniger Angst, mir gegenüber zuzugeben, daß er Drogen nehme und im Zusammenhang mit dem Drogenmißbrauch die Kontrolle über sein Alltagsleben verliere, und ich würde mich fragen, ob er mit dem Auto gekommen sei. Er versicherte mir, in einem solchen Zustand würde er sich nicht ans Steuer setzen, und meinte, das sei eine dumme Frage. Als er dann dem Einschlafen nahe schien, schlug ich vor, die Sitzung zu beenden, weil eine Weiterarbeit nicht möglich sei.

In der folgenden Sitzung setzten wir uns gemeinsam damit auseinander, daß er auf der Handlungsebene immer offener und mitteilsamer wurde und demnach weniger Angst vor mir hatte, andererseits aber dachte, es sei ziemlich dumm von mir, sein Verhalten zu tolerieren. Im wesentlichen bestätigte der Patient, daß er viel weniger Angst vor mir habe und mich für ziemlich trottelig und nicht wirklich gefährlich hielt. Ich meinte zu ihm, zwar lasse seine Angst unter diesen Umständen nach, doch müßten ihm die Sitzungen wohl auch zunehmend sinnlos vorkommen. Wenn ich ihm nicht einmal gefährlich werden konnte – also über keine Macht verfügte – und obendrein dumm war, dann war auch nichts von mir zu erwarten. Falls er wirklich Hilfe brauchte, war seine Hoffnung darauf wohl im Schwinden begriffen. Herr T. erklärte mir daraufhin, den Mächtigen sei nicht zu trauen, und die Schwachen könnten einem nicht helfen, aber schließlich müsse man ja mit irgend jemandem reden! Er ließ mir keine Zeit, dieses unvermittelte Eingeständnis eines menschlichen Bedürfnisses zu verdauen, und begann zu erzählen, wie schlecht er sich von seiner momentanen Freundin behandelt fühle, die mit ihm Schluß mache, um mit einem seiner engsten Freunde zu gehen.

Zum ersten Mal gab er einige Einzelheiten aus seiner chaotischen Welt preis; er gehörte einer lockeren Clique von Jugendlichen an, die seinem eigenen sozioökonomischen Milieu entstammten und plan- und ziellos in den Tag hineinlebten. Es gelang mir, ihm klarzumachen, mit welcher Naivität er das Verhalten des Mädchens betrachtet und die Anhaltspunkte dafür übersehen hatte, daß sie ihn eigentlich nur ausnutzte. Ich zeigte mich verwundert darüber, daß er sich, wo doch so viele Frauen um ihn herum waren, ausgerechnet in eine vernarren mußte, die eine so ausgesprochen manipulative Art hatte.

Nun setzten zwei gleichzeitig ablaufende Veränderungen ein. Zum einen fing Herr T. an, offen mit mir über seinen Alltag und seine Probleme mit der Schule und mit den Eltern zu sprechen; zum anderen wurde er sehr fordernd. Er war aufgebracht, wenn ich ihn auf eine Sitzung warten ließ; er fand, daß ich ihm zu wenig Zeit widmete (das heißt, er weigerte sich, zur festgesetzten Zeit zu gehen), und verlangte mit recht fadenscheinigen Begründungen, daß ich seine Stunden verlegen solle.

Ich sagte ihm, es komme mir vor, als stelle er meine Ehrlichkeit, meine Zuverlässigkeit und meine Stärke alle auf einmal auf die Probe und behandle mich nicht mehr länger als einen „harmlosen Trottel", sondern als einen, der über große Macht verfüge und darauf aus sei, ihn auszunutzen. Der Patient stimmte dem im großen und ganzen zu: Ich würde „den Arglosen spielen", ich hätte ihm alle diese Informationen entlockt, und es gehe mir ja einzig und allein um meine eigenen Interessen und überhaupt nicht um ihn. Er hatte nun das Gefühl, daß ich rücksichtslos versuchte, ihn zu bevormunden, daß ich ihn nicht mochte und sogar haßte und daß ich über seine Verletzlichkeit wegen der Therapiezeiten bedenkenlos hinwegging. Falls er mich einmal tatsächlich brauchen würde, würde ich ihn nur ausnutzen.

Der psychopathische Blickwinkel der Übertragung war einem paranoiden gewichen.

Eine siebenundzwanzigjährige Frau wurde wegen ihrer chronischen Ängste und hypochondrischen Beschwerden von einem Internisten überwiesen. Der Internist wußte nicht, daß sie als Callgirl arbeitete und einen exklusiven Kundenkreis aus der Oberschicht und gehobenen Mittelschicht hatte, der sich vor allem aus Geschäftsleuten zusammensetzte.

In ihrer frühen Kindheit hatte Frau Q.s Vater, ein chronischer Alkoholiker, nach vielen Seitensprüngen Frau Q.s Mutter schließlich vollends verlassen. In den Jahren darauf hielt er nur sporadischen Kontakt zu Frau Q., und während der letzten zehn Jahre hatten offenbar weder er noch sie Interesse an irgendwelchen weiteren Kontakten gehabt. Als Kind war die Patientin immer wieder in Konflikte mit ihrer Mutter geraten. Die Mutter arbeitete hart, um ihre vier Kinder zu versorgen, und stützte sich mehr und mehr auf die Mithilfe der Patientin, die das älteste Kind war und der es zutiefst widerstrebte, daß sie derart eingespannt wurde. Auseinandersetzungen mit der Mutter führten schließlich dazu, daß Frau Q. nach dem Abschluß der High-School von zu Hause wegging. Sie zog nach Osten in den Bundesstaat New York, wo sie nach verschiedenen Jobs, unter anderem als Fotomodell für Sexmagazine, schließlich eine Existenz als unabhängige Prostituierte aufbaute.

Sie hatte eine nach ihren Worten ziemlich elegante Wohnung, verbrachte den größten Teil ihrer Zeit allein und hatte andere Frauen stets im Verdacht, sie wollten sie ausnutzen oder betrügen. Kurz nach ihrem Eintreffen in der Stadt war sie schwanger geworden. Sie entschloß sich, das Kind zur Welt zu bringen, und zog ihre Tochter auf, bis sie merkte, daß sich dies nicht mit ihrer Arbeit vertragen würde. Sie gab ihre Tochter, als sie fünf Jahre alt war, zu Verwandten in einer anderen Stadt und überwies ihnen regelmäßig Geld für den Unterhalt des Kindes. Sie besuchte das Kind oft, das mittlerweile neun Jahre alt war. Sie schien es aufrichtig und treu zu lieben; das Mädchen war anscheinend der einzige Mensch in ihrem Leben, der ihr am Herzen lag und für den sie sich verantwortlich fühlte. Den Kontakt zu ihrer Mutter, ihren Schwestern und ihrem Bruder hatte sie schon vor Jahren völlig abgebrochen; die einzigen anderen Beziehungen, die eine gewisse Bedeutung für sie hatten, waren die zu einigen ihrer Kunden. Zwei von ihnen hatten den Wunsch geäußert, eine feste und exklusive Beziehung mit ihr einzugehen, was sie aber abgelehnt hatte.

Klinisch gesehen hatte ich den Eindruck, daß bei ihr narzißtische und infantile Merkmale zusammenwirkten. Sie war ausgesprochen attraktiv und kleidete sich dezent und elegant. Sie war stolz darauf, daß sie sich im Laufe der Jahre die Geschmackssicherheit und die Umgangsformen angeeignet hatte, die sie befähigten, einen Mann zu Partys und offiziellen Anlässen zu begleiten, ohne daß die Situation für ihn oder sie selbst peinlich wurde. Andererseits wirkte sie auf mich kühl und unnahbar; ihr Benehmen hatte etwas nahezu Asexuelles. Zwar fragte ich mich angesichts dessen, wie sie für ihren Lebensunterhalt sorgte, ob bei ihr antisoziale Tendenzen vorlagen, doch mir gegenüber schien sie, soweit ich das beurteilen konnte, stets bemerkenswert offen und ehrlich zu sein, wenn sie von ihrem Leben und ihrem Alltag berichtete.

Sie legte Wert darauf, die Beziehung zu ihren Kunden geschäftlich korrekt zu gestalten und keinen von ihnen auszunutzen. Sie schien stolz darauf zu sein, daß sämtliche Interaktionen durch Geld geregelt wurden und daß jeder genau das bekam, wofür er bezahlte. Sie berichtete, daß ihr Sexualverhalten von der frühen Adoleszenz an promiskuitiv gewesen war, was zu erbitterten Auseinandersetzungen mit ihrer Mutter geführt hatte, die ohnmächtig versuchte, sie unter Kontrolle zu halten. Es wies nichts darauf hin, daß Frau Q. mich anlog oder zu täuschen versuchte. Sie hatte Angst, von anxiolytischen Medikamenten abhängig zu werden, und wollte sich in psychologische Behandlung begeben, weil man ihr gesagt hatte, daß ihre Symptome höchstwahrscheinlich psychischen Ursprungs waren.

Zwar schien ihre Behandlungsmotivation ausreichend zu sein, doch sie ließ einen bemerkenswerten Mangel an emotionaler Introspektion erkennen und blieb bei dem, was sie über sich und die Menschen berichtete, die in ihrem Leben für sie wichtig gewesen waren, so sehr im Konkreten verhaftet, daß meine Bemühungen, tieferen Einblick in ihre derzeitigen unbewußten Konflikte zu gewinnen, zunächst erfolglos blieben. Hinter ihrer vordergründigen Freundlichkeit verbarg sich eine Reserviertheit, durch die die Sitzungen mit ihr für mich zunächst schwer erträglich waren. Ich entschied mich dafür, mit der Patientin eine psychoanalytische Psychotherapie mit zwei Sitzungen pro Woche zu beginnen und mich mit dem ethischen Dilemma, in dem ich mich befand (daß ich mit Geld bezahlt wurde, das sie als Prostituierte verdiente), später auseinanderzusetzen. Weil die Patientin eine ausgeprägt narzißtische Persönlichkeitsstruktur aufwies und gegen eine psychoanalytische Behandlung im engeren Sinne keine Kontraindikationen vorlagen, beschloß ich nach einigen Monaten, zu einer regelrechten Psychoanalyse mit vier Sitzungen pro Woche überzugehen.

Nach einigen Monaten wurde zum beherrschenden Thema in den Sitzungen, daß die Patientin sich bemühte, jene zwei Kunden zufriedenzustellen, die, wie sie fand, überzogene Anforderungen an sie herantrugen. Ich gewann den Eindruck, daß es neben Frau Q.s sexueller Verfügbarkeit gerade ihr Freimut und ihre Sachlichkeit in Verbindung mit ihrer ausgeprägten Unnahbarkeit waren, die diese Männer zu ihr hinzogen.

Daß Frau Q. ihre Männer vor mir „aufmarschieren" ließ, versuchte ich anfangs so zu deuten, daß sie ihre Unabhängigkeit geltend machen und sich dagegen absichern wollte, in eine emotionale Beziehung zu mir verstrickt zu werden, doch diese Deutungen führten zu nichts. Ich konnte keinerlei Entwicklung in der Übertragung feststellen, und die Patientin blieb weiterhin emotional unzugänglich. Einmal aber merkte ich auf, als sie erzählte, daß sie kürzlich einem ihrer Kunden gesagt habe, sie liebe ihn wirklich und er sei der einzige Mann in ihrem Leben, und daß sie nur ein paar Tage später einem anderen Mann genau dasselbe gesagt habe.

Dies war das erste Mal, daß ich davon erfuhr, wie sie jemanden belogen hatte, und ich brachte meine Überraschung zum Ausdruck. Sie erwiderte, sie habe keineswegs gelogen und in beiden Fällen durchaus gemeint, was sie sagte. Sie sei vollkommen aufrichtig gewesen, und wenn einer dieser Männer aus ihrer Aussage ableitete, daß ihre Gefühle für ihn ewig währen würden, sei das sein Problem.

Sie sagte das in einem selbstverständlichen Ton und offensichtlich ohne provozierende Absicht, so daß ich Mühe hatte, eine Antwort zu geben, die nicht moralistisch klang. Ich fragte sie, ob sie denn nicht glaube, daß sich in Beziehungen zwischen Männern und Frauen zuweilen auch dauerhaftere Gefühle entwickeln könnten und deshalb ein Satz wie „Du bist der Mann meines Lebens" so aufgefaßt würde, daß man sich damit an den anderen binde. Frau Q. lächelte geringschätzig und sagte, sicher sei das im Kino so, aber nicht im wirklichen Leben. Sie fügte hinzu, daß nach ihrer Ansicht sämtliche Beziehungen nichts als geschäftliche Transaktionen seien und daß sie persönlich dagegen nichts einzuwenden habe.

Während der nächsten Wochen lenkte ich ihre Aufmerksamkeit darauf, daß das, was sie gesagt habe, im Widerspruch zu ihrer Bindung an ihre Tochter stehe, und versuchte ihr auf diese Weise klarzumachen, daß ihre Verleugnung emotionaler Beziehungen Abwehrcharakter hatte. Frau Q. sprach daraufhin über die Promiskuität von Männern und deren Unfähigkeit, irgendeine Beziehung aufrechtzuerhalten – wobei sie zunächst auf die Beziehung zu ihren derzeitigen Kunden und unmittelbar anschließend auf ihren Vater zu sprechen kam. Sie betonte dabei nachdrücklich, daß sie keine Wut und keinen Groll gegen ihren Vater hege, daß sie ihm überhaupt keine Gefühle entgegenbringe und daß sie mit beiden Männern, die sich eine tiefergehende Beziehung zu ihr wünschten, gerne zusammensei. Diese beiden Männer, fuhr sie fort, seien natürlich verheiratet und wollten ganz einfach ihr Leben mit einer bezahlten Geliebten in einer anderen Stadt bereichern. Zum Glück gehöre sie aber nicht zu diesen törichten Frauen, die Sex und Schutz in einem haben müßten, und sie könne klaren Kopf bewahren und werde nicht in eine emotionale Falle gehen.

An diesem Punkt sprach ich zum ersten Mal ihre Kühle und Unnahbarkeit in den Sitzungen an. Sie gehe mit mir um, als handle es sich auch hier um ein rein geschäftliches Arrangement: Sie bezahle mich in der Hoffnung, daß ich ihrem Bedürfnis nachkommen und sie von ihren Symptomen befreien möge, während sie sich in acht nehme, nur ja nicht in eine emotionale Beziehung gelockt zu werden, die für sie aus irgendeinem Grund sehr bedrohlich sei. Frau Q. sagte, selbstverständlich sei dies eine geschäftliche Transaktion. Sie merkte an, daß sie meine unvoreingenommene, geschäftsmäßige Haltung zu schätzen wisse, und fügte hinzu, sie zweifle nicht, daß es ihr unter anderen Umständen leichtfallen würde, mich zu verführen.

Ich fragte, was sie damit meine, und sie erwiderte, trotz all meines Geredes über emotionale Bindungen könne sie mich dazu bringen, mit ihr ins Bett zu gehen; sie wisse, daß ich verheiratet sei, doch nach ihrer Überzeugung sei ich nicht anders als jeder andere Mann. Sie wisse oder nehme vielmehr an, daß ich mit ihr nicht ins Bett gehen würde, während sie meine Patientin sei, weil ich meine berufliche Stellung nicht aufs Spiel setzen wolle. Sie sei aber vollkommen sicher, daß sie Erfolg hätte, wenn wir uns noch nie gesehen hätten und sie versuchen würde, mich in einem bestimmten vornehmen Hotel in der Stadt aufzugabeln.

Ich schlug ihr vor, wir könnten untersuchen, was dieser phantasierte Erfolg für sie eigentlich bedeutete: Was würde es über mich aussagen, wenn ich, ohne sie zu kennen, bei einer solchen Begegnung versucht wäre, mit ihr ins Bett zu gehen? Zunächst weigerte sie sich, dieses Thema weiterzuverfolgen, und erklärte, das sei ein lächerliches „Gedankenspiel". Sie fuhr fort, daß ihr das Wissen, jeden Mann, mich eingeschlossen, verführen zu können, wenn sie nur wolle, ein Gefühl von Macht verleihe. Andererseits mißfalle ihr die Vorstellung, daß ich zu verführen sei. Während sie darüber nachsann, welches Bild von mir sich aus all dem ergab, kam es zum ersten Mal während ihrer Behandlung dazu, daß sie ärgerlich wurde und die Fassung verlor.

Sie ärgerte sich darüber, daß ich meiner Frau untreu werden und folglich Frau Q.s Vertrauen zerstören würde, daß ich „anders" sei. Sie verbesserte sich und sagte, dies sei Unsinn, denn in der Situation, die sie sich vorstelle, wäre ich ja nur ein Unbekannter für sie. Doch sie war trotzdem aus der Fassung. Ich sagte, ich hätte zum einen den Eindruck, daß sie moralistisch argumentiere (denn sie gehe ja davon aus, daß ich durch einen Seitensprung zu einem wertlosen, unaufrichtigen Menschen würde), und zum anderen, daß sie sich scheue, vor sich selbst und vor mir zuzugeben, daß sie sich ein Idealbild von mir als einem Mann gemacht habe, für den Sex nicht Teil einer geschäftlichen Transaktion sein könne, sondern mit der Verpflichtung zu einer Liebesbeziehung einhergehen müsse. Mit ihrer üblichen Gleichgültigkeit und Unnahbarkeit halte sie sowohl jene moralistische Einstellung zur Sexualität als auch eine geheime Hoffnung von sich fern, daß Sexualität und Liebe doch zusammengehen könnten; sie versuche in mir einen männlichen Roboter zu sehen, um mich nicht als einen unmoralischen Mann hassen oder als einen idealen Mann, für den Sex nicht nur eine geschäftliche Transaktion sei, lieben zu müssen.

In den folgenden Wochen liefen mehrere Entwicklungen nebeneinander oder im raschen Wechsel miteinander ab. Die Patientin ärgerte sich darüber, daß ich sie moralistisch genannt hatte, und sagte, sie habe vielmehr stets den Verdacht gehabt, daß *ich* moralistisch urteilte und ihr kritisch gegenüberstünde, weil sie ein Callgirl sei. Schließlich wurde deutlich, daß sie mir deshalb eine moralistische Haltung unterstellte, weil sie in der Übertragung ihre „puritanische", Schuldgefühle auslösende Mutter auf mich projizierte. Sie behauptete auch, daß ich selbstverständlich die für Männer typische Vorstellung verteidigen würde, sie hätten ein Recht darauf, mit vielen Frauen zu schlafen, denn das komme mir sehr entgegen; wenn aber meine Frau mit anderen Männern ins Bett ginge, würde ich das bestimmt nicht tolerieren. Sie war auch wütend auf mich, weil sie das Gefühl hatte, ich würde sie manipulieren und Kontrolle über sie ausüben. Sie fragte sich, ob ich allen diesen Dingen wohl deshalb auf den Grund ginge, weil ich sie, mittels einer „kranken Variante sexueller Verführung", in eine emotionale Verstrickung mit mir hineinziehen wolle, und sie verglich meine angeblichen Avancen mit der offenen und direkten Art der zwei Männer, die eine engere Beziehung zu ihr wollten.

Der Fall von Frau Q. ist ein Beispiel dafür, wie sich narzißtische Unnahbarkeit und geringe innere Beteiligung an der Übertragung zeitweise in eine psychopathische Übertragung verwandeln können („Jeder versucht aus jedem soviel wie möglich für sich herauszuholen, und Gefühle zählen dabei nicht"). Als die psychopathische Übertragung analysiert wurde, traten paranoide Übertragungen in den Vordergrund, die im Haß auf den promiskuitiven, treulosen Vater gründeten, in der unbewußten Identifizierung mit einer entrüsteten, moralistischen, verbietenden Mutter sowie in der Projektion dieses Mutterbildes.

In einer späteren Phase der Behandlung von Frau Q. trat die Trauer darüber zutage, daß in der späten Adoleszenz die vielversprechende Beziehung zu einem Mann in die Brüche gegangen war; außerdem stieg in ihr eine tiefe Dankbarkeit mir gegenüber auf, in die sich Groll gegen meine Ehe und Neid auf meine Frau mischten. Diesen Entwicklungen will ich hier nicht weiter nachgehen.

Frau Q. nahm an, daß jegliche Nähe oder Bindung trügerisch ist und daß der Therapeut, indem er Interesse vorgibt, in Wahrheit unaufrichtig ist. Man könnte einwenden, daß es sich hier eher um eine gewöhnliche narzißtische als um eine psychopathische Übertragung handelte. Da Frau Q. aber ganz und gar von der diffusen Überzeugung durchdrungen war, daß menschliche Transaktionen ausnahmslos „geschäftlicher" Natur seien und Bindungen keinen Bestand haben könnten, ist hier von einer psychopathischen Übertragung zu sprechen. Im Gegensatz zu Herrn T. freilich versuchte Frau Q. im Laufe unserer Interaktion nie, mir etwas vorzumachen.

Bei Patienten mit schwerer Charakterpathologie kann im allgemeinen neben dem psychopathischen auch ein weiterer Übertragungstypus auftreten, den ich den *perversen* nenne. Diese Form der Übertragung ist dadurch gekennzeichnet, daß der Patient voller Schadenfreude Liebe in Haß und Vertrauen in Korrumpierung verkehrt und das, was ihm am Therapeuten als gut oder potentiell hilfreich erscheint, in etwas Schlechtes und Schädliches verwandelt. Die perverse Übertragung enthält sowohl libidinöse als auch aggressive Elemente, in denen die Liebe durch Haß zersetzt worden ist. Bei der psychopathischen Übertragung dagegen stellen Unehrlichkeit und Täuschung eine wesentliche Abwehrtaktik gegen das Aufwallen einer paranoiden Übertragung dar, und die Zerstörungswut in der Übertragung geht mit geringerer intrinsischer Lust einher.

Sowohl psychopathische als auch perverse Übertragungen haben die Tendenz, im Laufe ihrer analytischen Auflösung in paranoide Übertragungen umzuschlagen. Auch narzißtische Übertragungen können im allgemeinen in paranoide übergehen, aber die Übertragung vieler narzißtischer Patienten, die weder antisoziale Anteile noch ich-syntone Aggression noch paranoide Persönlichkeitsmerkmale aufweisen, entwickelt sich im Zuge der Auflösung des narzißtischen Widerstandes direkt zu einer depressiven Übertragung. (Depressive Übertragungen werden weiter unten beschrieben.)

Technisch gesehen ist es ratsam für den Therapeuten, sich selbst bei einem Patienten, bei dem keine psychopathische Übertragung im Vordergrund steht, in acht zu nehmen, wenn er wichtige Informationen zurückzuhalten scheint oder zögert, über ein Thema zu sprechen, das sich in der Sitzung ergeben hat. Manchmal hat der Analytiker das unbestimmte Gefühl, daß der Patient nicht alles mitteilt, was ihn beschäftigt. Ich meine hier allerdings nicht die Situationen, in denen der Fluß der freien Assoziation, wie das häufig geschieht, ins Stocken gerät oder der Patient sehr lange nichts sagt oder aber der Analytiker zu ahnen glaubt, daß der Patient ein Geheimnis für sich behalten möchte und sich dagegen sträubt, einen bestimmten Bereich seines Erlebens zur Sprache zu bringen. Vielmehr denke ich an Situationen, in denen der Analytiker beständig das Empfinden hat, daß der Patient wichtige Dinge, die in ihm oder in seinem Leben vor sich gehen und von zentraler Bedeutung für die Behandlung sind, absichtlich für sich behält.

Ich habe die Erfahrung gemacht, daß es in solchen Situationen hilfreich ist, dem Patienten mitzuteilen, daß er meinem Gefühl nach nicht wirklich aufrichtig zu mir ist, wobei ich oft ganz einfach von langfristigen Entwicklungen meiner Gegenübertragungsreaktionen ausgehe. Ich sage dann etwas wie: „Mir macht das Gefühl zu schaffen, daß Sie nicht ganz offen zu mir sind und daß hier in den Sitzungen wichtige Dinge ausgespart werden. Ich kann es nicht genauer festmachen, und ich kann nicht einmal sagen, ob das Problem nun bei Ihnen liegt oder eher darin zu suchen ist, wie ich Sie wahrnehme. Wie denken Sie darüber?"

Manche Patienten reagieren auf solche sondierenden Bemerkungen, indem sie in sich gehen und nach etwas suchen, das sie möglicherweise zurückhalten, ohne daß ihnen dies ganz bewußt ist, während andere bestätigen, daß sie tatsächlich Informationen für sich behalten haben, und einige der Gründe dafür nennen. Bei Patienten ohne psychopathische Übertragung löst das „Mißtrauen", das der Therapeut zum Ausdruck bringt, im allgemeinen Beunruhigung oder sogar Bestürzung aus. Dagegen tun Patienten mit regelrecht psychopathischer Übertragung das Anliegen des Therapeuten oft einfach ab, erklären das Ganze zu seinem Problem und machen wie gewohnt weiter, als sei nichts geschehen.

Kurzum, aus der Reaktion des Patienten auf die sondierenden Kommentare des Therapeuten, daß die Übertragung möglicherweise von Unaufrichtigkeit geprägt sei, ergeben sich Anhaltspunkte, anhand derer sich diese Frage weiter untersuchen läßt. Herr T. war ein typisches Beispiel für einen Patienten, der unumwunden zugibt, daß er nicht mit offenen Karten spielt. In einem solchen Fall kann der Therapeut dann zusammen mit dem Patienten untersuchen, was dessen Überzeugung zu bedeuten hat, er könne es sich nicht leisten, dem Therapeuten gegenüber ehrlich zu sein, und wie diese Auffassung die Möglichkeit zerstört, daß der Patient in der Behandlung echtes Verständnis und Hilfe erfährt. Die Erkundung einer inneren Welt, in der Täuschung und Argwohn die Regel sind und man sich durch Ehrlichkeit der Vernichtung ausliefert, erinnert einen an George Orwells *1984*. Diese innere Welt muß erforscht werden, und ihre in der Übertragung erkennbaren selbstzerstörerischen Züge sind zu klären und zu deuten und die Konsequenzen für das Leben des Patienten insgesamt aufzudecken.

Paranoide Übertragungen

Es gibt viele Patienten mit Borderline-Persönlichkeitsorganisation, deren überwiegend negative Übertragungen von Beginn der Behandlung an starke paranoide Elemente enthalten. Obwohl stark paranoide Borderline-Patienten oft eine größere therapeutische Herausforderung zu bieten scheinen als Patienten mit psychopathischer Übertragung, die nach außen hin reibungsloser funktionieren, geht bei den paranoiden Übertragungen die Untersuchung der projektiven Identifizierungen, in denen sich primitive verinnerlichte verfolgende Objektbeziehungen widerspiegeln, viel leichter vonstatten. Es ist naheliegend, daß es auch bei Patienten mit paranoiden Psychosen (nicht Übertragungspsychosen, sondern psychotischen Strukturen, die schon vor der Behandlung vorhanden sind) zu schweren – und psychoanalytisch oft nicht behandelbaren – wahnhaft paranoiden Entwicklungen in der Übertragung kommt. Wenn solche paranoiden Übertragungen aus dem Durcharbeiten von psychopathischen Übertragungen resultieren, sind die paranoiden Elemente oft besonders stark und äußern sich in der therapeutischen Beziehung als schwere Wahrnehmungsverzerrungen, was bis hin zu einer Übertragungspsychose gehen kann.

Hier kann die Technik von Nutzen sein, die ich in einer früheren Arbeit (1984) zum Umgang mit paranoiden Regressionen in der Übertragung beschrieben habe: Wenn der Patient das Verhalten des Therapeuten stark verzerrt wahrnimmt, sagt der Therapeut dem Patienten, er habe den Eindruck, daß sie von vollkommen unterschiedlichen und miteinander unvereinbaren Realitäten ausgingen. Wenn man den Patienten mit dieser Unvereinbarkeit konfrontiert, entsteht eine Situation wie die, in der ein „Verrückter" und ein „Normaler" ohne die Hilfe eines außenstehenden Zeugen oder Schiedsrichters versuchen, sich zu verständigen und zu klären, was real ist. Die einzige Erklärungsalternative dazu, daß zwei völlig unverträgliche Realitätswahrnehmungen aufeinanderprallen, besteht darin, daß der Therapeut den Patienten anlügt; sollte dies die Überzeugung des Patienten sein, muß man sich mit ihr im weiteren auseinandersetzen.

Wenn der Therapeut dem Patienten deutet, was seiner Auffassung nach hinter der Vorstellung steckt, er sei unaufrichtig, kann dies den Zugang zu weiteren Aspekten der psychopathischen Übertragung und zu den frühen Objektbeziehungen des Patienten eröffnen, auf denen seine Übertragung beruht. In manchen Fällen muß der Therapeut die paranoide Regression des Patienten im Hinblick darauf prüfen, ob in der Übertragung ein „psychotischer Nukleus" aktiviert wurde (ein Bereich in der Übertragung, in der die Realitätsprüfung durchweg abhanden gekommen ist und ein isolierter, aber beständiger, auf den Therapeuten bezogener Wahn die Behandlungssituation beherrscht), und sich Klarheit darüber verschaffen, inwieweit unaufgelöste psychopathische Übertragungen (die Annahme des Patienten, der Therapeut würde lügen) später noch einmal sondiert werden müssen.

Wenn die Übertragung von einem Wahn bestimmt wird, kann nach meiner Erfahrung der Therapeut, indem er erkennen läßt, daß er die Unvereinbarkeit der Realitätswahrnehmungen akzeptiert, und indem er die Konsequenzen, die sich daraus für die Patient-Therapeut-Beziehung ergeben, eingehend untersucht, langsam den Boden bereiten für die deutende Auflösung des psychotischen Nukleus und der paranoiden Übertragung selbst. Charakteristisch für überwiegend paranoide Übertragungen ist eine starke primitive Aggression in Form aggressiver verinnerlichter Teilobjektbeziehungen, die „gereinigt" und von den idealisierten Selbst- und Objektrepräsentanzen abgespalten sind.

Klinische Beispiele

Herr R., ein Geschäftsmann Ende Vierzig, kam in Behandlung, weil er bei Frauen aus seinem eigenen sozioökonomischen und kulturellen Milieu oft impotent war, während er bei Prostituierten und Frauen aus niedrigeren sozioökonomischen Schichten potent war; er fürchtete homosexuell zu sein und hatte Probleme in seinen Beziehungen zu Arbeitskollegen. Herr R. sprach auch im Übermaß dem Alkohol zu, und zwar meist dann, wenn ihn Ängste plagten, ob er beim Zusammensein mit Frauen sexuell leistungsfähig sein würde. Er war der Sohn eines extrem sadistischen Vaters, der seine Kinder regelmäßig geschlagen hatte, und einer hypochondrischen, unablässig klagenden und unterwürfigen Mutter, deren Versuche, die Kinder vor dem Vater zu schützen, aus Sicht des Patienten untauglich gewesen waren. Der Patient, das zweitälteste von fünf Geschwistern, hatte das Gefühl, die bevorzugte Zielscheibe sowohl der Aggression des Vaters als auch der Quälereien und der Ablehnung des älteren Bruders zu sein. Die diagnostische Beurteilung ergab, daß bei Herrn R. eine ausgesprochen paranoide Persönlichkeit, eine Borderline-Persönlichkeitsorganisation und starke, verdrängte homosexuelle Strebungen vorlagen. Die Behandlung erfolgte durch eine psychoanalytische Psychotherapie mit drei Sitzungen pro Woche.

In einer bestimmten Behandlungsphase ließ Herr R. mehrmals unbestimmte Andeutungen fallen, ich sei unfreundlich zu ihm und gebe ihm bei der Begrüßung am Anfang der Sitzungen das Gefühl, daß es mir ganz und gar nicht recht sei, ihn empfangen zu müssen. Diese Klagen blieben noch mehr oder weniger im Vagen, doch eines Tages hielt er mir voller Ärger und Groll vor, ich hätte auf den Bürgersteig gespuckt, als ich ihn auf der anderen Straßenseite gesehen hätte.

Ich fragte ihn, ob er denn wirklich überzeugt davon sei, daß ich ihn gesehen und daraufhin ausgespuckt hätte; aufgebracht erwiderte er, ich wisse doch genau, was geschehen sei, und solle nicht so tun, als ob das nicht stimme. Als ich ihn fragte, welchen Grund ich wohl haben könnte, mich ihm gegenüber so zu verhalten, antwortete er ärgerlich, meine Motive interessierten ihn nicht, sondern nur mein Verhalten, das vollkommen ungerechtfertigt und grausam sei.

Ich hatte mich zuvor bemüht, sein Gefühl, daß er Mißfallen, Ablehnung und sogar Abscheu in mir erregte, dahingehend zu deuten, daß in der Übertragung die Beziehung zu seinem sadistischen Vater reaktiviert wurde, hatte damit aber nichts erreicht. Er hatte nur ärgerlich entgegnet, daß ich mittlerweile anscheinend glaubte, ich hätte das Recht, mit ihm genauso umzuspringen wie sein Vater, so wie auch im Büro niemand Hemmungen hätte, ihn schlecht zu behandeln. Seine Wut erreichte einen Höhepunkt, als ich nun – eher in Tonfall und Gestik als in meinen Worten – meine große Überraschung darüber zum Ausdruck brachte, daß er glaubte, ich hätte bei seinem Anblick ausgespuckt. Er sagte, es falle ihm schwer, sich im Zaum zu halten und mich nicht zu verprügeln, und ich bekam Angst, daß er tatsächlich handgreiflich werden könnte.

Ich sagte ihm, er habe sich ein völlig falsches Bild gemacht; ich hätte ihn auf der Straße gar nicht bemerkt und könne mich an keine Geste erinnern, die als Ausspucken interpretiert werden könnte. Er müsse selbst entscheiden, ob dies gelogen sei oder ob ich die Wahrheit sagte, doch ich könne nur darauf bestehen, daß ich absolut und völlig von dem überzeugt sei, was ich sagte.

Nachdem ich dies mit Bestimmtheit vorgebracht hatte, wirkte Herr R. verwirrt. Einerseits schien er erleichtert von dem Nachdruck, mit dem ich sprach, und von meiner Haltung ihm gegenüber, denn ihm konnte nicht entgehen, daß ich innerlich beteiligt und ehrlich bemüht war, mich mit ihm zu verständigen. Andererseits aber versuchte er, den Widerspruch zwischen seiner Beobachtung und meiner Aussage damit wegzuerklären, daß ich mein Verhalten auf der Straße wohl nicht registriert hätte und daß ich ihn eben doch gesehen hätte, ohne daß das ganz in mein Bewußtsein gedrungen sei.

Ich bestand darauf, daß seine und meine Sichtweise der Realität im wesentlichen unvereinbar seien. Sein Vorwurf sei der Höhepunkt einer mehrwöchigen Phase mit vagen Bemerkungen über mein Verhalten gewesen; was er über mein Verhalten auf der Straße gesagt habe, sei für mich ein Hinweis darauf, daß einer von uns beiden verrückt sein müsse. Entweder entgehe mir völlig, wie ich mich ihm gegenüber verhielte, oder aber er mißdeute mein Verhalten systematisch so, daß er in seinen Überzeugungen bestärkt würde. Ich sagte ihm auch, daß sein Wunsch, mich zu verprügeln und eine gewalttätige Szene zu machen, nicht nur seine Wut über mein Verhalten offenbare, sondern auch sein Bemühen verrate, in der Realität unserer Interaktion einen Kampf zu entfesseln, der seine Sichtweise bestätigen und ihn gegen die Erkenntnis absichern würde, daß seine und meine Realitätswahrnehmung sich völlig widersprächen.

Daß hier eine typische projektive Identifizierung im Gange war, ist daran zu erkennen, daß er mir zum einen die Aggression unterstellte, die er an sich selbst nicht wahrzunehmen wagte – indem er versuchte, mein Verhalten zu steuern und in mir die aggressive Reaktion auszulösen, vor der er sich fürchtete –, und sich zum anderen bemühte, mich unter Kontrolle zu halten, und auf diese Weise die Angst vor seiner eigenen, jetzt unbewußten Aggression zum Ausdruck brachte. Anstatt aber diesen Mechanismus zu deuten, hob ich nur die Unvereinbarkeit unserer Wirklichkeitswahrnehmungen hervor: Ich sagte, in unserer Sitzung sei deutlich etwas wie Wahnsinn zu spüren, und wies Herrn R. so auf das Vorhandensein eines psychotischen Nukleus hin, ohne diesen aber in ihm oder in mir zu lokalisieren.

Herrn R.s Reaktion darauf war sehr heftig. Er brach plötzlich in Tränen aus, bat mich, ihm zu verzeihen, und sagte, er fühle eine große Liebe zu mir in sich aufwallen und habe Angst vor ihren homosexuellen Implikationen. Ich sagte ihm, mir sei klar, daß er mit dem Aussprechen dieser Empfindung eingestehe, die Realität unzutreffend wahrgenommen zu haben, und seine Dankbarkeit dafür zeige, daß ich an seiner Seite bliebe anstatt mich in einen Kampf hineinziehen zu lassen; jetzt sehe er in mir das Gegenteil seines wirklichen Vaters, den idealen, warmherzigen, gebenden Vater, nach dem er sich immer gesehnt habe. Herr R. bestätigte, daß ich seine Gefühle richtig beschrieben hätte, und sprach freimütiger als bisher über seine Sehnsucht nach einer guten Beziehung zu einem mächtigen Mann.

Ich kam jedoch darauf zurück, daß er geglaubt hatte, ich hätte bei seinem Anblick ausgespuckt. Ich war besorgt, daß möglicherweise eine Spaltungsoperation und damit ein plötzlicher Umschwung der Übertragung eingetreten war, der eher eine Dissoziation als eine Auflösung des psychotischen Erlebens widerspiegelte. Herr R. ließ sich nur sehr ungern auf weitere Gespräche darüber ein, daß er geglaubt hatte, ich würde ihn verachten. In den nächsten Sitzungen kam es ihm vor, als wiese ich ihn und seine Wünsche, von mir akzeptiert und geliebt zu werden, dadurch zurück, daß ich von neuem darauf zu sprechen kam, wie ich auf ihn gewirkt hatte. Nachdem wir diese Angst herausgearbeitet hatten, konnte er sich schließlich mit seinen Phantasien darüber auseinandersetzen, was es wohl bedeutete, daß er sich von mir geringgeschätzt gefühlt hatte. Es stellte sich heraus, daß meine Deutung nicht zutreffend gewesen war, sein Argwohn mir gegenüber sei von einer Vaterübertragung bestimmt. Vielmehr erinnerte ihn mein „verrücktes", abschätziges Verhalten an die Heuchelei seiner Mutter, die tat, als liebe sie ihre Kinder, während sie jeder Konfrontation mit dem Vater auswich und sie nicht vor ihm in Schutz nahm. Insgesamt setzte sich die Übertragung zusammen aus einem primitiven, extrem sadistischen Elternbild und einem Über-Ich-Vorläufer.

Ich möchte unterstreichen, daß der Umgang mit schwer paranoiden Regressionszuständen eine äußerst heikle und riskante Angelegenheit sein kann. Das technische Vorgehen, das ich hier darlege, unterliegt wichtigen Einschränkungen: Es wäre sicherlich kontraindiziert bei Patienten, denen die Realitätsprüfung alles in allem abhanden gekommen ist, die also akut psychotisch sind. Ich kann nicht genug betonen, wie wichtig es ist, eine sorgfältige Differentialdiagnose zu stellen, ob man es mit einer paranoiden Persönlichkeit oder aber mit einer paranoiden Psychose zu tun hat, bevor man sich entscheidet, bei einem deutlich paranoiden Patienten eine psychoanalytische Psychotherapie durchzuführen. Nach meiner Erfahrung ist das beschriebene Vorgehen auch ungeeignet, um antisoziale Persönlichkeitsstörungen psychotherapeutisch zu behandeln. Das Syndrom des malignen Narzißmus stellt für mich den Grenzbereich der Störungen dar, die noch mit psychoanalytischer Psychotherapie anzugehen sind.

Allgemein gesprochen ist es wichtig, daß man einschätzt, wie stark die im Charakter integrierte Aggression des Patienten und seine Impulskontrolle ausgeprägt sind und inwieweit bestimmte Über-Ich-Merkmale wie zum Beispiel ein normales moralisches Empfinden noch vorhanden sind, denn von allen diesen Faktoren hängt es ab, wie hoch das Risiko aggressiven Ausagierens im Rahmen einer paranoiden Regression ist. Positiv zu vermerken ist, daß die gelungene Diagnose und analytische Auflösung eines die Übertragung bestimmenden psychotischen Nukleus und überhaupt jeder schweren paranoiden Regression ungemein folgenreich sein und zum Nachlassen der schweren Charakterpathologie führen kann.

Ich habe die Technik des Deutens „unvereinbarer Realitäten" auch bei der Behandlung von Patienten mit stark masochistischen Persönlichkeitszügen und damit verknüpften sadomasochistischen Übertragungen angewandt, was ich am folgenden Fall veranschaulichen möchte. Frau S., eine Malerin Ende Dreißig, kam in Behandlung wegen chronischer Depressionen und Schwierigkeiten in ihren Beziehungen zu Männern und zu engen Freundinnen. Letztere brachen nach einer gewissen Zeit die Freundschaft zu ihr stets aus Gründen ab, die ihr unverständlich blieben. Bislang hatte sie es nicht vermocht, eine längerdauernde, befriedigende Beziehung zu einem Mann aufzubauen. Sie war das einzige Kind von Eltern, deren Ehe von ständigen Konflikten bestimmt war. Die Mutter war zeit ihres Lebens von einer Reihe von Medikamenten abhängig, litt an schweren Depressionen und machte emotionale Krisen durch, in denen sie schrie, den passiven und duldsamen Ehemann beschimpfte und die Tochter tyrannisierte. Die Patientin schilderte das Chaos ihrer Kindheit, ihre große Angst vor der Mutter und die kurzen Episoden der Nähe und Vertrautheit mit ihrem Vater, bei dem sie ansonsten das Gefühl hatte, daß er sich ihr verschloß. Er war zudem oft lange fort, weil er beruflich im Ausland zu tun hatte und es ihn vermutlich auch nicht zu seiner Familie nach Hause zog.

Die diagnostische Beurteilung ergab, daß Frau S. eine gefestigte Ich-Identität und eine neurotische Persönlichkeitsorganisation, aber auch eine schwere Charakterpathologie mit überwiegend sadomasochistischen und paranoiden Zügen aufwies. Ich empfahl eine Psychoanalyse, und Frau S. fing eine Behandlung mit vier Sitzungen pro Woche bei mir an. Im zweiten Jahr traten in der Übertragungsbeziehung sadomasochistische Züge in den Vordergrund. Insbesondere in Zeiten, wenn sich die Patientin von mir verstanden und mir emotional nahe fühlte, stieg in ihr während der Sitzungen eine starke Angst auf, deren Quelle sie nicht zu ergründen vermochte; ich kam ihr dann mit einemmal ungeduldig, herrisch und kontrollierend vor.

Manchmal veränderte sich die Atmosphäre einer Sitzung innerhalb weniger Minuten, und an die Stelle eines entspannten, vertrauensvollen Mitteilens emotionaler Erfahrungen traten tiefer Argwohn und Wut; wenn ich meine Verwunderung über diesen Umschwung äußerte, wurde sie noch wütender, weil sie der Meinung war, ich würde meine ungeduldige, schroffe Haltung verleugnen. Zwar wechselten die Themen, um die es dabei im einzelnen ging, doch der Ablauf war immer derselbe. Wenn ich versuchte zu klären, was die Patientin an meiner Haltung oder an meinen Aussagen als verständnislos, tadelnd oder ungeduldig empfunden hatte, führte das lediglich dazu, daß sie endlos über die vermeintliche spezielle Bedeutung von Worten oder Sätzen nachgrübelte, die ich geäußert hatte, und versuchte, von mir bestätigt zu bekommen, daß ich noch immer viel von ihr hielt, sie mochte und nichts an ihr auszusetzen hatte. Meine Anstrengungen, an diese Ansprüche und ihr unvermitteltes Bedürfnis nach Zuspruch analytisch heranzugehen, schienen allesamt zum Scheitern verurteilt.

Meine Arbeitshypothese zu diesem Zeitpunkt war, daß Frau S. Angst hatte, ihre positiven Gefühle mir gegenüber stärker werden zu lassen, weil sie sexuelle Implikationen haben könnten, und daß die Aktivierung sadomasochistischer Züge in der Übertragung auf Schuldgefühlen beruhte, die von positiv ödipalen Phantasien ausgelöst wurden. Doch Versuche, das Material dementsprechend zu sondieren, blieben erfolglos. Frau S. bestritt, irgendwelche sexuellen Empfindungen für mich zu hegen, und warf mir vor, ich wolle sie einer Gehirnwäsche mit meinen Theorien unterziehen. Nach wie vor folgten auf das ruhige Erkunden ihrer Empfindungen immer wieder heftige Anschuldigungen, ich würde sie schlecht behandeln, wobei ihre wütenden Reaktionen auf die Kränkungen, die ich ihr angeblich zufügte, an Heftigkeit zunahmen.

Frau S. fing an, mich nachzumachen und meine Stimme und meine Äußerungen zu karikieren, während sie mir zugleich vorwarf, ich würde mich über sie lustig machen. Außerdem wurde sie immer bedrückter. Sie beschimpfte sich selbst als wertlos und verabscheuungswürdig und hielt mir vor, ich sei sadistisch, gefühllos, stur und gleichgültig.

Schließlich sagte ich, daß alle meine Versuche fehlzuschlagen schienen, zu klären, warum sie sich von mir schlecht behandelt fühle, und daß wir der Tatsache ins Auge blicken müßten, daß sie sich drei Bedrohungen zugleich ausgesetzt sehe. Erstens komme es ihr vor, als würde ich sie erbarmungslos attackieren; zweitens falle sie unbarmherzig über sich selber her, indem sie sich für wertlos erkläre und immer niedergeschlagener werde; drittens reagiere sie auf meine vermeintlichen Attacken, indem sie mich ihrerseits ungestüm angreife, mich karikiere, sich über meine Äußerungen lustig mache und mir vorwerfe, ich sei ein vollkommen untauglicher und unzuverlässiger Analytiker. Infolgedessen könne sie in mir auch immer weniger einen Therapeuten sehen, von dem möglicherweise Hilfe zu erwarten sei.

Ich sagte, das durchgängige Merkmal dieser dreifachen Attacke sei, daß dahinter jedesmal ein schonungslos feindseliges, sadistisch quälendes und verachtungsvolles Wesen stehe, das manchmal aus Frau S. heraus auf mich und manchmal aus mir heraus auf sie losgehe und darüber hinaus die ganze Zeit in Frau S. präsent sei und sie von dort aus attackiere. Dies erinnere mich daran, wie Frau S. die frühere Beziehung zu ihrer Mutter beschrieben habe; in ihrer Beziehung zu mir reinszeniere sie, mit häufigen Rollenvertauschungen, die Beziehung zu ihrer Mutter: Entweder habe sie das Gefühl, ich würde ebenso wie einst ihre Mutter mit ihr umspringen, oder sie behandle mich ihrerseits so, wie ihre Mutter sie behandelt habe; außerdem nehme sie sich die meiste Zeit selber unter Beschuß, als spiele sie auch sich selbst gegenüber die Rolle ihrer Mutter.

Frau S. tat meine Deutungen ärgerlich als Versuche ab, mein eigenes Verhalten zu beschönigen. Mehrere Monate lang blieben alle meine Anstrengungen fruchtlos, ihr das beschriebene Muster zu deuten. Am Ende entschloß ich mich dazu, die Patientin mit meiner Überzeugung zu konfrontieren, daß keine der aggressiven Verhaltensweisen, die sie mir zuschrieb, der Realität entsprachen. Ich sagte ihr, daß ihre Sichtweise nach meiner Überzeugung vollkommen irrational sei und derart an der Realität vorbeigehe, daß ich all den Beispielen, die sie anführte, um mein Fehlverhalten zu belegen, nicht mehr länger nachgehen würde. Andererseits, so unterstrich ich, zweifelte ich keineswegs daran, daß sie davon überzeugt war, ich würde sie schlecht behandeln; wir befänden uns also in einer Situation, in der zwei unvereinbare Realitätswahrnehmungen aufeinanderträfen.

Frau S. zeigte sich verwundert darüber, daß meine Einstellung derart verbohrt und unflexibel sei. Sie habe gedacht, alle Psychoanalytiker verhielten sich einfühlend und verständnisvoll, doch davon sei bei mir überhaupt nichts zu merken. Ich sagte, ihr Bild von mir stehe tatsächlich in einem derartigen Widerspruch zu dem Bild eines verständnisvollen Therapeuten, daß sie sich mit Recht fragen könne, ob das Problem nun bei ihr zu suchen sei oder ob sie in der Praxis eines engstirnigen, sturen und unfähigen Psychiaters gelandet sei.

Frau S. warf mir sogleich vor, ich wolle sie loswerden, indem ich versuchen würde, sie davon zu überzeugen, daß sie die Therapie beenden sollte. Ich sagte, ich würde lediglich versuchen, die Logik der Situation zu verstehen und wolle ihr keineswegs nahelegen, die Behandlung abzubrechen; allerdings würde ich einen inneren Widerspruch darin sehen, daß sie eine therapeutische Beziehung fortführen wolle, unter der sie ihrer Beschreibung nach leide und in der es ihr immer schlechter gehe. Frau S. war derart bestürzt von der Vorstellung, ich könne ihre Behandlung womöglich einstellen, daß sie in der Lage war, den Widerspruch zu erkennen. Ich deutete ihn in dem Sinne, daß Frau S. mit mir die Beziehung zu einer schlechten Mutter inszenierte: Ich war für Frau S. wie eine schreckliche Mutter, doch in der Phantasie der Patientin bestand die einzige Alternative zu einer solchen Beziehung darin, vollkommen alleingelassen zu werden.

Frau S. begann, sich mit dieser Idee nachdenklich auseinanderzusetzen, aber nur ein paar Sitzungen später warf sie mir wieder vor, ich würde mich schroff, herrschsüchtig, ungeduldig und herzlos verhalten. Ich gab ihr sofort zu verstehen, daß wir uns erneut im Reich unvereinbarer Realitätsauffassungen befänden, und diesmal nahm sie meinen Hinweis zum Anlaß, sich die erschreckende und chaotische Beziehung zu ihrer Mutter näher anzuschauen. Mit anderen Worten, indem ich sie mit der Unvereinbarkeit unserer Realitätsauffassungen konfrontierte, ermöglichte ich ihr, sich darüber bewußt zu werden, wie verzerrt sie mich in der Übertragungsregression wahrnahm; daraufhin konnte sie sich wieder der analytischen Arbeit zuwenden.

Man könnte einwenden, daß ich die Patientin, indem ich mich von ihrer verzerrten Sichtweise in der Übertragung rundweg distanzierte, gewissermaßen „von der Übertragung abschreckte", anstatt, wie das ansonsten erforderlich ist, die Vertiefung ihrer Übertragung zu fördern, um diese dann deuten zu können – daß ich also, mit anderen Worten, ein stützendes Manöver vollzog, um die Übertragungsregression abzuschwächen. Außerdem könnte man mir entgegenhalten, ich hätte, indem ich mein Urteil rigoros und kategorisch von dem der Patientin abgrenzte, die Möglichkeit abgestritten, daß ich selbst meinen Teil zu der Übertragungs-Gegenübertragungs-Verflechtung beitrug, und hätte somit meine Macht zur Schau gestellt.

Ich würde dem entgegensetzen, daß ich während der ganzen Monate, in denen sich diese Übertragungsregression entwickelte, versucht hatte, die unbewußten Determinanten der Übertragung zu deuten und jene realen Gegebenheiten zu sondieren, die möglicherweise die Reaktionen der Patientin in der Übertragung ausgelöst hatten oder sogar gerechtfertigt erscheinen ließen. Natürlich gibt es immer irgendein reales Element in der Haltung des Therapeuten, das den Kristallisationspunkt der Übertragungsregression bildet. In diesem Fall aber war es durch entsprechendes sorgfältiges Analysieren nicht gelungen, die Übertragungsregression aufzulösen oder Realität und Phantasie voneinander zu trennen. Ich versuchte nicht, die Patientin davon zu überzeugen, daß ich recht und sie unrecht hätte, sondern betonte vielmehr, daß die Frage von Richtig und Falsch weniger wichtig war als das Bestehen von miteinander unvereinbaren Realitäten. Ich versuchte also nicht einfach, die Übertragungsregression abzuschwächen, sondern hob die strukturellen Aspekte der regressiven Übertragung hervor. Unter normalen Umständen, wenn der Patient seine Übertragungsphantasien noch immer von der realen Situation zu trennen vermag, wäre das technische Vorgehen, das ich beschrieben habe, weder notwendig noch angezeigt.

Als Frau S. darauf beharrte, ich wolle sie loswerden, legte ich meine Sicht der Dinge dar und fragte sie, ob sie wirklich glaube, daß ich es nicht freiheraus sagen würde, wenn ich ihre Behandlung nicht fortsetzen wolle. Frau S. überlegte eine Weile und entgegnete dann, sie glaube tatsächlich, daß ich mich, wenn ich sie nicht mehr behandeln wolle, nicht scheuen würde, es ihr zu sagen. Die Direktheit meiner Äußerung half ihr zu erkennen, daß ich mich tatsächlich nicht davor fürchten würde, ihr die Wahrheit zu sagen. Nach diesem Wortwechsel wurde Frau S. nach und nach fähig, sich den Widersprüchen zu stellen, die zwischen ihrem Verhalten in den Sitzungen und ihren unbewußten Anstrengungen bestanden, die verfolgenden und die idealisierten Repräsentanzen, die sie sich von mir gebildet hatte, vollkommen voneinander getrennt zu halten.

Wenn der Analytiker das Thema der Wahrheit erörtert – und zwar auch der Wahrheit über Aggressionen –, vermittelt er damit dem Patienten die beruhigende Gewißheit, daß in der analytischen Situation über alles gefahrlos gesprochen werden kann. Die beschriebene Phase der Analyse von Frau S. bildete letztendlich die Voraussetzung dafür, daß sie ihre verdichtete ödipal-präödipale Mutterübertragung schrittweise durcharbeiten konnte. Das Nachklingen der fast psychotischen Beziehung zwischen der Patientin und ihrer Mutter hatte (durch primitive Über-Ich-Identifizierungen) den Weg zur Auseinandersetzung mit fortgeschritteneren ödipalen Konflikten versperrt.

Technisch gesehen ist es entscheidend, daß der Therapeut, wenn er in der Behandlungssituation auf unvereinbare Realitätswahrnehmungen hinweist, dies nicht in Form eines Streitgesprächs mit dem Patienten tut und somit eine Gegenübertragung agiert, die auf schwer sadomasochistischen Übertragungen beruht, sondern aus einer Position technischer Neutralität, also anteilnehmender Objektivität spricht. Falls dem Therapeuten, in Reaktion auf solche regressiven Übertragungen, ein Agieren der Gegenübertragung unterlaufen ist, versteht es sich von selbst, daß er dies zugeben sollte, ohne aber den Patienten mit Ausführungen zu den tieferen Ursachen der Gegenübertragung zu belasten.

Depressive Übertragungen

Depressive Übertragungen zeigen an, daß der Patient fähig wird, sich zuvor unerkannten, unannehmbaren Aspekten seiner selbst und insbesondere uneingestandenen Aspekten seiner Aggression zu stellen. Jacobsons (1964) Beschreibung von Schichten der Über-Ich-Entwicklung bietet eine theoretische Grundlage, von der aus sich die Beziehungen zwischen psychopathischen, paranoiden und depressiven Mechanismen verstehen lassen. Wenn man davon ausgeht, daß im Verlauf der Entwicklung zuerst verfolgende Über-Ich-Vorläufer auftreten, gefolgt von einer zweiten Schicht aus idealisierten Über-Ich-Vorläufern und noch später von realistischeren Über-Ich-Introjekten, die sich der ödipalen Phase verdanken, und daß diese Schichten nach und nach miteinander integriert werden, so erlaubt dieses Modell einen Überblick über die pathologischen Fehlentwicklungen der Über-Ich-Funktionen.

Wenn exzessive frühe Aggression das Geschehen bestimmt, gleichgültig, ob sie auf genetische, konstitutionelle oder aber auf Umweltfaktoren zurückgeht, die mit der frühen Beziehung zwischen Kind und Pflegeperson oder mit einer schweren Familienpathologie während der ersten fünf Lebensjahre verknüpft sind, ist die aggressive Schicht der Über-Ich-Entwicklung so beherrschend, daß sie mittels Projektion die frühe Erfahrungswelt mit Verfolgerfiguren bevölkert. Diese von Verfolgung geprägte Welt vereitelt den Aufbau von idealisierten Über-Ich-Vorläufern. An deren Stelle wird eine überwiegend paranoide Welt von Objektbeziehungen errichtet, die später in paranoiden Übertragungen zutage tritt. Das fast gänzliche Fehlen von kompensatorisch wirkenden idealisierten Beziehungen kann dazu führen, daß verinnerlichte Objektbeziehungen praktisch völlig zerstört werden; als Mittel, um das Überleben zu sichern, bleibt dann nur noch, entweder das Selbst mit Macht auszustatten oder, in einem sekundären Entwicklungsschritt, Beziehungen in psychopathischer Weise zu manipulieren, was Jacobson (1971b) als den „paranoiden Drang zu Verrat und Treuebruch" beschreibt. Psychopathische Phänomene und die entsprechenden Übertragungen sind also eine sekundäre Weiterentwicklung, die der Abwehr einer dahinterstehenden paranoiden Welt dient.

Wenn dagegen ausreichend Gelegenheit zu idealisierten Beziehungen bleibt, so daß sowohl idealisierte als auch verfolgende Objektbeziehungen aufgebaut werden können, bilden sich anstelle von paranoiden Ängsten möglicherweise Selbst-Idealisierung und eine narzißtische Verleugnung von Abhängigkeitsbedürfnissen heraus. Dies führt dazu, daß narzißtische Abwehrmechanismen das Übergewicht erlangen, die Schutz gegen tieferliegende paranoide Tendenzen bieten; falls das pathologische Größenselbst mit Aggression durchsetzt wird, ist die Folge Perversität. Bei durchschnittlichen Borderline-Patienten ermöglichen Spaltungsmechanismen die abwechselnde Aktivierung von nebeneinander bestehenden idealisierenden und paranoiden Übertragungen.

Wenn jedoch die idealisierenden und die verfolgenden Über-Ich-Vorläufer miteinander integriert werden können und sich wechselseitig abmildern, sind die Voraussetzungen dafür gegeben, daß auch realistischere Über-Ich-Introjektionen aus der ödipalen Phase verinnerlicht werden, was die normale Integration des ödipalen Über-Ichs und somit die volle Entfaltung der Fähigkeit zur realistischen Selbsteinschätzung und zur Selbstkritik einleitet. Melanie Klein (1940, 1946) hat als erste die Dynamik der engen Verknüpfung zwischen Mechanismen beschrieben, die sie paranoid-schizoid und depressiv nannte; zwar sind der Zeitplan der Entwicklung, den sie vorschlägt, und ihre Vernachlässigung der Strukturierung des reiferen Über-Ichs als Schwachstellen ihres Ansatzes zu werten, doch ihre Darstellung der übergreifenden Mechanismen und der Beziehungen zwischen paranoiden und depressiven Übertragungen ist für uns hier durchaus von Belang.

Wenn projektive Mechanismen und paranoide Übertragungen nachlassen, bedeutet das, daß der Patient die intrapsychischen Quellen seiner Aggression allmählich erkennt und daß er sich zum erstenmal authentischen Erfahrungen von Schuld, von Reue und von Sorge um den Therapeuten öffnet und beunruhigt ist, ob die Beziehung zum Therapeuten wieder in Ordnung zu bringen ist. Dem Patienten wird klar, daß seine Angriffe sich nicht auf den bösen, sadistischen, tyrannischen oder unaufrichtigen Therapeuten richteten, sondern auf den guten Therapeuten, der ihm zu helfen versuchte. Mit dieser Erkenntnis setzen depressive Übertragungen ein, die für fortgeschrittene Phasen der psychodynamischen Psychotherapie mit Borderline-Patienten sowie für jede beliebige Phase der psychoanalytischen Behandlung von Patienten mit neurotischer Persönlichkeitsorganisation kennzeichnend sind und die darauf hindeuten, daß sich eine Integration von erheblichem Ausmaß vollzieht. Der Patient wird nun fähig, die Bedeutungen seines Verhaltens zu reflektieren und die bislang voneinander abgespaltenen Bilder des idealisierten und des verfolgenden Therapeuten zu integrieren, und er findet auch zu einer Sichtweise seiner Elternrepräsentanzen, die deren idealisierte und verfolgende Aspekte zusammenfügt.

Das größte Problem in diesem fortgeschrittenen Behandlungsstadium kann darin bestehen, daß dem Therapeuten die Veränderung entgeht, die beim Patienten einsetzt. Ein frühes Anzeichen für ein depressives Potential kann sein, daß sich der Patient im Alltag, wenn die Fähigkeit zur Sublimierung von ihm verlangt wird, gegenüber anderen rücksichtsvoller verhält. Ein möglicher Grund dafür, daß ein solcher Fortschritt unbemerkt bleibt, ist eine negative therapeutische Reaktion, die der Patient aufgrund eines unbewußten Schuldgefühls entwickelt. Diese negative therapeutische Reaktion spielt sich auf einem höheren Niveau ab als diejenige, die für narzißtische Persönlichkeiten typisch ist und meist in unbewußtem Neid auf den Therapeuten gründet.

In den fortgeschrittenen Stadien der Behandlung von Borderline-Patienten sind die eindringlichsten Anzeichen dafür, daß depressive Übertragungen vorherrschen, die folgenden: Es deutet immer mehr darauf hin, daß der Patient in der Lage ist, Gefühlszustände des Therapeuten nachzuvollziehen, was manchmal so weit geht, daß der Patient eine unheimlich anmutende Fähigkeit entwickelt, das Verhalten des Therapeuten zu deuten; dem Patienten liegt daran, das, was er in der Psychotherapie lernt, „lebendig zu halten“; er ist imstande, an Themen, die in den Sitzungen zur Sprache kommen, anschließend eigenständig weiterzuarbeiten; er äußert Vertrauen in den Therapeuten und Liebe zu ihm, anstatt nur vordergründig und zum Schein Kooperationsbereitschaft zu demonstrieren, um zusätzliche Befriedigungen zu erlangen.

Meine Darstellung muß notgedrungen schematisch und grob vereinfacht bleiben. Bei der Behandlung von Borderline-Patienten können in den chaotischen Phasen, in denen sich Übertragungen aus vielen Quellen und Entwicklungsstufen ineinander verdichten, in derselben Übertragungsreaktion depressive, paranoide und psychopathische Züge nebeneinander bestehen oder ineinander vermischt sein. Es ist von größter Wichtigkeit, daß der Therapeut sich im klaren ist, welche Prioritäten er bei der Erkundung von solchen chaotischen Übertragungen setzen sollte: Nach meiner Erfahrung ist es äußerst hilfreich, zunächst psychopathische Übertragungen aufzugreifen und aufzulösen, bevor man sich auf die paranoiden Aspekte des Materials konzentriert, und im nächsten Schritt hartnäckige paranoide Elemente aufzulösen, ehe man eingehend die depressiven Entwicklungen untersucht.

Teil V

Die Psychodynamik der Perversion

15 Der Zusammenhang der Borderline-Persönlichkeitsorganisation mit den Perversionen

Meine Überlegungen zu Perversionen gehen auf verschiedene Wurzeln zurück. Erstens bin ich bei der psychoanalytischen oder psychotherapeutischen Behandlung von Patienten mit Borderline-Persönlichkeitsorganisation regelmäßig auf bestimmte dynamische Merkmale gestoßen, die das Verständnis von chaotisch wirkenden sexuellen Phantasien und Verhaltensweisen ermöglichten, und diese selben Merkmale fanden sich auch in den unbewußten Konflikten von Perversionen. Der zweite Ausgangspunkt sind meine Studien zu pathologischen Liebesbeziehungen, der dritte meine Thesen zum Syndrom des malignen Narzißmus.

Laplanche und Pontalis (1967) geben eine in meinen Augen elegante und prägnante psychoanalytische Definition der Perversion:

> Abweichung in bezug auf den „normalen" Sexualakt, der definiert wird als Koitus mit einer Person des entgegengesetzten Geschlechts mit dem Ziel, durch genitales Eindringen zum Orgasmus zu kommen.
>
> Man sagt, daß eine Perversion vorliegt: wenn der Orgasmus mit anderen Sexualobjekten erreicht wird (Homosexualität, Pädophilie, Sodomie etc.) oder an anderen Körperzonen (z.B. analer Koitus); wenn der Orgasmus zwingend an bestimmte äußere Bedingungen geknüpft ist (Fetischismus, Transvestismus, Voyeurismus und Exhibitionismus, Sadomasochismus); diese können sogar für sich allein die sexuelle Lust herbeiführen.
>
> In umfassenderer Weise bezeichnet man als Perversion die Gesamtheit des psychosexuellen Verhaltens, das mit solchen atypischen Formen bei der Erlangung der sexuellen Lust einhergeht. (1972, S. 377f.; im Original hervorgehoben.)

Entgegen der derzeitigen Tendenz in den USA, sexuelle Abweichung oder Perversion als „Paraphilie" zu bezeichnen (wie im DSM-III und im DSM-III-R), ziehe ich den psychoanalytischen Terminus „Perversion" vor, um bei der Erkundung dieses Themenbereichs im Lichte der neueren Beiträge von britischen, französischen und kanadischen Autoren größeren Spielraum zu haben.

Ich orientiere mich im folgenden an der Definition, die Laplanche und Pontalis vorschlagen, wobei ich allerdings in zwei wesentlichen Punkten von ihr abweiche. Aus Gründen, die ich noch darlegen werde, lasse ich die Definition nicht für die Homosexualität gelten, sondern nur für fixierte, repetitive, zwanghafte Verhaltensweisen, die zur Erlangung sexueller Befriedigung notwendig sind.

In einer früheren Arbeit (1975) habe ich beschrieben, daß Borderline-Patienten als kleine Kinder oft eine pathologisch intensive prägenitale und insbesondere orale Aggression auf die Elternfiguren projizieren, so daß es zu einer paranoiden Verzerrung der frühen Elternbilder und vor allem des Bildes der Mutter kommt. Weil das Kind vorwiegend oral-sadistische, aber auch anal-sadistische Impulse projiziert, erlebt es die Mutter als potentiell gefährlich; der Haß auf die Mutter weitet sich später aus und richtet sich gegen beide Eltern, weil das Kind sie in seiner Phantasie als eine Einheit ansieht. Weil das Bild des Vaters mit Aggression durchsetzt ist, die ursprünglich auf die Mutter projiziert und dann auf ihn verschoben wurde, und weil das Kind, wenn es unter dem Einfluß von Spaltungsoperationen steht, nicht zwischen den Eltern zu differenzieren vermag, baut sich sowohl bei Jungen wie auch bei Mädchen ein bedrohliches Vater-Mutter-Bild auf, so daß sie sich später sexuelle Beziehungen nur als gefährlich und mit Aggressionen durchtränkt vorstellen können. Weil das Kind der oralen Wut und den oralen Ängsten zu entrinnen versucht, kommt es zu einer verfrühten Entwicklung genitaler Strebungen, doch diese Anstrengungen schlagen oft fehl, wenn die prägenitale Aggression derart stark ist, daß sie auch die genitalen Strebungen durchdringt.

Zu den typischen Kennzeichen dieser Borderline-Patienten zählen die folgenden. Erstens spielt in die ödipalen Konflikte eine übermäßig starke Aggression hinein, so daß das Bild des ödipalen Rivalen furchterregende, überwältigend gefährliche und destruktive Züge annimmt. Kastrationsangst und Penisneid treten in kraß übersteigerten Formen auf, und die Tabus, mit denen sexuelle Beziehungen belegt sind, haben einen drastischen, primitiven Charakter, der sich in schweren masochistischen Tendenzen bemerkbar macht.

Zweitens sind auch die Idealisierungen des heterosexuellen Liebesobjekts in der positiven ödipalen Beziehung und des homosexuellen Liebesobjekts in der negativen ödipalen Beziehung übersteigert, und man kann deutlich erkennen, wie diese Idealisierungen zur Abwehr primitiver Wut dienen. Es fällt also auf, daß einerseits Liebesobjekte in unrealistischer Weise idealisiert und ersehnt werden und daß andererseits die Idealisierung oft rasch zusammenbricht und die Objektbeziehung dabei unvermittelt und restlos von einer positiven in eine negative (oder von einer negativen in eine positive) umschlägt. Infolgedessen sind die Idealisierungen sowohl zerbrechlich als auch übersteigert. Bei der narzißtischen Charakterpathologie tritt noch die zusätzliche Komplikation hinzu, daß der Patient sehr dazu neigt, idealisierte Objekte zu entwerten und sich völlig von ihnen zurückzuziehen.

Drittens stößt man, wenn man die wirklichkeitsfernen Gestalten sowohl des bedrohlichen ödipalen Rivalen als auch der idealisierten und begehrten Person einer sorgfältigen genetischen Analyse unterzieht, auf verdichtete und irreale Vater-Mutter-Bilder, die Teilaspekte der Beziehungen zu beiden Eltern in sich vereinen. Hinter jeder dieser Beziehungen zu einem Elternobjekt kommt eine komplexere Entwicklungsgeschichte zum Vorschein, als sie gewöhnlich bei neurotischen Patienten zu finden ist, denn bei diesen hängen die Übertragungsentwicklungen eher mit realitätsnahen Fixierungen auf vergangene Ereignisse zusammen.

Viertens erfüllen die genitalen Strebungen von Patienten mit überwiegend präödipalen Konflikten wichtige prägenitale Funktionen. Der Penis zum Beispiel kann symbolische Funktionen der nährenden, vorenthaltenden oder strafenden Mutter übernehmen, und auf die Vagina kann die Funktion des hungrigen, Nahrung aufnehmenden oder aggressiven Mundes übergehen. Zwar weisen auch viele neurotische Patienten und Patienten mit milderen Formen von Charakterpathologie diese Merkmale auf, doch typisch für Patienten mit Borderline-Persönlichkeitsorganisation ist ihre Verbindung mit einer exzessiven Aggressivierung von sämtlichen prägenitalen libidinösen Funktionen.

Fünftens findet man bei diesen Patienten typischerweise etwas, das man eine verfrühte Ödipalisierung ihrer präödipalen Konflikte und Beziehungen nennen könnte, also ein Voranschreiten in der Triebentwicklung, das der Abwehr dient und sich klinisch in einer frühen Ödipalisierung der Übertragung bemerkbar macht. Die Verschiebung oral-aggressiver Konflikte von der Mutter auf den Vater steigert bei Jungen die Kastrationsangst und die ödipale Rivalität, bei Mädchen den Penisneid und damit zusammenhängende Verzerrungen der Charakterentwicklung. Wenn ein Mädchen gegenüber der Mutter überstarke prägenitale Aggressionen hegt, führt das zu verstärkten masochistischen Tendenzen in Beziehungen zu Männern; die Genitalität insgesamt wird mit Über-Ich-Verboten belegt, und die negative ödipale Beziehung zur Mutter verfestigt sich in Gestalt einer abwehrenden Idealisierung und einer Reaktionsbildung gegen die Aggression. Durch die Projektion primitiver Aggressionskonflikte auf die sexuelle Beziehung zwischen den Eltern entstehen verzerrte und angsterregende Phantasien über die Urszene, die so weit gehen können, daß das Mädchen oder die Frau auf alle Zuneigung, die andere ihr anbieten, mit Haß reagiert. Allgemeiner gesprochen begünstigt das abwehrende Verschieben von Impulsen und Konflikten von einem Elternteil auf den anderen die Entwicklung verwirrender, phantastischer Verdichtungen von bisexuellen Elternbildern, die unter dem Einfluß eines spezifischen projizierten Impulses ineinander übergehen.

Ich habe festgestellt, daß meine Beobachtungen an Borderline-Patienten dem entsprechen, was in neueren – weiter unten angeführten – psychoanalytischen Arbeiten zur Dynamik der Perversion gesagt wird. Wenn sich zum Beispiel bei einem Jungen infolge starker präödipaler Ängste vor der Mutter der negative Ödipuskomplex verstärkt und er zugleich präödipale Aggressionskonflikte von der Mutter auf den Vater verschiebt (was eine Intensivierung der Kastrationsangst zur Folge hat), kann dies zu einer Form männlicher Homosexualität führen, die vorwiegend präödipal geprägt ist. Der unbewußte Wunsch besteht darin, sich dem Vater sexuell zu unterwerfen, um von ihm die orale Befriedigung zu erhalten, die von der gefährlichen, frustrierenden Mutter nicht zu bekommen war. In diesen Fällen einer vorwiegend oral geprägten männlichen Homosexualität werden Vater wie Mutter (und die Heterosexualität) als gefährlich wahrgenommen, und Homosexualität dient als Ersatzmittel zur Befriedigung oraler Bedürfnisse.

Meine Beobachtungen zur Psychodynamik bei Borderline-Patienten stehen auch im Einklang mit Arbeiten von Chasseguet-Smirgel (1964) und McDougall (1964), die präödipale Konflikte mit der Mutter als wesentliche Kodeterminanten von Perversionen auffassen, und mit Stollers Beiträgen (1976, 1985), in denen er die zentrale Rolle der Aggression bei der erotischen Erregung betont. Stoller hebt die präödipalen Wurzeln dieser Aggression hervor. Meine Beobachtungen stimmen auch mit Meltzers (1977) Gedanken überein, daß es bei Perversionen im Zuge der Abwehr zu einer Konfusion sexueller Zonen kommt, daß in diesen Fällen sämtliche Objektbeziehungen mit Aggressionen durchsetzt werden und daß die Umformung von Abhängigkeitsbeziehungen in aggressiv-destruktive Beziehungen ein perverses Phänomen ist. Person und Ovesey gehen von einem anderen Bezugssystem aus, doch in ihren Untersuchungen (Ovesey und Person, 1973, 1976; Person and Ovesey, 1974a, 1974b, 1974c, 1978, 1984; Ovesey 1983) zu den gemeinsamen dynamischen Merkmalen des männlichen Transsexualismus, des Transvestismus sowie des Tragens weiblicher Kleidung [cross-dressing] bei männlichen Homosexuellen arbeiten auch sie Konflikte der Loslösung und Individuation, Störungen der Identitätsbildung und Merkmale heraus, die strukturell gesehen einem Borderline-Niveau entsprechen.

André Lussier nimmt in seiner Studie über Fetischismus, „Les déviations du désir" (1983), den Fetischismus zum Paradigma einer allgemeinen Erforschung der Perversionen. Er führt folgende Merkmale männlicher fetischistischer Patienten auf: (1) das Bedürfnis, absolute bis hin zur sadistischen Kontrolle über eine Frau auszuüben, und der Einsatz des Fetischs, um sich dieser Kontrolle und der Unabhängigkeit von der frustrierenden Frau symbolisch zu vergewissern; (2) der Gebrauch des Fetischs als ein Symbol, das den sicheren Besitz der mütterlichen Brüste anzeigt und dadurch vor Trennungsängsten und Depressionen schützt, die auf Ängsten vor oraler Frustration beruhen; (3) eine Angst, völlig hilflos und verlassen zu sein, die mit der Angst vor den zerstörerischen Wirkungen der in einer solchen Notlage aufkommenden Aggression zusammenhängt; der Patient projiziert diese Aggression auf die Mutter, um sich sodann durch den Besitz des Fetischs dagegen zu verteidigen; (4) die Unfähigkeit, Angst oder Anspannung gleich welcher Ursache auszuhalten, und die Funktion des Fetischs als Quelle höchsten Genusses und als eine Verleugnung tiefer Ängste; (5) eine von äußerstem Sadismus und Masochismus geprägte Vorstellung von der Urszene; der Patient ist sich im unklaren, wer in dieser doppeldeutigen sexuellen Szene mit Vater und Mutter nun der Aggressor beziehungsweise das Opfer ist und ob es besser ist, sich mit dem Aggressor zu identifizieren oder sich masochistisch der Zerstörung durch eine derart doppeldeutige, furchterregende Figur zu unterwerfen; der Fetisch, sagt Lussier, eröffnet dem Patienten die Abwehrstrategie, sich mit *beiden* Elternfiguren der Urszene zu identifizieren, und gibt ihm das Gefühl, nicht nur vor Kastration geschützt zu sein, sondern auch vor der gefährlichen phallischen Mutter, die in sich präödipale und Urszene-Aggression vereint; (6) Angst vor der Homosexualität, die in der Unterwerfung unter den sadistischen Vater und in der kastrierenden phallischen Mutter dieser Urszene mitschwingt; der Fetisch dient wiederum der Selbstvergewisserung gegen die unbewußte Phantasie eines weiblichen Phallus sowie gegen die Kastrationsdrohung.

Lussier arbeitet heraus, daß bei den von ihm untersuchten Patienten ödipale und präödipale Konflikte zusammenwirkten, daß es im Zusammenhang mit präödipalen Konflikten zu Ich-Spaltungen kam und daß sämtliche Komponenten ödipaler Konflikte mit einer ungewöhnlich hohen Intensität auftraten.

Perversion und Paarbeziehung

Mein zweiter Zugang zum Thema Perversion setzt am entgegengesetzten Ende des psychopathologischen Spektrums an, nämlich an der wichtigen Funktion polymorph perverser Phantasien und Aktivitäten in reifen Liebesbeziehungen.

In früheren Arbeiten (1974a, 1974b, 1980a, 1980b, Kap. 14 in diesem Buch) kam ich zu dem Ergebnis, daß sich eine gesunde, stabile Liebesbeziehung zwischen einem Mann und einer Frau nur entwickeln kann, wenn erstens beide über die Fähigkeit verfügen, die Erfahrung des Geschlechtsverkehrs und des Orgasmus durch ein erotisches Erleben zu erweitern und zu vertiefen, das sich aus der Integration von Aggression und Bisexualität (sublimatorischen homosexuellen Identifizierungen) speist. Zweitens müssen sie zu einer tiefgehenden Objektbeziehung in der Lage sein, was bedeutet, daß sie präödipale Strebungen und Konflikte in Zärtlichkeit, Sorge um den anderen und Dankbarkeit umzuwandeln vermögen und fähig sind, eine genitale Identifizierung mit dem Partner auszubilden, während sie zugleich eine sublimatorische Identifizierung mit der gleichgeschlechtlichen Elternfigur eingehen (und diese gleichwohl hinter sich lassen). Drittens müssen sie auf der Ebene des Über-Ichs zum Absehen von der eigenen Person, zur Abstraktion und individuellen Betrachtung eines Sachverhalts imstande sein; das heißt, sie müssen über eine bestimmte Reife verfügen, und das kindliche Moralempfinden muß sich fortentwickelt haben zu erwachsenen ethischen Wertvorstellungen und zu einem Bewußtsein der Verantwortlichkeit und moralischen Verpflichtung, das die emotionale Bindung der Partner aneinander stärkt.

Als ich die Zusammenhänge zwischen dem Sexualverhalten, den Objektbeziehungen und den Über-Ich-Funktionen eines Paares untersuchte, gelangte ich zu dem Schluß, daß die sexuelle Befriedigung ihre Intensität aus einer Freiheit zu experimentieren zieht, die das Äußern von unbewußten, auf ödipalen wie präödipalen Objektbeziehungen beruhenden Phantasien zuläßt. Die Partner tragen also sadistische und masochistische, exhibitionistische und voyeuristische Elemente in die sexuelle Beziehung hinein und setzen komplexe Phantasien in Szene. Diese Prozesse brauchen Zeit. Auch das Inszenieren von homosexuellen Phantasien und von aggressiven Abkömmlingen präödipaler Beziehungen gehört dazu: Wenn die Partner fähig sind, sich bei der sexuellen Begegnung vorübergehend von einer starren Festschreibung auf eine Ganzobjektbeziehung zu lösen, können sie einander als „Sexualobjekte" behandeln. Dies setzt die Fähigkeit zu einer spielerischen Sexualität voraus, die in einer stillschweigend vorausgesetzten, das Spiel transzendierenden emotionalen Beziehung aufgefangen ist.

Dieses Modell stellt einen Zusammenhang zwischen intensiver sexueller Erregung und der Phantasiewelt von Perversion und Pornographie her. Die sexuelle Freiheit des Liebespaares läßt an einem bestimmten Punkt polymorph perverse Phantasien zur Geltung kommen, durch die beide Partner zeitweise aus ihrer spezifischen Objektbeziehung zueinander heraustreten können – obwohl ihre sexuelle Beziehung als Ganzes nach wie vor in dieser Objektbeziehung aufgehoben ist. Dieses letztere Merkmal macht das Liebesspiel ganz von selbst zu einer erotischen Kunst, die im Gegensatz steht zum beschränkten, mechanischen Charakter der Pornographie. Ich benutze den Begriff *Pornographie* hier auch, um eine weitere Dimension der sexuellen Freiheit in den Blickpunkt zu rücken, nämlich daß sie den gesellschaftlich sanktionierten Regeln des Sexualverhaltens zuwiderläuft, die sich gewöhnlich gegen die aggressiven und im allgemeinen prägenitalen Komponenten der Sexualität richten. Aus der Sexualität, die den gesellschaftlichen Konventionen genügt und dem Paar als Teil seines Liebeslebens zugestanden wird, sind die intensiven und erregenden Aspekte, die sich aus prägenitalen Merkmalen ableiten, in der Regel getilgt. Die Aggression spielt bei Perversionen eine erstaunlich ähnliche Rolle wie bei normalen Liebesbeziehungen. Weist also die Perversion, die einen wichtigen Modus des „Verdauens" von Aggression darstellt, Parallelen auf zu anderen „Umwandlungsmechanismen" in normalen Liebesbeziehungen (zum Beispiel zu dissoziierten regressiven Interaktionen oder zur Projektion von Über-Ich-Funktionen auf den Partner, denen man sich dann unterwirft oder gegen die man aufbegehrt)?

Aggression zeigt sich in der Paarbeziehung in folgenden Aspekten: in den Teilobjektbeziehungen, die beim Liebesspiel und beim Geschlechtsverkehr mobilisiert werden, in sadistischen und masochistischen Phantasien und Aktivitäten, im Benutzen des Partners als Objekt und in der Erregung, die ein solches Benutztwerden auslöst. Wenn man die Aggression unter dem Aspekt der Objektbeziehungen untersucht, wird deutlich, daß sie in der normalen Ambivalenz von Ganzobjektbeziehungen enthalten ist wie auch in den spezielleren Themen der ödipalen Rivalität und der „umgekehrten Triangulierung" – das heißt, der Wunschphantasie, ödipale Rache zu nehmen, indem man in der Liebesbeziehung eine dritte Person ins Spiel bringt und so sein Liebesobjekt mit einem Rivalen oder einer Rivalin bedroht (Kernberg 1991a). Die primäre Emotion der Eifersucht bringt Liebe und Haß zum Ausdruck, die von der ödipalen Situation abgeleitet sind und möglicherweise auch mit Eifersucht und Neid aus der präödipalen Phase zusammenfließen.

Wenn man die Aggression unter dem Aspekt ihrer Über-Ich-Funktionen betrachtet, so zeigt sich, daß sie an der Verdrängung prägenitaler Komponenten der kindlichen Sexualität beteiligt ist und auch an der Verdrängung genitaler Strebungen, soweit diese sich allzu direkt auf die ödipalen Objekte richten.

Aggression ist auch im Spiel bei der Unterwerfung unter konventionelle Sexualnormen und unter projizierte Über-Ich-Elemente, die sexuellen Wünschen entgegenwirken. Andererseits schafft die Integration von Liebe und Aggression im Über-Ich die Voraussetzungen dafür, daß sich ein festgefügtes, stabiles Wertsystem, ein Moralempfinden und eine achtsame, verantwortungsbewußte und somit auch liebende Haltung entwickeln können. Diese Über-Ich-Funktion schützt die Paarbeziehung davor, daß die in der normalen Ambivalenz einer jeden intimen Objektbeziehung enthaltene Aggression ausufert, und sorgt dafür, daß insbesondere die aggressiven Komponenten umgekehrter ödipaler Dreiecksbeziehungen eingegrenzt werden.

Meine These ist, daß der polymorph perversen kindlichen Sexualität eine wichtige Funktion dabei zukommt, die Aggression in den Dienst der Liebe zu stellen, die für die menschliche Sexualität kennzeichnend ist. Es ist, als würde die sexuelle Erregung dadurch, daß zum einen das frühe Schmerzerleben in sexuelle Reizung und zum anderen die Lust an aggressivem Verhalten in eine Lust am Äußern erotischer Aggressivität umgewandelt wird, mit einem Hochgefühl ausgestattet, das sich aus der Phantasie speist, sexuelle Wünsche, die auf liebevollen Regungen beruhen, würden nicht mehr länger im Widerspruch zu aggressiven sexuellen Wünschen stehen (Kernberg 1991b). Die sich daraus ergebende Verdichtung läßt ein Gefühl von Stärke und Konfliktfreiheit und, wenn eine liebende Objektbeziehung einen gesicherten Rahmen bietet, die Gewißheit entstehen, vor den gefürchteten Folgen der aggressiven Anteile unergründlicher Ambivalenz geschützt zu sein. Hier wird, wie ich glaube, eine wichtige Funktion der polymorph perversen Aspekte normaler Sexualität deutlich: Sie festigen die Paarbeziehung und dämmen die Wirkungen infantiler Über-Ich-Kollusionen und damit zusammenhängender Abhängigkeiten von gesellschaftlichen Konventionen ein. Wo aber verlaufen die Grenzen zwischen normaler polymorph perverser Sexualität und den regressiven Aspekten der Aggression, wie sie bei der Perversion zu beobachten sind?

Maligner Narzißmus, Perversion und Perversität

Diese Frage verweist auf meinen dritten Zugang zum Thema der Perversion. Ich meine damit meine jüngst vorgetragenen Thesen zum Syndrom des malignen Narzißmus (siehe oben, Kapitel 5). Weil sich bei Patienten mit malignem Narzißmus oft auch äußerst schwere Formen von Perversionen finden – nämlich solche mit lebensbedrohender ich-syntoner Aggression und/oder gegen die eigene Person gerichteter Aggression –, könnte die psychoanalytische Erkundung dieses psychopathologischen Teilspektrums ein neues Licht auf Wesen und Funktionen der Aggression bei Perversionen werfen.

Die analytische Untersuchung von Patienten mit malignem Narzißmus hat mich zu der Auffassung gebracht, daß bei ihnen eine Über-Ich-Pathologie vorliegt, die sich durch folgende Merkmale auszeichnet: (1) das Fehlen idealisierter Über-Ich-Vorläufer (idealisierter Selbst- und Objektrepräsentanzen, die normalerweise das frühe Ichideal bilden), wenn man von denen absieht, die in das pathologische Größenselbst integriert sind; (2) das Übergewicht der frühesten Schicht sadistischer Über-Ich-Vorläufer, die aufgrund ihrer ungeheuren Macht die einzig verfügbaren Objektrepräsentanzen darstellen, auf die Verlaß ist; (3) die intrapsychische Verfestigung eines Status quo in der Phantasie, der ein Überleben ermöglicht, wenn sadistische Feindfiguren die einzig verfügbaren und verläßlichen Objektrepräsentanzen darstellen.

Die unbehinderte Vorherrschaft nicht neutralisierter sadistischer Über-Ich-Vorläufer verweist auf eine Verdichtung von ungemilderter präödipaler und ödipaler Aggression und stellt eine verheerende Pathologie der intrapsychischen Struktur dar. Die sadistischen Selbst- und Objektrepräsentanzen sind der Kristallisationskern des pathologischen Größenselbst, das zudem sämtliche idealisierten Über-Ich-Vorläufer absorbiert, derer es habhaft werden kann.

Die sexuellen Phantasien dieser Patienten sind denen von Patienten mit sadistischen und masochistischen Perversionen verblüffend ähnlich. Man findet eine durchgängige Aggressivierung sämtlicher sexuellen Strebungen. Die genitale Penetration wird gleichbedeutend mit dem Zerstören der Genitalien oder dem Füllen von Körperöffnungen mit Exkrementen. In der Phantasie ist der Penis die Quelle eines Giftes, das in den Körper eindringt, und stellt somit ein Gegenbild zu quälend unerreichbaren Brüsten dar, die man sich nur auf dem Wege kannibalischer Zerstörung einverleiben kann. Die sexuellen Ziele sind kaum voneinander differenziert, so daß sich orale, anale und genitale Phantasien vermengen und Impulse und Bedrohungsängste sämtlicher psychosexuellen Entwicklungsstufen simultan zum Ausdruck bringen; dem entspricht eine Entdifferenzierung der sexuellen Merkmale von Mann und Frau, so daß sich homosexuelle und heterosexuelle Impulse in chaotischer Weise vermischen. Patienten mit malignem Narzißmus weisen Merkmale auf, die Meltzer (1977) als „zonale Konfusionen“ und „perverse Übertragung“ bezeichnet hat. Oft bewahrt ihre Promiskuität diese Patienten davor, sich auf einen Sexualpartner wirklich einzulassen und sich somit der Gefahr auszusetzen, daß eine unkontrollierbare Gewaltsamkeit aus ihnen hervorbricht. Bei diesen Patienten stellt man in der Regel auch eine „Analisierung“ fest, eine von Chasseguet-Smirgel (1978, 1983) beschriebene Form von Objektbeziehung mit der Tendenz, den Unterschied zwischen den Geschlechtern und zwischen den Generationen zu leugnen.

Einige der Patienten mit malignem Narzißmus, denen ich begegnet bin, ließen keine sexuelle Perversion erkennen. Andere legten suizidale Tendenzen an den Tag, die in ihrer bizarren Ausprägung sehr stark an masochistische Perversionen erinnerten; wieder andere neigten zu masochistischer Selbstverletzung mit eindeutig sexuellen Konnotationen. Bei manchen Patienten mit malignem Narzißmus finden sich sadistische Perversionen mit gefährlichen aggressiven Verhaltensweisen, bei anderen bizarre Perversionen mit direkten Äußerungen analer Neigungen. Sadistische Perversionen bei Patienten mit antisozialer Persönlichkeit im engeren Sinne (siehe Kapitel 5) sind definitionsgemäß äußerst gefährlich und sogar lebensbedrohend.

Zum Beispiel masturbierte ein Patient Anfang Zwanzig, bei dem eine antisoziale Persönlichkeitsstörung vorlag, auf Hausdächern, während er mit Ziegelsteinen nach Frauen warf, die unten auf der Straße vorbeigingen. Er empfand starke sexuelle Erregung in dem Moment, wenn er den Ziegelstein warf und nicht wußte, ob er die vorbeigehende Frau damit treffen würde oder nicht; hinzu kamen die Erregung und Angst angesichts des Risikos, bei einer Straftat gefaßt zu werden. Er kam beim Masturbieren in dem Moment zum Orgasmus, wenn der Ziegelstein auf der Straße oder auf seinem Opfer aufschlug und sobald er die erste erschreckte Reaktion eines Passanten wahrgenommen hatte; er wartete tatsächlich so lange, bis er eine solche Schockreaktion erkennen konnte, und ergriff erst dann die Flucht.

Ein anderer Patient, bei dem das Syndrom des malignen Narzißmus mit einer homosexuellen und heterosexuellen Promiskuität zusammentraf, spielte in seinen sexuellen Beziehungen zu Frauen immer wieder ein perverses Szenario durch. Zunächst gab er der Frau – sobald sie sich auf die Beziehung mit ihm wirklich eingelassen hatte – zu verstehen, daß er ihre Liebe auf die Probe stellen wolle, indem er sie zwingen würde, sich zunehmend erniedrigenden sexuellen Erfahrungen auszusetzen. Nach einer Reihe von vorbereitenden sexuellen Begegnungen verlangte er dann, sie solle ihm einen blasen und ihm den Arsch lecken, während einer seiner Freunde dabei sei. An diesem Kulminationspunkt der Demütigung machte er die Frau mit seinem Freund bekannt. Er und sein Freund schlossen Wetten ab, wie lange der Patient brauchen würde, bis er die Frau so weit hatte, daß sie ihnen beiden zu Willen war. Danach brach er die Beziehung zu der Frau ohne weitere Erklärung ab, während er zuvor, um sie zu ködern, vorgegeben hatte, seine Beziehung zu ihr würde immer inniger und tiefer. Es war wesentlich für ihn, daß die Frau wirklich mit ihm zusammensein wollte; mit einer Prostituierten ging das nicht. An den anhaltenden paranoiden Ängsten, daß die Frau zurückkommen würde, um sich an ihm zu rächen, und an den mehr oder weniger unverhohlen paranoiden psychotischen Episoden, in die er dann verfiel, war zu erkennen, wie tief die Pathologie reichte und wie brüchig seine Persönlichkeitsorganisation war.

Perversion und Perversität

In diesem letzten Fall stand das Vortäuschen von Liebe im Dienste der Aggression. Dies bringt uns zum letzten Merkmal des malignen Narzißmus, der Perversität, die in der Übertragung und in sämtlichen Objektbeziehungen des Patienten hervortritt. Mit Perversität meine ich die bewußte oder unbewußte Umwandlung von etwas Gutem in etwas Schlechtes: Liebe in Haß, Sinn in Sinnlosigkeit, Kooperation in Ausbeutung, Essen in Fäkalien. Perversität ist klar zu trennen von der Perversion, die man als die Verkehrung eines normalen sexuellen Funktionsablaufs in einen idiosynkratischen und in bizarrer Weise verfestigten definieren kann. Nach meiner Erfahrung sind Merkmale der Perversität nur in den Übertragungen und Objektbeziehungen von Patienten zu finden, bei denen schwerste Formen der Perversion und in der Regel auch ein maligner Narzißmus vorliegen. Ich betrachte Perversität als eine Eigenschaft von Objektbeziehungen, die anzeigt, daß Liebe, Angewiesensein auf andere Menschen und/oder Sexualität im üblichen Sinne bewußt oder unbewußt für die Zwecke der Aggression herangezogen werden. Perversität spiegelt zum einen den Versuch, sadistische Kontrolle auszuüben, zum anderen das Allmachtsgefühl, von dem das pathologische Größenselbst des malignen Narzißmus erfüllt ist, eine „wahnsinnige" (Rosenfeld 1971, 1975), von Größenideen bestimmte Selbst-Struktur, die Ursache der massivsten negativen therapeutischen Reaktionen ist. Diese Patienten ziehen unbarmherzig alles aus dem Analytiker heraus, was er an Gutem in sich hat, um ihn zu entleeren und zu vernichten; in sämtlichen anderen engen Objektbeziehungen gehen sie genauso vor.

Bion beschreibt in seiner Analyse von Übertragungsbeziehungen (1970) die „parasitäre" Übertragung als eine Beziehung zwischen zwei Menschen, die darauf zielt, ein drittes Wesen zu vernichten – nämlich alles Neue, das sozusagen als „das Kind der Analyse" im Laufe der Behandlung entstehen könnte.

Parasitäre Beziehungen, meint Bion, sind im wesentlichen durch den bösartigen Versuch gekennzeichnet, Wahrheit und Wahrhaftigkeit zu vernichten; er weist auf die Beziehung zwischen Lügner und Analytiker hin, die er als den Prototyp einer solchen malignen Verzerrung in der Übertragung ansah.

Die Literatur zur Perversität reicht von Harold Pinters Dramen (1965, 1973, 1978), die den einen Extrempol bilden, bis zu den Erzählmustern von Standard-Thrillern, die stets nach ähnlichen Prinzipien aufgebaut sind: Eine der Figuren begehrt eine zweite Figur, verliebt sich in sie und wird aufgrund ihrer sexuellen Hörigkeit von ihr ausgebeutet; die zweite Figur ringt innerlich mit dem Widerspruch zwischen dem Wunsch, das Begehren der anderen Figur zu erwidern, und einer geheimen Verpflichtung, die sie zuvor eingegangen ist und der zufolge sie die erste Figur an eine dritte verraten muß; am Ende gibt sie dem Druck nach und begeht den Verrat. Die Dramatik dieses perversen Dreiecks steigert sich beträchtlich, wenn die erste Figur weiß, daß sie verraten werden soll, sich freiwillig in dieses Schickal fügt und so das Ausnutzen von Liebe und Sexualität für die Zwecke der Aggression internalisiert.

Chasseguet-Smirgel (1978, 1983) betont den analen Charakter der für narzißtische Übertragungen typischen Entwertungsprozesse und weist auf die Umwandlung sämtlicher Objektbeziehungen in undifferenzierte, entwertete „Segmente“ hin, die unbewußte Chiffren für Fäkalien sind. Nach ihrer Auffassung laufen die omnipotente Verleugnung der Unterschiede zwischen den Geschlechtern und zwischen den Generationen und die omnipotente Gleichsetzung von Homosexualität und Heterosexualität bei verschiedenen polymorph perversen sexuellen Handlungen auf eine perverse Vernichtung von Objektbeziehungen durch Analisierung hinaus. Ich konnte bei einigen Patienten mit malignem Narzißmus beobachten, daß sie direkte und bewußte Lust aus ihrer destruktiven Interaktion mit dem Analytiker zogen, während sie zunächst rücksichtslos alles an sich zu reißen versuchten, was er zu bieten hatte, um es sodann unbarmherzig zu demontieren. Dies kann so weit gehen, daß die Wunschphantasie des Patienten, alles Gute im Analytiker zu vernichten oder es bereits in Fäkalien zu verwandeln, ehe er es ihm gewaltsam entwindet, in eine wilde und frohlockende Orgie der Aggression mündet. Falls der Analytiker diesen Prozeß nicht zu beenden vermag, kulminiert er üblicherweise in einer Phase, in der der Patient das Gefühl hat, daß er nun alles in sich aufgesogen hat, was der Analytiker zu bieten hatte, daß von dem, was er in der Analyse zu lernen glaubte, eigentlich nur weniges neu für ihn war, falls er nicht sogar von allein darauf gekommen ist, und daß es ohnehin ziemlich wertlos war. Wenn er die Analyse unter diesen Umständen abbricht, schützt er sich damit gegen die Angst, daß der Analytiker aggressive Vergeltung üben könnte, stärkt die Phantasie der eigenen Omnipotenz und die Abwehr gegen Schuldgefühle, die ihn wegen seiner Aggressionen bedrängen, und dämmt die Trauer über den Objektverlust ein. In solchen entscheidenden Behandlungsphasen löst der Patient im Analytiker meist ein Gefühl von Chaos und Vergeblichkeit aus; darin spiegeln sich das Chaos und die Vergeblichkeit, von denen die Objektwelt und sogar die konkrete Umwelt des Patienten gekennzeichnet ist.

Das maligne Grandiositätsgefühl, das in der Perversität zutage tritt, kann sich direkt in konkreten sadistischen Perversionen äußern, wie das bei dem Patienten zu sehen war, der Frauen dazu verlockte, bei perversen Ritualen mitzumachen, um sie dann zu verlassen. Dieses Verlassen war eine Art Betätigen der „Klospülung", mit dem der Patient sich anal zerstörter und potentiell giftiger Objekte entledigte. Der Patient identifiziert sich unter solchen Bedingungen völlig mit dem pathologischen Größenselbst und gibt sich der Phantasie absoluter Macht und Kontrolle über die Welt hin, während er zugleich ein Chaos um sich verbreitet, das zur analen Zerstörung der ihn umgebenden Welt gehört; dies führt uns unmittelbar zu den Romanen des Marquis de Sade, zu Orwells Roman *1984* mit seiner Psychologie von Wahnsinn und Chaos im Zentrum absoluter Macht und zu den entsprechenden Gestalten in der Realität: zu den sadistischen Tyrannen, die absolute Kontrolle ausüben, und zu dem Chaos, das am Grund der auf diese Weise beherrschten Gesellschaften zu finden ist.

Saul Friedländer weist in *Kitsch und Tod: Der Widerschein des Nazismus* (1982) darauf hin, daß das Nebeneinander von Ordnung und Chaos ein erschreckender, aber merkwürdig reizvoller Aspekt bestimmter regressiver Gruppenprozesse ist. Die Faszination, die Nazi-Deutschland auf eine neue Generation von Intellektuellen ausübt, die die Anziehungskraft totalitärer Ideologien zu verstehen versuchen, könnte mit dieser besonderen Anziehungskraft von totaler Ordnung und gleichzeitigem destruktivem Chaos zusammenhängen.

Wenn Perversität in polymorph perversen Phantasien und Handlungen gründet, bei denen die Unterscheidungen zwischen den Geschlechtern und zwischen den Generationen mißachtet und nicht nur sämtliche sexuellen Handlungen, sondern auch alle Objektbeziehungen unbewußt mit Kot gleichgesetzt werden, und wenn die wahnsinnigen Welten von de Sades *Die hundertzwanzig Tage von Sodom* und von Auschwitz – die eine Welt fiktional, die andere real – die ultimative Verdichtung von Aggression und Perversion darstellen, dann sind „gewöhnliche Perversionen", die einem rigiden, zwanghaften sexuellen Szenario folgen, aber normale genitale Beziehungen und die Fähigkeit zu differenzierten Objektbeziehungen intakt lassen, als die wahrhaft „unschuldige" Seite der Perversion zu betrachten.

Perversion und neurotische Persönlichkeitsorganisation

Ich möchte nun den Bogen zurück zu der traditionellen psychoanalytischen Sichtweise schlagen, daß in einer Perversion eine bestimmte Komponente der Sexualität fortwirkt oder wieder hervortritt, so daß zum Erreichen des Orgasmus eine dauernde und zwanghaft gebotene Veränderung des Sexualziels und/oder Sexualobjekts gegeben sein muß. Die traditionelle Sichtweise besagt, daß bei der Perversion ein Teilelement der kindlichen Sexualität dazu dient, den unaufgelösten Ödipuskomplex und mit ihm Kastrationsangst und Inzestverbote abzuwehren. Während in der psychoanalytischen Literatur neuerdings die Tendenz zu beobachten ist (siehe Kapitel 16), alle Perversionen so zu beschreiben, als handle es sich in jedem Fall um eine zweifache Schicht von Konflikten und als liege der Schwerpunkt stets eindeutig auf präödipalen Themen, bin ich Patienten mit typischer neurotischer Persönlichkeitsorganisation begegnet, zu deren Symptomen eine organisierte Perversion zählte. Perversionen sind also, kurz gesagt, nicht auf Patienten mit Borderline-Persönlichkeitsorganisation beschränkt.

Ein Collegeprofessor Anfang Dreißig suchte wegen seines Schuhfetischismus therapeutische Hilfe. Seine Kindheitsentwicklung war bestimmt von einem gütigen, aber fernen Vater und einer großen Zahl älterer weiblicher Verwandter. Schwestern, Tanten und Kusinen schufen eine Atmosphäre ständiger Aufreizung um ihn. Er berichtete, daß er hart bestraft worden war, weil er den Frauen von einer Stelle unter dem Tisch aus unter den Rock schaute, und daß ihn Frauenfüße und Frauenschuhe immer mehr zu faszinieren begannen. Dies ging schließlich so weit, daß er masturbierte, während er Frauenschuhe in der Hand hielt und an ihnen roch; zunächst waren es die Schuhe seiner älteren Schwestern, dann die ihrer Freundinnen und schließlich die von Arbeitskolleginnen an dem College, wo er unterrichtete. Seine Adoleszenz war gekennzeichnet von intensiven voyeuristischen Sehnsüchten, und der Schuhfetisch gewann die Funktion, sein sexuelles Verlangen zu befriedigen und ihm ein Gefühl der Unabhängigkeit von Frauen zu vermitteln, von denen er sich in sadistischer Weise aufgereizt und zurückgewiesen fühlte. Der Patient hatte das Gefühl, daß das Masturbieren mit den Schuhen seiner Sekretärin ebenso befriedigend für ihn war, wie wenn er mit ihr ins Bett gegangen wäre. Die Heimlichkeit, mit der er vorging, um an ihre Schuhe heranzukommen, gab ihm zudem die symbolische Befriedigung, in die Privatsphäre seiner Mutter einzudringen, ohne daß er erwischt wurde. Er war verheiratet, und die Beziehung zu seiner Frau war zufriedenstellend, bis auf die Tatsache, daß sein Sexualleben mit ihr nicht so befriedigend war wie das Masturbieren mit Schuhen, die er heimlich in seinen Besitz gebracht hatte.

Seine Übertragung wurde während der gesamten Behandlung klar von ödipalen Themen bestimmt; am Ende der fünfjährigen Analyse war der Schuhfetischismus aufgelöst, und seine Fähigkeit, gemeinsam mit seiner Frau sexuelle Lust zu erleben, hatte deutlich zugenommen. Während der Behandlung dieses Patienten war sehr wenig von den primitiven Abwehrmanövern des Ichs und den primitiven Objektbeziehungen zu erkennen, die in neueren, weiter oben in diesem Kapitel erwähnten Arbeiten zur Perversion im allgemeinen und zum Fetischismus im besonderen herausgestellt werden. Es trifft zwar zu, daß bei Patienten mit Perversionen im Rahmen einer Borderline-Persönlichkeitsorganisation primitive Abwehrmechanismen überwiegen. Daran aber, daß diese Abwehrmechanismen bei Patienten mit einer Perversion im Rahmen einer neurotischen Persönlichkeitsorganisation fehlen, ist zu erkennen, daß sie nicht an die Perversion selbst gebunden sind, sondern an die Ich-Organisation des betreffenden Individuums und an das Organisationsniveau seiner Objektbeziehungen.

Polymorph perverse Sexualität und das Niveau der Persönlichkeitsorganisation

Polymorph perverse Phantasien, Aktivitäten und Fähigkeiten bilden auf allen Ebenen der Pathologie und Normalität einen wesentlichen Bestandteil der menschlichen Sexualität. Man kann es sogar als ein neurotisches Symptom werten, wenn im Sexualleben eines Menschen solche Phantasien und Verhaltensweisen fehlen. Patienten mit neurotischer Persönlichkeitsorganisation, die zum heterosexuellen Geschlechtsverkehr und Orgasmus in einer stabilen heterosexuellen Beziehung fähig, in ihrer polymorph perversen infantilen Sexualität aber gehemmt sind, sprechen in der Regel gut auf eine psychoanalytische Behandlung an und in manchen Fällen auch auf kleinere therapeutische Interventionen, auf Sexualtherapie und sogar auf den Druck oder die Impulse, die von einem allgemeinen kulturellen Klima ausgehen.

Wenn dagegen bei Patienten mit einer Borderline-Persönlichkeitsorganisation, besonders bei denen mit narzißtischer Persönlichkeit und malignem Narzißmus, polymorph perverse sexuelle Neigungen fehlen, kann das ein Anzeichen dafür sein, daß in der frühesten Kindheit die Stimulation der erogenen Zonen unterblieben ist und die Mutter-Kind-Beziehung von äußerst schweren präödipalen Konflikten belastet war; die Prognose ist in einem solchen Fall mit großer Zurückhaltung zu beurteilen. Umgekehrt ist es ein prognostisch günstiges Zeichen, wenn man bei Patienten mit Borderline-Persönlichkeitsorganisation auf polymorph perverse sexuelle Phantasien und Verhaltensweisen stößt, denn diese erleichtern, während man an der Auflösung der Borderline-Pathologie arbeitet, eine Integration der prägenitalen Erotik mit der reifen genitalen Sexualität, zu der ein Akzeptieren polymorph perverser Komponenten gehört.

Wenn es zur Verfestigung einer bestimmten Perversion als einer ständigen Voraussetzung sexueller Befriedigung kommt – eine Entwicklung, die sich nicht mit dem normalen Spielraum und der Flexibilität sexueller Befriedigung in einer stabilen Beziehung mit einem geliebten heterosexuellen Objekt verträgt –, kann dies auf eine schwere oder mittelschwere Pathologie hinweisen, je nachdem, auf welchem Niveau die Ich-Organisation und die Objektbeziehungen des Patienten vorwiegend angesiedelt sind. Spezifische sexuelle Perversionen vor dem Hintergrund einer Borderline-Persönlichkeitsorganisation sind mit größerer prognostischer Vorsicht zu beurteilen und schwerer zu behandeln als sexuelle Perversionen bei einer neurotischen Persönlichkeitsorganisation. Zum Beispiel ist männliche Homosexualität mit viel mehr Aussicht auf Erfolg zu behandeln, wenn sie daher rührt, daß der Junge sich unbewußt dem ödipalen Vater unterwirft, weil sein ödipales Verlangen nach der Mutter Schuldgefühle und Kastrationsangst in ihm auslöst, als wenn sie auf einer Verdichtung ödipaler und präödipaler Konflikte beruht, wie sie typisch für die Borderline-Persönlichkeitsorganisation ist.

Bei Patienten mit narzißtischer Persönlichkeitsstruktur, die sich auf Borderline-Niveau bewegen, fällt die Behandlungsprognose sogar noch ungünstiger aus, insbesondere wenn ihr Narzißmus maligne ist. Im Gegensatz zu der Funktion, die polymorph perversen Strebungen unter normalen Umständen und selbst bei vielen Patienten mit Borderline-Persönlichkeitsorganisation zukommt, treten Sexualität und Liebe hier in den Dienst der Aggression, was manchmal zu Perversität in Objektbeziehungen und zu manifester Gewalt führt.

Bis hierher habe ich Perversionen zur strukturellen Dimension der Ich-Entwicklung, angefangen von den schwersten Borderline-Fällen bis hin zur Normalität, in Beziehung gesetzt. Eine weitere Dimension, von der die Schwere einer Perversion ganz wesentlich abhängt, ist das Entwicklungsniveau und die Integration der Über-Ich-Funktionen. Wenn das Schwergewicht ganz auf der frühesten Schicht von Über-Ich-Vorläufern liegt – also auf den sadistischen Über-Ich-Vorläufern (die normalerweise in die spätere Schicht aus idealisierten Über-Ich-Vorläufern integriert werden) –, sind damit die höchst pathologischen Voraussetzungen dafür gegeben, daß ich-syntone primitive Aggression in Handlungen umgesetzt wird. Die Aggression des Psychopathen, die sich in kriminellen Aktivitäten äußert, und die Aggression des malignen Narzißten, die als sadistische Gewalt zutage tritt, können auch die Form einer gewalttätigen sadistischen Perversion annehmen. Hiermit sind die strukturellen Bedingungen genannt, unter denen an die Stelle einer normalen primitiven polymorph perversen Aktivität höchst drastische und schwerwiegende Perversionsformen treten können.

Bei gewöhnlichen Borderline-Patienten mit polymorph perverser Sexualität und dementsprechend chaotischen Objektbeziehungen ist die Über-Ich-Pathologie zum einen weniger schwerwiegend, zum anderen von geringerer Bedeutung. Es ist in diesen Fällen von allgemeinem prognostischem Nutzen, das Niveau der Über-Ich-Integration zu ermitteln, denn die Behandlungsprognose fällt bei Patienten mit Borderline-Persönlichkeitsorganisation stets günstiger aus, wenn antisoziale Merkmale fehlen; die direkte Verbindung zwischen Über-Ich-Pathologie und Perversion aber ist hier weniger offensichtlich als bei der psychopathischen Persönlichkeit und beim malignen Narzißmus. Dagegen ist bei einer neurotischen Persönlichkeitsorganisation der Zusammenhang zwischen Perversion und Über-Ich-Pathologie klinisch sehr bedeutsam: Auf der unbewußten ödipalen Ebene ist die genitale Sexualität mit Inzest- und Kastrationsängsten verknüpft, und die unbewußten Verbote gegen die genitale Sexualität fördern und stützen die perverse Struktur, die dazu dient, die zugrundeliegenden ödipalen Konflikte abzuwehren.

Auf dem Niveau der normalen Sexualität schließlich sollte das reife Über-Ich eigentlich in der Lage sein, die Äußerung polymorph perverser infantiler Strebungen als einen Bestandteil des Sexuallebens zuzulassen. Wie wir aber gesehen haben, ist es ein universelles Phänomen, daß Reste der Kindheitsverbote gegen die erwachsene Sexualität erhalten bleiben; das heißt, die in einer stabilen Liebesbeziehung lebenden Partner müssen gegen die Tendenz ankämpfen, sich infolge der wechselseitigen Aktivierung von Über-Ich-Funktionen unbewußt in eine Unterdrückung der perversen Sexualkomponenten zu fügen.

Nachdem ich polymorph perverse Sexualität und Perversion im Hinblick auf die Niveaus der Ich-Organisation und auf die entsprechenden Objektbeziehungen und Abwehroperationen sowie unter dem Aspekt der Über-Ich-Integration untersucht habe, werde ich sie nun unter dem Aspekt betrachten, inwieweit die Aggression in das Sexualleben integriert ist. Daß das direkte Äußern von Aggression ein Bestandteil des Sexualverhaltens von psychotischen Patienten sein kann, ist in der psychiatrischen Literatur gut dokumentiert: Es kommt vor, daß schizophrene und chronisch paranoide Patienten aufgrund ihrer Wahnvorstellungen Sexualmorde begehen. Man könnte sagen, daß das direkte Äußern primitiver Aggression dadurch begünstigt wird, daß diese Patienten zur Realitätsprüfung außerstande sind und nicht zwischen Selbst und Nicht-Selbst zu trennen vermögen. Auf ihrer primitivsten Stufe ist die projektive Identifizierung ein Versuch, Abstand zu unerträglicher intrapsychischer Aggression zu gewinnen, indem man sie nach außen auf ein Objekt verlagert; das Objekt muß sodann vernichtet werden, weil keine dauerhafte Abgrenzung von ihm möglich ist.

Intensive primitive Aggression, aus welcher Quelle auch immer sie stammt, stellt eine der wesentlichen Ursachen für eine Pathologie der frühesten Schicht sadistischer Über-Ich-Vorläufer dar; die Über-Ich-Vorläufer durchsetzen das pathologische Größenselbst und erzeugen auf diese Weise die Strukturen des malignen Narzißmus und der Psychopathie. Man könnte die Vermutung anstellen, daß beim malignen Narzißten, anders als bei einer antisozialen Persönlichkeit, zumindest einige idealisierte Über-Ich-Vorläufer in das pathologische Größenselbst integriert werden, so daß sich gleichsam eine „selbstgerechte“ Geisteshaltung entwickelt, wohingegen der Psychopath keine Rationalisierungsversuche unternimmt, um seine Aggression ideologisch zu rechtfertigen. Jedenfalls kann sich eine Perversion unter solchen Umständen in schwersten direkten Aggressionsäußerungen niederschlagen, die erkennnen lassen, daß die sexuelle Erregung in perverser Weise in den Dienst der Aggression gestellt wird.

Der Patient mit gewöhnlicher Borderline-Persönlichkeitsorganisation vermag sich gegen seine Aggression wirksamer zu schützen; seine Abwehr stützt sich auf eine generalisierte Ich-Spaltung und auf alternierende Objektbeziehungen, die ihn durch ihre chaotische Vielfalt davor bewahren, daß er von unerträglicher Aggression völlig überflutet und beherrscht wird. Die polymorph perversen Aktivitäten auf diesem psychischen Funktionsniveau wirken nicht so zügellos sadistisch wie bei einem malignen Narzißten. Beim gewöhnlichen Borderline-Patienten sind die Anfänge des Bemühens erkennbar, Aggression in den Dienst der Liebe zu stellen und in die sexuelle Erregung zu integrieren.

Bei der neurotischen Persönlichkeitsorganisation herrschen unbewußte Abwehrmanöver gegen direkte Aggressionsäußerungen vor, und die Aggression ist durch den Einfluß des Über-Ichs weitgehend internalisiert. Außerdem fließen auch in charakterliche Reaktionsbildungen Aggressionen ein, so daß gewalttätige aggressive Verhaltensweisen in der Regel einen außergewöhnlich geringen Anteil im Erscheinungsbild einer Perversion ausmachen. Paradoxerweise kann gerade auf der Ebene normaler Sexualität die größere Bewußtheit über aggressive Phantasien, die mit sadistischem, masochistischem, voyeuristischem und exhibitionistischem Verhalten einhergehen, zu einem wichtigen Aspekt des Liebesspiels und zu einer Quelle starker sexueller Erregung werden.

Zusammenfassend könnte man über die Schicksale der Aggression bei den Perversionen sagen, daß Aggression stets ein wesentlicher Bestandteil von Sexualität ist; sie erweitert das Repertoire der erotisierten Körperfunktionen und der Aspekte von Objektbeziehungen, die in die genitale Sexualität eingebunden werden, und bereichert somit das sexuelle Erleben und die Erotik um polymorph perverse Komponenten der menschlichen Sexualität. Unter normalen Umständen bedeutet es eine Bereicherung des Liebeslebens, daß die Aggression in den Dienst von Sexualität und Liebe gestellt wird; unter extrem pathologischen Bedingungen aber kann es dahin kommen, daß Sexualität und Liebe im Dienste der Aggression für destruktive Zwecke ausgenutzt werden, was sich im Umschlagen der Perversion in Perversität zeigt. Auf der Ebene mittelschwerer Pathologie spielt die Aggression eine entscheidende Rolle, denn sie stellt einen Zusammenhang zwischen unbewußten Konflikten der präödipalen und der ödipalen Phase her und gibt den Anstoß für die Verdichtung aller dieser Konflikte. Über das gesamte psychopathologische Spektrum hinweg, von der Neurose bis hin zur Psychose, ist zu erkennen, wie Objektbeziehungen, der Verlauf der Über-Ich-Entwicklung, ein etwaiger pathologischer Narzißmus und das Ausmaß der Aggression gemeinsam Einfluß auf die Perversion nehmen, indem sie auf die Ausgestaltung der polymorph perversen Sexualität einwirken.

16 Ein theoretisches Bezugssystem für die Untersuchung von Perversionen

Wollte man einen schematischen Überblick über die psychoanalytischen Theorien der Perversion geben, so könnte man meiner Ansicht nach drei Modelle unterscheiden. Das erste entspricht im wesentlichen Freuds Überlegungen zu dem Thema (1927, 1940a, 1940b); die Perversion ist hier dadurch definiert, daß im Sexualziel und/oder im Sexualobjekt, das zum Erreichen des Orgasmus erforderlich ist, eine dauerhafte und notwendige Abweichung vom Normalen vorliegt. Nach dieser Theorie dient ein (analer, oraler, und so weiter) Partialtrieb der kindlichen Sexualität dazu, einen latenten neurotischen Konflikt abzuwehren – nämlich den unaufgelösten Ödipuskomplex. In diesem Modell, das der Kastrationsangst und dem Ödipuskomplex eine zentrale Rolle in der Ätiologie der Perversion zuweist, gilt die Perversion als eine Abwehr. Nach meiner Auffassung hat dieses traditionelle Perversionsmodell nach wie vor Gültigkeit bei Patienten, die keine Borderline-, sondern eine neurotische Persönlichkeitsorganisation und keinen pathologischen, sondern einen normalen infantilen Narzißmus aufweisen.

Ein zweites Perversionsmodell findet sich in den Arbeiten der britischen Objektbeziehungstheoretiker, insbesondere von Fairbairn (1952), Klein (1945) und Winnicott (1951); sie betonen die präödipalen Einflüsse auf die Psychodynamik der Perversion, die Psychopathologie der Mutter-Kind-Beziehung und die zentrale Rolle der präödipalen Aggression. Nach dieser Auffassung projiziert das Kind pathologisch intensive prägenitale und insbesondere orale Aggression – sei diese nun angeboren (Klein) oder eine Reaktion auf Versagungen (Fairbairn, Winnicott) – auf die Elternfiguren, vor allem auf die Mutter, was eine paranoide Verzerrung der frühen Elternbilder zur Folge hat. Weil das Kind vorwiegend oral-sadistische, aber auch anal-sadistische Impulse projiziert, erlebt es die Mutter als potentiell gefährlich. Der Haß auf die Mutter weitet sich später zum Haß auf beide Eltern aus, die das Kind in seiner Phantasie als eine Einheit erlebt. Wenn das Bild des Vaters mit Aggression kontaminiert wird, die ursprünglich auf die Mutter projiziert und dann auf ihn verschoben wurde, und wenn infolge des Einflusses primitiver Abwehroperationen gegen diese Aggression die Elternbilder kaum voneinander abgegrenzt sind, dann entsteht sowohl bei Jungen als auch bei Mädchen ein bedrohliches kombiniertes Vater-Mutter-Bild, was dazu führt, daß sie sich sämtliche sexuellen Beziehungen als gefährlich und von Aggressionen durchsetzt vorstellen. Unter diesen Voraussetzungen nimmt die Urszene besonders bedrohliche und angsterregende Züge an und ist in der Wahrnehmung des Kindes stark ins Sadomasochistische verzerrt. Dadurch kommt es zu einer übermäßigen Aggressivierung ödipaler Konflikte, so daß das Bild des ödipalen Rivalen meist von grauenerregenden, bedrohlichen und destruktiven Zügen bestimmt wird; Kastrationsangst und Penisneid steigern sich ins Ungeheure und werden übermächtig; die Über-Ich-Verbote, die sich (aufgrund der ödipalen Konnotationen) gegen sämtliche sexuellen Beziehungen richten, nehmen eine grausame und primitive Qualität an, die in massiv masochistischen Tendenzen oder in paranoiden Projektionen von Über-Ich-Vorläufern zutage tritt.

Hinzu kommt eine übersteigerte Idealisierung des heterosexuellen Liebesobjektes in der positiven ödipalen Beziehung und des homosexuellen Liebesobjektes in der negativen ödipalen Beziehung; diese Idealisierung beruht auf Spaltungsoperationen und hat die klar erkennbare Funktion, die bedrohliche Verdichtung von primitiver Wut und ödipaler Aggressivität abzuwehren. Durch die übersteigerten, realitätsfernen Idealisierungen des Liebesobjektes, denen das realitätsferne, paranoid verzerrte Bild des ödipalen Rivalen gegenübersteht, verstärken sich ödipale Hemmungen und Kastrationsangst. Die genitalen Strebungen dieser Patienten, bei denen präödipale Konflikte vorherrschend sind, erfüllen auch wichtige prägenitale Funktionen. In Kapitel 15 habe ich ähnliche Entwicklungen bei Borderline-Patienten beschrieben: Der Penis kann symbolische Funktionen der nährenden, vorenthaltenden oder strafenden Mutter, die Vagina Funktionen des hungrigen, Nahrung aufnehmenden oder aggressiven Mundes annehmen. In ähnlicher Weise können auch auf anale und auf Harntrakt-Funktionen symbolische Bedeutungen übergehen. In Verbindung mit der extremen Aggressivierung der prägenitalen libidinösen Triebabkömmlinge heizen diese Bedeutungsmerkmale die Kastrationsangst und die Phantasien über die Gefährlichkeit sexueller Beziehungen an.

Dieses zweite Modell unterscheidet sich von Freuds Auffassung insoweit, als es präödipale Konflikte und insbesondere präödipale Aggression zu wichtigen Faktoren in der Ätiologie der Perversionen erklärt, doch die Kastrationsangst gilt nach wie vor als wesentliche Wirkgröße, an der die volle Entfaltung der genitalen Sexualität scheitert. Nach dieser Theorie sind starke Kastrationsangst, Unfähigkeit zur normalen Identifizierung mit dem gleichgeschlechtlichen ödipalen Elternteil sowie Hemmungen, eine sexuelle Beziehung zu einem gegengeschlechtlichen Objekt aufzunehmen, damit zu erklären, daß die positive und negative ödipale Beziehung aggressiviert und die

Kastrationsangst ins Phantastische überzeichnet wird, da verschobene präödipale Aggression auf die genitale Sexualität übergreift.

Ein drittes Modell zur Psychodynamik der Perversion wird vor allem in den Arbeiten der französischen psychoanalytischen Schule vertreten, insbesondere von Chasseguet-Smirgel (1984b, 1986), Braunschweig und Fain (1971), Grunberger (1976), McDougall (1978) und Lussier (1983). Chasseguet-Smirgel (1984b) weist in einer Zusammenfassung ihrer Sichtweise auf die folgenden Aspekte hin. Erstens stimmt sie mit Freud darin überein, daß eine Perversion als Regression oder Fixierung auf einen prägenitalen Partialtrieb zu betrachten ist und die Stelle einer durch Kastrationsangst blockierten genitalen Sexualität einnimmt. Zweitens betont sie, daß es ein universelles Potential zur Regression auf die anal-sadistische Phase gibt, und stellt fest, „daß das anale Universum eine Vorausdarstellung des genitalen Universums ist" (1984b/1989, S. 210). Diese anale Regression verwandelt die symbolische Beziehung zum genitalen Phallus in eine Beziehung zu einem pseudogenitalen fäkalen Phallus, der das Verleugnen der Unterschiede zwischen den Geschlechtern ermöglicht (anale „Gleichheit" der Geschlechter anstelle von genitaler Unterschiedenheit) und außerdem auf die Aufhebung der Grenzen zwischen den Generationen hinausläuft (der fäkale Phallus tilgt die Unterschiede zwischen dem Penis des kleinen Jungen und dem Penis des Vaters und ermöglicht es dem Jungen, das Bewußtsein auszublenden, daß die Vagina das wesentliche weibliche Geschlechtsorgan ist). Drittens kommt es, in einer sekundären Abwehrbewegung gegen die anale Regression und zur Tarnung derselben, zu einer Idealisierung der Analität, was eine symbolische Akzentuierung der ästhetischen und formalen Aspekte von Kunst, Natur, physischen Objekten und zwischenmenschlicher Realität in Gang setzt. Außerdem beginnt der Patient, seine spezifische Perversion zu idealisieren; er glaubt, sie sei „gewöhnlichen" genitalen Beziehungen (mit ihren ödipalen Konnotationen) weit überlegen. Viertens geht mit der Verleugnung der Unterschiede zwischen den Geschlechtern und zwischen den Generationen und mit der Idealisierung des prägenitalen, perversen Partialtriebes eine Spaltungsoperation einher, die die Voraussetzungen dafür schafft, daß dennoch die Realitätswahrnehmung gewahrt bleibt. Denn auf einer bewußten Ebene ist dem Perversen nach wie vor klar, daß es in Wirklichkeit Unterschiede zwischen den Geschlechtern und zwischen den Generationen gibt und daß die Notwendigkeit besteht, seine perversen Strebungen in irgendeiner nicht-psychotischen Form in sein konkretes Sexualverhalten zu integrieren.

Kurz gesagt sind Perversionen nach diesem Modell durch folgende Merkmale gekennzeichnet: regressive Analisierung, Verleugnen der Unterschiede zwischen den Geschlechtern und zwischen den Generationen, Idealisierung der Analität im Dienste der Abwehr, Fortbestehen der Realitätswahrnehmung sowie eine Spaltungsoperation (Verleugnen und gleichzeitiges Erkennen von Geschlechtsunterschieden), die der Verdrängung überlagert ist.

Chasseguet-Smirgel (1986) hebt hervor, daß die frühe Beziehung zur Mutter bei beiden Geschlechtern von grundlegender ätiologischer Bedeutung für die Entstehung von Perversionen ist. Im Gegensatz zur britischen Schule und insbesondere zu Klein geht sie aber davon aus, daß in der Aggression gegen die Mutter archaische Aspekte der ödipalen Situation zu erkennen sind, die nicht auf abgespaltene Teilobjektbeziehungen zur Mutterbrust, sondern auf ins Phantastische verzerrte Bilder vom Inneren des mütterlichen Körpers zurückgehen.

Chasseguet-Smirgel nimmt an, daß Perversionen letztendlich in dem Bedürfnis gründen, die Realität der mütterlichen Vagina und des „dunklen Kontinents" zu verleugnen, den das Innere des Bauches der Mutter bildet, sowie in unbewußten Aggressionen gegen die Mutter; diese Aggressionen kommen in der archaischen Phantasie zum Ausdruck, zu zerstören, was im Körper der Mutter ist, das heißt auch den Penis des Vaters, andere Babys und jedes andere Hindernis, das einem freien Dahintreiben und endlosen Sichausdehnen im Bauch der Mutter entgegensteht. Chasseguet-Smirgels These ist, daß bei beiden Geschlechtern die Kastrationsangst der späteren ödipalen Phase von der Aggression, die auf die verschlingende primitive genitale Figur der Mutter projiziert wird, von dem Bedürfnis, das Wissen von der Existenz der Vagina zu verleugnen, und von der Aggression gegen den Inhalt der mütterlichen Genitalien herrührt und verstärkt wird.

Die Vertreter des französischen Perversions-Konzepts halten an Freuds Gedanken fest, daß Ödipuskomplex und Kastrationsangst bei der defensiven Regression auf einen sexuellen Partialtrieb eine entscheidende Rolle spielen, messen aber darüber hinaus dem archaischen Ödipuskomplex, der auf der Primärbeziehung zur Mutter beruht, große Bedeutung bei. Man kann dieses Konzept als eine Variante des britischen Modells auffassen, bei der besonderes Gewicht auf der defensiven Verleugnung der Unterschiede zwischen den Geschlechtern und zwischen den Generationen und auf der Idealisierung der Analität liegt.

Chasseguet-Smirgel (1984b) hat die regressive Analisierung eingehend untersucht und beschrieben. Nach meiner Erfahrung ist diese generalisierte Destruktivität sämtlicher Objektbeziehungen – die gewissermaßen in regressiver Weise „verdaut" und dann in symbolischen Kot „fragmentiert" werden – ein

Befund, der sich in dramatischer und sehr konkreter Weise bemerkbar macht, wenn man äußerst schwerwiegende Perversionsfälle analytisch exploriert, also zum Beispiel Perversionen, bei denen die körperliche Unversehrtheit des Individuums oder seiner Objekte in Gefahr ist. In einer früheren Arbeit (1984) habe ich das Verhältnis zwischen dieser Psychodynamik und dem Syndrom des malignen Narzißmus untersucht. Aufschlußreich ist in diesem Zusammenhang eine Arbeit von Fairbairn (1952/1954, S. 3–27), in der er beschreibt, wie manche Patienten mit schwerer Psychopathologie einen defensiven Rückzug aus Objektbeziehungen antreten und wie eine regressive Akzentuierung perverser sexueller Strebungen die Stelle der Objektbeziehungen einnimmt.

Chasseguet-Smirgel betont die pathologischen Auswirkungen massiver früher Aggression auf den Prozeß der Loslösung und Individuation und insbesondere darauf, welchen Verlauf die Identifizierung des Mädchens mit weiblichen Funktionen nimmt und wie der Junge die ödipale Rivalität mit dem Vater verkraftet. Dies deckt sich mit den Überlegungen amerikanischer Psychoanalytiker, die der Loslösungs-Individuations-Phase eine wichtige Rolle in der Genese von Perversionen zuweisen. Stoller (1968) legt dar, daß Männer sich vor Femininität fürchten, weil sie Angst haben, ihre sexuelle Identität einzubüßen; diese Angst rührt daher, daß die primäre Identifizierung mit der Mutter aufgehoben werden muß, damit sich eine männliche Identität entwickeln kann. Person und Ovesey (1974a, 1974b, 1974c, 1978, 1984) arbeiten heraus, daß Loslösungs-Individuations-Konflikte und damit zusammenhängende Störungen der Identitätsbildung als gemeinsame dynamische Merkmale des männlichen Transsexualismus, des Transvestismus und des Anlegens von Kleidung des anderen Geschlechts bei Homosexuellen zu betrachten sind. Blum (1988) zeigt auf, daß unbewußte Phantasien, die Mutter und Kind in der frühen Dyade miteinander teilen, eine Schlüsselrolle in der Ätiologie von präödipal bedingten Störungen der Geschlechtsidentität spielen.

Ich bin schon vor einiger Zeit zu dem Schluß gelangt, daß wir es bei Perversionen keineswegs immer mit derselben zugrundeliegenden Dynamik zu tun haben. Wenn man ein breites Spektrum perverser Psychopathologie sorgfältig untersucht, stellt man vielmehr fest, daß perverses Verhalten auf völlig verschiedenen dynamischen und strukturellen Voraussetzungen beruhen kann. Genauer gesagt kam ich durch die Untersuchung der Perversionen bei Männern (Kapitel 17) und der klinischen Syndrome des Masochismus (Kapitel 3) zu der Auffassung, daß polymorph perverse Phantasien, Handlungen und Fähigkeiten auf allen Ebenen der Pathologie und Normalität ein wesentlicher Teil der menschlichen Sexualität sind. Wenn sich eine spezifische perverse

Neigung verfestigt, zur notwendigen Vorbedingung sexueller Befriedigung wird und zu Lasten der normalen Freiheit und Flexibilität sexueller Befriedigung geht, wie sie in einer stabilen Beziehung zu einem geliebten heterosexuellen Objekt gegeben ist, so kann das mit einer hochgradigen, mit einer mittleren oder nur mit einer leichten Psychopathologie einhergehen, je nachdem, welches Niveau der Ich-Organisation und der Objektbeziehungen bei dem Patienten vorherrschend ist.

Perversionen, die im Rahmen einer Borderline-Persönlichkeitsorganisation auftreten, haben eine ungünstigere Prognose und sind schwerer zu behandeln als Perversionen, die in eine neurotische Persönlichkeitsorganisation eingebettet sind. Noch ungünstiger fällt die Prognose bei Patienten aus, die eine Borderline-Persönlichkeitsorganisation und eine verfestigte narzißtische Persönlichkeitsstruktur erkennen lassen, insbesondere wenn es sich um einen Fall von malignem Narzißmus handelt. Art und Schweregrad der Charakterpathologie des Patienten bestimmen also Struktur, Dynamik und Prognose einer Perversion entscheidend mit.

Eine weiterer Faktor, der nach meiner Erfahrung die Struktur und Prognose einer Perversion maßgeblich beeinflußt, ist das Entwicklungs- und Integrationsniveau der Über-Ich-Funktionen. In den kriminellen Handlungen des Psychopathen und in der sadistischen Gewalt des malignen Narzißten tritt eine Aggression zutage, die durch das Fehlen eines integrierten Über-Ichs gekennzeichnet ist. Dagegen hat bei der neurotischen Persönlichkeitsorganisation die Verbindung von Perversion und Über-Ich-Pathologie die paradoxe Wirkung, daß sie zum einen (weil unbewußte Verbote die genitale Sexualität mit Inzest gleichsetzen und dadurch die Kastrationsangst schüren) die Perversion verfestigt, zum anderen aber den Patienten auch vor dem unkontrollierten Äußern seiner Aggressionen und einer dementsprechenden Verschlechterung seiner Objektbeziehungen bewahrt. Das integrierte, wenn auch überstrenge Über-Ich des neurotischen Patienten gewährleistet, daß er die im perversen Szenario vorgegebenen „Grenzen des Spiels“ einhält, und dies wirkt sich günstig auf Therapie und Prognose aus. Art und Ausprägungsgrad der Über-Ich-Pathologie haben also starken Einfluß auf die Prognose und die Behandlungsindikationen von Perversionen; dies steht im Einklang mit Rangells (1974) Auffassung, daß in der Psychopathologie unserer Zeit Über-Ich-Verzerrungen im allgemeinen eine zentrale Rolle einnehmen.

Schließlich tritt meines Erachtens in den Wandlungen, denen die Aggression bei den Perversionen unterworfen ist, ein essentieller Bestandteil jeder Form von Sexualität zutage. Über das gesamte Spektrum der perversen Psychopathologie hinweg, von der Neurose bis hin zur Psychose, scheint die Beziehung zwischen Aggression und Erotik ein grundlegender psychodynamischer Faktor zu sein.

In den folgenden Abschnitten werde ich den Schwerpunkt auf sechs Leitgedanken legen:

1. Abweichend von der traditionellen Auffassung, polymorph perverse Merkmale seien lediglich beim sexuellen Vorspiel von Bedeutung, betrachte ich sie als eine entscheidende Komponente normaler Sexualität.

2. Organisierte Perversionen auf einem neurotischen Niveau der Persönlichkeitsorganisation lassen bei beiden Geschlechtern tatsächlich die Psychodynamik erkennen, die Freud als erster beschrieben hat. In der Praxis verläuft die psychoanalytische Behandlung so, wie es auch für andere Formen neurotischer Erkrankungen, einschließlich der neurotischen Charakterpathologie, typisch ist. Daher sollten diese Fälle nicht länger als besonders schwerwiegend angesehen werden.

3. Dagegen liegt bei den Fällen einer stabilen Perversion im Rahmen einer Borderline-Persönlichkeitsorganisation meistens die von den britischen und französischen Schulen beschriebene Dynamik vor, wobei bei jedem Individuum andere Aspekte dieser dynamischen Konstellationen im Mittelpunkt stehen. Im allgemeinen stellt man bei diesen Patienten die für die Borderline-Persönlichkeitsorganisation typische, von präödipaler Aggression beherrschte Verdichtung von ödipalen und präödipalen Konflikten fest. Ich möchte betonen, daß diese Verdichtung mit einer regressiven Primitivierung der ödipalen Konflikte und mit einer erdrückenden Übermacht der aggressiven über die libidinösen Strebungen einhergeht; klinisch gesehen unterscheidet sie sich völlig von der differenzierteren, der Abwehr dienenden Regression auf präödipale Entwicklungsstufen, wie sie bei Patienten mit neurotischer Persönlichkeitsorganisation zu beobachten ist. Die grundsätzliche Frage, warum manche Patienten mit dieser Dynamik eine Perversion entwickeln und andere nicht, ist meines Erachtens nach wie vor ungeklärt.

4. Perversionen im Rahmen einer narzißtischen Persönlichkeitsstruktur beruhen, insbesondere in Fällen von malignem Narzißmus, auf der von Chasseguet-Smirgel umrissenen Psychodynamik. Die volle Ausgestaltung eines „analen Universums" deckt sich im Grunde weitgehend mit dem Syndrom eines

malignen Narzißmus, der mit einer organisierten Perversion gekoppelt ist. Selbst bei manchen Patienten mit multiplen perversen Tendenzen und malignem Narzißmus ist diese Psychodynamik auszumachen.

5. Am ungünstigsten fällt die Prognose für die Behandlung von pathologischer Sexualität aus, wenn Patienten eine totale Hemmung sämtlicher polymorph perversen Phantasien und Impulse aufweisen, und zwar nicht weil sie diese verdrängt hätten, sondern weil in der frühen Kindheit keine ausreichende erotische Aktivierung erfolgte (die Gruppe umfaßt also bestimmte extrem gehemmte Borderline-Patienten, aber keine hysterischen Patienten). Diese Patienten setzen einer Psychoanalyse und im Grunde allen psychotherapeutischen Methoden, mit denen man ihre sexuellen Hemmungen aufzulösen versucht, fast unüberwindliche Widerstände entgegen.

6. Eine bedeutsame Neuentwicklung innerhalb des psychoanalytischen Denkens betrifft die Sonderstellung der Homosexualität in bezug auf die Perversionen. Man scheint sich allmählich darauf zu verständigen, daß es nicht eine einzige Homosexualität gibt, sondern ein Spektrum homosexueller Psychopathologie, das parallel zum Spektrum der anderen Perversionen verläuft (McDougall 1986). Am gesünderen Ende des Spektrums geht Homosexualität mit der Fähigkeit einher, in ein und derselben Objektbeziehung genitale und zärtliche Impulse zu integrieren, und weist nicht die ausklammernden und rigiden Merkmale auf, wie sie für andere Perversionen kennzeichnend sind. Der Theorie nach müßten homosexuelle Impulse auch zu dem Repertoire perverser Phantasien und Verhaltensweisen gehören, das im Rahmen der normalen Sexualität verfügbar ist. Tatsächlich aber scheint nur für Frauen, nicht aber für Männer zu gelten, daß der Übergang von solchen homosexuellen Tendenzen bei Patienten mit neurotischer Persönlichkeitsorganisation hin zu homosexuellen Tendenzen bei Individuen ohne nennenswerte Charakterpathologie fließend ist. Viele „normale" Frauen können in sozialen Situationen, die dafür günstige Voraussetzungen bieten, homosexuelle Impulse und Verhaltensweisen bei sich zulassen, die nicht-homosexuelle Männer in homophobe Panik versetzen würden. Bei offen bisexuellen Männern ist in der Regel eine schwerere Charakterpathologie festzustellen als bei offen bisexuellen Frauen. Dieser Unterschied könnte, wie Stoller (1975) vorgeschlagen hat, damit zu erklären sein, daß die weibliche Kern-Geschlechtsidentität, die auf die primäre Identifizierung mit der Mutter zurückgeht, stabiler ist als die Geschlechtsidentität des Mannes, der im Laufe der Loslösungs-Individuations-Phase seine Identifizie-

rung mit der Mutter wieder aufheben muß. Es weist auch einiges darauf hin, daß dieser Unterschied noch einen zweiten Grund hat, nämlich die stärkeren gesellschaftlichen und kulturellen Verbote, mit denen die männliche im Vergleich zur weiblichen Homosexualität belegt ist (Liebert 1986).

Polymorph perverse infantile Sexualität und normale Liebesbeziehungen

Meiner Ansicht nach haben wir noch nicht ausreichend untersucht, welche theoretischen Folgerungen sich aus der Verbesserung der sexuellen Funktionsfähigkeit ergeben, die wir bei Patienten finden, die aus einer psychoanalytischen Behandlung den größtmöglichen Nutzen zu ziehen vermögen. Wir stellen in solchen Fällen regelmäßig fest, daß die erotische Erregung des Patienten eng mit Aggressions-Abkömmlingen verflochten ist und daß sich beim Liebesspiel und beim Geschlechtsverkehr libidinöse und aggressive Impulse miteinander verbinden. Wir beobachten auch, daß es infolge der gegenseitigen Identifizierung, die die Partner während Geschlechtsverkehr und Orgasmus eingehen, zu einem Mitschwingen von homosexueller Erregung und Befriedigung kommt. Außerdem fällt auf, daß diese normalen polymorph perversen Phantasien und Aktivitäten eine symbolische Aktivierung der frühesten Objektbeziehung des Säuglings zur Mutter und der Beziehung des Kleinkindes zu beiden Eltern einschließen, wobei präödipale und ödipale Beziehungselemente ineinander übergehen. Ein damit zusammhängender Befund ist, daß Komponenten der körperlichen Liebe wie Fellatio, Cunnilingus, anale Penetration und exhibitionistisches, voyeuristisches, sadistisches und masochistisches Liebesspiel ihre erotische Intensität daraus beziehen, daß sie in jenen unbewußten, auf die ödipalen und präödipalen Objekte gerichteten Phantasien gründen.

Wenn solche verinnerlichten Objektbeziehungen verkümmert sind, wie das bei narzißtischen Persönlichkeiten der Fall ist, kann auch das Liebesspiel zur mechanischen Aktivität verkommen, so daß seine erotische Qualität verlorengeht. Damit eine leidenschaftliche Liebesbeziehung in ihrer Intensität erhalten bleiben kann, ist es unbedingt notwendig, daß die polymorph perverse Sexualität in sie einbezogen ist, denn sie dient als ein Auffangbecken unbewußter Phantasien und nimmt die jeweils aktuellen Konflikte, die zwischen den Partnern im Laufe ihrer Beziehung entstehen, in sich auf.

Von besonderem Interesse ist auch folgendes: Wenn sexuelle Leidenschaft mit der Freiheit einhergeht, Liebe und Haß in polymorphem sexuellem Verhalten unbewußt integrieren zu können, entwickeln die Partner in stillschweigendem Einvernehmen einen Bezugsrahmen, mit dem sie ihre Beziehung absichern und innerhalb dessen es zulässig ist, einander im Liebesspiel in spielerischer Weise zu „benutzen". Die Entfaltung des Bezugsrahmens setzt eine zeitweilige regressive Ich-Spaltung im Dienste von sexueller Erregung und Liebe voraus; diese Spaltung tritt in dialektischen Widerspruch zu der gegenläufigen Tendenz, die durch sexuelle Intimität ebenfalls mobilisiert wird: zu dem Drang, im Geschlechtsakt eine vorübergehende Verschmelzung zu erleben.

Dieses sexuelle „Benutzen des Objekts" bringt eine normale psychische Funktion zum Vorschein, die in einer Spaltung oder vielmehr Verdoppelung des Sexualobjekts besteht: Die reale Ebene der Objektbeziehung bleibt erhalten, während zugleich als Teil des Spiels mit Begehren und sexueller Erregung eine phantastische, regressive Objektbeziehung inszeniert wird. Bei milderen Formen sexueller Hemmung ist dieser sublimatorische Einsatz der Spaltung blockiert, und die sexuelle Erregung fällt dementsprechend geringer aus.

Ein weiterer wichtiger Mechanismus, der auf die sexuelle Erregung einwirkt, ist die Idealisierung von Genitalien und Körper des Sexualpartners. Ich bezeichne dies andernorts (siehe Kapitel 17) als ein Idealisieren der Anatomie des Sexualpartners (erotische Idealisierung) und sehe darin einen entscheidenden Aspekt der Integration zärtlicher und erotischer Strebungen, die sich normalerweise sowohl in heterosexuellen als auch in homosexuellen Liebesbeziehungen vollzieht. Diese erotische Idealisierung läuft parallel zu den normalen Idealisierungsprozessen, die Chasseguet-Smirgel (1975) als Projektion des Ichideals auf das geliebte Objekt beschreibt; eine derartige Projektion setzt ein, wenn jemand sich verliebt, und sie erhöht die narzißtische Befriedigung, die er aus realen Begegnungen mit der Person zieht, in der sein Ichideal nun Gestalt angenommen hat. Die Idealisierung des geliebten Objekts erstreckt sich auch auf die genitale Begegnung: Es kommt zur Idealisierung von eigenem Körper und eigenen Genitalien und von Körper und Genitalien des Partners, wie sie einander berühren und sich vereinen. Der defensive Einsatz von Idealisierung und Spaltung, dem wir bei der Perversion begegnen, ist also auch ein Kennzeichen der reifen Sexualität.

„Normale“ und „Übergangs-Homosexualität“

Auf die Frage, wo die Grenze zwischen Homosexualität bei einer neurotischen Persönlichkeitsorganisation und den normalen homosexuellen Komponenten der männlichen Sexualität verläuft, gibt es keine einfache Antwort. Theoretisch gesehen müßten homosexuelle Impulse eigentlich, ganz wie andere Formen polymorph perverser infantiler Strebungen, ungehindert zugänglich sein und gelegentlich in homosexueller Erregung und homosexuellem Erleben zutage treten. Würden sich homosexuelle Tendenzen einfach wie andere polymorph perverse Strebungen verhalten, so hätten wir ein Spektrum homosexueller Reaktionen vor uns, das sich von der Perversion im Sinne einer habituellen und obligaten Einengung auf die Homosexualität am einen Ende bis hin zu gelegentlichen homosexuellen Impulsen, Phantasien und Verhaltensweisen am anderen Ende erstreckt. In der klinischen Praxis jedoch begegnen wir sehr wenigen männlichen Patienten mit beständigem homosexuellem Verhalten, die ansonsten keine bedeutsame Charakterpathologie aufweisen.

Vielmehr ist die große Mehrheit von männlichen Patienten, die hin und wieder homosexuelles Verhalten oder eine bisexuelle Orientierung an den Tag legen, dem Borderline-Spektrum zuzurechnen. Unter klinischen Gesichtspunkten scheint es also keinen kontinuierlichen Übergang von der neurotischen männlichen Homosexualität hin zur Normalität zu geben, und die sexuelle Orientierung von Männern auf das eine oder andere Geschlecht folgt offenbar nicht der üblichen Verteilung polymorph perverser Sexualität.

Beim homosexuellen Verhalten von Frauen aber ergibt sich ein anderes Bild. Nach meiner Erfahrung lassen sich recht viele Frauen, die im wesentlichen heterosexuell sind und keine schwerwiegenden Charakterstörungen aufweisen, mitunter auf homosexuelle Begegnungen ein. Ein Grund dafür, daß Männer die ersehnte Nähe zu anderen Männern von sich weisen, könnte darin liegen, daß sie sich in der Adoleszenz gegen die normale präödipale Abhängigkeit vom Vater gestemmt und sie abgewehrt haben (Blos 1987). Der theoretisch zu erwartende fließende Übergang von nicht-zwanghaften homosexuellen Strebungen bei einer Normalpopulation hin zu einer zwanghaften homosexuellen Perversion auf dem Boden einer neurotischen Persönlichkeitsorganisation ist vermutlich nur bei Frauen, aber nicht bei Männern gegeben.

Falls diese klinische Beobachtung zutreffend ist, könnte man spekulieren, daß dabei zwei Hauptfaktoren wirksam sind: Erstens hat Stoller (1975), wie bereits erwähnt, die Hypothese aufgestellt, daß der Kern der weiblichen Geschlechtsidentität in der primären Identifizierung mit der Mutter gefestigt wird und daß Frauen sich vermutlich deshalb in ihrer Geschlechtsrollenidentität sicherer fühlen und ohne übermäßige Angst ihre homosexuellen Impulse akzeptieren können, die sich aus der unbewußten psychologischen Bisexualität ableiten. Die Kern-Geschlechtsidentität von Männern dagegen stützt sich auf eine Aufhebung der Identifizierung mit der Mutter; sie sind sich deshalb ihrer grundlegenden Geschlechtsrollenidentität weniger sicher und neigen dazu, die weiblichen Aspekte ihrer Geschlechtsidentität zu verwerfen. Dieser dynamische Grundzug dürfte sich besonders stark ausprägen, wenn es der Mutter eines männlichen Kleinkindes nicht gelingt, eine Beziehung ihm *als einem Jungen* aufzubauen, weil sich dann die Identifizierung des Jungen mit seinem eigenen Geschlecht, die Teil seiner Identifizierung mit der Mutter ist, noch weiter abschwächt. Ein zweiter Grund könnte darin zu sehen sein, daß in unserer Gesellschaft gegen männliche Homosexualität, ja selbst gegen jede Form offener körperlicher Äußerung von Nähe zwischen Männern starke Vorbehalte bestehen, die Männer davon abhalten, gelegentliche homosexuelle Impulse und Verhaltensweisen bei sich zuzulassen. Da weibliche Homosexualität und körperliche Nähe zwischen Frauen in unserer Kultur auf weniger heftige Ablehnung stoßen, ist es für Frauen vermutlich leichter, hin und wieder homosexuelles Verhalten an den Tag zu legen.

Perversion, Homosexualität und neurotische Persönlichkeitsorganisation

Sowohl bei Männern wie bei Frauen ist eine zwangsläufig verfestigte Homosexualität oft Bestandteil einer neurotischen Persönlichkeitsorganisation. Wie bereits erwähnt, stehen bei diesen Formen der Perversion die ödipale Konstellation und die Kastrationsangst im Vordergrund, und die typischste Objektbeziehung ist die der Unterwerfung unter den gleichgeschlechtlichen ödipalen Elternteil – das heißt, die des negativen Ödipuskomplexes –, um die starke Kastrationsangst abzuwehren, die dem positiven Ödipuskomplex entgegenwirkt.

Die homosexuelle Identifizierung eines Mannes ist auf ihn selbst als ein von der Mutter geliebtes Kind gerichtet; sein Verlangen nach der Mutter ist auf mütterliche Männer verschoben, die ihn sowohl vor einer verbotenen Beziehung zur Mutter als auch vor der Rivalität mit dem abgespaltenen grausamen, sadistischen Vater bewahren. In anderen Fällen, und manchmal auch in dem soeben beschriebenen Fall, identifiziert sich der Patient mit der gebenden

Mutter, während er sein sexuell abhängiges Selbst auf sein homosexuelles Objekt projiziert (Freud 1914).

Ähnliche Beziehungen finden sich bei Frauen. Die Patientin schlüpft in die Rolle eines kleinen Mädchens, um sich mütterlichen Frauen sexuell zu unterwerfen, und umgeht so die im Unbewußten verbotene Beziehung zu einer Vaterfigur; oder sie identifiziert sich mit mütterlichen und sexuell verfügbaren Frauen, während sie ihr unterwürfiges und abhängiges sexuelles Selbst auf die homosexuelle Partnerin projiziert. Die psychische Struktur von homosexuellen Frauen, die sich mit dem ödipalen Vater identifizieren, während sie ihr ödipal abhängiges Selbst auf ihr homosexuelles Objekt projizieren, ist meistens komplexer und pathologischer. Diejenigen, die in der Beziehung eine „männliche" Rolle übernehmen und in ihrer Geschlechtsrollenidentität (äußere Erscheinung, Kleidung und Verhalten) ihre Identifizierung mit Männern unterstreichen, lehnen in der Regel die femininen Aspekte ihrer Persönlichkeit und ihre Identifizierung mit der Mutter in der präödipalen Beziehung heftig ab; dies weist auch darauf hin, daß die Ursachen in starken präödipalen Konflikten liegen, die mit ödipalen Konflikten verquickt sind. Hinter dem „Wunscherfüllungstypus" des weiblichen Kastrationskomplexes verbirgt sich demnach eine komplexere Dynamik als die von Abraham (1920) beschriebene; denn auch bei einer weiblichen Homosexualität, die auf einer narzißtischen Persönlichkeitsstruktur und einer Borderline-Persönlichkeitsorganisation beruht, findet sich in Beziehungen zu anderen Frauen oft eine oberflächliche Identifizierung mit einer männlichen Rolle (wodurch die präödipalen Wurzeln des Neides auf die Männer erkennbar werden).

Wie viele Autoren feststellen, sind sämtliche Perversionen außer Homosexualität und Masochismus bei Männern häufiger als bei Frauen. Dies scheint auf dem Niveau der neurotischen wie der Borderline-Persönlichkeitsorganisation zu gelten. Außerdem stößt man bei Frauen sehr oft auf masochistische und sadomasochistische Phantasien und Verhaltensweisen, die nicht zu einer Perversion ausgestaltet sind, sondern völlig ungebunden in Masturbationsphantasien und in nicht-zwanghaftem Sexualverhalten zum Ausdruck kommen; dagegen scheinen organisierte masochistische Perversionen im strengen Sinne häufiger bei Männern aufzutreten. Ich hatte Gelegenheit, einige typische Fälle von masochistischer Perversion bei Frauen mit neurotischer Persönlichkeitsorganisation kennenzulernen. Eine Patientin konnte nur zum Orgasmus kommen, wenn man ihr während des Geschlechtsverkehrs heftig die Arme verdrehte und sie dadurch starke Schmerzen verspürte. Sie führte dieses Verhalten auf den Kampf mit einem ehemaligen Freund zurück, der sie zum Geschlechtsverkehr zwang, indem er ihr die Arme verdrehte. Durch die intensive Lust, die sie in jener Situation erlebte, hatte sich in der Folgezeit ihre seit langem bestehende Neigung zu einer masochistischen Perversion formiert.

Genauso treten bei Frauen oft auch exhibitionistische Phantasien und Verhaltensweisen auf, ohne daß daraus eine organisierte Perversion entstehen würde. Auch Fetischismus, Voyeurismus, Pädophilie und sadistische Perversionen sind bei Frauen auf jedem Niveau der Persönlichkeitsorganisation relativ selten.

Allgemein wird angenommen, daß die Kastrationsangst in der Psychologie des Mannes eine gewichtigere Rolle spielt als in der Psychologie der Frau; dies könnte erklären, warum dieses letztgültige gemeinsame Merkmal aller Perversionen bei männlichen Perversen stärker ausgeprägt ist. McDougall (persönliche Mitteilung) hat jedoch beobachtet, daß bei Frauen mit starken präödipalen Konflikten massive Kastrationsangst in primitiven Formen auftritt, was wohl bedeutet, daß diese Frage weiterhin ungeklärt ist. Eine umfassende Hemmung der sexuellen Genußfähigkeit, die durch präödipale Konflikte entstand, noch ehe Verdrängungsmechanismen vorherrschend wurden, ist bei Frauen häufiger als bei Männern; sie verweist vermutlich auf eine Phase der frühen Kindheit, in der es gefährlich war, weibliche Sexualität uneingeschränkt zum Ausdruck zu bringen, und in der präödipale Konflikte, die durch Aggressionen gegen die Mutter ausgelöst wurden, eine Ablehnung primärer Weiblichkeit nach sich zogen.

Perversion, Homosexualität und Borderline-Persönlichkeitsorganisation

Auf dem Borderline-Niveau der Psychopathologie scheint die von den britischen und französischen Schulen beschriebene Dynamik der Perversion im Mittelpunkt des unbewußten Lebens der Patienten zu stehen und mit der Psychodynamik der Borderline-Persönlichkeitsorganisation in eins zu fallen. Warum manche dieser Patienten eine organisierte Perversion entwickeln, während das Sexualverhalten der meisten anderen statt dessen multiple polymorph perverse infantile Züge aufweist, ist bislang nicht zufriedenstellend erklärt worden. Das Auftreten der genannten Züge ohne eine organisierte Perversion ist bei männlichen wie weiblichen Borderline-Patienten recht häufig. Ich habe sadistisches und masochistisches, voyeuristisches und exhibitionistisches Verhalten bei Borderline-Patientinnen und hochregressive, bizarre masochistische Verhaltensweisen bei Männern wie Frauen beobachten können. Die massivsten Formen aggressiver Perversion aber, die ich gesehen oder über die ich gelesen habe, kamen fast ausschließlich bei Männern vor. Es ist noch ungeklärt, inwieweit biologische Aspekte des Aggressionsausdrucks sowie kulturelle Faktoren dazu beitragen, daß die Aggression von Männern sich intensiviert und die Gestalt sadistischen Sexualverhaltens annimmt. Allerdings gibt es auch gut dokumentierte Fälle sadistischer Perversion bei Frauen, und mit vielen solcher Fälle sind wohl Juristen, aber nie ein Psychiater befaßt. Der Roman *Die Klavierspielerin* von Elfriede Jelinek (1983) schildert hellsichtig den Zusammenhang zwischen der sadistischen, voyeuristischen und masochistischen Perversion einer Frau und ihrer sadomasochistischen und homosexuellen Beziehung zu ihrer äußerst mißgünstigen, sadistischen und zudringlichen Mutter.

Wird die Borderline-Struktur nicht durch eine narzißtische Persönlichkeit kompliziert, so steht die homosexuelle Dynamik im Schatten der chaotischen Objektbeziehungen. Kommt die Borderline-Persönlichkeitsorganisation aber mit einer narzißtischen Persönlichkeit zusammen, so ist die homosexuelle Orientierung viel ausgeprägter, während die Objektbeziehungen weniger chaotisch sind – zumindest im alltäglichen Umgang mit anderen. Man stößt bei einem solchen narzißtischen Patienten auf die beherrschende unbewußte Phantasie, er könne sich seiner homosexuellen Identität versichern, indem er die Eigenschaften beider Geschlechter in sich vereinigt und damit seinen Neid auf das andere Geschlecht wirksam verleugnet. Vor diesem Hintergrund entwickeln sich außerordentlich starke Widerstände gegen die psychoanalytische Behandlung.

Die Gesamtprognose für eine Behandlung von Männern wie von Frauen, die multiple perverse Tendenzen und eine eindeutig auf Borderline-Niveau angesiedelte Persönlichkeitsorganisation aufweisen, hängt nach meiner Erfahrung davon ab, wie stark die Aggression ausgeprägt ist, inwieweit das Funktionieren des Über-Ichs gewahrt bleibt (es sollte zumindest ein gewöhnliches konventionelles Moralempfinden möglich sein) und ob eine narzißtische Organisationsstruktur vorliegt, das heißt, ob es zur Integration eines pathologischen Größenselbst gekommen ist.

An sich hat eine Borderline-Persönlichkeitsorganisation, wenn der Patient multiple perverse Tendenzen, aber keine schwerwiegende Über-Ich-Pathologie, keine Primitivierung der Aggression und keine narzißtische Persönlichkeitsstruktur aufweist, eine relativ gute Prognose, was die grundlegende Restrukturierung des Sexuallebens und die Auflösung der sonstigen Psychopathologie angeht. Außerdem können sich in diesen prognostisch günstigeren Fällen, sobald einmal die Auflösung der Borderline-Persönlichkeitsorganisation gelungen ist, allein schon durch das Vorhandensein multipler perverser Tendenzen positive Veränderungen des Sexuallebens einstellen.

Auslöschung sämtlicher perversen Merkmale

Die Untersuchung von Borderline-Patienten, die eine massive Hemmung des sexuellen Begehrens erkennen lassen und deren Fähigkeit, aus Masturbation oder aus irgendeiner sexuellen Interaktion mit einem anderen Menschen Lustgewinn zu ziehen, erheblich eingeschränkt ist, hat den ungeheuren Unterschied zwischen einer durch Verdrängung entstandenen sexuellen Hemmung (die für die neurotische Persönlichkeitsorganisation kennzeichnend ist) und einer Hemmung aufgedeckt, die darauf beruht, daß das Kind in frühen Entwicklungsstadien die erotische Erregung durch körperliche Stimulation entbehren mußte oder zurückgewiesen hat. Schwere Konflikte in der Mutter-Kind-Beziehung der ersten Lebensjahre und das Fehlen einer beständigen, befriedigenden Mutter-Kindbeziehung, in der ein Wecken der Hauterotik möglich ist, scheinen dabei entscheidende ätiologische Elemente zu sein.

Männer, die unfähig zu sehnsüchtigem Verlangen, zu Zärtlichkeit und erotischer Erregung sind, leiden unter tiefen Ängsten und bringen Frauen eine tief verwurzelte Aversion entgegen; hinzu kommen paranoide Tendenzen, die die starken Ängste um die eigene sexuelle Funktionsfähigkeit noch komplizieren. Man könnte sagen, daß ihre Kastrationsangst derart von der Angst vor der Vernichtung durch das Phantasiebild einer primitiven sadistischen Mutter durchdrungen ist, daß die gesamte Sinnlichkeit unterdrückt oder ausgelöscht wird.

Die sexuellen Hemmungen von Frauen mit Borderline-Persönlichkeitsorganisation und schweren, um präödipale Aggressionen kreisenden Konflikten sind außerordentlich resistent gegen eine analytische Behandlung. Die Hemmungen hängen normalerweise mit einer tiefsitzenden Ablehnung der weiblichen Identität und einem Bild vom weiblichen Körper zusammen, in dem die Genitalregion verwüstet ist und der Körper als abstoßend erscheint; da diese Frauen ihre aggressiven Impulse projizieren, erleben sie auch die männliche Genitalität als gefährlich und widerwärtig. Die einzige Masturbationsphantasie einer Patientin bestand in einer Szene tiefster Erniedrigung: Sie lag ausgestreckt auf einem harten Bett, umgeben von mehreren Gruppen von Nonnen, die zuschauten, wie die Mutter Oberin mit Hilfe einer mechanischen Vorrichtung die entblößten Genitalien der Patientin penetrierte. In diesem Szenario gab es keine körperliche Nähe und keinen Kontakt zwischen männlichen und weiblichen Genitalien, sondern nur die ehrfurchtgebietende, furchterregende, erniedrigende Atmosphäre einer von sadistischen und voyeuristischen Frauen beherrschten Welt. Die Loslösung und Individuation von ihrer als höchst sadistisch, übermächtig und zudringlich erlebten Mutter war für die Patientin sehr problematisch verlaufen. Die Mutter hatte jede Äußerung sexueller Neugier in der Familie unterbunden und ihren passiven und distanzierten Ehemann dominiert. Die Patientin hatte außerordentliche Schwierigkeiten, sich von einem archaischen, primitiven Mutterbild zu lösen, das sie daran hinderte, sich mit ihrer Rolle als Frau zu identifizieren, dem Vater näherzukommen und sich auf die Heterosexualität einzulassen.

Das Ziel bei der Behandlung der Perversion besteht darin, die infantile polymorph perverse Sexualität aus ihrer Verstrickung in die sie umschließende Psychopathologie zu befreien. Man muß einen Punkt ansteuern, wo der Patient fähig wird, seine polymorph perversen infantilen Phantasien und Erfahrungen innerhalb einer intensiven Objektbeziehung zur Geltung zu bringen, wo sich Zärtlichkeit und Erotik und zwangsläufig auch Erotik und Aggression einander annähern und wo die tiefsten, in der ödipalen Situation und der Kastrationsangst wurzelnden Konflikte offen zutage liegen.

17 Ein Denkmodell zur Perversion bei Männern (mit besonderer Berücksichtigung der Homosexualität)

Laplanche und Pontalis erörtern die Entwicklung des Perversionsbegriffs in Freuds Denken und werfen dabei eine wesentliche Frage zur Genitalität auf:

> Gleichwohl wird man sich fragen müssen, ob es nur ihr verbindender Charakter ist, die Bedeutung ihrer »Totalität« im Gegensatz zu den »Partial«-trieben, die der Genitalität ihre normative Rolle verleiht. Zahlreiche Perversionen wie der Fetischismus, die meisten Formen der Homosexualität, sogar der realisierte Inzest setzen tatsächlich eine Organisation unter dem Primat der Genitalzone voraus. Ist dies nicht ein Hinweis darauf, daß die Norm anderswo gesucht werden muß als in dem eigentlichen genitalen Funktionieren? (1967/1972, S. 380f.)

In der Praxis engen die meisten Psychoanalytiker den Begriff der Perversion ein auf „Abweichungen" vom Normalen im Sexualziel oder in der Objektwahl, die einen *gewohnheitsmäßigen* und *zwangsläufigen* Charakter haben (Moore und Fine 1990). Diese Definition klammert ein breites Spektrum von Verhaltensweisen und Phantasien aus, die für die normale Sexualität kennzeichnend sind, löst aber nicht das Problem, was denn eigentlich die „normale" Sexualität ausmacht. Laplanche und Pontalis fragen sich, ob Freud, nachdem er die beschreibenden Klassifizierungen von Perversionen verworfen hatte, weil sie den normalen Funktionen polymorph perverser Strebungen im Verlauf der psychosexuellen Entwicklung nicht gerecht wurden, am Ende nicht doch wieder „zu einer normativen Auffassung der Sexualität zurückfindet [...]? Rechnet er zur Perversion, was als solche immer angesehen worden war?" (S. 380)

Ich glaube, daß „normales" Sexualverhalten wohl mehr umfaßt als die klassische psychoanalytische Definition voraussetzt. Nach meiner Ansicht müssen wir bei der Klassifizierung der Sexualpathologie, insbesondere der Perversionen, auch die Objektbeziehungen berücksichtigen; die Klassifizierung darf sich nicht ausschließlich am Inhalt des Sexualverhaltens ausrichten. Daß man die Funktionen, die polymorph perverse Phantasien und Verhaltensweisen in normalen sexuellen Interaktionen erfüllen, nicht beachtet oder unterschätzt, hat meiner Meinung nach auch dazu geführt, daß in der klassischen psychoanalytischen Definition der Einfluß perverser Merkmale auf die Idealisierung, die ein normaler Bestandteil der sexuellen Aspekte von Liebesbeziehungen ist, einen zu geringen Stellenwert einnimmt. In perversen Merkmalen treten frühe Schichten von Objektbeziehungen zutage, die bei der geschlechtlichen Begegnung unbewußt aktiviert werden, und die sexuelle Begegnung gewinnt dadurch an Intensität und Bedeutung. Zudem bleibt Freuds Annahme, die Neurose sei „das Negativ der Perversion" (1905, S. 132), hinter unseren derzeitigen Vorstellungen über die komplexen Zusammenhänge zwischen Persönlichkeitsorganisation, perverser „Struktur" und Pathologie der Objektbeziehungen zurück. Eng damit verknüpft sind auch die Fragen, wie ödipale und präödipale Determinanten der Perversion miteinander zusammenhängen und inwieweit ödipale und präödipale Komponenten in bestimmte perverse Strukturen Eingang finden.

Polymorph perverse Sexualität bei Männern

Im folgenden werde ich das allgemeine theoretische Denkmodell zur Untersuchung von Perversionen, das ich in Kapitel 16 vorgestellt habe, auf Perversionen bei Männern anwenden.

Eine der auffallendsten und häufigsten Phantasien von Patienten mit klinischen Perversionen ist, daß die besondere Lösung, die sie für ihre sexuellen Bedürfnisse gefunden haben, ihnen solch intensiven Genuß bereitet oder derart „überragend" ist, daß andere Formen von Sexualität unmöglich an sie herankommen können. Wem diese Perversion fremd ist, so glauben die Patienten, der muß sich mit einem matten Abglanz ihrer sexuellen Hochgenüsse zufriedengeben (Lussier 1983). Chasseguet-Smirgel (1984a) hat auf den Abwehrcharakter dieser Idealisierung der Perversion hingewiesen; eine solche Abwehr dient meistens dazu, die Analisierung sämtlicher sexuellen Beziehungen zu rechtfertigen, die Teil der Perversion ist und den Patienten außerdem darin bestärkt, die Bedeutung der normalen sexuellen Begegnung und ihrer ödipalen Konnotationen zu verleugnen.

Idealisierung ist aber auch ein zentrales Merkmal normaler Liebesbeziehungen und normaler sexueller Begegnungen. Daß der Mann die weibliche Anatomie – Genitalien, Brüste und Haut – idealisiert, ist Teil der sexuellen Erregung, die das Sichverlieben begleitet. Die Idealisierung der Anatomie des Sexualpartners, die ich erotische Idealisierung nenne, setzt die Fähigkeit vor-

werden vermag (Chasseguet-Smirgel 1984a), und sein Bedürfnis, bestätigt zu bekommen, daß er einen guten, liebesfähigen und keinen aggressiven, giftigen Penis hat, finden Befriedigung, wenn der homosexuelle Patient den Penis seines Partners erregt bewundert und umgekehrt der Penis des Patienten beim Partner Erregung und Bewunderung auslöst.

Die exhibitionistischen, voyeuristischen, fetischistischen, sadistischen und masochistischen Aspekte der erotischen Idealisierung des Penis und des homosexuellen Spiels mit ihm werden in den typischen männlichen Phantasien erkennbar, manuell stimuliert zu werden, ohne zum Orgasmus kommen zu dürfen, in dem Wunsch nach passiver Stimulation des eigenen Penis sowie in dem Wunsch, auf aggressive Weise in die Körperhöhlen des Sexualpartners einzudringen. In der narzißtischen Identifizierung mit sexueller Erregung und Orgasmus des Partners sowie mit der Bewunderung, die er dem Körper des Patienten entgegenbringt, sind ödipale und präödipale Phantasien wirksam, die bei homosexuellen und heterosexuellen männlichen Patienten bemerkenswert ähnlich sind; dies ist ein weiterer Hinweis darauf, daß polymorph perverse Phantasien und Impulse eine normale und universelle Funktion erfüllen. Ähnliches ließe sich natürlich auch über die Funktionen homosexueller Komponenten sagen, die im Spiel sind, wenn eine Frau von exhibitionistischen Phantasien oder vom erotischen Spiel mit dem erigierten Penis erregt wird, der mit Erregung und Orgasmus auf ihre Kontrolle über ihn reagiert.

Meiner Erfahrung nach erweist die psychoanalytische Exploration bei Männern wie bei Frauen regelmäßig, daß homosexuelle Elemente die erotische Idealisierung von heterosexuellen körperlichen Begegnungen bereichern. Die Frage ist dann also, auf welche Weise sich normale perverse Tendenzen in relativ begrenzte, zwanghaft ablaufende Perversionen umformen und wie die zugehörige erotische Idealisierung in eine Abwehroperation umgewandelt und dazu eingesetzt wird, die Bedeutung der abgespaltenen oder verdrängten sexuellen Impulse zu verleugnen, die sich auf die verbotene Umsetzung ödipaler Wünsche richten. Wir haben zwar noch keine präzise Antwort auf diese Frage, doch wenn man die Dynamik der Homosexualität bei relevanten Persönlichkeitsstörungen untersucht, findet man wichtige Hinweise auf einige Determinanten dieses Umwandlungsprozesses.

Homosexualität bei der neurotischen Persönlichkeitsorganisation

Bei homosexuellen Patienten mit einer neurotischen Persönlichkeitsorganisation und den entsprechenden Strukturmerkmalen ihrer Welt von Objektbeziehungen ist im allgemeinen eine unbewußte Unterwerfung unter den ödipalen Vater festzustellen, die auf Schuldgefühle wegen ihres ödipalen Verlangens nach der Mutter und auf Kastrationsangst zurückzuführen ist. Mit anderen Worten, sie lassen eine defensive Strukturierung des negativen Ödipuskomplexes erkennen, wobei ihre Ich-Identität gefestigt ist, Ganzobjektbeziehungen oder integrierte Objektbeziehungen vorherrschend sind sowie ödipale Strebungen und Abwehrmechanismen überwiegen, in deren Mittelpunkt die Verdrängung steht.

Indem sie sich dem ödipalen Vater unterwerfen, gehen sie eine defensive Identifizierung mit der Mutter ein; oft ist bei ihnen die von Freud (1914) beschriebene narzißtische homosexuelle Objektwahl zu beobachten – das heißt, sie wählen zu ihrem Objekt einen Mann, in dem sie sich selbst als Kind wiederfinden und den sie auf eine mütterliche Art und Weise behandeln. Es gibt auch Patienten, deren homosexuelle Identifizierung sich auf sich selbst als ein von der Mutter geliebtes Kind richtet, während sie ihr Verlangen nach der Mutter auf mütterliche Männer verschoben haben, die sie sowohl vor der verbotenen Beziehung zur Mutter als auch vor dem abgespaltenen grausamen und sadistischen Vater schützen. Es kommt auch vor, daß sich ein und derselbe Patient in der einen homosexuellen Liebesbeziehung mit der gebenden Mutter, in der anderen mit dem abhängigen Sohn identifiziert.

Bei diesen Patienten ist die erotische Idealisierung des männlichen Körpers meistens besonders stark ausgeprägt, aber oft sind sie auch in der Lage, weibliche Körper zu idealisieren, vorausgesetzt, die Genitalien bleiben ausgespart. Manche dieser Männer sehnen sich nach entsexualisierten Beziehungen zu unbedrohlichen Frauen, und an ihren Beziehungen zu weichen, femininen Männern ist abzulesen, daß sie in aggressiven, „brutal" heterosexuellen Männern den verfolgenden ödipalen Vater verkörpert sehen und daher nichts von ihnen wissen wollen.

Viele von ihnen sind in der Lage zu dauerhaften Liebesbeziehungen, in denen sie gegenüber ein und demselben Mann sowohl geschlechtliche Erregung als auch Zärtlichkeit empfinden können; dies zeigt, daß wir hier, wie bei allen neurotischen Perversionen, die Fähigkeit antreffen, in einer Objektbeziehung geschlechtliche und zärtliche Regungen zu integrieren. Viele dieser Patienten können polymorph perverse Phantasien und Aktivitäten zulassen und weisen ein breites Spektrum sexueller Verhaltensweisen auf, solange die Einengung auf die homosexuelle Sphäre gewahrt bleibt. Typisch für diese Fälle sind auch die Idealisierung von Kunst in Abwehr gegen eine tiefreichende Regression und die Dissoziation direkten analen und oralen Genusses von solchen abgespaltenen Idealisierungen.

Wo verlaufen die Grenzen zwischen der Homosexualität auf dem Niveau einer neurotischen Persönlichkeitsorganisation und den normalen homosexuellen Anteilen der männlichen Sexualität? Aus traditioneller psychoanalytischer Sicht könnten wir sagen, daß die neurotische Homosexualität durch gewohnheitsmäßige, zwanghaft ablaufende homosexuelle Neigungen gekennzeichnet ist sowie durch Beziehungen, die darauf hindeuten, daß die normale Auflösung kindlicher ödipaler Konflikte nicht geglückt und die Fähigkeit deshalb nicht entwickelt ist, sich in einer allumfassenden Beziehung zu einer erwachsenen Frau mit dem ödipalen Vater zu identifizieren und mit der heterosexuellen Sexualität auch die Funktion der Vaterschaft voll und ganz zu akzeptieren. In den letzten Jahren haben verschiedene Psychoanalytiker diese Sicht in Frage gestellt. Sie gehen von einer konstitutionell bedingten homosexuellen Orientierung aus, die bei manchen Individuen zu einer normalen homosexuellen psychischen Struktur führt, bei anderen aber ins Neurotische umschlägt, weil im Entwicklungsverlauf Komplikationen und Konflikte auftreten, durch die sich eine normale Homosexualität nicht entfalten kann (Morgenthaler 1984; Isay 1989).

Außerdem könnte es sehr wohl sein, daß die Grenze zwischen normaler und pathologischer homosexueller Orientierung je nach Kultur und historischer Epoche ganz unterschiedlich gezogen wird; die psychoanalytische Untersuchung dieser Grenze wird also möglicherweise durch eine unvermeidliche, kulturell bedingte Voreingenommenheit erschwert, die in jede Sozialwissenschaft hineinspielt. Ich werde mich dieser Frage noch einmal zuwenden, nachdem ich auf pathologischere Organisationsniveaus der Homosexualität sowie der Perversion bei Männern im allgemeinen eingegangen bin. Wegen der in Kapitel 16 erwähnten großen prognostischen Unterschiede muß man die neurotische Homosexualität auch gegen die Homosexualität auf dem Niveau der Borderline-Persönlichkeitsorganisation und insbesondere gegen die in einer narzißtischen Persönlichkeitsstruktur verwurzelte Homosexualität abgrenzen.

Homosexualität auf dem Borderline-Niveau

Das klinische Bild, das homosexuelle Patienten mit Borderline-Persönlichkeitsorganisation bieten, variiert im Hinblick auf den Strukturierungsgrad der Perversion, die Ausprägung der narzißtischen Merkmale, die Über-Ich-Integration und die Stärke des Aggressionstriebes.

Auf der deskriptiven Ebene können wir zunächst Borderline-Patienten, bei denen ein chaotisches Nebeneinander von multiplen perversen Merkmalen festzustellen ist, ohne daß diese Merkmale jedoch ein deutliches Übergewicht über die genitale Sexualität behaupten würden, von Fällen unterscheiden, bei denen sich eine das Bild beherrschende Perversion herauskristallisiert hat (das heißt, eine habituelle und obligate Einengung sexueller Phantasien und Verhaltensweisen). Wie ich in Kapitel 16 feststellte, haben Borderline-Patienten mit chaotischen, polymorph perversen Sexualphantasien und Verhaltensweisen, bei denen sich aber keine Perversion verfestigt hat, eine bessere Behandlungsprognose als jene Borderline-Patienten, die entweder eine strukturierte Perversion aufweisen oder denen jedes erotische Empfinden verschlossen ist.

Ich möchte betonen, daß solchen Patienten der Sinn für Erotik nicht infolge von Verdrängung abgeht, sondern weil die Fähigkeit zur erotischen Erregung und Idealisierung sich nicht entwickeln konnte oder verkümmert ist; auf dieses Merkmal stoßen wir bei manchen der schwersten Borderline-Fälle, deren anhedonistische Erlebensweise uns nach wie vor klinische und theoretische Rätsel aufgibt.

Wir können auf diesem Niveau der Persönlichkeitsorganisation zwei Hauptformen der Dynamik männlicher Homosexualität unterscheiden. Die erste besteht in einer verfestigten homosexuellen Perversion bei einem nichtnarzißtischen Borderline-Patienten; seine Homosexualität ist vorwiegend präödipal geprägt und geht in der Regel mit dem unbewußten Wunsch einher, sich dem Vater sexuell zu unterwerfen, um von ihm die orale Befriedigung zu erlangen, die die gefährliche, frustrierende Mutter dem Sohn vorenthalten hat. In der Beziehung zu einem idealisierten Partner legt ein solcher Patient oft schon nach kurzer Zeit eine fordernde, gierige und fortwährend unbefriedigte Haltung an den Tag und bringt auf diese Weise orale Bedürfnisse und Frustrationen zum Ausdruck. Er will den Sexualpartner unter Kontrolle halten; weil er argwöhnt, daß der Partner ihm orale Vorräte vorenthält, neigt er dazu, sie ihm mit Gewalt abzuringen. Oft projizieren diese Patienten ihre sadistischen Impulse, die ein starkes Potential zur Aktivierung paranoider Phantasien zu beinhalten scheinen, ganz unvermittelt. Ständig ablaufende Spaltungsoperationen erleichtern es ihnen, Sexualpartner zu entwerten, die ihre oralen Bedürfnisse enttäuschen, und neue Partner zu idealisieren; das Ergebnis ist eine Promiskuität, die einhergeht mit einer ausgeprägten und chaotischen Haltung des Anklammerns und Forderns und mit sadomasochistischen Interaktionen.

Wenn ein solcher Patient entsexualisierte Frauen idealisiert, nimmt dies manchmal auch Züge einer primitiven, klammernden Abhängigkeit an und führt zu rachsüchtigen Identifizierungen mit Frauen mittels pseudofemininen Verhaltens: Der Patient identifiziert sich mit einer verächtlichen Karikatur der Mutter und verleugnet auf diese Weise seine Bedürfnisse nach ihr. Mit seinen chaotischen Interaktionen zeigt der Patient, der andere Menschen ausnutzt, rücksichtslos behandelt und sich doch verzweifelt an sie klammert, daß er sich auf andere einzulassen vermag, ohne aber zur Objektkonstanz imstande zu sein.

Die zweite, bereits genannte Möglichkeit auf diesem Niveau der Persönlichkeitsorganisation besteht darin, daß sich eine narzißtische Persönlichkeitsstruktur verfestigt, die von einer homosexuellen Identifizierung bestimmt ist. Diese Identifizierung stützt sich oft auf die unbewußte Phantasie, Mann und Frau zugleich zu sein, und geht folglich auf die narzißtische Kränkung zurück, die es bedeutet, daß man dazu verurteilt ist, nur einem Geschlecht anzugehören und sich für immer nach dem anderen sehnen zu müssen. Die Verfestigung von narzißtischer Persönlichkeitsstruktur und Homosexualität unter diesen Bedingungen führt dazu, daß der Patient nach anderen Männern sucht, die er zum Ebenbild seines pathologischen Größenselbst idealisieren kann. Entweder wird ein solcher Mann schon frühzeitig im Verlauf von Abwehroperationen gegen Neidgefühle entwertet, oder die Beziehung zu ihm bleibt so lange bestehen, wie er das Bedürfnis des Patienten, ihn zu bewundern, befriedigen kann, ohne dabei allzu großen Neid zu wecken. In der Praxis sind solche sorgfältig ausbalancierten homosexuellen Beziehungen schwer aufrechtzuerhalten; gewöhnlich leben männliche Homosexuelle mit einer narzißtischen Persönlichkeitsstruktur entweder in einer stabilen, aber ausnutzenden Beziehung zu einem nicht-narzißtischen, unterwürfigen, masochistischen Mann, dessen Fähigkeit zur Objektbesetzung weit größer als die ihre ist, oder sie haben eine kurze, ausnutzende Beziehung nach der anderen, oder es bleibt bei gelegentlichen Begegnungen mit Partnern, die ähnliche Neigungen wie sie haben.

Von außen betrachtet sind diese Patienten oft weit funktionsfähiger als der zuerst erwähnte nicht-neurotische Typus. Ihre Beziehungen sind zwar emotional flach und ausnutzend, verlaufen aber viel weniger chaotisch; außerdem verfügen die Patienten über die Fähigkeit zur Sublimation in anderen Lebensbereichen. Ihr Vermögen zur Objektbesetzung im außersexuellen Bereich ist besser ausgebildet; manche messen ihren konfliktgeplagten sexuellen Begegnungen im Laufe der Jahre immer weniger Wert bei und richten sich in einem relativ zufriedenstellenden asexuellen sozialen Gleichgewicht ein.

Ich kenne mehrere homosexuelle Patienten mit narzißtischer Persönlichkeit, die ein solches Gleichgewicht erreichten, als sie Anfang oder Ende Vierzig waren. Sie lassen sich gelegentlich auf sexuelle Begegnungen oder flüchtige Affären ein, pflegen aber auch andere Freundschaften (oft mit ehemaligen Liebhabern), die sich unter Umständen zu mitmenschlich befriedigenden und manchmal sogar engen Beziehungen entwickeln, ohne daß es zu sexuellen Begegnungen käme. Auch zu Frauen bauen sie oft stabile, wenn auch etwas distanzierte Freundschaften auf. Sie spalten schließlich ihre sexuellen Aktivitäten, die etwas Mechanisches bekommen, von ihrer ansonsten überwiegend asexuellen Lebensweise ab, aus der sie ihre Ausgeglichenheit beziehen. Dies steht in dramatischem Gegensatz zu dem, was bei homosexuellen Männern mit einer neurotischen Persönlichkeitsorganisation in späteren Lebensabschnitten zu beobachten ist, denn diese Männer sind fähig, mit einem anderen Mann eine dauerhafte und befriedigende Beziehung über viele Jahre hinweg oder sogar ihr Leben lang aufrechtzuerhalten.

Bei männlichen Homosexuellen mit malignem Narzißmus, zu denen viele männliche Prostituierte und der aggressive Typus des männlichen Transvestiten (die „Tunte“) zu rechnen sind, findet man paranoide, sadistische und antisoziale Tendenzen. Weil beim malignen Narzißmus das pathologische Größenselbst von Aggressionen durchtränkt wird, büßt die Homosexualität ihre Abwehrfunktion ein, die das direkte Äußern primitiver Aggression verhindern würde. Anstatt daß, wie unter normalen Umständen, perverse Neigungen die Aggression in den Dienst von Sexualität und Liebe stellen, werden hier Sexualität und Liebe der Aggression untergeordnet. Im Extremfall führt dies zur Perversität von Objektbeziehungen, die dann durch skrupellose Ausbeutung des Partners, symbolische Zerstörung von Objekten und tatsächliche Gewaltanwendung gekennzeichnet sind.

Ein Bezugsrahmen zur diagnostischen Beurteilung von Perversionen bei Männern

Ich glaube, es ist klargeworden, daß man meines Erachtens nicht von *der* perversen Struktur sprechen kann und daß nicht die gesamte Pathologie der Perversionen bei Männern in einer einzigen Kategorie oder in einem einzelnen Modell unterzubringen ist. So können zum Beispiel die Unterschiede zwischen männlicher Homosexualität auf einem neurotischen Niveau der Persönlichkeitsorganisation und männlicher Homosexualität auf einem narzißtischen oder Borderline-Niveau größer sein als die Unterschiede zwischen neurotischer Homosexualität und anderen Formen neurotischer Charakterpathologie bei Männern. Ebenso können die Unterschiede zwischen nicht-homosexuellen Perversionen auf dem Boden einer neurotischen Persönlichkeitsorganisation und ähnlichen Perversionen auf dem Niveau einer Borderline-Persönlichkeitsorganisation größer ausfallen als die Unterschiede zwischen solchen Perversionen und anderer, nicht-perverser neurotischer Charakterpathologie. Mein Eindruck ist, daß man diese Gegebenheiten bei der Indikationsstellung für die Psychoanalyse und bei der Beurteilung von Analysierbarkeit und Prognose schon seit langem berücksichtigt. Doch klinische Praxis und theoretische Auffassungen klaffen hier auseinander, was zum Teil wohl auf eine kulturell bedingte Voreingenommenheit zurückzuführen ist.

Ich schlage eine Klassifizierung der Perversionen bei Männern vor, die von der Pathologie verinnerlichter Objektbeziehungen, der Über-Ich-Pathologie, der Gewichtigkeit der Aggression und dem Niveau der Ich-Organisation ausgeht.

Normale polymorph perverse Sexualität

Oft übersieht der Kliniker – und darum geht es mir hier –, daß die polymorph perverse Sexualität, die von wesentlicher Bedeutung für den normalen Genuß von Liebe und Sexualität ist, einer Hemmung unterliegt. Zum Beispiel ist es sehr aufschlußreich, daß bei Patienten mit sexuellen Hemmungen ödipal bedingte sexuelle Konflikte erst dann vollständig aufzulösen sind, wenn innerhalb einer sexuellen Beziehung polymorph perverse Tendenzen freigesetzt werden. Ein weiterer Vorteil der Einteilungskriterien, die ich vorschlage, liegt darin, daß sie das Aufspüren von Bereichen erleichtern, denen man in der Analyse noch tiefer auf den Grund gehen muß. So entwickeln manche Patienten, die sich im Übergang von einer Borderline-Persönlichkeitsorganisation mit multiplen polymorph perversen Tendenzen hin zu einer neurotischen Persönlichkeitsorganisation befinden – aufs Ganze gesehen ist diese Veränderung als eindeutige Besserung zu werten –, eine sexuelle Hemmung, die an die Stelle der „freien" polymorph perversen Tendenzen tritt; die analytische Arbeit muß sich dann, ausgehend von den beherrschenden ödipalen Konflikten und der neurotischen Symptomatik, von neuem auf den Bereich der Sexualität konzentrieren.

Organisierte Perversion bei der neurotischen Persönlichkeitsorganisation

Diese Kategorie umfaßt diejenigen typischen Perversionen, als deren Negativ man die Neurose betrachten kann. Im Mittelpunkt stehen ödipale Konflikte und anale und orale Regressionen, während präödipale Konflikte oder präödipale Aggressionen keine bedeutsame Rolle spielen und kein Verlust der Ich-Identität eintritt. Die Patienten lassen Objektkonstanz oder die entsprechende Fähigkeit zu tiefgehenden Objektbeziehungen erkennen.

Polymorph perverse Sexualität als Teil einer Borderline-Persönlichkeitsorganisation

Hier beobachten wir polymorph perverse Phantasien und Verhaltensweisen ohne eine organisierte Perversion – das heißt, wir haben das typische sexuelle Chaos von Borderline-Patienten mit homosexuellen, heterosexuellen, exhibitionistischen, voyeuristischen, sadistischen, masochistischen und fetischistischen Merkmalen vor uns. Klinisch gesehen sind diese Fälle eindeutig keine Perversionen. Auf polymorph perverse Tendenzen zu achten, ist hier nur insofern sinnvoll, als sie ein prognostisch günstiges Zeichen darstellen; die Prognose fällt entsprechend schlechter aus, wenn bei einem Borderline-Patienten Erotik und erotische Idealisierung durchweg schwer gehemmt sind.

Strukturierte Perversion bei einer Borderline-Persönlichkeit

Die Integration der Identität und die Objektkonstanz sind bei diesen Patienten ungenügend entwickelt, und ihre Abwehr spielt sich überwiegend auf einer primitiven Ebene ab. Die Idealisierung, Verleugnung, Reaktionsbildung und Projektion, die für das neurotische Niveau der Persönlichkeitsorganisation typisch sind und auf der Verdrängung aufbauen, fehlen bei ihnen. Diese Fälle sind schwieriger zu behandeln als gewöhnliche Borderline-Fälle und haben eine ungünstigere Prognose. Zu ihnen zählen hysteroide männliche Patienten, die Frauenkleidung anlegen und vorwiegend passive und effeminierte Charakterzüge aufweisen.

Perversion und narzißtische Pathologie

Diese Fälle sind noch schwerer behandelbar, und ihre homosexuelle Identität kann, wie bereits erwähnt, eng in das pathologische Größenselbst integriert sein. Viele homosexuelle Patienten mit narzißtischer Persönlichkeitsstruktur setzen massive Abwehrmanöver ein, um ihre Homosexualität als einen ich-syntonen Teil des pathologischen Größenselbst zu rationalisieren und zu schützen. Sie lehnen daher eine Behandlung ab und verkünden manchmal sogar eine auf ihre Zwecke zugeschnittene „Ideologie", die die Überlegenheit der männlichen Homosexualität untermauern soll.

Inwieweit Homosexualität ich-synton oder ich-fremd ist, hängt somit nicht davon ab, ob die Persönlichkeitsstruktur des Patienten nun neurotisch, narzißtisch oder auf Borderline-Niveau angesiedelt ist. Auch die Homosexualität einer neurotischen Persönlichkeitsstruktur kann ich-gerecht sein. Viele Patienten mit neurotischer Persönlichkeitsstruktur und einer schweren symptomatischen Neurose oder Charakterpathologie bitten um eine psychoanalytische Behandlung, bestehen aber darauf, daß sie ihre Homosexualität nicht aufgeben wollen. Nach meiner Erfahrung ist es schwierig oder unmöglich, vorherzusagen, wie die sexuelle Orientierung des Patienten nach Abschluß der Behandlung aussehen wird. In vielen Fällen von neurotischer oder narzißtischer Charakterpathologie findet ein Wechsel von einer anfänglich ich-syntonen Homosexualität zur Heterosexualität statt, doch es gibt Fälle, in denen die Auflösung der Charakterpathologie mit der Konsolidierung einer besser angepaßten und befriedigenderen Homosexualität einhergeht. Ob dies bedeutet, daß es eine normale Homosexualität gibt, oder ob hier vielmehr nur bestimmte Grenzen des psychoanalytischen Verfahrens deutlich werden, werde ich weiter unten erörtern.

Perversion und maligner Narzißmus

Diese Gruppe umfaßt männliche Homosexuelle – unter ihnen viele „Tunten" – mit antisozialen Tendenzen und lebensbedrohenden, sadistischen homosexuellen Perversionen. Die psychotherapeutische Behandlung dieser Patientengruppe hat eine außergewöhnlich schlechte Prognose und ist bei Patienten mit einer antisozialen Persönlichkeit im engeren Sinne praktisch aussichtslos.

Perversion bei Psychosen

Organisierte Perversionen bei psychotischen Patienten haben viel mit malignem Narzißmus und lebensbedrohendem Sadismus gemeinsam. Diese Patienten sind, wenn sadistische Züge das Erscheinungsbild bestimmen, meistens äußerst gefährlich.

Ist es sinnvoll, bei irgendeiner dieser Gruppen den Begriff *perverse Struktur* anzuwenden? Ich halte ihn nur bei Patienten mit einer organisierten Perversion und einer Borderline-Persönlichkeitsorganisation für angebracht; dabei gehe ich von der Annahme aus, daß der Begriff der Perversität in der Übertragung auf Patienten beschränkt bleiben sollte, die unbewußt versuchen, alle Hilfe, Liebe und Anteilnahme, die man ihnen anbietet, in eine destruktive oder selbst-destruktive Gewalt zu verwandeln. Eine solche Entwicklung kann sich sowohl bei Patienten mit Perversionen als auch bei Patienten ohne abweichendes Sexualverhalten einstellen. Diese Untergruppen lassen eine schwerwiegende Borderline-Pathologie erkennen, haben eine ungünstige Prognose und sind außerordentlich schwer zu behandeln, und deshalb ist es meiner Ansicht nach gerechtfertigt, den Begriff der *perversen Struktur* auf sie anzuwenden. Andererseits bringt meine Klassifizierung es mit sich, daß die diagnostischen und prognostischen Unterschiede zwischen einer Perversion auf dem neurotischen Niveau der Persönlichkeitsorganisation und gewöhnlichen Neurosen oder neurotischer Charakterpathologie geringer ausfallen, als wenn man nach anderen Einteilungskriterien vorgeht. Falls meine Umgewichtung unter klinischen Gesichtspunkten tatsächlich sinnvoll ist, wäre die Frage neu zu diskutieren, wie groß das Spektrum der Patienten mit Perversionen ist, die psychoanalytisch behandelbar sind.

Männliche Homosexualität und Normalität

Wir können uns nun wieder der Frage zuwenden, wie man Homosexualität, die in eine neurotische Persönlichkeitsorganisation eingebettet ist, von homosexuellen Tendenzen unterscheiden kann, die möglicherweise auf eine Stufe mit anderen polymorph perversen Aspekten der normalen Sexualität zu stellen sind. Wir sehen uns hier theoretischen, klinischen und sozialwissenschaftlichen Problemen gegenüber.

Theoretisch gesehen kann man sich, wenn man von einem psychoanalytischen Denkmodell ausgeht, die Frage stellen, ob Homosexualität je als eine „normale“ Variante des Sexuallebens gelten kann. Falls man annimmt, daß ein Mann, der die ödipale Konstellation überwunden hat, auch fähig sein muß, sich mit den sexuellen und väterlichen Funktionen des Vaters zu identifizieren, dann würde eine homosexuelle Orientierung in jedem Fall bedeuten, daß die Überwindung nur unvollständig vollzogen ist. Würden wir in der klinischen Praxis tatsächlich auf Fälle stoßen, die eine homosexuelle Objektwahl erkennen lassen, ohne daß sich klare Anhaltspunkte für Konflikte ergeben, welche auf Kastrationsangst beruhen, auf Angst vor einer umfassenden geschlechtlichen und zärtlichen Beziehung zu einer Frau, auf Angst, in sexuelle Konkurrenz zum ödipalen Vater zu treten, oder auf Angst vor einem übermächtigen, verfolgenden Mutterbild – wüßten wir also von solchen Fällen, dann müßte die psychoanalytische Theorie, nach der die infantile Sexualität entscheidenden Einfluß auf unbewußte sexuelle Konflikte und auf die sexuelle Orientierung hat, revidiert werden.

Ein Zyniker könnte natürlich sagen, daß wir Psychoanalytiker von unserer Theorie her derart voreingenommen sind, daß wir das, was wir nicht sehen wollen, auch nie finden werden. Dem ist entgegenzuhalten, daß die Psychoanalytiker in dieser Frage durchaus sehr geteilter Meinung sind und daß es mancherorts entschlossene Bestrebungen gibt, die entsprechenden psychoanalytischen Grundannahmen einer radikalen Überprüfung zu unterziehen. Morgenthaler (1984) zum Beispiel vertritt die These, daß die polymorph perverse Sexualität auf elementaren, objektlosen Sexualtrieben beruht und daß sowohl Homosexualität als auch Heterosexualität organisierte, auf Objekte bezogene Strukturen darstellen, die entweder normal oder pathologisch sein können. Isay (1989) gelangt aufgrund der psychoanalytischen Untersuchung von mehr als vierzig homosexuellen Männern zu dem Schluß, daß Homosexualität eine nicht-pathologische Variante der menschlichen Sexualität ist. Friedman (1988) betont die psychologischen Einflüsse auf die homosexuelle Orientierung, weist aber auch darauf hin, daß die Abneigung von Jungen gegen aggressives Spielen möglicherweise mit pränatalen endokrinen Einflüssen auf die sexuelle Orientierung zusammenhängt. Zwar scheint bei der Entstehung der homosexuellen Orientierung der Einfluß psychosozialer Faktoren vorherrschend zu sein (Green 1987; Money 1988; Arndt 1991), doch könnten neuere Befunde, die nahelegen, daß es ein biologisches Substrat der sexuellen

Orientierung von homosexuellen Männern gibt (LeVay 1991), damit zu erklären sein, daß vor der Geburt hormonelle Faktoren auf Hirnstrukturen einwirken, die das Sexualverhalten beeinflussen.

Aus klinischer Sicht ist die Situation nicht minder komplex. Würden homosexuelle Tendenzen sich ganz wie andere polymorph perverse Strebungen äußern, so wäre ein Spektrum von homosexuellen Reaktionsweisen zu erwarten, das von der Perversion im Sinne einer gewohnheitsmäßigen und notwendigen Einengung bis hin zu nur gelegentlichen homosexuellen Impulsen, Phantasien und Verhaltensweisen reicht, also auch das umfaßt, was ich als die normalen homosexuellen Komponenten der polymorph perversen Aspekte heterosexueller Interaktion beschrieben habe. Diese Überlegungen werden jedoch durch die klinischen Erfahrungen, die ich und verschiedene Kollegen im Laufe der Jahre gesammelt haben, nicht gestützt. Mir sind nur wenige männliche Patienten mit gelegentlichem homosexuellem Verhalten begegnet, bei denen darüber hinaus keine schwerwiegende Charakterpathologie festzustellen war.

Die überwiegende Mehrheit unserer Patienten mit gelegentlichem homosexuellem Verhalten oder mit bisexueller Orientierung ist psychopathologisch gesehen zu den Borderlinern zu rechnen. Mit anderen Worten, Patienten, die sich hin und wieder homosexuelle Partner suchen und somit im weitesten Sinne als „bisexuell" gelten können, sind gewöhnlich schwerer gestört als Patienten mit einer neurotischen Persönlichkeitsorganisation.

Auch wenn Patienten eine klar ausgeprägte homosexuelle Orientierung erkennen lassen und ihre sexuellen Verhaltensweisen und/oder Phantasien sich ausschließlich oder vorwiegend auf Männer richten, stellen wir eine mehr oder weniger starke Charakterpathologie fest; Fälle von männlicher Homosexualität ohne eine solche Pathologie finden wir nur selten. Man könnte natürlich einwenden, daß normale homosexuelle Männer nicht zum Psychoanalytiker gehen und daß gesellschaftliche Vorbehalte gegen die männliche Homosexualität, die schon in der frühen Erziehung wirksam sind, den homosexuellen Jungen traumatisieren und zu seiner Charakterpathologie beitragen.

Zwar lösen sich nicht alle männlichen homosexuellen Patienten mit neurotischer Persönlichkeitsorganisation im Laufe einer psychoanalytischen Behandlung von ihrer homosexuellen Orientierung, doch falls es dazu kommt, lassen sie meistens auch einen Großteil ihrer neurotischen Charakterpathologie hinter sich. Eine solche Behandlung ist indes langwierig und schwierig. Dagegen fällt es manchen Patienten mit Borderline-Persönlichkeitsorganisation und narzißtischer Persönlichkeit relativ leicht, von ihrem homosexuellen Verhalten abzurücken, ohne daß sich freilich an ihrer Charakterpathologie etwas Wesentliches ändern würde. Die manifeste sexuelle Orientierung zu wechseln fällt also manchen Patienten, deren Objektbeziehungen hochpathologisch sind, leichter als neurotischen und damit gesünderen homosexuellen Patienten, deren Besetzung von Objektbeziehungen viel tiefer geht.

Klinisch gesehen scheint es demnach keinen kontinuierlichen Übergang von der neurotischen männlichen Homosexualität hin zur Normalität zu geben, und die Orientierung zum einen oder zum anderen Geschlecht hin folgt nicht der Verteilung, die polymorph perverse Merkmale gewöhnlich aufweisen.

Wir könnten uns fragen, inwieweit diese Diskontinuität etwas mit starken, kulturbedingten Vorbehalten gegenüber der männlichen Homosexualität zu tun haben könnte. Schreckt der Druck gesellschaftlicher Konventionen Männer von homosexuellem Verhalten ab, obwohl die Disposition dazu verbreiteter ist, als das tatsächliche Verhalten der Männer vermuten ließe? Diese Hypothese wird dadurch gestützt, daß wir bei Frauen in der Tat ein Spektrum gelegentlichen homosexuellen Verhaltens beobachten können, das dem für alle polymorph perversen sexuellen Strebungen theoretisch zu erwartenden Spektrum entspricht.

Daß gelegentliche, nicht-zwanghafte homosexuelle Interaktionen bei Frauen häufiger sind, belegt Bartells (1971) soziologische Studie über Gruppensex; aus ihr geht hervor, daß es Frauen, die ansonsten heterosexuell sind, beim Gruppensex relativ leichtfällt, sich auf homosexuelle Begegnungen einzulassen, wohingegen Männer, die bis dahin keine homosexuellen Erfahrungen gemacht haben, sich dagegen sträuben, Angst davor haben oder sich ekeln. Möglicherweise sind Männer besorgter um ihre sexuelle Identität als Frauen und fühlen sich in diesem Punkt unsicherer. Dies könnte man damit erklären, daß die gesellschaftlichen Vorurteile gegen männliche Homosexualität stärker sind als die gegen weibliche Homosexualität. Eine andere mögliche Erklärung sind Geschlechtsunterschiede in der frühen psychosexuellen Entwicklung: Das erste Objekt von Mädchen wie Jungen ist eine Frau, aber nur die Mädchen müssen normalerweise im Zuge ihrer ödipalen Entwicklung einen Wechsel des libidinösen Objekts vollziehen.

Eine weiterer Versuch, den Zusammenhang zwischen homosexuellem Verhalten und psychosexueller Entwicklung zu erklären, zielt auf genetische Prädispositionen und geht somit von der Hypothese aus, daß Homosexualität durch andere Einflüsse als durch psychosoziale und/oder psychodynamische Determinanten entstehen kann. Einige neuere Studien scheinen zwar dafür zu sprechen, daß es bei Tieren eine genetische oder pränatale hormonelle Disposition zu homosexuellem Verhalten gibt, doch die derzeit vorliegenden Befunde lassen, was den Menschen angeht, keine eindeutigen Schlüsse zu (Ehrhardt und Meyer-Bahlburg 1981; Friedman 1988; Money 1988; Arndt 1991). Unter theoretischem Gesichtspunkt stellt sich auch die Frage, inwieweit es überhaupt sinnvoll wäre, von einer genetischen Prädisposition zur Homosexualität auszugehen, die von der psychosexuellen Entwicklung in der frühen Kindheit praktisch unbeeinflußt bliebe.

Für uns als Kliniker, so scheint mir, steht letztlich der Eindruck im Vordergrund, daß die männliche Homosexualität, zumindest soweit wir sie psychoanalytisch zu ergründen vermögen, in der Regel mit einer beträchtlichen Charakterpathologie einhergeht. Aus klinischer Sicht ist also die Kluft zwischen männlicher Homosexualität und normalen polymorph perversen sexuellen Neigungen größer, als wir von der Theorie her erwarten würden.

Einige technische Probleme bei der Psychoanalyse von Perversionen

Wesentlich scheint mir, daß der Analytiker bei der Behandlung von Patienten mit gutstrukturierten Perversionen – ob diese nun auf neurotischem oder auf einem Borderline- und narzißtischen Niveau auftreten – eine Haltung technischer Neutralität bewahrt, was das Behandlungsergebnis in bezug auf die sexuelle Orientierung des Patienten angeht. Das heißt nicht, daß der Analytiker ungerührt und gleichgültig bleiben soll, wenn Patienten zum Beispiel eine sadistische Perversion an den Tag legen, mit denen sie sich oder andere in Gefahr bringen. Zur technischen Neutralität gehört immer auch Sorge um die Sicherheit des Patienten und derer, mit denen er interagiert, und das Schützen der Behandlungssituation selbst.

Wesentlich ist, daß der Analytiker den Patienten selbst über seine sexuelle Orientierung und seine Objektwahl bestimmen läßt. Ob der Analytiker die Freiheit des Patienten, sich als homo- oder heterosexuell zu definieren, wirklich achtet oder nur ein Lippenbekenntnis dazu ablegt, kann entscheidenden Einfluß darauf haben, wie sich die analytische Behandlung gestaltet und wie sehr sie dem Patienten weiterhilft. Der Analytiker muß sich möglicherweise von einer konventionellen Sichtweise freimachen, die in anderen Situationen als der analytischen durchaus angebracht sein mag. Wenn der Analytiker über die innere Freiheit verfügt, im Auf und Ab der Gegenübertragung, während er auf das vom Patienten angebotene Material emotional reagiert, die eigenen polymorph perversen sexuellen Tendenzen spüren zu können und sich mit der sexuellen Erregung des Patienten wie mit der seiner Objekte zu identifizieren, können die primitiven Phantasien des Patienten zutage treten, die auf den präödipalen Determinanten der polymorph perversen Sexualität beruhen und die andernfalls weiterhin abgespalten, verdrängt oder sogar bewußt unterdrückt würden.

Patienten mit organisierten Perversionen nehmen die Deutungen des Analytikers oft nur zum Schein auf; diese Vorspiegelung entspringt einer äußerst subtilen Entwertung des auf den Analytiker projizierten ödipalen Vaters (Chasseguet-Smirgel 1984a) und wirft in der Behandlung Schwierigkeiten besonderer Art auf. Der Patient verhält sich, „als ob" er sich die Deutungen des Analytikers aneignen würde, und äfft unbewußt den analytischen Prozeß nach; dahinter steht ein unbewußtes Verspotten der Macht des ödipalen Vaters und eine Pseudo-Identifizierung mit ihm, die auf analer Regression und einem Ruinieren dessen beruht, was man dem Patienten anbietet.

Manchmal kann man dies an Nachfragen des Patienten erkennen: Er hat die Deutungen des Analytiker wohl gehört, aber „nicht so ganz mitbekommen" und versucht feine Verschiebungen daran vorzunehmen, damit er sie besser verstehen kann. Es ist, als sei der Patient „kurz davor", zu einer Erkenntnis vorzustoßen; oft wird der Analytiker eine dumpfe Unsicherheit nicht los, ob der Patient und er denn wirklich vorankommen. Unter diesen Bedingungen kommt es oft zu tiefen Übertragungsregressionen, und es ist eine bedeutsame Veränderung des Übertragungsparadigmas festzustellen; der Analytiker ist sich dann sicherer, daß die Interaktion authentisch ist, doch er kann seine Zweifel, was nun echt und was nur „als ob" ist, nicht ganz abschütteln.

Diese Abwehrkonstellation ist zu unterscheiden von dem unbewußten Ruinieren, gierigen Aneignen und Zerstören von Deutungen, das für narzißtische Persönlichkeiten kennzeichnend ist. Wenn sich der Analytiker klarmacht, daß diese spezielle Form der Abwehr auch bei nicht-narzißtischen Patienten mit organisierten Perversionen auftreten kann, ist sein Blick für sie geschärft, so daß er die entsprechenden Prozesse leichter wahrzunehmen und zu deuten vermag. Die Abwehr des Patienten kann so aussehen, daß er auf kindliche Weise mit dem prahlt, was er in der Analyse alles lernen würde, oder daß er mit anderen über seine Analyse spricht und sich dabei unterschwellig über den ödipalen Vater lustig macht; man könnte sagen, er zeigt gewissermaßen seinen Penis herum und macht ihn dabei schlecht.

Wenn die weiblichen Genitalien einen Patienten gleichgültig lassen oder ihn mit Abscheu erfüllen, ist es wichtig, diese Reaktionen genau zu untersuchen. Eine solche Entwertung kann zum einen auf die Verdrängung der sexuellen Erregung zurückgehen, zum anderen auf eine allgemeine Unfähigkeit, Körperoberflächen zu erotisieren, die bei manchen schwer gestörten Borderline- und narzißtischen Patienten zu finden ist. In den letztgenannten Fällen wird eine Veränderung erst dann möglich, wenn sich in der Übertragung eine Regression entwickelt und einen Raum schafft, wo eine unter Umständen sehr frühe Mutter-Kind-Beziehung reaktiviert werden kann, wo sich eine neue Fähigkeit zur Zärtlichkeit und mit ihr eine Wiederbesetzung der Hauterotik entfalten kann, wo die Idealisierung von Körperteilen möglich wird und wo insgesamt die frühen Wurzeln der polymorph perversen Sexualität wiederbelebt werden. Bei Patienten auf höherem Funktionsniveau dagegen stellen Abscheu und Ekel vor dem weiblichen Körper eine regressive Abwehr gegen außerordentlich starke Kastrationsangst dar; normalerweise müssen die Kastrationsangst, die Angst vor dem als mächtig und grausam erlebten Vater, der Widerwille gegen ihn und die Hemmung der Fähigkeit, sich mit ihm zu identifizieren, erst durchgearbeitet worden sein, bevor der Patient lernen kann, die sexuelle Erregung durch weibliche Genitalien wieder zuzulassen.

Bei Perversionen sowie bei allen anderen Fällen schwerer Sexualstörungen ist es wichtig, sich ein genaues Bild von den Sexualphantasien des Patienten sowie von seinem Verhalten beim Masturbieren und bei tatsächlichen sexuellen Begegnungen zu machen. Oft weicht der Patient einer solchen Exploration auf raffinierte Weise aus, indem er sich gewillt zeigt, über einige Aspekte seines Sexuallebens offen zu sprechen, während er andere sorgfältig ausspart; manchmal vergehen Monate, bis der Analytiker merkt, welche Bereiche der Patient ausgeklammert hat.

In anderen Fällen berichtet der Patient eine Fülle von chaotischen sexuellen Phantasien und Aktivitäten – bringt seine Sexualität also scheinbar vollkommen „frei" zum Ausdruck –, um zentralen Apekten der Übertragung, insbesondere primitiven Formen von negativen Übertragungsdispositionen, aus dem Weg zu gehen. Er setzt sein chaotisches Sexualleben, das auch auf alle anderen Interaktionen ausstrahlt, als Abwehr gegen eine tiefgehende Beziehung zum Analytiker ein. Die Aufgabe des Analytikers ist eine völlig andere als bei den zuvor genannten Fällen: Er muß das Schwergewicht darauf legen, die Objektbeziehung in der Übertragung zu analysieren und zu klären, wie sie mit dem Abwehrmanöver des Patienten zusammenhängt, die analytische Situation mit primitivem sexuellem Material zu „beschmieren".

Literatur

Abraham, Karl (1920). „Äußerungsformen des weiblichen Kastrationskomplexes." In Abraham, *Psychoanalytische Studien*, Bd. II. Frankfurt/M.: S. Fischer 1971, S. 69–99.

Alexander, Franz (1928). „Der neurotische Charakter." *Internationale Zeitschrift für Psychoanalyse*, XIV (1), S. 26–44.

Alexander, Franz, und Healy, William (1935). *The Roots of Crime*. New York: Knopf.

American Psychiatric Association (1952). *Diagnostic and Statistical Manual of Mental Disorders (DSM-I)*. Washington, D. C.: Mental Hospital Service.

– (1968). *Diagnostic and Statistical Manual of Mental Disorders (DSM-II)*. Washington, D. C.: American Psychiatric Association.

– (1980). *Diagnostic and Statistical Manual of Mental Disorders (DSM-III)*. Washington, D. C.: American Psychiatric Association. (*Diagnostisches und Statistisches Manual Psychischer Störungen – DSM-III*. Deutsch von O. v. Delbrück. Deutsche Bearbeitung und Einführung von K. Koehler und H. Saß. Weinheim: Beltz 1984.)

– (1987). *Diagnostic and Statistical Manual of Mental Disorders (Third Edition-Revised): (DSM-III)*. Washington, D. C.: American Psychiatric Association. (*Diagnostisches und Statistisches Manual Psychischer Störungen – DSM-III-R*. Deutsch von verschiedenen Übersetzerinnen und Übersetzern. Deutsche Bearbeitung und Einführung von H.-U. Wittchen, H. Saß, M. Zaudig und K. Koehler. Weinheim: Beltz 1989.)

Anzieu, Didier (1975). *Le groupe et l'inconscient*. Englische Übersetzung von Benjamin Kilborne: *The Group and the Unconscious*. London: Routledge and Kegan Paul, 1984.

Arndt, William B., Jr. (1991). *Gender Disorders and the Paraphilias*. Madison, Conn.: International Universities Press.

Arnold, Magda B. (1970a). „Brain function in emotion: A phenomenological analysis." In P. Black (Hg.), *Physiological Correlates of Emotion*. New York: Academic Press, S. 261–285.

– (1970b). „Perennial problems in the field of emotion." In Magda B. Arnold (Hg.), *Feelings and Emotions*. New York: Academic Press, S. 169–185.

– (1984). *Memory and the Brain*. Hillsdale, N. J.: Erlbaum Associates, Kap. 11 und 12.

Asch, S. (1985). „The masochistic personality." In R. Michels und J. Cavenar (Hg.), *Psychiatry 1*. Philadelphia: Lippincott, 27:1–9.

Bartell, G. D. (1971). *Group Sex*. New York: Signet Books. (*Gruppensex-Report. Über Milieu, Motive und Rituale*. Deutsch von Julius Herrmann. Frankfurt/M.: Fischer, 1971.)

Berliner, B. (1958). „The role of object relations in moral masochism." *Psychoanalytic Quarterly*, 27:38–56.

Bion, Wilfred R. (1957a). „On arrogance." In Bion, *Second Thoughts: Selected Papers on Psychoanalysis*. New York: Basic Books, 1968, S. 86–92.

– (1957b). „Differentiation of the psychotic from the nonpsychotic personalities." In *Second Thoughts: Selected Papers on Psychoanalysis*. New York: Basic Books, 1968, pp. 43–64. („Zur Unterscheidung von psychotischen und nicht-psychotischen Persönlichkeiten." In Spillius [1986/1990], S. 75–99.)

– (1959). „Attacks on linking." In *Second Thoughts: Selected Papers on Psychoanalysis*. New York: Basic Books, 1968, pp. 93–109. („Angriffe auf Verbindungen." In Spillius [1986/1990], S. 110–129.)

– (1967). „Notes on memory and desire." In *Psychoanalytic Forum*, 2:271–280. („Anmerkungen zu Erinnerung und Wunsch." In Spillius [1988/1991], S. 22–28.)
– (1968). *Second Thoughts: Selected Papers on Psychoanalysis*. New York: Basic Books.
– (1970). *Attention and Interpretation*. London: Heinemann.
– (1974). *Brazilian Lectures 1, So Paulo, 1973*. Hg. J. Salomo. Rio de Janeiro: Imago Editora.
– (1975). *Brazilian Lectures 2, Rio/So Paulo, 1974*. Hg. J. Salomo. Rio de Janeiro: Imago Editora.
Blacker, K. H., und Tupin, J. P. (1977). „Hysteria and hysterical structures: Developmental and social theories." In M. J. Horowitz (Hg.), *Hysterical Personality*. New York: Jason Aronson, 2:97–140.
Blum, Harold P. (1988). „Shared fantasy and reciprocal identification, and their role in gender disorders." In H. Blum, Y. Kramer, A. Richards und A. Richards (Hg.), *Fantasy, Myth and Reality. Essays in Honor of Jacob A. Arlow*. New York: International Universities Press.
Braunschweig, Denise und Fain, Michel (1971). *Eros et Antéros. Réflexions psychanalytiques sur la sexualité*. Paris: Payot.
– (1975). *Le nuit, le jour: Essai psychanalytique sur le fonctionnement mental*. Paris: Payot.
Brenner, C. (1959). „The masochistic character: Genesis and treatment." *Journal of the American Psychoanalytic Association*, 7:197–266.
Brierley, Marjorie (1936). „Affects in theory and practice." In *Trends in Psychoanalysis*. London: Hogarth, 1951, pp. 43–56. („Die Affekte in Theorie und Praxis." Deutsch von Lilly Neurath. *Internationale Zeitschrift für Psychoanalyse*, 22 [1936], S. 439–452.)
Call, J. D. (1980). „Attachment disorders of infancy." In H. I. Kaplan et al. (Hg.), *Comprehensive Textbook of Psychiatry*. Baltimore: Williams and Wilkins, 3:2586–2592. (In der siebenbändigen deutschen Ausgabe [Thieme 1988] ist Calls Aufsatz nicht enthalten.)
Cavenar, J. O., und Walker, J. I. (1983). „Hysteria and hysterical personality." In J. O. Cavenar, Jr., und H. F. Brodie (Hg.), *Signs and Symptoms in Psychiatry*. Philadelphia: J. B. Lippincott, 4:59–74.
Chasseguet-Smirgel, Janine (1964). „Die weiblichen Schuldgefühle. Über einige spezifische Aspekte des weiblichen Schuldkomplexes." In Chasseguet-Smirgel (Hg.), *Psychoanalyse der weiblichen Sexualität*. Aus dem Französischen von Grete Osterwald. Frankfurt/M.: Suhrkamp 1974, S. 134–191.
– (1975). *Das Ichideal. Psychoanalytischer Essay über die „Krankheit der Identität"*. Aus dem Französischen von Jeannette Friedeberg. Frankfurt/M.: Suhrkamp, 1981.
– (1978). „Reflexions on the connexions between perversion and sadism." *International Journal of Psychoanalysis*, 59:27–35.
– (1983). „Perversion und das Universalgesetz." In Chasseguet-Smirgel 1984a, S. 7–23.
– (1984a). *Creativity and Perversion*. New York: Norton. (*Kreativität und Perversion*. Aus dem Englischen von Norbert Geldner. Frankfurt/M.: Nexus 1986.)
– (1984b). *Anatomie der menschlichen Perversion*. Aus dem Französischen von Elke vom Scheidt. Stuttgart: Deutsche Verlags-Anstalt 1989.
– (1986). *Zwei Bäume im Garten: Zur psychanalytischen Bedeutung der Vater- und Mutterbilder. Psychoanalytische Studien*. Nach dem französischen Originalmanuskript von Eva Moldenhauer. München: Verlag Internationale Psychoanalyse, 1988.

Chodoff, P. (1974). „The diagnosis of hysteria: An overview." *American Journal of Psychoanalysis*, 131:1073–1078.

Chodoff, P., und Lyons, H. (1958). „Hysteria, the hysterical personality and ‚hysterical' conversion." *American Journal of Psychotherapy*, 14:734–740.

Cleckley, Hervey (1941). *The Mask of Sanity.* St. Louis: Mosby.

Cooper, Arnold (1985). „The masochistic-narcissistic character." In Robert A. Glick und D. I. Meyers (Hg.), *Masochism: Current Psychoanalytic and Psychotherapeutic Perspectives.* New York: Analytic Press, S. 117–138.

Diatkine, Gilbert (1983). *Les transformations de la psychopathie.* Paris: Presses Universitaires de France.

Dicks, Henry V. (1972). *Licensed Mass Murder: A Socio-Psychological Study of Some SS Killers.* London: Chatto-Heinemann/Sussex University Press.

Easser, B. R., und Lesser, S. R. (1965). „Hysterical personality: A re-evaluation." *Psychoanalytic Quarterly*, 34:390–415.

– (1966). „Transference resistance in hysterical character neurosis: Technical considerations." In G. Goldman und D. Shapiro (Hg.), *Developments in Psychoanalysis.* New York: Hafner, S. 69–80.

Eissler, Kurt Robert (1950). „Ego-psychological implications of the psychoanalytic treatment of delinquents." *Psychoanalytic Study of the Child*, 5: 97–121.

Emde, Robert N. (1987). „Development terminable and interminable." Plenary Presentation at the thirty-fifth International Psychoanalytical Congress, Montreal, Canada, July 27, 1987. („Die endliche und die unendliche Entwicklung." Deutsch von Thea Brandt. *Psyche* 45, 1991, S. 745–779 und 890–913.)

Emde, R., Kligman, D. H., Reich, J. H., und Wade, T. D. (1978). „Emotional expression in infancy: I: Initial studies of social signaling and an emergent model." In Michael Lewis und L. Rosenblum (Hg.), *The Development of Affect.* New York: Plenum Press.

Erhardt, A., und Meyer-Bahlburg, H. (1981). „Effects of prenatal sex hormones on gender-related behavior." *Science*, 211:1312.

Erikson, Erik H. (1954). „The dream specimen of psychoanalysis." *J. American Psychoanalytic Association*, 2:5–56. („Das Traummuster der Psychoanalyse." Deutsch von Käte Hügel. *Psyche* 8, 1954/1955, S. 561–604.)

Fairbairn, W. (1952). *An Object-Relations Theory of the Personality.* New York: Basic Books, 1954.

Fenichel, Otto (1941). *Problems of Psychoanalytic Technique.* Albany, N. Y.: Psychoanalytic Quarterly, Inc.

– (1945). *The Psychoanalytic Theory of Neurosis.* New York: Norton, 20:501–502. (*Psychoanalytische Neurosenlehre.* 3 Bde. Deutsch von Klaus Laermann. Olten, Freiburg: Walter 1974–1977.)

Fraiberg, A. (1983). „Pathological defenses in infancy." *Psychoanalytic Quarterly*, 60:612–635.

Frank, J. D., et al. (1952). „Two behavior patterns in therapeutic groups and their apparent motivation." *Human Relations*, 5:289–317.

Freud, Sigmund (1894). „Die Abwehr-Neuropsychosen." *Gesammelte Werke* I, S. 57–74.

– (1905). *Drei Abhandlungen zur Sexualtheorie. GW* Bd. V, S. 27–145.

– (1914). „Zur Einführung des Narzißmus." *GW*, Bd. X, S. 137–170.

– (1915a). „Triebe und Triebschicksale." *GW*, Bd. X, S. 209–232.

– (1915b). „Die Verdrängung." *GW*, Bd. X, S. 248–261.
– (1915c). „Das Unbewußte." *GW* X, S. 263–303.
– (1916). „Einige Charaktertypen aus der psychoanalytischen Arbeit." *GW*, Bd. X, S. 363–391.
– (1919). „‚Ein Kind wird geschlagen.' Beitrag zur Kenntnis der Entstehung sexueller Perversionen." *GW* XII, S. 195–226.
– (1920). *Jenseits des Lustprinzips.* GW XIII, S. 1–69.
– (1921). *Massenpsychologie und Ich-Analyse.* GW XIII, S. 71–161.
– (1924). „Das ökonomische Problem des Masochismus." *GW* XIII, S. 369–391.
– (1926). *Hemmung, Symptom und Angst. GW* XIV, S. 111–205.
– (1927). „Fetischismus." *GW* XIV, S. 309–317.
– (1933). *Neue Folge der Vorlesungen zur Einführung in die Psychoanalyse. GW*, Bd. XV.
– (1937). „Die endliche und die unendliche Analyse." *GW*, Bd. XVI, S. 57–99.
– (1940a). *Abriß der Psychoanalyse. GW* XVII, S. 63–138.
– (1940b). „Die Ichspaltung im Abwehrvorgang." *GW* XVII, S. 57–62.

Friedländer, Saul (1982). *Kitsch und Tod: Der Widerschein des Nazismus.* Aus dem Französischen von Michael Grendacher. München: Hanser, 1984.

Friedman, Richard C. (1988). *Male Homosexuality: A Contemporary Psychoanalytic Perspective.* New Haven: Yale University Press. (*Männliche Homosexualität.* Deutsch von Franz J. Neyer und Georgia Hanenberg. Berlin: Springer 1993.)

Gaensbauer, T., und Sands, K. (1979). „Distorted affective communications in abused and neglected infants and their potential impact on caretakers." *Journal of the American Academy of Child Psychiatry*, 18:236–250.

Galenson, E. (1986). „Some thoughts about infant psychopathology and aggressive development." *International Review of Psychoanalysis*, 13:349–354.

Gill, Merton M. (1982). *Analysis of Transference.* Band 1: *Theory and Technique.* New York: International Universities Press.

Glover, Edward (1955). *The Technique of Psycho-Analysis.* New York: International Universities Press.

Glueck, Sheldon, und Glueck, Eleanor (1943). *Criminal Careers in Retrospect.* New York: Commonwealth Fund.

Green, André (1977). „Psychoanalytische Theorien über den Affekt." Aus dem Französischen von Reinhard Kaiser. *Psyche* 33, 1979, S. 681–732.

Green, Richard (1987). *The „Sissy Boy Syndrome" and the Development of Homosexuality.* New Haven: Yale University Press.

Grinberg, Léon (1979). „Projective counteridentification and countertransference." In Lawrence Epstein und A. H. Feiner (Hg.), *Countertransference.* New York: Jason Aronson, S. 169–191.

Gross, H. (1981). „Depressive and sadomasochistic personalities." In John R. Lion (Hg.), *Personality Disorders: Diagnosis and Management.* Baltimore: Williams and Wilkins, 13:204–220.

Grossman, William J. (1986). „Notes on masochism: A discussion of the history and development of a psychoanalytic concept 1." *Psychoanalytic Quarterly*, 55:379–413.
– (1991). „Pain, aggression, fantasy, and concepts of sadomasochism." *Psychoanalytic Quarterly*, 60:22–52.

Grunberger, Béla (1976). „Versuch über den Fetischismus." In Grunberger, *Narziß und Anubis: Die Psychoanalyse jenseits der Triebtheorie*. Bd. 1. Aus dem Französischen von Eva Moldenhauer. München: Verlag Internationale Psychoanalyse, 1988, S. 123–157.
Guntrip, Harry (1961). *Personality Structure and Human Interaction*. New York: International Universities Press.
– (1968). *Schizoid Phenomena, Object Relations, and the Self*. New York: International Universities Press.
– (1971). *Psychoanalytic Theory, Therapy, and the Self*. New York: Basic Books.
Henderson, David K. (1939). *Psychopathic States*. London: Chapman and Hall.
Henderson, David K., und Gillespie, Robert D. (1969). *Textbook of Psychiatry: For Students and Practitioners*, 10. Auflage, überarbeitet von I. R. C. Batchelor. London: Oxford University Press.
Hoffman, M. (1978). „Toward a theory of empathic arousal and development." In M. Lewis und L. Rosenblum (Hg.), *The Development of Affect*, New York: Plenum Press, S. 227–256.
Holder, A. (1970). „Instinct and drive." In H. Nagera (Hg.), *Basic Psychoanalytic Concepts of the Theory of Instincts*. New York: Basic Books, 3:19–22.
Horowitz, Mardi J. (Hg.) (1977). *Hysterical Personality*. New York: Jason Aronson.
– (1979). *States of Mind*. New York: Plenum.
Isay, Richard A. (1989). *Being Homosexual*. New York: Farrar, Straus, and Giroux. (*Schwulsein. Die Entwicklung des Homosexuellen*. Deutsch von Helmut Degner. München: Piper 1990.)
Izard, Carroll E. (1978). „On the ontogenesis of emotions and emotion-cognition relationships in infancy." In M. Lewis und L. Rosenblum (Hg.), *The Development of Affect*. New York: Plenum Press, S. 389–413.
Izard, C., und Buechler, S. (1979). „Emotion expressions and personality integration in infancy." In C. Izard (Hg.), *Emotions in Personality and Psychopathology*. New York: Plenum Press.
Jacobson, Edith (1953). „On the psychoanalytic theory of affects." In Jacobson 1971b, pp. 3–47. („Zur psychoanalytischen Theorie der Affekte." In Jacobson 1971b/1977, S. 17–61.)
– (1957a). „Denial and repression." In Jacobson 1971b, pp. 107–136. („Verleugnung und Verdrängung." In Jacobson 1971b/1977, Kap. 4, S. 140–178.)
– (1957b). „Normal and pathological moods: Their nature and functions." In Jacobson 1971b, pp. 66–106. („Zur Beschaffenheit und Funktion normaler und pathologischer Stimmungen." In Jacobson 1971b/1977, S. 90–139.)
– (1964). *The Self and Object World*. New York: International Universities Press. (*Das Selbst und die Welt der Objekte*. Deutsch von Klaus Kennel. Frankfurt/M.: Suhrkamp 1973.)
– (1967) *Psychotic Conflict and Reality*. New York: International Universities Press. (*Psychotischer Konflikt und Realität*. Deutsch von F. Herborth. Frankfurt/M.: Fischer 1972.)
– (1971a). „Acting out and the urge to betray in paranoid patients." In Jacobson 1971b, pp. 302–318. („Über das Agieren und den Drang zu Verrat und Treuebruch bei paranoiden Patienten." In Jacobson 1971b/1977, S. 377–397.)
– (1971b). *Depression: Eine vergleichende Untersuchung normaler, neurotischer und psychotisch-depressiver Zustände*. Deutsch von Heinrich Deserno. Frankfurt/M.: Suhrkamp 1977.

Jaques, Elliott (1982). *The Form of Time*. New York: Crane, Russak.
James, William (1884). „What is an emotion?" *Mind*, 9:188–205.
Jelinek, Elfriede (1983). *Die Klavierspielerin*. Reinbek bei Hamburg: Rowohlt.
Johnson, Adelaide M. (1949). „Sanctions for superego lacunae of adolescents." In Kurt Robert Eissler et al. (Hg.), *Searchlight on Delinquency*. New York: International Universities Press, S. 225–245.
Johnson, Adelaide M., und Szurek, S. A. (1952). „The genesis of antisocial acting out in children and adults." *Psychoanalytic Quarterly*, 21: 323.
Kernberg, Otto F. (1974a). „Barriers to falling and remaining in love." *Journal of the American Psychoanalytic Association*, 22:486–511.
– (1974b). „Mature love: Prerequisites and characteristics." *Journal of the American Psychoanalytic Association*, 22:743–768.
– (1975). *Borderline Conditions and Pathological Narcissism*. New York: Jason Aronson. (*Borderline-Störungen und pathologischer Narzißmus*. Deutsch von Hermann Schultz. Frankfurt/M.: Suhrkamp 1978.)
– (1976). *Object Relations Theory and Clinical Psychoanalysis*. New York: Jason Aronson. (*Objektbeziehungen und Praxis der Psychoanalyse*. Deutsch von Helga Steinmetz-Schünemann. Stuttgart: Klett-Cotta 1981.)
– (1980a). „Adolescent sexuality in the light of group processes." *Psychoanalytic Quarterly*, 49(1):27–47.
– (1980b). *Internal World and External Reality: Object Relations Theory Applied*. New York: Jason Aronson. (*Innere Welt und äußere Realität: Anwendungen der Objektbeziehungstheorie*. Deutsch von Max Looser. München: Verlag Internationale Psychoanalyse 1988.)
– (1983). „Psychoanalytic studies of group processes: Theory and applications." In *Psychiatry 1983: APA Annual Review*. Washington, D. C.: American Psychiatric Press, 2:21–36.
– (1984). *Severe Personality Disorders: Psychotherapeutic Strategies*. New Haven: Yale University Press. (*Schwere Persönlichkeitsstörungen. Theorie, Diagnose, Behandlungsstrategien*. Deutsch von Helga Steinmetz-Schünemann. Stuttgart: Klett-Cotta, 1988.)
– (1991a). „Aggression and love in the relationship of the couple." *J. American Psychoanalytic Association*, 39:45–70. („Aggression und Liebe in Zweierbeziehungen." Deutsch von Susanne Nagel. *Psyche* 46 [9], 1992, S. 797–820.)
– (1991b). „Sadomasochism, sexual excitement, and perversion." *J. American Psychoanalytic Association*, 39:333–362. („Sadomasochismus, sexuelle Erregung und Perversion." Deutsch von Sibylle Drews. *Zeitschrift für psychoanalytische Theorie und Praxis*, VIII [4], 1993, S. 319–341.)
– (1992). „‚Mythological encounters' in the psychoanalytic situation." In P. Hartocollis und I. Graham (Hg.), *The Personal Myth in Psychoanalytic Theory*. Madison, Conn.: International Universities Press, S. 37–48.
Kernberg, O. F., Burstein, E., Coyne, L., Appelbaum, A., Horwitz, L., und Voth, H. (1972). *Psychotherapy and Psychoanalysis: Final Report of the Menninger Foundation's Psychotherapy Research Project. Bulletin* Menninger Clinic, 36:1–275.
Klein, Melanie (1932). *Die Psychoanalyse des Kindes*. München: Kindler 1973.

– (1940). „Mourning and its relation to manic-depressive states." In *Contributions to Psychoanalysis, 1921–1945*. London: Hogarth Press, 1948, pp. 311–338. („Die Trauer und ihre Beziehungen zu manisch-depressiven Zuständen." Deutsch von Hans A. Thorner. In Klein [1962], S. 95–130.)

– (1945). „The oedipus complex in the light of early anxieties." In *Contributions to Psychoanalysis, 1921–1945*. London: Hogarth Press, 1948, pp. 311–338. („Der Ödipuskomplex unter dem Aspekt früher Angstsituationen." In Klein, *Frühstadien des Ödipuskomplexes. Frühe Schriften 1928–1945*. Deutsch von Christa Graf. Frankfurt/M.: Fischer 1985, S. 107–172.)

– (1946). „Notes on some schizoid mechanisms." In *Developments in Psychoanalysis*, ed. J. Riviere. London: Hogarth Press, 1952, pp. 292–320. („Bemerkungen über einige schizoide Mechanismen." Deutsch von Hans A. Thorner. In Klein [1962], S. 131–163.)

– (1952a). „Some theoretical conclusions regarding the emotional life of the infant." In *Developments in Psychoanalysis*, ed. J. Riviere. London: Hogarth Press, 1952, pp. 198–236. („Über das Seelenleben des Kleinkindes." Deutsch von Hans A. Thorner. In Klein [1962], S. 187–224.)

– (1952b). „The origins of transference." In Klein (1957), S. 48–56.

– (1955). „On identification." In Klein (1957), S. 141–175.

– (1957). *Envy and Gratitude*. New York: Basic Books. (Das Buch basiert auf einem 1955 gehaltenen Vortrag. Dieser ist unter dem Titel „Neid und Dankbarkeit" und übersetzt von Marlisbeth v. Niederhöffer in *Psyche* 11, 1957/1958, S. 241–255, erschienen und auch in Klein [1962], S. 225–242, enthalten.)

– (1962). *Das Seelenleben des Kleinkindes und andere Beiträge zur Psychoanalyse*. Bis auf einen in deutsch verfaßten Aufsatz übersetzt von Hans A. Thorner, Paula Heimann und Marlisbeth v. Niederhöffer. Stuttgart: Klett-Cotta [3]1989.

Knapp, P. H. (1978). „Core processes in the organization of emotions." In Morton B. Cantor und M. L. Glucksman (Hg.), *Affect: Psychoanalytic Theory and Practice*. New York: Wiley, S. 51–70.

Kohut, H. (1971). *The Analysis of the Self*. New York: International Universities Press. (*Narzißmus. Eine Theorie der psychoanalytischen Behandlung narzißtischer Persönlichkeitsstörungen*. Deutsch von Lutz Rosenkötter. Frankfurt/M.: Suhrkamp 1973.)

– (1977). *The Restoration of the Self*. New York: International Universities Press. (*Die Heilung des Selbst*. Deutsch von Elke vom Scheidt. Frankfurt/M.: Suhrkamp 1979.)

Krause, Rainer (1988). „Eine Taxonomie der Affekte und ihre Anwendung auf das Verständnis der ‚frühen' Störungen." *Psychotherapie und Medizinische Psychologie* 38, S. 77–86.

Krause, Rainer, und Lutolf, P. (1988). „Facial indicators of transference processes in psychoanalytical treatment." In Hartvig Dahl und H. Kachele (Hg.), *Psychoanalytic Process Research Strategies*. Heidelberg: Springer, S. 257–272.

Krohn, Alan (1978). *Hysteria: The Elusive Neurosis*. New York: International Universities Press.

Lange, Carl Georg (1885). *Über Gemütsbewegungen. Eine psycho-physiologische Studie*. Aus dem Dänischen von Hans Kurella. Leipzig: Thomas, 1887.

Laplanche, Jean, und Pontalis, Jean-Bertrand (1967). *Vocabulaire de la Psychanalyse*. Paris: Presses Universitaires de France. (*Das Vokabular der Psychoanalyse*. Deutsch von Emma Moersch. Frankfurt/M.: Suhrkamp 1972.)

Laughlin, Henry P. (1967). *The Neuroses*. New York: Appleton-Century-Crofts.

Lazare, A. (1971). „The hysterical character in psychoanalytic theory." *Archives of General Psychiatry*, 25:131–137.

Lazare, A., Klerman, G. L., und Armor, D. J. (1966). „Oral, obsessive, and hysterical personality patterns: An investigation of psychoanalytic concepts by means of factor analysis." *Archives of General Psychiatry*, 14:624–630.

– (1970). „Oral, obsessive and hysterical personality patterns." *Journal of Psychiatric Research*, 7:275–290.

LeVay, S. (1991). „A difference in hypothalamic structure between heterosexual and homosexual men." *Science*, 253:1034–1037.

Lewis, D., et al. (1985). „Biopsychosocial characteristics of children who later murder: A prospective study." *American Journal of Psychiatry*, 142:1161–1167.

Liebert, R. S. (1986). „The history of male homosexuality from ancient Greece through the Renaissance: Implications for psychoanalytic theory." In G. I. Fogel, F. M. Lane und R. S. Liebert (Hg.), *The Psychology of Men: New Psychoanalytic Perspectives*. New York: Basic Books, S. 181–210.

Liebowitz, M. R., und Klein, D. F. (1981). „Interrelationship of hysteroid dysphoria and borderline personality disorder." *Psychiatric Clinics of North America*. Philadelphia: Saunders. 4:67–88.

Lorenz, Konrad (1963). *Das sogenannte Böse. Zur Naturgeschichte der Aggression*. Wien: Borotha-Schoeler 1963.

Luborsky, Lester (1977). „Measuring a pervasive psychic structure in psychotherapy: The core conflictual relationship theme." In N. Freedman und S. Grand (Hg.), *Communicative Structures and Psychic Structures*, New York: Plenum, S. 367–395.

Luisada, P. V., Peele, R., und Pittard, E. A. (1974). „The hysterical personality in men." *American Journal of Psychiatry*, 131:518–521.

Lussier, A. (1983). „Les déviations du désir. Etude sur le fetichisme." *Revue Française Psychanalyse*, 47:19–142.

Mahler, Margaret S. (1971). „A study of the separation-individuation process and its possible application to borderline phenomena in the psychoanalytic situation." *Psychoanalytic Study of the Child*, 26:403–424. („Die Bedeutung des Loslösungs- und Individuationsprozesses für die Beurteilung von Borderline-Phänomenen." Deutsch von Hilde Weller. *Psyche*, 29 [1975], 1078–1095.)

– (1972). „On the first three subphases of the separation-individuation process." *International Journal of Psychoanalysis*, 53:333–338.

Mahler, Margaret S., unter Mitarbeit von Manuel Furer (1968). *On Human Symbiosis and the Vicissitudes of Individuation*. New York: International Universities Press. (*Symbiose und Individuation*. Bd. 1: *Psychosen im frühen Kindesalter*. Deutsch von Hildegard Weller. Stuttgart: Klett-Cotta [3]1983.)

Mahler, M. S., Pine, F. und Bergman, A. (1975). *The Psychological Birth of the Human Infant*. New York: Basic Books. (*Die psychische Geburt des Menschen. Symbiose und Individuation*. Deutsch von Hilde Weller. Frankfurt/M.: Fischer 1978.)

Main, T. (1957). „The ailment." *British Journal of Medical Psychology*, 30:129–145.

Mann, Heinrich (1905). *Professor Unrat oder Das Ende eines Tyrannen*. Frankfurt/M.: Suhrkamp 1981.

Marmor, J. (1953). „Orality in the hysterical personality." *Journal of the American Psychoanalytic Association*, 1:656–671.
Massie, H. (1977). „Patterns of mother-infant behavior and subsequent childhood psychoses." *Child Psychiatry and Human Development*, 7:211–230.
McDougall, Joyce (1964). „Über die weibliche Homosexualität." In Janine Chasseguet-Smirgel (Hg.), *Psychoanalyse der weiblichen Sexualität*. Aus dem Französischen von Grete Osterwald. Frankfurt/M.: Suhrkamp 1974, S. 233–292.
– (1978). *Plädoyer für eine gewisse Anormalität*. Aus dem Französischen von Klaus Laermann. Frankfurt/M.: Suhrkamp 1989.
– (1982). *Theater der Seele. Illusion und Wahrheit auf der Bühne der Psychoanalyse*. Aus dem Französischen von Klaus Laermann. Stuttgart: Klett-Cotta, 1992.
– (1986). „Identifizierungen, neuartige Bedürfnisse und neuartige Formen von Sexualität." Deutsch von Hilde Weller. *Psyche* 40, 1986, S. 1007–1029.
Meltzer, Donald (1977). *Sexual States of Mind*. Perthshire, Scotland: Clunie Press, S. 132–139.
– (1984). *Dream Life*. London: Clunie Press. (*Traumleben. Eine Überprüfung der psychoanalytischen Theorie und Technik*. Deutsch von Gudrun Theusner-Stampa. München: Verlag Internationale Psychoanalyse 1988.)
Merksy, H. (1979). *The Analysis of Hysteria*. London: Baillière Tindall.
Milgram, Stanley (1963). „Behavioral study of obedience." *Journal of Abnormal and Social Psychology*, 67:371–378.
Millon, Theodore (1981). *Disorders of Personality. DSM-III: Axis II*. New York: Wiley.
Money, John (1988). *Gay, Straight, and In-Between: The Sexology of Erotic Orientation*. New York: Oxford University Press.
Moore, Burness E., und Fine, B. D. (Hg.) (1990). *Psychoanalytic Terms and Concepts*. New Haven: American Psychoanalytic Association and Yale University Press.
Morgenthaler, Fritz (1984). *Homosexualität, Heterosexualität, Perversion*. Paris und Frankfurt/M.: Qumran.
Moser, Ulrich (1978). „Affektsignal und aggressives Verhalten: Zwei verbal formulierte Modelle der Aggression." *Psyche*, 32:229–258.
Ogden, Thomas H. (1979). „On projective identification." *International J. Psychoanalysis*, 60:357–373. („Die projektive Identifikation." Deutsch von Wilhelm Skogstad. *Forum der Psychoanalyse*, 4: 1–21 [1988].)
O'Neal, P., et al. (1962). „Parental deviance and the genesis of sociopathic personality." *American Journal of Psychiatry*, 118:1114.
Orwell, George (1949). *1984*. New York: Harcourt Brace. (*1984*. Deutsch von Michael Walter. Berlin: Ullstein 1988.)
Osofsky, J. D. (1988). „Affective exchanges between high risk mothers and infants." *International Journal of Psychoanalysis*, 69:221–232.
Ovesey, Lionel (1983). „The cross-dressing phenomenon in men." Vortrag bei der 26. jährlichen Sandor Rado Lecture, gehalten an der New York Academy of Medicine, New York (unveröffentlicht).
Ovesey, Lionel und Person, Ethel S. (1973). „Gender identity and sexual psychopathology in men: A psychodynamic analysis of homosexuality, transsexualism, and transvestism." *Journal of the American Academy of Psychoanalysis*, 1(1):53–72.

– (1976). „Transvestism: A disorder of the sense of self." *International Journal of Psychoanalytic Psychotherapy*, 5:219–236.

Parin, Paul, Morgenthaler, Fritz, und Parin-Matthèy, Goldy (1971). *Fürchte deinen Nächsten wie dich selbst. Psychoanalyse und Gesellschaft am Modell der Agni in Westafrika*. Frankfurt/M.: Suhrkamp.

Person, Ethel S., und Ovesey, Lionel (1974a). „The psychodynamics of male transsexualism." In R. C. Friedman, R. M. Richart und R. L. VandeWiele (Hg.), *Sex Differences in Behavior*. New York: Wiley, S. 315–331.

– (1974b). „The transsexual syndrome in males. I. Primary transsexualism." *American Journal of Psychotherapy*, 28:4–20.

– (1974c). „The transsexual syndrome in males. II. Secondary transsexualism." *American Journal of Psychotherapy*, 28:174–193.

– (1978). „Transvestism: New perspectives." *Journal of the American Academy of Psychoanalysis*, 6(3):301–323.

– (1984). „Homosexual cross-dressers." *Journal of the American Academy of Psychoanalysis*, 12(2):167–186.

Piaget, Jean (1954). *Intelligenz und Affektivität in der Entwicklung des Kindes*. Aus dem Französischen von Aloys Leber. Frankfurt/M.: Suhrkamp 1995.

Pinter, Harold (1965). *The Homecoming*. New York: Grove Press. (*Die Heimkehr*. Deutsch von Willy H. Thiem. In Pinter, *Dramen*, Reinbek: Rowohlt, 1970:)

– (1973). *The Quiller Memorandum*. In Pinter, *Five Screenplays*. New York: Grove Press.

– (1978). *Betrayed*. New York: Grove Press. (*Betrogen*. Deutsch von H. M. Ledig-Rowohlt. Reinbek: Rowohlt, 1978.)

Plutchik, R. (1980). *Emotions: A Psychoevolutionary Synthesis*. New York: Harper and Row.

Plutchik, R., und Kellerman, H. (1983). *Emotions: Theory, Research, and Experience*. Band 2: *Emotions in Early Development*. New York: Academic Press.

Racker, Heinrich (1957). „Bedeutungen und Verwendungsmöglichkeiten der Gegenübertragung." In Racker (1959), S. 150–201.

– (1959). *Übertragung und Gegenübertragung. Studien zur psychoanalytischen Technik*. Aus dem Spanischen von Gisela Krichhauff. München/Basel: Ernst Reinhardt 1978.

Rangell, L. (1974). „A psychoanalytic perspective leading currently to the syndrome of the compromise of integrity." *International Journal of Psychoanalysis*, 55:3–12.

Rapaport, David (1953). „On the psychoanalytic theory of affects." In M. M. Gill (Hg.), *The Collected Papers of David Rapaport*. New York: Basic Books, 1967, S. 476–512.

– (1960). *The Structure of Psychoanalytic Theory: A Systematizing Attempt*. Psychological Issues, Monograph 6. New York: International Universities Press. (*Die Struktur der psychoanalytischen Theorie: Versuch einer Systematik*. Deutsch unter Mitarbeit des Verfassers von Marianne von Eckardt-Jaffé. Stuttgart: Klett ^{2}1970.)

Reed, G. S. (1987). „Rules of clinical understanding: Classical psychoanalysis and self psychology." *Journal of the American Psychoanalytic Association*, 35:421–446.

Reich, Wilhelm (1933). *Charakteranalyse*. Berlin/Kopenhagen/Prag/Zürich (Eigenverlag).

Reid, William H. (Hg.) (1981) *The Treatment of Antisocial Syndromes*. New York: Van Nostrand Reinhold.

Rice, Albert Kenneth (1965). *Learning for Leadership*. London: Tavistock. (*Führung und Gruppe*. Deutsch von Wolf D. Helms und Wolfgang Krege. Stuttgart: Klett 1971.)

Robins, Lee N. (1966). *Deviant Children Grow Up: A Sociological and Psychiatric Study of Sociopathic Personality.* Baltimore: Williams and Wilkins.

Roiphe, Herman, und Galenson, Eleanor (1981). *Infantile Origins of Sexual Identity.* New York: International Universities Press.

Rosenfeld, Herbert (1964). „On the psychopathology of narcissism: A clinical approach." *International J. Psychoanalysis,* 45:332–337. („Zur Psychopathologie des Narzißmus – Ein klinischer Beitrag." In Rosenfeld [1965/1981], S. 196–208.)

– (1965). *Psychotic States: A Psychoanalytical Approach.* New York: International Universities Press. (*Zur Psychoanalyse psychotischer Zustände.* Deutsch von Charlotte Kahleyß-Neumann. Frankfurt/M.: Suhrkamp 1981.)

– (1971). „A clinical approach to the psychoanalytic theory of the life and death instincts: An investigation into the aggressive aspects of narcissism." *International J. Psychoanalysis,* 52:169–178. („Beitrag zur psychoanalytischen Theorie des Lebens- und Todestriebes aus klinischer Sicht: Eine Untersuchung der aggressiven Aspekte des Narzißmus." Deutsch von Lotte Köhler. *Psyche* 25, 1971, S. 476–493. Auch in Spillius [1986/1990], S. 299–319.)

– (1975). „Negative therapeutic reaction." In Peter L. Giovacchini (Hg.), *Tactics and Techniques in Psychoanalytic Therapy.* Band 2: *Countertransference.* New York: Jason Aronson, S. 217–228.

– (1978). „Notes on the psychopathology and psychoanalytic treatment of some borderline patients." *International J. Psychoanalysis,* 59:215–221. („Zur Psychopathologie und psychoanalytischen Behandlung einiger Borderline-Patienten." Deutsch von Hermann Schultz. *Psyche* 35, 1981, S. 338–352.)

– (1987). *Impasse and Interpretation.* New York: Tavistock. (*Sackgassen und Deutungen. Therapeutische und antitherapeutische Faktoren bei der psychoanalytischen Behandlung von psychotischen, Borderline- und neurotischen Patienten.* Deutsch von Max Looser. München/Wien: Verlag Internationale Psychoanalyse 1990.)

Roy, Alec (Hg.) (1982). *Hysteria.* New York: Wiley.

Rutter, Michael, und Giller, Henri (1983). *Juvenile Delinquency: Trends and Perspectives.* New York: Penguin.

Sacher-Masoch, Leopold Ritter von (1881). *Venus in Pelz.* Dresden: Dohrn, 1901.

Sade, Donatien Alphonse François Marquis de (1785). *Die hundertzwanzig Tage von Sodom oder die Schule der Ausschweifung.* Aus dem Französischen von Karl von Haverland. Dortmund: Harenberg 1990.

Sandler, Joseph, und Rosenblatt, Bernard (1962). „The concept of the representational world." *Psychoanalytic Study of the Child,* 17:128–145. („Der Begriff der Vorstellungswelt." Deutsch von Max Looser. *Psyche* 38, 1984, S. 235–253.)

Sandler, Joseph, und Sandler, Anne-Marie (1978). „On the development of object relationships and affects." *International Journal of Psychoanalysis,* 59:285–296.

– (1987). „The past unconscious, the present unconscious and the vicissitudes of guilt." *International J. Psychoanalysis,* 68:331–141. („Das frühere Unbewußte, das gegenwärtige Unbewußte und die Schicksale der Schuld: eine technische Perspektive." Deutsch von Gudrun Theusner-Stampa. In Peter Kutter et al. [Hg.], *Die psychoanalytische Haltung. Auf der Suche nach dem Selbstbild der Psychoanalyse.* München: Verlag Internationale Psychoanalyse, 1988, S. 143–163.)

Schwartz, F. (1981). „Psychic structure." *International Journal of Psychoanalysis*, 6261–72.
Searles, Harold F. (1961). „Phases of patient-therapist interaction in the psychotherapy of chronic schizophrenia." *British Journal of Medical Psychology*, 34:169–193. (Auch in Searles, *Collected Papers on Schizophrenia and Related Subjects*. London: Hogarth 1965, S. 521–559.)
Segal, Hanna (1967). „Melanie Klein's technique." In *Psychoanalytic Techniques: A Handbook for the Practicing Psychoanalyst*, ed. B. Wolman. New York: Basic Books, pp. 168–190. („Melanie Kleins Technik." Deutsch von Annegrete Lösch. In Segal, *Wahnvorstellung und künstlerische Kreativität. Ausgewählte Aufsätze*. Stuttgart: Klett-Cotta, 1992, S. 17–43.)
Shapiro, David (1965). *Hysterical Styles, Neurotic Styles*. New York: Basic Books. (*Neurotische Stile*. Deutsch von Sabine Behrens. Göttingen: Vandenhoeck und Ruprecht, 1991.)
Sinowjew, Alexander (1981). *Kommunismus als Realität*. Deutsch von Katharina Häußler. Zürich: Diogenes 1981.
Spillius, Elizabeth Bott (Hg.) (1986). *Melanie Klein heute. Entwicklungen in Theorie und Praxis*, Band 1: *Beiträge zur Theorie*. Deutsch von Elisabeth Vorspohl und anderen Übersetzerinnen und Übersetzern. München/Wien: Verlag Internationale Psychoanalyse 1990.
– (Hg.) (1988). *Melanie Klein heute. Entwicklungen in Theorie und Praxis*. Band 2: *Anwendungen*. Deutsch von Elisabeth Vorspohl. München/Wien: Verlag Internationale Psychoanalyse 1991.
Sroufe, L. A., Waters, E., und Matas, L. (1974). „Contextual determinants of infant affective response." In M. Lewis und L. A. Rosenblum (Hg.), *The Origins of Fear*. New York: Wiley, S. 49–72.
Stanton, Alfred, und Schwartz, Morris (1954). *The Mental Hospital*. New York: Basic Books.
Sterba, Richard (1934). „Das Schicksal des Ichs im therapeutischen Verfahren." *Internationale Zeitschrift für Psychoanalyse* 20, S. 66–73.
Stern, Daniel N. (1977). *The First Relationship*. Cambridge: Harvard University Press. (*Mutter und Kind – die erste Beziehung*. Deutsch von Thomas M. Hopfner. Stuttgart: Klett-Cotta ²1994.)
– (1985). *The Interpersonal World of the Infant*. New York: Basic Books. (*Die Lebenserfahrung des Säuglings*. Deutsch von Wolfgang Krege. Stuttgart: Klett-Cotta 1992.)
Stoller, Robert J. (1968). *Sex and Gender*. Band 1: *Splitting*. New York: Science House.
– (1975). *Sex and Gender*. Band 2: *The Transsexual Experiment*. London: Hogarth Press.
– (1976). *Perversion: The Erotic Form of Hatred*. New York: Pantheon. (*Perversion: Die erotische Form von Haß*. Deutsch von Maria Poelchau unter wissenschaftlicher Beratung von Antje Haag. Reinbek: Rowohlt 1979.)
– (1985). *Observing the Erotic Imagination*. New Haven: Yale University Press.
Stone, Michael H. (1980). *The Borderline Syndromes*. New York: McGraw-Hill.
– (1983). „The criteria of suitability for intensive psychotherapy." In Michael H. Stone, M. D. Albert, D. V. Forrest und S. Arieti (Hg.), *Treating Schizophrenia Patients: A Clinical-Analytical Approach*. New York: McGraw-Hill, S. 119–138.
Sullivan, Harry Stack (1953). *The Interpersonal Theory of Psychiatry*. New York: Norton. (*Die interpersonale Theorie der Psychiatrie*. Deutsch von Monika Kruttke. Frankfurt/M.: Fischer 1980.)

– (1962). *Schizophrenia as a Human Process.* New York: Norton.
Ticho, Ernst (1966). „Selection of patients for psychoanalysis or psychotherapy." Vortrag beim 20. Jahrestreffen der Menninger School of Psychiatry Alumni Association, Topeka, Kansas.
Tinbergen, N. (1951). „An attempt at synthesis." In *The Study of Instinct.* New York: Oxford University Press, pp. 101–127. („Ein Versuch zur Synthese." In Tinbergen, *Instinktlehre. Vergleichende Erforschung angeborenen Verhaltens.* Deutsch von O. Koehler. Berlin: Parey 1953, S. 93–120.)
Tomkins, S. S. (1970). „Affect as the primary motivational system." In Magda B. Arnold (Hg.), *Feelings and Emotions.* New York: Academic Press, S. 101–110.
Tupin, J. P. (1981). „Histrionic personality." In J. R. Lion (Hg.), *Disorders: Diagnosis and Management.* Baltimore: Williams and Wilkins, S. 85–96.
Turquet, Pierre (1975). „Threats to identity in the large group." In *The Large Group: Dynamics and Therapy,* ed. L. Kreeger. London: Constable, pp. 87–144. („Bedrohung der Identität in der großen Gruppe." In Lionel Kreeger [Hg.], *Die Großgruppe.* Deutsch von Irmela Köstlin, Klaus-M. Schomburg und Sylvia M. Schomburg-Scherff. Stuttgart: Klett 1977.)
Wallerstein, Robert S. (1986). *Forty-two Lives in Treatment: A Study of Psychoanalysis and Psychotherapy.* New York: Guilford Press.
Wilson, Edward O. (1975). *Sociobiology: The New Synthesis.* Cambridge: Harvard University Press.
Winnicott, Donald W. (1947). „Hate in the countertransference." In *Collected Papers.* New York: Basic Books, 1958, pp. 194–203. („Haß in der Gegenübertragung." In Winnicott, *Von der Kinderheilkunde zur Psychoanalyse. Aus den „Collected Papers".* Deutsch von Gudrun Theusner-Stampa. Frankfurt/M.: Fischer, 1983, S. 77–90.)
– (1951). „Transitional objects and transitional phenomena." In *Collected Papers.* New York: Basic Books, 1958, pp. 229–242. („Übergangsobjekte und Übergangsphänomene." In Winnicott, *Von der Kinderheilkunde zur Psychoanalyse,* S. 300–319.)
– (1960). „The theory of the parent-infant relationship." In Winnicott 1965, pp. 37–55. („Die Theorie von der Beziehung zwischen Mutter und Kind." In Winnicott [1965/1974], S. 47–71.)
– (1965). *The Maturational Processes and the Facilitating Environment.* New York: International Universities Press. (*Reifungsprozesse und fördernde Umwelt.* Deutsch von Gudrun Theusner-Stampa. München: Kindler 1974.)
– (1971). *Playing and Reality.* New York: Basic Books. (*Vom Spiel zur Kreativität.* Deutsch von Michael Ermann. Stuttgart: Klett 1973.)
Wittels, Fritz (1931). „Der hysterische Charakter." *Psychoanalytische Bewegung,* 3:138–165.
Zetzel, Elizabeth R. (1968). „The so-called good hysteric." In *The Capacity for Emotional Growth.* New York: International Universities Press, pp. 229–245. („Der sogenannte gute Hysteriker." In Zetzel, *Die Fähigkeit zum emotionalen Wachstum.* Deutsch von Gudrun Theusner-Stampa. Stuttgart: Klett, 1974, Kap. 14.)

Drucknachweise

Kapitel 1: Überarbeitete Fassung von „New perspectives in psychoanalytic affect theory", in *Emotion: Theory, Research, and Experience*, Hg. R. Plutchik und H. Kellerman, 1990, S. 115–130, verwendet mit Erlaubnis von Academic Press, und von „The dynamic unconscious and the self", in *Theories of the Unconscious and Theories of the Self*, Hg. R. Stern, 1987, S. 3–25, verwendet mit Erlaubnis von Analytic Press.

Kapitel 2: Überarbeitete Fassung von „The psychopathology of hatred", *Journal of the American Psychoanalytic Association* 39 (1991), Supplement. Verwendet mit Erlaubnis von *Journal of the American Psychoanalytic Association.*

Kapitel 3: Überarbeitete Fassung von „Clinical dimensions of masochism", *Journal of the American Psychoanalytic Association* 36 (1988): 1005–1029. Verwendet mit Erlaubnis von *Journal of the American Psychoanalytic Association.*

Kapitel 4: Überarbeitete Fassung von „Hysterical and histrionic personality disorders", in *Psychiatry*, Bd. 1, Hg. R. Michels und J. O. Cavenar, 1985, S. 1–11. Verwendet mit Erlaubnis von J. B. Lippincott.

Kapitel 5: Überarbeitete Fassung von „The narcissistic personality disorder and the differential diagnosis of antisocial behavior", in *Psychiatric Clinics of North America: Narcissistic Personality Disorder*, Bd. 12, Nr. 3, Hg. Otto F. Kernberg, 1989, S. 553–570. Verwendet mit Erlaubnis von W. B. Saunders.

Kapitel 6: Überarbeitete Fassung von „Object relations theory in clinical practice", *Psychoanalytic Quarterly* 57 (1988): 183–207. Verwendet mit Erlaubnis von *Psychoanalytic Quarterly.*

Kapitel 7: Überarbeitete Fassung von „An ego psychology-object relations theory approach to the transference", *Psychoanalytic Quarterly* 56 (1987): 197–221. Verwendet mit Erlaubnis von *Psychoanalytic Quarterly.*

Kapitel 8: Überarbeitete Fassung von „Psychic structure and structural change: An ego psychology-object relations theory viewpoint", *Journal of the American Psychoanalytic Association* 36 (1988): 315–337. Verwendet mit Erlaubnis von *Journal of the American Psychoanalytic Association.*

Kapitel 9: Überarbeitete Fassung von „Transference regression and psychoanalytic technique with infantile personalities", *International Journal of*

Psychoanalysis 72 (1991): 189–200. Verwendet mit Erlaubnis von *International Journal of Psychoanalysis*.

Kapitel 10: Überarbeitete Fassung von „Projection and projective identification: Developmental and clinical aspects", *Journal of the American Psychoanalytic Association* 35 (1987): 795–819. Verwendet mit Erlaubnis von *Journal of the American Psychoanalytic Association*.

Kapitel 11: Überarbeitete Fassung von „Projective identification, countertransference and hospital treatment", in *Psychiatric Clinics of North America: Intensive Hospital Treatment of Psychotic and Borderline Patients*, Bd. 10, Nr. 2, Hg. Eric Marcus, 1987, S. 257–272. Verwendet mit Erlaubnis von W. B. Saunders.

Kapitel 12: Überarbeitete Fassung von „Identification and its vicissitudes as observed in psychosis", *International Journal of Psychoanalysis* 67 (1986): 147–159. Verwendet mit Erlaubnis von *International Journal of Psychoanalysis*.

Kapitel 13: Überarbeitete Fassung von „Hatred as pleasure", in *Pleasure beyond the Pleasure Principle: Developmental and Psychoanalytic Concepts of Affect*, Hg. R. A. Glick und S. Bone, 1990, S. 177–188. Verwendet mit Erlaubnis von Yale University Press.

Kapitel 14: Überarbeitete Fassung von „Psychopathic, paranoid, and depressive transferences", *International Journal of Psychoanalysis* 73 (1992): 13–28. Verwendet mit Erlaubnis von *International Journal of Psychoanalysis*.

Kapitel 15: Überarbeitete Fassung von „The relation of borderline personality organization to the perversions", in *Psychiatrie et psychanalyse: Jalons pour une fécondation réciproque*, Hg. W. Reid, 1985, S. 99–116. Verwendet mit Erlaubnis von Gaetan Morin Editeur.

Kapitel 16: Überarbeitete Fassung von „A theoretical frame for the study of sexual perversions", in *The Psychoanalytic Core: Essays in Honor of Leo Rangell*, Hg. H. P. Blum, E. M. Weinshel und F. R. Rodman, 1989, S. 243–263. Verwendet mit Erlaubnis von International Universities Press.

Kapitel 17: Überarbeitete Fassung von „A conceptual model for male perversion", in *The Psychology of Men: New Psychoanalytic Perspectives*, Hg. G. I. Fogel, F. M. Lane und R. S. Liebert, 1986, S. 152–180. Verwendet mit Erlaubnis der Association for Psychoanalytic Medicine.

Zur Übersetzung

Von den Vorträgen, Buchbeiträgen und Fachzeitschriftenartikeln, auf denen dieses Buch beruht, sind einige ins Deutsche übersetzt worden:

- „Die Psychopathologie des Hasses“ (eine frühere Version von Kapitel 2, übersetzt von Wilhelm Skogstad) erschien in: *Forum der Psychoanalyse*, 7 (1991), S. 251–270.
- „Probleme mit der Übertragung bei schweren Charakterpathologien – ich-psychologische und objektbeziehungstheoretische Aspekte“ (eine frühere Version von Kapitel 7, übersetzt von Gudrun Theusner- Stampa) erschien in: Peter Kutter, Raúl Páramo-Ortega und Peter Zagermann (Hg.), *Die psychoanalytische Haltung. Auf der Suche nach dem Selbstbild der Psychoanalyse*, München/Wien: Verlag Internationale Psychoanalyse, 1988, S. 305–330.
- „Projektion und projektive Identifikation“ (eine frühere Version von Kapitel 10, übersetzt von Wilhelm Skogstad) erschien in *Forum der Psychoanalyse* 5 (1989), S. 267–283.
- „Ein konzeptuelles Modell zur männlichen Perversion“ (eine frühere Version von Kapitel 17, übersetzt von Ulrich Tiber Egle) erschien in *Forum der Psychoanalyse* 1 (1985), S. 167–188.

Nur die erstgenannte Übersetzung von Wilhelm Skogstad wurde als Kapitel 2 in das vorliegende Buch übernommen; ich habe hierbei die gegenüber der Zeitschriftenversion nötigen Kürzungen und Erweiterungen vorgenommen und die Terminologie in einigen Punkten an die übrigen Buchkapitel angeglichen. Bei den übrigen drei Kapiteln schien es notwendig, sie – in gelegentlicher Anlehnung an die bereits vorliegenden Übersetzungen – neu zu erarbeiten.

Wenn Otto F. Kernberg von Personen schreibt, bei denen es sich dem Kontext nach um Männer und/oder Frauen handeln kann, legt er sich, mit wenigen Ausnahmen, auf ein „he“ fest. Da er also nicht um eine „ausgewogene“ Sprachregelung bemüht ist, obwohl dies im Englischen weit weniger Probleme als im Deutschen aufwirft, unternehme auch ich keine solchen Anstrengungen und verwende grundsätzlich das traditionelle generische Maskulinum, bei dem Frauen sich „mitgemeint“ fühlen sollen.

In einigen Fällen sind im Text die englischen Originalausdrücke in Klammern angegeben. Weitere Verweise auf die englischen Begriffe finden sich im Register.

C.T.

Register